W0262417

DIE TUBERKULOSE
VOM STANDPUNKT DES INTERNISTEN

VON

PROF. DR. HANS KUTSCHERA-AICHBERGEN
GRAZ

MIT 43 TEXTABBILDUNGEN

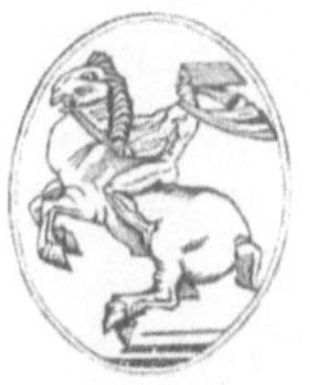

Springer-Verlag Wien GmbH

1949

ISBN 978-3-7091-2412-3   ISBN 978-3-7091-2411-6 (eBook)
DOI 10.1007/978-3-7091-2411-6

ALLE RECHTE, INSBESONDERE DAS DER ÜBERSETZUNG
IN FREMDE SPRACHEN, VORBEHALTEN
COPYRIGHT 1949 BY SPRINGER-VERLAG WIEN
URSPRÜNGLICH ERSCHIENEN BEI SPRINGER-VERLAG IN VIENNA 1949.

SOFTCOVER REPRIN OF THE HARDCOVER 1ST EDITION 1949

Vorwort.

In der Tuberkuloseliteratur der vergangenen zwanzig Jahre nahm die Schilderung der chirurgischen Behandlungsmethoden einen so großen Raum ein, daß es schien, als ob die Tuberkulose in Zukunft mehr eine Angelegenheit der Chirurgen als der Internisten werden sollte. Die glänzenden Erfolge der großen Thoraxchirurgie (50 Prozent Heilungen!) bedeuten aber in Wirklichkeit bei der Bekämpfung der Tuberkulose nicht viel, weil nicht einmal 1 Prozent aller Tuberkulösen einer Operation zugeführt wird. Sogar in Deutschland, wo die operative Technik zu hoher Vollkommenheit entwickelt worden ist, blieb die Gesamtmortalität der offenen Tuberkulose in der Dekade 1930 bis 1940 trotz aller chirurgischen Erfolge noch immer bei 88 Prozent. Diese erschreckend hohe Zahl lehrt, daß die Tuberkulose bisher trotz aller technischen Fortschritte noch nicht nennenswert eingedämmt werden konnte.

Seit der Einführung der Chemotherapie interessiert man sich wieder mehr für die interne Behandlung und für die Abgrenzung der Indikationen zur chirurgischen Therapie einerseits, zur internen Therapie, speziell zur Chemotherapie anderseits. Eine richtige Indikationsstellung ist aber nur bei einer genauen Kenntnis des Wesens der Krankheit möglich. Es ist gerade bei der Tuberkulose besonders wichtig, daß auch der praktische Arzt über diese Kenntnis verfügt, denn er sieht die meisten Kranken früh genug, um eingreifen zu können.

Es muß hier besonders hervorgehoben werden, daß wesentliche Fortschritte bei der Bekämpfung der Tuberkulose gar nicht von einer weiteren Verbesserung der therapeutischen Technik erwartet werden können, denn diese ist schon jetzt hoch entwickelt. Das, worauf es ankommt, ist vielmehr eine gründliche Verbesserung der ärztlichen Ausbildung in der Tuberkulose. Was nützt die vollendetste Operationstechnik, wenn die Fälle, welche nur operativ geheilt werden könnten, gar nicht oder nicht rechtzeitig zur Operation eingewiesen werden?! Was nützt selbst die Chemotherapie, wenn die Tuberkulose in dem Stadium, in welchem sie chemotherapeutisch geheilt werden könnte, als Grippe oder als Pneumonie geführt wird? Erst dann, wenn jeder Arzt über die notwendigen Kenntnisse verfügen wird, wird es möglich sein, daß für jeden Kranken rechtzeitig ein zweckmäßiger Behandlungsplan aufgestellt wird und daß die großen Fortschritte der

**t h e r a p e u t i s c h e n   T e c h n i k   s o w o h l   a u f   c h i r u r -
g i s c h e m   a l s   a u f   i n t e r n e m   G e b i e t   a u c h   p r a k -
t i s c h   v o l l   a u s g e n ü t z t   w e r d e n**. Darauf kommt es an!
Erst dann wird die früher erwähnte Mortalitätszahl von 88 Prozent,
welche wahrlich ein Fiasko der ärztlichen Kunst bedeutet, wesentlich
herabgedrückt werden können.

Von diesem Ziel sind wir derzeit aber noch weit entfernt. Der
Unterricht in der Tuberkulose ist noch so unvollkommen, daß der
junge Arzt die mannigfachen Formen in der Regel weder zu unterscheiden noch richtig zu beurteilen vermag. Das vorliegende Lehrbuch ist bemüht, diese Lücke auszufüllen und dem Leser einen Überblick über das ganze Gebiet der Tuberkulose, gesehen vom Standpunkt des Internisten, zu geben.

Ausgehend von der Biologie des Tuberkelbazillus, wird die
Allergie und Immunität besprochen. Nach einer Übersicht über die
pathologische Anatomie* und einer Würdigung der konstitutionellen
Faktoren folgt der klinische Teil. Eine neue, vereinfachte Einteilung
der Tuberkulose soll dem Anfänger die Orientierung erleichtern.

Die Therapie wird in jedem Kapitel gesondert besprochen, denn
jede Krankheitsform erfordert eine besondere, nur dieser Form
angemessene Behandlungsmethode; zur „Qualitätsdiagnose gehört
die „Qualitätstherapie“. Die Technik der chirurgischen Behandlung
wird nur bei den Methoden, welche in der Hand des Internisten
liegen, in allen Einzelheiten geschildert. Von der großen Chirurgie
dagegen wird nur das grundsätzlich Wichtige, das für die Indikationsstellung von Bedeutung ist, hervorgehoben. Der internen Therapie
ist ein breiterer Raum eingeräumt worden, da nach wie vor mehr als
90 Prozent aller Tuberkulösen auf eine interne Therapie allein an-
gewiesen sind. Ein besonderes Kapitel ist der Immunotherapie ge-
widmet.

Die Chemotherapie wird erst im letzten Kapitel des klinischen
Abschnittes zusammengefaßt besprochen, da sie bei vielen Formen
der Tuberkulose in Betracht zu ziehen ist. Die Chemotherapie ermöglicht es, Krankheitsformen zur Heilung zu bringen, welche bisher
therapeutisch unbeeinflußbar gewesen sind. Wir stehen hier an einem
Wendepunkt in der Behandlung der Tuberkulose. Aber auch die
Chemotherapie ist kein Allheilmittel, sondern auch sie muß planmäßig im Rahmen der übrigen Therapie eingesetzt werden. Es ist
wichtig, festzustellen, daß die Chemotherapie nur vorübergehend
angewendet werden kann, und daß eine Dauerheilung nur dann möglich ist, wenn außerdem eine konsequente Dauertherapie durchgeführt wird, in welcher sowohl die chirurgischen als die internen
Methoden ihren Platz haben.

---

* Mit der pathologischen Anatomie habe ich mich als Prosektursadjunkt des
Kaiser-Franz-Josefs-Spitals in Wien unter Professor S t o e r k sechs Jahre lang
eingehend beschäftigt.

In dem Kapitel „Tuberkulose der serösen Häute" werden Pleuritis, Perikarditis, Peritonitis und Synoviitis tuberculosa als „Serositis tuberculosa" zusammengefaßt. Die Serosatuberkulose der Gelenke kann durch ganz bestimmte charakteristische Merkmale von den nichttuberkulösen „rheumatischen" Arthritiden abgegrenzt werden. Bei den systematischen Untersuchungen hat sich gezeigt, daß dem „Gelenksrheumatismus" häufiger eine tuberkulöse Synoviitis zugrunde liegt, als im allgemeinen angenommen wird, und daß diese Form von tuberkulösem Rheumatismus durch eine antituberkulöse Therapie (Tuberkulin, Immunotherapie, Chemotherapie) geheilt werden kann.

Dem Kapitel über die Bekämpfung der Tuberkulose als Seuche wurden die Verhältnisse in Europa zugrunde gelegt. Die Tuberkulose steigt in Europa wieder an und rafft hier Jahr für Jahr mindestens eine halbe Million meist junger Menschen dahin. Der Tuberkelbazillus kennt keine Staatsgrenzen. Möge daher auch die Ärzteschaft aller Länder sich wieder zur gemeinsamen Bekämpfung dieser verheerenden Plage der Menschheit zusammenfinden!

G r a z , im September 1949.

H. Kutschera-Aichbergen.

Inhaltsverzeichnis.

Die Immunotherapie der Tuberkulose.

Vierter Teil.

Die Bekämpfung der Tuberkulose als Seuche.

Berichtigung.

S. 1, 10. Zeile von oben: Lies richtig 1930 statt 1939.

Allgemeine Vorbemerkungen.

Die Bedeutung der Tuberkulose für Europa ergibt sich aus wenigen Zahlen: Europa hat eine Bevölkerung von rund 500 Millionen. Mindestens 1 % davon, das sind fünf Millionen, sind der Tuberkulose verfallen. 0,1 %, das sind 500.000 meist junge Menschen, sterben jahraus jahrein an Lungentuberkulose (vgl. S. 284). Nach zehn Jahren sind demnach fünf Millionen weggestorben und unterdessen fünf andere Millionen von der Krankheit ergriffen worden. Besonders schlecht ist die Prognose der offenen Lungentuberkulose. Sogar in Deutschland sind nach zehnjähriger Krankheitsdauer innerhalb der Dekade 1939 bis 1940 nach einer Statistik über Heilstättenpatienten 88,7 % aller offenen Tuberkulösen gestorben (S t e i n - m e y e r [1]), obwohl in diesem Lande damals die hygienischen, fürsorgerischen und chirurgischen Maßnahmen gegen die Tuberkulose besonders weit entwickelt waren. Die Krankheit ist nicht nur wegen der großen Zahl ihrer Opfer, sondern auch deshalb besonders verhängnisvoll, weil sie die jüngeren Jahrgänge bevorzugt. Zwei Eigenschaften der Krankheit müssen bei der Beurteilung, der Behandlung und der epidemiologischen Bekämpfung ganz besonders beachtet werden:

1. D i e D i v e r g e n z z w i s c h e n k l i n i s c h e r u n d a n a - t o m i s c h e r K r a n k h e i t. Schon der Beginn der Krankheit ist in der Regel nicht von klinischen Krankheitserscheinungen begleitet. Auch später können nach einer klinischen Krankheit, deren Kürze und Geringfügigkeit auf die meisten Ärzte irreführend wirkt, die klinischen Krankheitserscheinungen soweit zurücktreten, daß eine Heilung vorgetäuscht wird, aber trotzdem schreitet die Krankheit im Verborgenen weiter und wird erst nach Jahren scheinbarer Gesundheit plötzlich wieder manifest, sehr oft erst dann, wenn es für jede Hilfe schon zu spät ist.

2. Die Infektion allein genügt in der Regel nicht zur Krankheitsentstehung. Bis zum 30. Lebensjahr sind zwar 100 % der europäischen Städtebewohner infiziert, aber nur ein kleiner Teil der Infizierten erkrankt, die weitaus überwiegende Mehrzahl bleibt trotz der Infektion gesund [2]. Unter diesen sind auch solche Personen,

---

[1] Beitr. Klin. Tbk. **97**, 1942.

[2] Dieses Zahlenverhältnis gilt nicht für Völker, welche gegen die Tuberkulose empfindlicher sind als der Europäer.

welche der tuberkulösen Infektion besonders stark ausgesetzt sind,
z. B. Ärzte, Krankenschwestern, Gatten eines Tuberkulösen usw.
Diese Personen bleiben trotz gehäufter Infektionsgelegenheit dank
ihrer hohen Tuberkuloseresistenz vor der Krankheit bewahrt. Beim
erwachsenen Europäer ist demnach n i c h t d i e I n f e k t i o n ,
s o n d e r n d i e R e s i s t e n z d e r e n t s c h e i d e n d e F a k t o r .

   In dieser Beziehung verhält sich die Tuberkulose anders als die
meisten andern bekannten Infektionskrankheiten.

Erster Teil

Die Theorie.

A. Der Tuberkelbacillus.

Der Tuberkelbacillus wurde von Robert Koch im Jahre 1882 als Erreger der Tuberkulose erkannt und isoliert. Er ist ein schlankes Stäbchen, welches zuweilen in kleinere Partikelchen zerfällt, von C. Spengler „Splitter“ und später von Much „Granula“ genannt. Dank seiner Wachshülle ist der Tuberkelbacillus sehr widerstandsfähig. Er verträgt das Austrocknen und hält sich im Dunkeln, z. B. zwischen den Blättern eines Buches jahrelang ansteckungsfähig. In Flüssigkeiten zeigt der Tuberkelbacillus dagegen eine geringere Lebensfähigkeit (vgl. S. 30). Das ist wegen der Beurteilung der Lebensfähigkeit in den Flüssigkeiten des erkrankten Organismus von Interesse. Besonders empfindlich sind Tuberkelbazillen gegen Licht. Sie gehen nicht nur im Sonnenlicht, sondern auch im Licht einer Quarzlampe schon nach wenigen Minuten zugrunde. In frisch bereiteten Aufschwemmungen von Tuberkelbazillen fand ich schon nach einer drei Minuten dauernden Höhensonnenbestrahlung keine lebenden Tuberkelbazillen mehr (Tierversuch).

Das Wachstum auf künstlichen Nährböden.

Tuberkelbazillen wachsen viel langsamer als die meisten andern pathogenen Bakterien. Auf festen Nährböden werden die trockenen, bei manchen Sorten speckig glänzenden Kolonien erst nach zwei- bis vierwöchiger Bebrütung sichtbar. Geeignet sind schwachsaure Nährböden mit einem Ph von 6,0 bis 6,5 (Schade[1]) z. B. glyzerinhaltige Nährböden (Glyzerinkartoffel, Glyzerinagar). Besser sind Nährböden, welche Milch und Eier enthalten, z. B. die Nährböden von Hohn, Löwenstein, Petragnani.

Der Sauerstoffbedarf der Tuberkelbazillen.

Tuberkelbazillen verbrauchen stündlich 20 cmm Sauerstoff pro 1 mg Trockensubstanz (Dieckmann und Menzel[2]). Das

---

[1] Beitr. Klin. Tbk. **62**, 300.
[2] Zschr. Hyg. u. Inf. krkh. **113**, 709, 1932.

Optimum des Wachstums wird nach N o v y und S o u l e [3] bei 40 bis
50 % Sauerstoff beobachtet. Bei niedrigeren Konzentrationen (10,
6, 3, 1 und 0,5 %) ist das Wachstum verlangsamt. „The lower the
oxygen tension, the smaller and poorer the growth." Entsprechend
ihrem Sauerstoffbedürfnis wachsen die Tuberkelbazillen auf Glyzerinbouillon nur auf der Oberfläche als Haut. Daß diese Wachs-
tumsform tatsächlich nur auf das Sauerstoffbedürfnis der Bazillen
zurückzuführen ist, haben H. R. M i l l e r und V. R o ß [4] durch folgenden Versuch nachgewiesen:

Wenn man in eine mit Tuberkelbazillen beschickte Glyzerinbouillon ein
Glasrohr einführt, welches am Flaschenboden endigt, und durch dieses ständig
Sauerstoff einströmen läßt, so daß das Gas die Flüssigkeit in kleinen Bläschen
durchperlt, bleibt das Wachstum nicht mehr bloß auf die Oberfläche beschränkt,
sondern die ganze Bouillon wird durch die jetzt massenhaft wachsenden Tuberkelbazillen gleichmäßig getrübt.

Auch auf festen Nährböden ist das Wachstum bei völligem Luft-
abschluß gehemmt (H o h n [5], E i c h b a u m [6]). Die Wachstumshemmung bei Sauerstoffmangel wurde auch von L o e b e l , S k o r r
und R i c h a r d s o n [7] sowie von U g a [8] nachgewiesen.

Die Eigenschaft der Tuberkelbazillen, a n s a u e r s t o f f -
r e i c h e n O r t e n b e s s e r z u g e d e i h e n als bei Sauerstoffmangel, ist so wichtig, daß wir darauf etwas näher eingehen müssen.
Der fördernde Einfluß einer besseren Sauerstoffversorgung macht
sich nicht nur bei dem Wachstum von Tuberkelbazillen auf künstlichen Nährböden, sondern auch im lebenden Organismus bemerkbar. In der Lunge, dem am reichsten mit Sauerstoff versorgten
Organ, gedeihen die Tuberkelbazillen besser als in allen anderen
Organen. Es ist bekannt, daß sie hier die Obergeschoße, speziell die
Lungenspitzen, bevorzugen. Das kann nicht etwa daran liegen, daß
sie durch Aspiration leichter in die Spitzen als in andere Lungenabschnitte hineingelangen, denn die primäre Aspirationstuberkulose
bevorzugt gar nicht die Spitzen, und die Bevorzugung der Spitzen
tritt keineswegs nur bei Aspirationstuberkulosen, sondern viel mehr
noch bei hämatogenen Aussaaten in Erscheinung. Bei der Miliartuberkulose sind die Tuberkel in den Spitzen nicht nur am zahl-
reichsten, sondern auch am größten. Dieses Verhalten zeigt, daß die
Tuberkelbazillen in den Spitzen nicht nur leichter haften, sondern
dort auch b e s s e r g e d e i h e n als in den Unterlappen. Es ist
bemerkenswert, daß die Lungenspitzen die am besten ventilierten
Abschnitte der Lunge sind, wie aus den pneumographischen Mes-

---

[3] Journ. of infect. dis. **36**, 168, 1925.
[4] Transactions of the National Tuberculosis Association 1922, p. 489.
[5] D. med. Wschr. 1934, 1324 und Zbl. Bakteriol. **130**, 457, 1933.
[6] Zbl. Bakteriol. **128**, 302, 1933.
[7] Journ. Bacteriology **26**, 139, 1933 ref. Tb. Zbl. **39**, 724, 1933.
[8] Jap. Journ. of exper. Med. 13, ref. Tb. Zbl. **43**, 611, 1935.

sungen B a g l i o n i s [9] am Lebenden und aus den Leichenversuchen von O r s o s [10] hervorgeht. Ein weiterer Beweis für die starke Ventilation der Lungenspitzen ist ihr starker Gehalt an Kohlepigment (B o e r [11]). Bei forcierter Atmung, z. B. beim Husten, tritt die stärkere Luftfüllung der Lungenspitzen besonders deutlich hervor und ist bei der Röntgendurchleuchtung an der Aufhellung der Lungenspitzen während eines Hustenstoßes zu erkennen. An der stärkeren Ventilation der Lungenspitzen kann nach alledem kein Zweifel mehr bestehen. Da Ventilation und Durchblutung in der Lunge immer parallel gehen, bedeutet eine stärkere Ventilation gleichzeitig auch eine stärkere Durchblutung. Demnach sind die Lungenspitzen die am besten mit Sauerstoff versorgten Lungenabschnitte, und die Beobachtung, daß die Tuberkelbazillen gerade hier am besten fortkommen, zeigt, daß d i e g u t e S a u e r s t o f f v e r s o r g u n g a u c h i m l e b e n d e n O r g a n i s m u s f ü r d a s G e d e i h e n d e r T u b e r k e l b a z i l l e n v o n a u s s c h l a g g e b e n d e r B e d e u t u n g ist.

Ein weiterer Beleg dafür ist die folgende Beobachtung:

Bei einem dreijährigen Kinde, welches an Miliartuberkulose gestorben war, fand sich eine miliare Aussaat in allen Lungenlappen. Abweichend von der oben genannten Regel standen die Tuberkelbazillen in diesem Falle aber nicht in den Lungenspitzen, sondern auffallenderweise im medialen untern Drittel des linken Unterlappens am dichtesten. Sie standen hier so eng beisammen, und waren um so viel größer als in allen andern Lungenlappen, daß es an dieser Stelle zum Teil sogar zu einer Konfluenz der Tuberkel gekommen war. Die Erklärung für dieses merkwürdige Verhalten wurde bei der Aufdeckung einer seltenen Gefäßanomalie gefunden. Der linke Unterlappen erhielt nämlich sein Blut zum Teil durch einen abnormen Ast direkt aus der Aorta. Er wurde daher nicht wie alle andern Lungenabschnitte auch mit dem venösen Blute der arteria pulmonalis, sondern ausschließlich mit dem s a u e r s t o f f g e s ä t t i g t e n Aortenblute gespeist. Die nähere Untersuchung zeigte, daß das Verzweigungsgebiet dieses Aortenastes sich genau mit dem Areale des stärkeren Bazillenwachstums deckte. Die Ursache des besseren Gedeihens der Tuberkelbazillen in diesem scharf abgegrenzten Teile des linken Unterlappens konnte daher n u r i n d e r b e s s e r n S a u e r s t o f f v e r s o r g u n g desselben liegen. Der Primärherd dieses Falles lag nicht etwa im linken Unterlappen, sondern im rechten Oberlappen (F r. P a u l [12], K u t s c h e r a [13]).

Das Gegenstück für dieses Beispiel von besserem Wachstum bei besserer Sauerstoffversorgung ist die Tatsache, daß die Tuberkelbazillen bei einer V e r s c h l e c h t e r u n g d e r S a u e r s t o f f v e r s o r g u n g, z. B. bei Mitralfehlern oder bei perniziösen Anämien, s c h l e c h t e r g e d e i h e n. Bei Mitralfehlern ist dies

---

[9] Ber. ges. Physiol. u. exp. Path. 50, 543, 1929.
[10] Vhdl. Dtsch. Path. Ges. 15, 136.
[11] Arch. Hyg. 74, H. 2.
[12] Virch. Arch. 267, 295, 1928.
[13] Vhdl. Dtsch. Ges. Inn. Med. 1932, 209.

allgemein bekannt. Bezüglich der perniziösen Anämie wird auf die Statistik von B a r r o n [14] verwiesen. Der mildere Verlauf der Tuberkulose bei diesen Krankheiten kann nur durch eine solche Wachstumshemmung der Tuberkelbazillen erklärt werden, denn im übrigen ist die Widerstandsfähigkeit des Organismus bei so schweren Leiden unter den Durchschnitt herabgesetzt.

Zusammengefaßt ergibt sich aus allen diesen Beobachtungen folgendes: D a s W a c h s t u m d e r T u b e r k e l b a z i l l e n w i r d s o w o h l a u f k ü n s t l i c h e m N ä h r b o d e n a l s a u c h i m l e b e n d e n O r g a n i s m u s d u r c h e i n e b e s s e r e S a u e r - s t o f f v e r s o r g u n g g e f ö r d e r t , d u r c h e i n e s c h l e c h - t e r e S a u e r s t o f f v e r s o r g u n g d a g e g e n g e h e m m t .

Arten der Tuberkelbazillen.

Wir unterscheiden den typus humanus, bovinus, gallinaceus und die Kaltblütertuberkelbazillen. Von größerer praktischer Bedeutung sind nur der typus humanus und bovinus; sie unterscheiden sich durch ihre verschiedene Kaninchenpatoghenität. Bovine Tuberkelbazillen finden sich vorwiegend bei der kindlichen Tuberkulose, u. zw. nur dort, wo die Milch roh genossen wird. In Deutschland liegen die Zahlen der Infektion mit bovinen Stämmen bei der Kindertuberkulose nach B r . L a n g e [15] zwischen 8 bis 20 %, in England wurden bei kindlichen Drüsentuberkulosen in 58,7 %, in Schottland sogar bei 79 % bovine Stämme gefunden (G r i f f i t h [16]). Beim Erwachsenen ist der typus bovinus viel seltener. Bei der Phthise der Erwachsenen sind in Deutschland weniger als 0,1 % boviner Stämme beteiligt (B r . L a n g e [15]). Die Geflügeltuberkulose (t. gallinaceus) ist beim Menschen eine Rarität. Die Kaltblütertuberkelbazillen sind für den Menschen nicht pathogen.

Vorkommen der Tuberkelbazillen.

Die starke Verbreitung der Tuberkelbazillen geht schon aus der Tatsache hervor, daß kein Bewohner der europäischen Städte der Infektion entgeht. Wo sind die Tuberkelbazillen zu suchen? I n g r o ß e n M e n g e n k o m m e n s i e n u r i n d e r u n m i t t e l - b a r e n U m g e b u n g B a z i l l e n s t r e u e n d e r K r a n k e r („offener Tuberkulöser") vor. Als Übermittler massiver Infektionen kommen nach F l ü g g e in erster Linie die mit Tausenden von Tuberkelbazillen beladenen Hustentröpfchen in Betracht. Die G e - f a h r e n z o n e für direkte Infektionen durch Hustentröpfchen ist aber nur klein, sie reicht nur bis in eine Entfernung von etwa

---

[14] Journ. Americ. Medic. Ass. 1933, Nr. 20.
[15] Deutsche med. Wschr. 1937, 1465.
[16] Zitiert nach H e t s c h , Experimentelle Bakteriologie und Infektionskrankheiten, 8. Aufl., 1938, S. 444.

1 m vom Kranken. Eine Infektion durch Hustentröpfchen ist, wie schon C o r n e t [17] nachgewiesen hat, nur bei Mundatmung, nicht aber bei Nasenatmung zu befürchten. Mit den Hustentröpfchen gelangen die Bazillen auch ins Taschentuch, in die Bettwäsche und auf die beim Husten vor den Mund gehaltenen Hände und Bücher, schließlich auch auf den Fußboden. Nach dem Eintrocknen können die Bazillen von dort aus als feiner Staub in die Luft übergehen und dort stundenlang in der Schwebe bleiben (N e u f e l d und B r . L a n g e [18]). Eine weitere Quelle des Bazillenstaubes ist das tuberkulöse Sputum, aber nur dann, wenn es dem Eintrocknen überlassen wird. Der Keimgehalt der Luft, welcher auf diese Weise entsteht, ist aber, abgesehen von der nächsten Umgebung Schwerkranker, nur gering. Die Gefährlichkeit des Bazillenstaubes wird durch die hohe Lichtempfindlichkeit der Tuberkelbazillen noch weiter eingeschränkt. In hellen Räumen verlieren die Tuberkelbazillen auch unter der Einwirkung des diffusen Lichtes ihre Infektiosität. Bei der Einatmung bazillenhaltigen Staubes gelangen demnach im allgemeinen nur w e n i g e infektionstüchtige Tuberkelbazillen in die Atemwege.

Es ergibt sich aus all dem, daß mit m a s s i v e n I n f e k t i o n e n nur in der unmittelbaren Umgebung offen Tuberkulöser zu rechnen ist, l e i c h t e Infektionen dagegen überall dort erfolgen können, wo das Licht nicht genügend Zutritt hat, und Tuberkulöse gern auf den Boden spucken, z. B. in Treppenhäusern, Korridoren und Werkstätten. Dagegen ist der Staub der Landstraße wegen der starken Belichtung ungefährlich.

B. Die Infektion.

Zur Infektion genügt ein einziger Tuberkelbacillus. Die Infektion haftet jedoch leichter, wenn große Bazillenmengen auf einmal eindringen. Daher sind massive Infektionen gefährlicher als Infektionen mit geringen Bazillenmengen. „Haften" bedeutet fürs erste, daß die eingedrungenen Tuberkelbazillen am Leben bleiben. Die wichtigste Lebensäußerung der Bazillen ist ihre Vermehrung.

Handelt es sich um eine Erstinfektion („Primärinfektion"), dann erfolgt vorerst eine schrankenlose Vermehrung der Tuberkelbazillen. Dieselben breiten sich nicht nur an der Infektionsstelle selbst aus, sondern sie gelangen auch in die abführenden Lymphwege und in die regionären Lymphknoten, wo sich infolge der starken Vermehrung nach kurzer Zeit ebenfalls große Bazillenmengen anhäufen. Die Folge sind ausgedehnte Nekrosen („Verkäsungen"). Kräftigere, klinisch als „Krankheit" merkliche Abwehrreaktionen setzen beim

---

[17] Zschr. Hyg. 1889.
[18] Zschr. Tbk. **48**, 1, 1927.

Menschen erst nach drei bis sechs Wochen ein, wie die Beobachtungen bei dem Unglück in Lübeck gelehrt haben, wo Säuglinge versehentlich mit virulenten Tuberkelbazillen [19] gefüttert wurden und mehr als 200 Kinder schwer erkrankten (L. L a n g e). Diese Zeit von drei bis sechs Wochen ist beim Menschen als I n k u b a t i o n s - z e i t der Tuberkulose anzusehen.

Im Tierversuch sind die Folgen der subkutanen Erstinfektion schon von R o b e r t K o c h [20] am Meerschweinchen studiert worden. Ohne merkliche Störung des Wohlbefindens kommt es ein bis zwei Wochen nach der Infektion zu einer relativ geringfügigen Schwellung an der Infektionsstelle und anschließend auch zu einer allmählich zunehmenden Schwellung der regionären Lymphknoten. Später verkäsen alle diese Schwellungen und die Infektion schreitet im Laufe der nächsten Wochen und Monate auch auf die inneren Organe weiter und führt schließlich den Tod des Versuchstieres herbei. Auch beim Meerschweinchen beträgt die klinische I n k u b a t i o n s z e i t, d. h. die Zeit zwischen der Erstinfektion und dem Beginn der auch klinisch manifesten Allgemeinerkrankung etwa drei Wochen.

C. Die Allergie.

A n d e r s ist der Reaktionsablauf, wenn ein bereits tuberkulöses Meerschweinchen ein zweites Mal subkutan infiziert wird. Dann stellt sich schon wenige Stunden nach der Injektion eine beträchtliche Schwellung an der Injektionsstelle und hohes Fieber ein. Bei Superinfektionen ist die Inkubationszeit also viel kürzer als bei der Erstinfektion! Diese Schwellung vereitert rasch und der Eiter bricht nach außen durch. Nach kurzem, stürmischem Krankheitsverlauf kommt der Prozeß jedoch völlig zum Stillstand. Die Superinfektion schreitet bei dieser Versuchsanordnung niemals weiter. Nicht einmal die regionären Lymphknoten werden ergriffen (K o c h scher Grundversuch über die Immunität). Bei Nachprüfungen zeigte es sich, daß Zweitinfektionen („Superinfektionen") stets a n d e r s verlaufen als Erstinfektionen. P i r q u e t prägte für diese Änderung der Reaktionsweise die dem Griechischen entlehnte Bezeichnung „A l l e r g i e" (allos = anders, ergos = Reaktion).

Die Tuberkulose des Erwachsenen entsteht in den Kulturländern, von seltenen Ausnahmen abgesehen, i m m e r i m Z u s t a n d e d e r A l l e r g i e, und zwar in der Regel erst viele Jahre nach der Primärinfektion. Wir müssen daher auf die Allergie etwas näher eingehen.

Im K o c h schen Grundversuch sind zwei Eigenschaften der Allergie zu erkennen:

---

[19] Klin. Wschr. 1930, Nr. 21.

[20] Dtsch. med. Wschr. 1891, 101.

1. Überempfindlichkeit,
2. Immunität.

Diese beiden Eigenschaften: Ü b e r e m p f i n d l i c h k e i t u n d
I m m u n i t ä t s i n d i n j e d e m F a l l e v o n A l l e r g i e nachzuweisen. Weitere Untersuchungen zeigten aber, daß sie nicht in
jedem Falle in gleicher Weise entwickelt sind wie im K o c h schen
Versuch, sondern daß diesbezüglich große Unterschiede bestehen.
Die Aufklärung der dabei obwaltenden Gesetzmäßigkeiten ist in
erster Linie den Arbeiten von F r a n z H a m b u r g e r [21], P a u l
R ö m e r [22] und B r u n o L a n g e [23] zu danken. Diese Forscher haben
den K o c h schen Versuch in mannigfacher Weise variiert und dabei
wichtige Aufschlüsse sowohl bezüglich der Überempfindlichkeit als
auch bezüglich der Immunität erhalten.

1. Die allergische Überempfindlichkeit.

Schon R. K o c h hat festgestellt, daß die Erscheinungen der allergischen Überempfindlichkeit nicht nur bei Superinfektionen mit
lebenden Tuberkelbazillen auftreten, sondern daß sie auch durch das
Tuberkulin, ein Stoffwechselprodukt der Tuberkelbazillen, hervorgerufen werden können. Der Unterschied in der Reaktionsweise des
Normalen und des Allergischen gegen Tuberkulin war so groß, daß
eine heute allgemein angewendete Methode entwickelt werden
konnte, welche es gestattet, mit Tuberkulose infizierte Organismen
von Tuberkulosefreien mit Sicherheit zu unterscheiden (vgl. S. 63).
Während das Tuberkulin vom tuberkulosefreien Organismus selbst
in großen Dosen reaktionslos vertragen wird, bewirkt es bei dem
bereits tuberkulös infizierten Versuchstier und ebenso auch beim
tuberkulösen Menschen schon in sehr kleinen Dosen äußerst heftige
Reaktionen, unter Umständen sogar den Tod binnen weniger Stunden. Auf Grund dieser eindrucksvollen Beobachtungen hat man zu
K o c h s Zeiten im Tuberkulin das wirksamste Agens des Tuberkelbacillus gesehen. Man hoffte damals, d. h. in den Jahren 1890 bis
1910, durch Tuberkulin eine Immunisierung erreichen zu können,
und glaubte, daß es nur darauf ankomme, die richtige Technik bei
der Tuberkulinbereitung herauszufinden, um zu diesem Ziele zu
gelangen. Daher die große Mannigfaltigkeit der damals ausgearbei-
teten Vorschriften zur Tuberkulinbereitung.

---

[21] H a m b u r g e r und G r ü n e r, Beitr. Klin. Tbk. **17**, 1, 1910. — H a m -
b u r g e r und T o y o f u k u, Beitr. Klin. Tbk. **17**, 1910, **18**, 167, 1911.

[22] R ö m e r, sowie R ö m e r und J o s e p h, Beitr. Klin. Tbk. **13**, 1, 1909
und **17**, 287, 345, 383, 1910, sowie **22**, 265, 1912.

[23] B r. L a n g e, Zeitschr. Hyg. **110**, S. 185 u. 197, 1929, Beitr. Klin. Tbk. **67**,
307, 1927, Zeitschr. Tbk. **77**, 4. — B r. L a n g e und L y d t i n, Zeitschr. Hyg. **110**,
109, 1929.

Das Tuberkulin.

Das K o c h sche Alttuberkulin ist bazillenfrei und besteht lediglich aus den von Tuberkelbazillen in flüssigen Nährböden ausgeschiedenen Stoffwechselprodukten. Es wird durch Filtration und Einengung einer dicht bewachsenen, durch Kochen sterilisierten Glyzerinbouillon gewonnen. Das Tuberkulin ist k e i n T o x i n, denn es ist, wie zuerst F. H a m b u r g e r [24] nachgewiesen hat, für den Gesunden ungiftig. Nur im tuberkulösen Organismus führt es sekundär zur Bildung giftiger, in kleinsten Dosen wirksamer Stoffe, die von S a h l i [25] als „T u b e r k u l o p y r i n" bezeichnet worden sind.

A n d e r e T u b e r k u l i n e : R. K o c h selbst bereitete Aufschwemmungen zerriebener Tuberkelbazillen in Glyzerinwasser, welche unter den Namen „N e u t u b e r k u l i n" oder „B a z i l l e n e m u l s i o n" bekannt geworden sind. Später versuchte man es mit Filtraten von auf albumosefreien Nährböden gewachsenen Kulturen („a l b u m o s e f r e i e s T u b e r k u l i n"), um die störende Eiweißwirkung des Nährbodens auszuschalten. D e y k e und M u c h verwendeten Milchsäure zur Aufschließung und versuchten eine Aufspaltung des Tuberkulins in eiweißhaltige und fetthaltige Bestandteile („P a r t i g e n e"). Weitere Tuberkuline wurden von B e r a n e k , S p e n g l e r , R o s e n b a c h , L a n d m a n n , T ö n i e s s e n , W e l e m i n s k y u. a. ersonnen. G e r h a r t z [26] hat im Jahre 1921 eine Übersicht über 50 Tuberkulinpräparate gegeben, L ö - w e n s t e i n [27] ein Literaturverzeichnis über fast 1000 Tuberkulinarbeiten. Tuberkulinsalben sind von P e t r u s c h k y („Linimentum tuberculini") von W. N e u m a n n (Ateban) und von M o r o (Ektebin) angegeben worden.

Heute ist man von der Vielfalt der Präparate wieder abgekommen, da sich herausgestellt hat, daß die verschiedene Wirksamkeit derselben hauptsächlich auf einer verschiedenen Konzentration der wirksamen Stoffe beruht (B e s s a u und F e r n b a c h [28]). Im folgenden beziehen wir uns nur auf das Alttuberkulin.

Das Alttuberkulin muß wegen seiner starken Wirksamkeit vor Gebrauch verdünnt werden. Die Verdünnungen werden in folgender Weise hergestellt:

Man bereitet sechs weithalsige Glasfläschchen mit eingeschliffenen Glasstopfen zu je 10 ccm vor und numeriert sie von I bis VI. In das Fläschchen I wird 1 ccm des Originaltuberkulins gegeben und mit verdünnter Karbollösung (Rp acid. carbolic. liquefact. 1,0, aqu. dest. ad. 250.—) auf 10 ccm aufgefüllt und dann gut gemischt. Hierauf wird 1 ccm dieser Mischung in das Fläschchen II gegeben, wieder mit der vierpromilligen Karbolsäure auf 10 ccm aufgefüllt und gemischt, 1 ccm davon in das Fläschchen III gegeben und in gleicher Weise verdünnt usw. Auf diese Weise erhält man im Fläschchen I Tuberkulin in der Verdünnung 1:10, in Fläschchen II: 1:100, in III: 1:1000, in IV: 1:10.000, in V: 1:100.000, in VI: 1:1 Million. Wenn wir 1 ccm des Originaltuberkulins gleich 1 g = 1000 mg setzen, dann enthält 1 ccm der Verdünnung I = 100 mg, 1 ccm II = 10 mg, 1 ccm III = 1 mg, 1 ccm IV = 0,1 mg, 1 ccm V = 0,01 mg, 1 ccm VI = 0,001 mg Tu-

---

[24] Münch. Med. Wschr. 1908, Nr. 23.
[25] Tuberkulinbehandlung, 4. Aufl. Basel 1913.
[26] Ergebn. d. ges. Med. II. S. 391, 1921.
[27] Handbuch d. path. Mikroorganismen, Band V, S. 449.
[28] Ergebnisse der gesamten Tb-Forschung, Band VI, 177, 1933.

berkulin. Im Bedarfsfalle kann man in gleicher Weise noch weitere Verdünnungen Nr. VII, VIII usw. herstellen. Das Originaltuberkulin ist fünf Jahre lang, die Verdünnung I ein Jahr lang haltbar, die übrigen Verdünnungen sollen jeden Monat erneuert werden.

Der völlig tuberkulosefreie Organismus verträgt selbst das Originaltuberkulin reaktionslos, der Tuberkulöse dagegen reagiert schon auf sehr geringe Dosen in dreifacher Weise:

1. L o k a l r e a k t i o n . An der Injektionsstelle kommt es binnen 24 Stunden zu einer Rötung, Schwellung und Infiltratbildung, bei sehr heftigen Reaktionen auch zu einer eitrigen Einschmelzung.

2. H e r d r e a k t i o n . Gleichzeitig tritt auch eine akute Entzündung rings um alle tuberkulösen Herde ein, bei leichten Reaktionen lediglich eine entzündliche Hyperämie, bei schweren Reaktionen eine hämorrhagische, bis zur Nekrose fortschreitende Entzündung mit Einschmelzungsvorgängen in den tuberkulösen Herden.

3. A l l g e m e i n r e a k t i o n . Fieber und Mattigkeit.

Die Prüfung mit dem Tuberkulin ermöglicht eine quantitative Analyse der bestehenden Überempfindlichkeit.

Beim Tuberkulösen beginnt man mit 0,1 ccm der Verdünnung VI (= 0,0001 mg), welche intrakutan injiziert werden [29], so daß eine kleine Quaddel entsteht. Wird diese Dosis reaktionslos vertragen, dann gibt man zwei Tage später 0,1 ccm der Verdünnung V, bei neuerlichem Ausbleiben einer Reaktion wieder zwei Tage später Verdünnung IV usw., bis die wirksame Grenzdosis erreicht ist. Tritt schon nach Anwendung der Lösung VI eine Reaktion ein, dann geht man in dreitägigen Abständen zu den höheren Verdünnungen VII, VIII usw. fort, bis die schwächste noch wirksame Dosis ermittelt ist.

Reaktionen werden zuweilen noch in Verdünnungen von 1:1 Milliarde (Lösung IX), in seltenen Ausnahmefällen sogar noch in Verdünnungen von 1:1 Billion (Verdünnung XII) hervorgerufen[30]. Das ist eine gewaltige Überempfindlichkeit, wenn man bedenkt, daß der tuberkulosefreie Säugling sogar die Originallösung reaktionslos verträgt!

2. Die allergische Immunität.

Praktisch noch wichtiger als die Überempfindlichkeitserscheinungen sind die Immunitätserscheinungen im allergischen Zustande. Im K o c h schen Versuch ist die Immunität so stark, daß ein voller Schutz gegen die nachfolgende Superinfektion besteht. Das Ver-

---

[29] Die Öffnung der Kanüle muß beim Einstich nach oben gerichtet sein! Die intrakutane Methode ist im Jahre 1908 von M e n d e l (Med. Klin. Nr. 12), 1910 von M a n t o u x (Presse med. Nr. 976) empfohlen worden.

[30] Das entspricht einer Menge von 0,1 Millionstel Gamma! Beobachtungen über Tuberkulinreaktionen mit noch höheren Verdünnungen (Lösung XVI, XVII oder sogar XVIII, die in der Literatur mitgeteilt worden sind, beruhen wahrscheinlich auf technischen Fehlern bei der Herstellung der Verdünnungen, weil bei solchen Dosen kaum ein Molekül auf eine Injektion entfallen würde. Nach L i e b e r m e i s t e r liegt die „absolute Reizschwelle" bei 10^{-16} g (= 0,1 ccm der Lösung XV) intrakutan.

halten der Immunität im allergischen Organismus ist von den bereits zitierten Autoren (S. 9) und vielen andern Forschern in zahllosen Superinfektionsversuchen studiert worden. Es zeigte sich dabei folgendes: Ein erhöhter Schutz gegen Superinfektionen ist noch nicht vier Tage, aber bereits sechs Tage nach der Erstinfektion nachweisbar (Hamburger). Die Resistenz gegen Superinfektionen steigt dann noch weiter an und erreicht ihre volle Stärke erst nach zwei Monaten. Sie hält jedoch nur solange an, als aktive tuberkulöse Krankheitsherde im Körper vorhanden sind.

Die allergische Immunität ist keine absolute, sondern sie kann durch sehr große Dosen von Tuberkelbazillen durchbrochen werden. Auch die Eintrittspforte ist von Bedeutung. Die Resistenz gegen kutane und subkutane Superinfektionen ist wesentlich größer als gegen pulmonale, peritoneale oder intravenöse Superinfektionen (Hamburger und Toyofuku, Br. Lange).

3. Die graduellen Veränderungen der Allergie.

Der Grad der allergischen Reaktionsbereitschaft ist ursprünglich durch die ererbte Konstitution gegeben. Er ist aber keineswegs durch die Erbmasse allein auf Lebensdauer unveränderlich festgelegt, sondern er kann durch die Einflüsse der Umwelt sowohl verstärkt als auch abgeschwächt werden. Da die Allergie aus zwei Komponenten: Überempfindlichkeit plus Immunität besteht, kann der Grad der Allergie sowohl nach dem Grade der Überempfindlichkeit, gemessen an der Stärke der Tuberkulinreaktion, als auch nach dem Grade der Immunität, geprüft an der Resistenz gegen Superinfektionen, beurteilt werden. Die Gesamtbeurteilung ist dadurch erschwert, daß die beiden Komponenten Überempfindlichkeit und Immunität nicht immer parallel gehen.

Die Abschwächung der Allergie.

Eine Verminderung der allergischen Reaktionen und zwar sowohl eine Verminderung der Tuberkulinempfindlichkeit als auch eine Abschwächung der Immunität wird unter folgenden Umständen beobachtet:

1. Beim Abheilen der Primärtuberkulose. Die bei Ausheilen der Primärtuberkulose eintretende Verminderung der Tuberkulinempfindlichkeit ist von Ljung[31] studiert worden. Ljung fand bei einer Nachuntersuchung von 543 norwegischen Schulkindern nach ein bis acht Jahren in 6,8 % die Tuberkulinempfindlichkeit, geprüft nach Mantoux, mit Dosen bis 1 mg, erloschen. Bei Kindern, welche nur schwach reagiert hatten, war die Tuberkulinreaktion in 19,2 % sogar schon nach einem halben Jahre

---

[31] Zeitschr. Tbk. **89**, 76, 1942 und Beitr. Klin. Tbk. **97**, 196, 1942.

negativ. In Wien ist ein so starkes Zurückgehen der Tuberkulinempfindlichkeit nicht zu beobachten gewesen, wahrscheinlich deshalb, weil die Allergie in der Großstadt dauernd durch kleine, klinisch unbemerkt bleibende Superinfektionen weiter erhalten wird.

Mit dem Zurückgehen der Primärtuberkulose geht auch die Immunität wieder zurück (Selter, Fetzer und Weiland [32]). Nach völligem Abheilen der Primärtuberkulose werden Superinfektionen nicht mehr ausgestoßen, sondern haften und verursachen eine längere Krankheit, wie Kraus und Volk [33] zuerst am Affen nachgewiesen haben. Es können nun sogar die regionären Lymphknoten wieder mit ergriffen werden (Br. Lange und Lydtin).

2. Auch bei einem Weiterschreiten der Primärtuberkulose kann die Allergie wieder zurückgehen und zwar dann, wenn die Reaktionsfähigkeit infolge der Schwere der Krankheit erschöpft wird. Es wird dann nicht nur die Tuberkulinempfindlichkeit immer schwächer, um schließlich völlig zu erlöschen, sondern auch die allergische Immunität bricht zusammen, so daß die Krankheit nun hemmungslos und rasch weiterschreitet. Aus der Allergie ist eine „negative Anergie" geworden.

3. Als dritte Ursache einer Abschwächung der Allergie soll eine Gruppe verschiedener exogener Schädigungen gemeinsam besprochen werden. Eine Abschwächung der Tuberkulinempfindlichkeit tritt nach länger dauernder Unterernährung (Dietl [34]), bei Schwangerschaft (A. K. Krause [35]), Influenza (Bloomfield und Mateer [36]) und Masern ein. Bei den letzteren kann die Tuberkulinempfindlichkeit sogar völlig erlöschen. Es ist bekannt, daß bei all diesen Schädigungen gleichzeitig auch die Resistenz gegen Tuberkulose abgeschwächt ist. Über das Verhalten der Tuberkulinempfindlichkeit bei der Zuckerkrankheit und bei Mangel an C-Vitamin, welche beide auch eine verminderte Tuberkuloseresistenz zeigen, liegen bisher noch keine Daten vor.

Die Verstärkung der Allergie.

Die Stärke der Allergie hängt in erster Linie von dem primären tuberkulösen Herd ab, welcher die Allergie erzeugt hat. Je aktiver und größer dieser Herd ist, desto stärker ist im allgemeinen die „postprimäre Allergie". Diese Steigerung geht jedoch nur bis zu einer gewissen Grenze. Dann, nach Erschöpfung der Reaktionskräfte, schlägt sie, wie schon besprochen, in das Gegenteil um.

Die Allergie nimmt aber nicht nur unter dem Einfluß der Primärtuberkulose zu, sondern sie wird auch durch jede weitere tuber

---

³² Zeitschr. exper. Med. 93, 34, 1934.
³³ Wien, klin. Wschr. 1910, 699.
³⁴ Monatsschr. f. Kinderhlkd. 19, H. 5, 1921.
³⁵ Americ. Rev. Tbc. 14, 316, 1926.
³⁶ Americ. Rev. Tbc. 3, 166, 1919.

kulöse Infektion, durch jeden später entstehenden tuberkulösen Herd, von neuem angeregt („postfokale Allergie"). Selbst kleine, klinisch unmerkliche Superinfektionen führen regelmäßig zu einem beträchtlichen Ansteigen der Tuberkulinempfindlichkeit, wie an dem Personal von Tuberkuloseheilstätten wenige Monate nach dem Dienstantritt festzustellen ist. Mehrere Autoren haben übereinstimmend darüber berichtet (Much[37], Redeker[38], Meinicke[39]). Die gleiche Beobachtung wurde auch beim Versuchstier gemacht: „Single artificial reinfections very promptly markedly raise the waning allergy of an experimental animal with old healing tuberculosis." (A. K. Krause[40].)

Superinfektionen führen aber nicht nur zu einer Verstärkung der allergischen Tuberkulinempfindlichkeit, sondern in der Regel gleichzeitig auch zu einer Verstärkung der allergischen Immunität („postfokale Immunität"). Dies ist einerseits an einer beträchtlichen Zunahme der Resistenz gegen weitere Superinfektionen, anderseits an einer Hemmung der bereits bestehenden Tuberkulose zu erkennen. Nicht alle Superinfektionstuberkulosen verhalten sich diesbezüglich gleich. Die stärksten allergisierenden Wirkungen gehen von den exsudativen Superinfektionstuberkulosen aus (vgl. S. 50). Patienten, welche an einer solchen Superinfektionstuberkulose, z. B. an einem Frühinfiltrat erkrankt sind, sind gegen weitere exogene Superinfektionen immun. Sie bekommen selbst bei reichlicher Infektionsgelegenheit kein zweites Frühinfiltrat mehr.

Man darf daher solche Patienten unbedenklich mit andern offenen Tuberkulösen im gleichen Krankenzimmer zusammenlegen, ohne fürchten zu müssen, daß sie sich etwa gegenseitig anstecken. Die allergische Immunität, welche sie ihrer eigenen exsudativen Tuberkulose verdanken, schützt sie mit voller Sicherheit vor weiteren Superinfektionen von seiten ihrer Leidensgefährten.

Diese postfokale Immunität hemmt aber nicht nur exogene Superinfektionen, sondern auch die endogene Ausbreitung der Tuberkulose. Nur so ist es zu verstehen, daß so viele offene Tuberkulösen auf einen einzigen oder nur auf einige wenige Herde beschränkt bleiben, obwohl sie viele Monate lang ungeheure Mengen hochvirulenter Tuberkelbazillen in ihren Atemwegen beherbergen.

Auch das zweite Merkmal der „postfokalen Immunität", nämlich die Hemmung älterer tuberkulöser Herde, ist sehr häufig zu beobachten, z. B. bei den bösartigen progredienten Phthisen: Nach der Entstehung frischer Tuberkuloseherde in den Unterlappen ist in der Regel eine gewisse Hemmung der älteren Herde, eine Reinigung und Schrumpfung der Kavernen in den Ober-

---

[37] Weichardts Ergebn. Hyg., Bakt. etc. II, 633, 1917.
[38] Das Problem der Reinfektion in Handb. Kindertb. Leipzig, Thieme, 1938.
[39] Beitr. Klin. Tbk. 54, 454, 1923.
[40] Journ. Med. Res. 35, 1, 1916.

lappen zu beobachten. Diese Hemmung ist allerdings nur theoretisch von Interesse, praktisch aber belanglos, weil der Kranke seiner progredienten Phthise erliegt.

Von viel größerer praktischer Bedeutung ist die postfokale Immunität, wenn sie durch e x o g e n e , z. B. kutane Superinfektionen erzeugt worden ist. Solche Superinfektionen sind an sich viel weniger gefährlich, und die hemmende, heilsame Rückwirkung auf eine bestehende Lungentuberkulose kann bei einer auf diese Weise entstehenden, postfokalen Immunität infolgedessen viel mehr zu Geltung kommen.

Über die V e r s t ä r k u n g   d e r   I m m u n i t ä t   n a c h   S u p e r - i n f e k t i o n e n , welche hier „p o s t f o k a l e   I m m u n i t ä t " genannt wird, hat schon P. R ö m e r [41] berichtet, „daß die zweite Infektion den Fortgang der ersten Infektion verzögert, also in gewissem Sinne einen heilenden Einfluß ausübte". Nach N e u - f e l d [42] „sieht man bisweilen, daß ein alter tuberkulöser Herd sich auffallend bessert, wenn bei demselben Kranken eine frische tuberkulöse Eruption auftritt, und ähnlich sieht man im Tierversuch manchmal den tuberkulösen Prozeß unter dem Einfluß einer Superinfektion mit Tuberkulose zurückgehen". Über analoge Beobachtungen haben K l e m p e r e r [43], B a l d w i n   u n d   G a r d n e r [44] sowie S c h w a r t z [45] berichtet. S c h w a r t z konnte in einer Serie Versuchstiere, die eine sonst sicher tödliche Erstinfektion erhalten hatten, durch Superinfektionen, dank der immunisierenden und die Primärtuberkulose eindämmenden Wirkung derselben, am Leben erhalten, während alle nicht superinfizierten Kontrollen der Erstinfektion erlagen. Wegen der großen Bedeutung der Versuche all dieser Autoren seien die Daten eines solchen Versuches über die immunisierende, bzw. heilende Wirkung von Superinfektionen als Beispiel des näheren angeführt:

K l e m p e r e r infizierte zwölf Kälber mit virulenten bovinen Tuberkelbazillen. In den der Infektion folgenden Monaten behandelte er zwei dieser Kälber mit je zwölf, in Abständen von sechs bis zehn Tagen wiederholten Superinfektionen virulenter humaner und ein Kalb mit Superinfektionen von Kaltblütertuberkelbazillen nach. Bei der Schlachtung zeigten sowohl die Kontrollen, die keine Nachbehandlung erhalten hatten, als auch die mit Kaltblütertuberkelbazillen, also mit avirulentem Material nachbehandelten Tiere eine ausgedehnte Tuberkulose. Die zwei Kälber aber, welche wiederholten Superinfektionen mit virulenten Bazillen unterworfen worden waren, wurden bei der im 4. Monat nach Beginn des Versuches erfolgten Schlachtung das eine völlig tuberkulosefrei, das andere fast frei von Tuberkulose befunden, so daß es vom Tierarzt als „vollwertig" bezeichnet werden konnte.

---

[41] Beitr. Klin. Tbk. **13**, 1, 1909.
[42] Zeitschr. Tbk. **35**, 25, 1921.
[43] Zeitschr. klin. Med. **56**, 241, 1905.
[44] Americ. Rev. Tbc. **5**, 429, 1921.
[45] Empfindlichkeit und Schwindsucht, Barth, Leipzig, 1935.

K l e m p e r e r selbst hat diesen Vorgang als „n a c h t r ä g
l i c h e I m m u n i s i e r u n g" bezeichnet. Besonders bemerkenswert
ist, daß eine ausreichende Steigerung der allergischen Immunität
in dieser Versuchsreihe nur durch Superinfektionen mit vollvirulenten, nicht dagegen mit schwachvirulenten Tuberkelbazillen erzielt
werden konnte.

Besondere Beachtung verdienen auch die Versuche von A. K.
K r a u s e und W i l l i s [46] mit sehr zahlreichen, täglich (!) wiederholten Superinfektionen von Meerschweinchen. Es zeigte sich dabei,
daß intrakutane Superinfektionen besser vertragen wurden als subkutane. Die Versuchstiere blieben selbst nach 86 täglich in ununterbrochener Folge gegebenen intrakutanen Superinfektionen „in
excellent physical condition" und zeigten eine vollständige Immunität gegen eine nachfolgende massive subkutane Superinfektion
mit einem hochvirulenten Stamm. Die Autoren betonen, daß die
immunisierende Wirkung sowohl von der Dosis als von den Intervallen der Superinfektionen abhänge. Während es einerseits ein
Optimum gibt, das die Immunität zur höchsten Entfaltung bringt,
kann anderseits durch exzessiv große und in kurzen Intervallen
gegebene Bazillenmengen ein Zusammenbruch der Immunität erreicht werden. Das konnte bei einer Versuchsserie, bei welcher die
Meerschweinchen schließlich fast in tuberkulösem Eiter schwammen,
auch beobachtet werden [47].

4. Divergenzen zwischen Überempfindlichkeit und Immunität.

Von K r a u s e und W i l l i s wurde ebenso wie von mehreren
andern Autoren, z. B. B i e l i n g und O e l r i c h s [48] sowie S e l t e r [49]
auch das Verhalten der Hautempfindlichkeit bei Immunisierungsversuchen studiert und festgestellt, daß dieselbe nicht immer parallel mit der Immunität ansteigt, sondern zurückbleiben kann.

Das gleiche Verhalten fand ich auch beim Menschen, und zwar
bei älteren Krankenschwestern, welche viele Jahre lang Schwersttuberkulöse (Asylierungsfälle!) gepflegt hatten, also dauernd Superinfektionen in besonders hohem Maße ausgesetzt gewesen waren.
Sie waren trotzdem die vielen Jahre hindurch gesund geblieben.
Das Röntgenbild zeigte bei einigen dieser Schwestern nur eine
leichte Verdickung der Spitzenpleura, bei einer Schwester war der
Röntgenbefund vollständig negativ (Filme!). Diese Schwestern waren
demnach Beispiele menschlicher I m m u n i t ä t gegen Tuberkulose.
Ihre Tuberkulinempfindlichkeit war aber gar nicht besonders hoch,
die intrakutanen Schwellenwerte lagen bei 0,01 bis 0,1 mg.

---

[46] Americ. Rev. Tbc. **14**, 316, 1926.

[47] Dieser Zusammenbruch entspricht der negativen Anergie im Endstadium
der menschlichen Phthise!

[48] Beitr. Klin. Tbk. **90**, 491, 1937.

[49] Deutsch. med. Wschr. 1925, 933.

Anderseits sieht man oft Fälle, bei welchen die Tuberkulin-empfindlichkeit eine viel größere ist, der intrakutane Schwellenwert bei 0,0001 mg und darunter liegt, die Resistenz aber recht gering ist. Der Grad der Tuberkulinempfindlichkeit ist demnach kein zu-verlässiges Maß für den Grad der erreichten Immunität. Nach eigenen Beobachtungen bedeutet eine Zunahme der Tuberkulin-empfindlichkeit nur dann auch eine Steigerung der Immunität, wenn gleichzeitig auch die Antikörper im Serum zunehmen. Eine hohe Überempfindlichkeit ist dagegen ungünstig zu beurteilen, wenn gleichzeitig die Antikörper aus dem Serum verschwinden.

5. Serologische Veränderungen bei Allergie.

Im allergischen Zustand kommt es auch zur Bildung Komplement bindender Antikörper gegen Tuberkelbazillen, welche im Blutserum entweder nach der klassischen Wassermann-Methode mit dem Tuber-kuloseantigen von Witebsky, Klingenstein und Kuhn oder mit einer der modernen Flockungsmethoden (Meinicke, R. Müller) nachgewiesen und auch quantitativ geschätzt werden können. Bezüglich der Methodik und der Literatur wird auf eine eigene Mitteilung mit R. Brandt verwiesen[50].

Bei Urämie, Kachexie, Ikterus und Zerstörungen im Zentralnervensystem haben positive Serumreaktionen wegen unspezifischer Störungen keine Beweis-kraft. Bei gleichzeitiger Lues oder Gonorrhöe können sie nur nach Anwendung des Adsorptionsverfahrens von d'Allessandra und Sofia[51] verwertet werden.

Die Komplement bindenden Antikörper sind nur dann im Blute nachweisbar, wenn ein aktiver tuberkulöser Krankheitsprozeß be-steht. Eine Zunahme derselben ist bei einer Zunahme der Tuber-kuloseresistenz und bei klinischer Besserung zu beobachten, eine Abnahme bei Verminderung der Resistenz und Verschlechterung des Befundes. Bei Ausgang in Heilung pflegen die Antikörper wieder zu verschwinden. Wenn sie aber trotz des Weiterbestehens einer aktiven Tuberkulose abnehmen, so ist das als Zeichen einer ver-minderten Tuberkuloseresistenz zu bewerten. In einer solchen negativen Phase kommt es recht häufig zu hämatogenen Streuungen mit der Bildung zahlreicher neuer Tb-Herde (Horster[52], Lämmli[53]).

6. Übersicht über die Allergie.

Nach einer tuberkulösen Infektion ändert sich die Empfindlich-keit und die Resistenz gegen Tuberkulose. Diese Reaktionsänderung wird Allergie genannt. Die Allergie besteht aus zwei Kom-ponenten:

---

[50] Beitr. Klin. Tbk. **89**, 411, 1937.
[51] Zeitschr. Imm. Forsch. **84**, 237 und **85**, 410, 1935.
[52] Beitr. Klin. Tbk. **88**, 182, 1936 und Klin. Wschr. 1931, 2389.
[53] Beitr. Klin. Tbk. **87**, 291, 1935.

1. einer Überempfindlichkeit gegen Tuberkelbazillen und gegen Tuberkulin;
2. einer relativen Immunität gegen Tuberkulose.

Die Tuberkuloseresistenz des Allergischen ist viel tausendmal stärker als die Resistenz des Normergischen. Sie erreicht unmittelbar nach der Erstinfektion den Grad einer vollen Immunität gegen Superinfektionen der Haut. Diese allergische Immunität kommt nicht nur als erhöhter Schutz gegen Superinfektionen aller Art, sondern auch als erhöhte Resistenz gegen die bereits bestehende Tuberkulose zur Geltung.

Die Allergie entsteht erstmalig nach der Primärinfektion: „postprimäre Allergie“. Mit der Heilung der Primärtuberkulose nimmt die postprimäre Allergie wieder ab. Überempfindlichkeit und Immunität gehen wieder zurück. Die Allergie wird jedoch durch neue Tuberkuloseherde in der Regel von neuem wieder angefacht. Diese lange nach Abklingen der postprimären Allergie unmittelbar nach neuen tuberkulösen Herdbildungen zu beobachtende Form der Allergie wird hier „postfokale Allergie“ genannt. Auch im Zustande der postfokalen Allergie ist eine Verstärkung der Überempfindlichkeit und der Immunität zu beobachten.

Schädigungen mannigfacher Art (Krankheiten, Unterernährung) vermögen sowohl die postprimäre als auch die postfokale Allergie abzuschwächen oder völlig auszulöschen: Die Tuberkulinreaktion wird schwächer oder sogar völlig negativ, und auch die Immunität geht entsprechend zurück.

Der Grad der Tuberkulinempfindlichkeit geht dem Grade der Immunität aber nicht immer parallel. Rückschlüsse aus der Tuberkulinempfindlichkeit auf die Immunität sind daher nur unter besonderen Voraussetzungen möglich. Dabei ist das Verhalten der Komplement bindenden Antikörper zu berücksichtigen.

Die Kurve der Allergie steigt im allgemeinen mit der Ausbreitung der Tuberkulose an. Erst im Endstadium erfolgt plötzlich ein Zusammenbruch. Aus der Allergie wird eine „negative Anergie“. Die Tuberkulinempfindlichkeit erlischt nun völlig und die Immunkräfte jeder Art sind so sehr erschöpft, daß es nun plötzlich zu einer schrankenlosen Ausbreitung („Generalisation“) der Tuberkulose kommt, welcher erst der Tod ein Ende setzt.

D. Konstitution und Tuberkulose.

Unter Konstitution versteht man die ererbte Körperverfassung, d. h. die Summe aller ererbten anatomischen und physiologischen Eigenschaften. Es sind zwei Unterabteilungen der Konstitution zu unterscheiden:

1. Die anatomische Konstitution, welche den Körperbau betrifft.
2. Die physiologische Konstitution, welche sich auf die ererbte Reaktionsweise des Körpers bezieht.

Der Verlauf der Tuberkulose hängt nicht nur von Einflüssen der Umwelt, z. B. von der Stärke der Infektion, sondern zum Teil auch von der Konstitution des Kranken ab. Über die Größe dieses erblich-konstitutionellen Einflusses gehen die Meinungen allerdings auseinander. Viele Ärzte glauben, das Schicksal eines jeden Kranken sei durch seine Konstitution unverrückbar festgelegt, denn — so wird argumentiert — an der ererbten Konstitution könne man nichts ändern. Diese Auffassung führt zu einem gewissen Fatalismus und einer von vorneherein negativen Einstellung zur Therapie. Klare Vorstellungen über die tatsächliche G r ö ß e d e r e r b l i c h - k o n - s t i t u t i o n e l l e n E i n f l ü s s e sind sowohl für die Prognose als auch für die Planung der Therapie wichtig. Es muß daher auf diese Frage etwas näher eingegangen werden.

Die erblich-konstitutionellen Einflüsse können bei einem Vergleich des Tuberkuloseverhaltens verschiedener Familien oder verschiedener Völker, die unter gleiche Umweltbedingungen versetzt worden sind, erkannt werden, z. B. an Soldaten verschiedener Rassen, welche unter gleichen Lebensverhältnissen in der gleichen Armee dienen. Bei weißen und bei farbigen Soldaten sind unter diesen Umständen große Unterschiede beobachtet worden. Quantitativ ist die Stärke von Erbeinflüssen am deutlichsten bei einem Vergleich des Verhaltens von erbgleichen (eineiigen) und erbverschiedenen (zweieiigen) Zwillingen zu erkennen. V e r s c h u e r [54] hat die diesbezüglich geltenden Gesetze folgendermaßen formuliert: „Die Diagnose Erblichkeit ist für ein Merkmal immer dann zu stellen, wenn die Konkordanz bei den erbverschiedenen Zwillingen deutlich kleiner als bei den erbgleichen Paaren ist. Die Diagnose Umweltbedingtheit ergibt sich untrüglich bei gleichem Konkordanzgrad der ein- und zweieiigen Zwillingspaare."

Bei der Tuberkulose ergab ein Vergleich des Verhaltens von eineiigen Zwillingen (EZ) und zweieiigen Zwillingen (ZZ) nach v. V e r s c h u e r folgendes: Von 80 EZ zeigten 52 ($=65\,\%$) ein gleichartiges (konkordantes) und nur 28 ($=35\,\%$) ein diskordantes Verhalten. Von 125 ZZ waren dagegen nur 31 ($=25\,\%$) konkordant und 94 ($=75\,\%$) diskordant. Die Konkordanz verhielt sich demnach bei EZ : ZZ wie 65 : 25 oder wie 13 : 5. Bei diabetischen Zwillingspaaren fand v. V e r s c h u e r ein Verhältnis der Konkordanz zwischen EZ : ZZ wie 84 : 37. Das entspricht 12 : 5,3, also fast genau dem gleichen Verhältnis wie bei der Tuberkulose. Diese Zahlen beweisen, daß der Einfluß des Erbfaktors bei der Tuberkulose ebenso groß ist wie beim Diabetes.

Die Verfolgung des Schicksals von EZ hat gelehrt, daß nicht nur die Entstehung, sondern auch die Form und der Verlauf der Tuberkulose sehr stark von erblichen Einflüssen abhängt. V e r s c h u e r hat z. B. über ein Paar von EZ berichtet, von welchem beide Paar-

---

[54] Beitr. Klin. Tbk. **97**, 317, 1942.

linge an einer verkäsenden Tuberkulose des oberen Poles der linken Niere erkrankten.

Bedeuten diese Beobachtungen nun, daß der Tuberkuloseverlauf etwa 100%ig durch Erbfaktoren bestimmt werde? Keineswegs, denn selbst EZ zeigen in 35 % ein diskordantes Verhalten! Da die Erbmasse bei EZ völlig gleich ist, sind diese 35 % der ziffernmäßige Ausdruck der Größe der Umwelteinflüsse bei der Entstehung der Tuberkulose. Wenn von dem relativ seltenen Fall der EZ abgesehen wird, kommen die Erbeinflüsse aber in einem noch wesentlich geringeren Prozentsatz zur Geltung. ZZ reagieren schon in 75 % diskordant auf Tuberkulose und bei Geschwistern, welche nicht zur gleichen Zeit zur Welt gekommen sind, ist mit noch größeren Unterschieden im Tuberkuloseverhalten zu rechnen.

Nach dieser Orientierung über die Größe des Erbeinflusses im allgemeinen kommen wir nun zur Besprechung der Frage, welche erblichen, d. h. welche konstitutionellen Eigenschaften im einzelnen für den Tuberkuloseverlauf von Bedeutung sind.

Die anatomische Konstitution, welcher man in früheren Zeiten diesbezüglich den größten Einfluß zugeschrieben hat, ist, wie eingehende Untersuchungen gezeigt haben, für den Tuberkuloseverlauf belanglos. Der Habitus asthenicus disponiert keineswegs in höherem Maße zur Tuberkulose wie der pyknische oder athletische Habitus. Wenckebach[55] fand im Elsaß bei Menschen mit pyknischem Habitus ebenso viele und ebenso schwere Tuberkulosen wie bei den Asthenikern Norddeutschlands. Der asthenische Habitus ist niemals Ursache, wohl aber häufig eine Folge der Krankheit. Es ist dann der Ausdruck „Habitus phthisicus" besser am Platze.

Auch die von Freund und Hart begründete Lehre, daß eine Enge der oberen Brustapertur die Entstehung der Tuberkulose begünstige, ist längst widerlegt (W. Neumann[56]). Messungen haben ergeben, daß eine Enge der oberen Brustapertur bei Tuberkulösen keineswegs häufiger vorkommt als sonst (Potthoff[57]). Die Irrlehre von dem angeblich die Tuberkulose fördernden Einfluß einer engen oberen Brustapertur wird aber auch durch die tausendfältige Erfahrung bei der chirurgischen Therapie der Tuberkulose widerlegt. Die künstliche Einengung der oberen Brustapertur (Spitzenplastik, Obergeschoßplastik) übt einen deutlich hemmenden Einfluß auf den tuberkulösen Krankheitsprozeß aus!

So gering der Einfluß des Körperbaues für den Tuberkuloseverlauf einzuschätzen ist, so groß ist die Bedeutung der physiologischen Konstitution für die Entstehung und Gestaltung der Tuberkulose zu bewerten. Unter physiologischer Konstitution

---

[55] Wien. klin. Wschr. 1918, 379.
[56] Beitr. Klin. Tbk. **40**, 1, 1918.
[57] Beitr. Klin. Tbk. **89**, 1937.

verstehen wir die Reaktionsweise des Organismus und seiner Teile: des Gewebes, der Blutzellen und des Blutserums. Auch der Grad der Allergie, welcher durch eine tuberkulöse Infektion ausgelöst wird, ist durch die physiologische Konstitution bestimmt.

Die Art der vorliegenden physiologischen Konstitution kann im allgemeinen erst aus dem Verhalten gegenüber der tuberkulösen Infektion, also erst n a c h erfolgter Erkrankung erkannt werden.

K l a r e [58] hat die Lehre aufgestellt, daß eine „reizbare Konstitution" schon v o r einer tuberkulösen Erkrankung eine besonders hohe Tuberkuloseresistenz erwarten lasse. Als charakteristisch für die „reizbare Konstitution" wurden von K l a r e Neigung zu Schnupfen, Bronchitis, Conjunctivitis, Otitis, Eccem, Urticaria und Anginen angeführt, Merkmale, welche der seit C e r n y bekannten exsudativ-lymphatischen Diathese entsprechen. Die Lehre K l a r e s ist von den Kinderärzten noch nicht allgemein anerkannt worden (S t a r k e). Beim Erwachsenen ist eine Nachprüfung kaum möglich, da verläßliche Daten über die gesundheitlichen Verhältnisse in der Kinderzeit nur selten vorliegen.

In der physiologischen Konstitution und dementsprechend auch in der Reaktionsweise auf die Tuberkulose bestehen große Unterschiede zwischen den Einzelindividuen, den Familien und den Völkern. Im allgemeinen sind diejenigen Familien und Völker, welche schon seit vielen Generationen mit der Tuberkulose im Kampfe liegen, widerstandsfähiger gegen die Krankheit als Familien oder Völker, welche mit der Krankheit erst vor kurzem in Berührung gekommen sind. Es ist bekannt, daß z. B. Europäer im allgemeinen günstiger auf die Tuberkulose reagieren als Neger, Araber oder Inder. Die Europäer haben während des Jahrhunderte langen Kampfes mit der Tuberkulose eine höhere konstitutionelle Widerstandsfähigkeit entwickelt. Auf die Ursache dieser Erscheinung kommen wir in einem späteren Kapitel zurück (S. 286). Der allgemein eingebürgerte Brauch, Kranke, deren Familie einmal mit der Tuberkulose in Berührung gekommen ist, als „belastet" zu bezeichnen, ist irreführend. Statistiken über solche Familienanamnesen zeigen, daß die Krankheit im Gegenteil bei solchen angeblich „belasteten" Patienten milder zu verlaufen pflegt und zwar ebenso, wie die Krankheit bei den reichlich mit Tuberkulose „belasteten" Europäern im allgemeinen milder zu verlaufen pflegt als bei „unbelasteten" Negern.

Eigene Beobachtungen im zweiten Weltkrieg an 10.000 tuberkulösen Soldaten aus allen Teilen Deutschlands und Österreichs, bei welchen auf die Familienanamnese besonders Bedacht genommen wurde, haben gezeigt, daß eine sogenannte „Belastung", d. h. Tuberkuloseerkrankungen bei Eltern oder Geschwistern nur in 21 % der Fälle nachweisbar war, und daß die Krankheit bei diesen Patienten, deren Familien bereits mit der Tuberkulose in Berüh-

---

[58] K l a r e und K ö s t e r , Konstitutionsschule, Leipzig 1940, K l a r e , Dtsch. med. Wschr. 1938, Nr. 24 u. 25.

rung gekommen waren, milder zu verlaufen pflegte als bei den andern 80 %, in deren Familien von der Tuberkulose noch nichts bekannt geworden war. Auch im ersten Weltkrieg wurde bei Kranken mit positiver Familienanamnese seltener ein infauster Verlauf beobachtet als bei Kranken aus völlig tuberkulosefreien Familien (H. v. Hayek[59]).

Die Beobachtung, daß die Tuberkulose bei Kranken aus tuberkulösen Familien nicht bösartiger zu verlaufen pflegt als bei den sogenannten „Unbelasteten", wurde auch bei Zivilpatienten gemacht, z. B. von Peller und Bettelheim[60] an 2600 Waisen und von Reiche an 20.000 Heilstättenpatienten. Die Zahl von nur 21 % Kranken mit positiver Familienanamnese, welche von uns gefunden wurde, ist bei der großen Verbreitung der Tuberkulose in Europa auffallend niedrig. Die gleiche Zahl (21,1 %) wurde auch bei Heilstättenpatienten gefunden (Steinmeyer[61]).

Aus den vorliegenden Beobachtungen ergibt sich, daß das Auftreten von Tuberkulose in einer Familie an sich noch keineswegs als Belastung zu werten ist. Im Gegenteil, die Konstitution der Angehörigen einer solchen Familie ist als besonders widerstandsfähig zu beurteilen, wenn die Krankheitsfälle in dieser Familie günstig verlaufen sind, d. h. wenn die Familie imstande war, die Tuberkulose zu überwinden.

Es ist nur dann berechtigt, von „Belastung" zu sprechen, wenn eine abnorm schwache Konstitution vorliegt, welche in einem ungünstigen Tuberkuloseverlauf in der Familie zum Ausdruck kommt. In solchen Fällen ist von vornherein mit einem ungünstigen Tuberkuloseverlauf zu rechnen. In den großen Statistiken über die Tuberkulose des Erwachsenen kommt das Schicksal solcher Familien in Europa kaum zum Ausdruck, weil die meisten Angehörigen derselben schon als Kinder oder Jugendliche zugrunde gehen.

Aus alldem ergibt sich, daß nur unter bestimmten Bedingungen Rückschlüsse aus der Familienanamnese auf die Konstitution eines Einzelindividuums zulässig sind. Es gelten diesbezüglich folgende Regeln:

1. Eine abnorm niedrige konstitutionelle Tuberkuloseresistenz ist zu erwarten, wenn beide Eltern an Tuberkulose gestorben sind oder an schwerer Tuberkulose leiden.
2. Mit der Möglichkeit einer niedrigen konstitutionellen Resistenz ist zu rechnen, wenn nur einer der beiden Eltern oder wenn Geschwister an Tuberkulose gestorben sind. Die Berechnung des Grades der Wahrscheinlichkeit ist in solchen Fällen aber nicht möglich.

---

[59] Das Tuberkuloseproblem, 1923.
[60] Zschr. f. Konstitutionslehre **18**, 1933.
[61] Beitr. Klin. Tbk. **96**, 1942.

3. Eine überdurchschnittliche hohe Resistenz ist zu erwarten, wenn einer oder mehrere der direkten Vorfahren dank ihrer kräftigen Konstitution die Krankheit überwunden haben.

4. Eine besonders resistente familiäre Konstitution liegt vor, wenn eine Familie sich längere Zeit in einem tuberkulösen Milieu gesund erhalten hat.

5. Dagegen kann über die konstitutionelle Resistenz nichts ausgesagt werden, wenn die ganze Familie noch nie mit der Tuberkulose in Berührung gekommen ist (aus einer tuberkulosefreien Gegend stammt). Die familiäre Resistenz kann in solchen Fällen sogar sehr gering sein.

Die angeborene Konstitution ist keineswegs durch die Erbfaktoren unverrückbar auf Lebenszeit fixiert, sondern sie ändert sich andauernd unter den Einflüssen der Umwelt. Die im späteren Leben jeweilig vorhandene Körperverfassung besteht daher aus der ererbten Konstitution und der erworbenen „Kondition". Auch bezüglich der Tuberkuloseresistenz ist die Konstitution nicht unveränderlich. Allgemein bekannt ist z. B. die Verminderung der Resistenz, welche unter dem Einfluß der Masern oder des Diabetes eintritt. Auch durch die Ernährung kann die Resistenz verändert werden, sie sinkt bei Unterernährung, sie steigt bei einer zweckmäßigen Ernährung. Die Auffassung, daß die konstitutionelle Tuberkuloseresistenz eine unveränderliche Größe sei, ist daher abzulehnen. Ein fatalistischer Standpunkt bei konstitutioneller Minderwertigkeit ist nicht gerechtfertigt. Es ist zwar schwierig, aber nicht unmöglich, eine schwache Konstitution zu kräftigen. Wir werden uns mit den diesbezüglichen ärztlichen Bemühungen in späteren Kapiteln beschäftigen.

E. Die pathologische Anatomie der Tuberkulose.

I. Gewebsveränderungen.

Der Übersichtlichkeit wegen wollen wir fürs erste lediglich die pathologischen Gewebsveränderungen und erst hernach die verschiedenen Verlaufsformen besprechen. Bei der Tuberkulose werden drei verschiedene Gewebsreaktionen beobachtet:

1. Die exsudative Entzündung;
2. der Aufbau von Tuberkeln („produktive" Tuberkulose);
3. Vernarbungsvorgänge („cirrhotische" Tuberkulose).

Wenn eine dieser drei Gewebsreaktionen vorherrscht, spricht man von:

1. exsudativer Tuberkulose;
2. produktiver Tuberkulose;
3. cirrhotischer Tuberkulose.

Wenn diese Gewebsreaktionen nebeneinander ablaufen, entstehen Mischformen. Am häufigsten genannt wird die „produktiv-cirrhotische" Mischform. Es kommen aber auch produktiv-exsudative und exsudative-cirrhotische Mischformen vor. Wir wollen nun in eine Besprechung der einzelnen Typen tuberkulöser Gewebsreaktionen eingehen.

1. Die exsudative Entzündung.

Jede tuberkulöse Herdbildung beginnt mit einer exsudativen Entzündung. Wie schon erwähnt (vgl. S. 8), verläuft dieser Entzündungsprozeß bei der Bildung des Primärherdes langsamer, bei späteren Neubildungen schneller. Die tuberkulöse Entzündung beginnt wie jede Entzündung mit einer Hyperämie und einer stärkeren serösen Durchtränkung des Gewebes. Schon in den ersten 24 Stunden bemerkt man eine stärkere Ansammlung von polymorphkernigen Leukocyten entlang der Gefäße[62], später beherrschen die Lymphocyten und Histiocyten das Bild. Eine Besonderheit der frischen tuberkulösen Lungenentzündung, der „gelatinösen" Pneumonie, ist die Ansammlung großer, von der Alveolarwand abstammender blasiger Zellen in den Alveolen. Bis zu diesem Stadium ist die tuberkulöse Entzündung rückbildungsfähig und kann, ohne Residuen zu hinterlassen, wieder ausheilen, so daß eine restitutio ad integrum eintritt. Eine solche Erholung tritt am häufigsten in den äußeren Grenzbezirken tuberkulöser Herde ein.

Bleibt diese Rückbildung aus, dann kommt es zum Gewebsuntergang. Dabei verkäst das Exsudat in situ; die Gewebsstruktur, in der Lunge z. B. das elastische Fasergerüst der Alveolen, bleibt erhalten und ist auch nach dem Eintritt völliger Nekrose (= Verkäsung) noch deutlich zu erkennen. Die Verkäsung kann nach kürzerer oder längerer Zeit über die Zwischenstufe der Verflüssigung („käsigen Erweichung") zur Bildung von Höhlen (Kavernen) führen. Der Verkäsungsvorgang setzt in der Regel im Zentrum tuberkulöser Herde ein.

2. Die „produktive" Tuberkulose. Aufbau von Tuberkeln.

Das Grundelement der produktiven Tuberlose ist der Epitheloid-Riesenzell-Tuberkel. Auch dem Aufbau der Tuberkel geht ein kurzes Stadium exsudativer Entzündung voraus[63]. Nie aber kommt es zu einer so gewaltigen Vermehrung der Tuberkelbazillen im Gewebe wie bei der Form 1, und

---

[62] Nach eigenen histologischen Untersuchungen bei kutanen Superinfektionen des Menschen. Auch die Primärherdbildung beginnt in gleicher Weise, wie aus dem Tierexperiment bekannt ist (T a k e u c h i, Beitr. Klin. Tbk. **88,** 577, 1936). A s c h o f f (Vhdlg. deutsch. Kongr. innere Med. 1921) hat die Anhäufung von Leukocyten, welche „der allerersten Wucherung von Epitheloidzellen vorausgeht", „p r i m ä r e L e u k o c y t e n e m i g r a t i o n" genannt.

[63] Siehe Note 62.

folglich entstehen auch keine großen kompakten Entzündungsherde.
Es werden vielmehr die einzelnen Tuberkelbazillen oder kleiue
Gruppen von Bazillen, die wahrscheinlich an Ort und Stelle aus
einzelnen Bazillen entstanden sind, rasch durch das spezifische Gewebe eingekreist und gegen die Umgebung abgeschlossen. Diese
Knötchen sind in den ersten zwei bis drei Wochen noch so klein,
daß sie nur bei mikroskopischer Betrachtung erkannt werden können. Tuberkel treten immer in der Mehrzahl auf. Sie liegen entweder in Gruppen beisammen oder sie sind im Gewebe verstreut
und in diesem letzteren Falle durch intaktes oder leicht entzündetes
Gewebe voneinander getrennt.

Exsudativ-entzündliche Veränderungen sind
weder in statu nascendi noch später dem Entwicklungsgange der
„produktiven" Tuberkulose fremd. Erstens treten im Innern der
einzelnen Tuberkel wiederholt entzündliche Nachschübe mit Vergrößerung der zentralen Verkäsungszone ein, zweitens werden sowohl am Beginn als auch später bei Verschlimmerung der Krankheit auch außen rund um die Tuberkel exsudative Reaktionen beobachtet. Bei der Entstehung der Tuberkel können diese exsudativen Veränderungen die produktiven vorerst völlig überdecken,
so daß im Röntgenbild nur ein wolkiger Schatten sichtbar ist, der
eine exsudative Form vortäuscht. Erst später enthüllt sich die produktive Natur des Herdes, der wolkige Schatten wird „fleckig" und
verschwindet nach Zurückgehen der perifokalen Entzündung gänzlich, so daß nur mehr distinkte kleine harte Fleckschatten übrig
bleiben, welche den einzelnen Tuberkeln entsprechen.

Wenn später ein Wachstum der Tuberkel eintritt, werden die
Zonen der perifokalen Entzündung breiter und die Streifen intakten Gewebes zwischen den Tuberkeln werden schmäler und können schließlich ganz schwinden, so daß ein kompaktes tuberkulöses
Granulom entsteht, welches aus zusammengesinterten Tuberkeln
besteht (Konglomerattuberkel). Bei diesem Prozeß wird die Textur
des präexistenten Gewebes einschließlich des elastischen Faser-
gerüstes völlig zerstört. Schließlich kann dieses ganze Konglomerat
von Tuberkeln verkäsen und käsig erweichen, so daß größere, ihrer
Genese entsprechend, unregelmäßig begrenzte Kavernen entstehen.

Hübschmann hat vorgeschlagen, den Begriff der „produktiven Tuberkulose" ganz aufzugeben, da mit jeder Tuberkelbildung
exsudative Prozesse verquickt seien. Die kompakte tuberkulöse exsudative Gewebsentzündung ist aber doch von der mit Knötchenbildung einhergehenden Krankheitsform wesentlich verschieden. In
der Lunge z. B. entspricht der exsudativen Tuberkulose die tuberkulöse Pneumonie mit ihren zwei Phasen, der gelatinösen und der
käsigen Pneumonie, der Knötchenform dagegen entspricht die zerstreutherdige Lungentuberkulose. Es ist demnach wohl gerechtfertigt,
zur Unterscheidung dieser beiden Formen die eingebürgerten Namen
„exsudative" und „produktive" Tuberkulose beizubehalten. Man

wird sich jedoch vor Augen halten müssen, daß die beiden Formen histologisch streng genommen keine Gegensätze zwischen exsudativ und produktiv darstellen. In der Lunge wären die Bezeichnungen „pneumonische" Form und „tuberkulöse" oder „noduläre" Form korrekter.

3. Vernarbungsvorgänge (Cirrhose.)

An der Grenze zwischen tuberkulösem Gewebe und gesundem Gewebe kommt es zumeist zu einer vermehrten Bindegewebsbildung. Dies gilt sowohl für die exsudativen wie für die produktiven Tuberkuloseformen. Bei der exsudativen Tuberkulose sind die Bindegewebsrandwälle entsprechend der größeren Ausdehnung der tuberkulösen Herde relativ lang und kompakt. Zuweilen grenzen sie einen ganzen Lungenlappen ab. Ist es zur Kavernenbildung gekommen, dann finden wir die bindegewebige Grenzzone in der Kavernenwand.

Bei der produktiven Tuberkulose wird anfangs jeder einzelne Epitheloidtuberkel von einer zarten Bindegewebskapsel umschlossen, und die Bindegewebsneubildung ist so gering, daß sie nur bei der mikroskopischen Untersuchung nachgewiesen werden kann, am besten unter Anwendung einer Spezialfärbung (z. B. nach van Gieson). Erst nach dem Zusammensintern zahlreicher Einzeltuberkel kommt es auch hier zur Bildung größerer kompakter Bindegewebsmassen.

Die Bindegewebsbildung ist um so intensiver, je länger die Krankheit dauert und je mehr der Krankheitsprozeß zurückgedrängt wird. Bei günstigem Krankheitsverlauf beherrscht das neugebildete Bindegewebe das Feld: Es ist bei exsudativen Tuberkulosen in ursprünglich verkäste Gebiete eingewachsen und es hat bei produktiven Tuberkulosen durch Verdickung der Kapsel des Einzeltuberkels zu einer Einengung der zentralen Verkäsungszone geführt.

Dieses Bindegewebe schrumpft wie jedes andere Narbengewebe. Durch diesen Schrumpfungsvorgang werden nicht nur die einzelnen tuberkulösen Herde verkleinert, sondern es kann bei einer entsprechenden Ausdehnung der Krankheit sogar zu einer narbigen Schrumpfung eines ganzen Lungenlappens kommen. Asymmetrien des Thorax und Skoliosen sind nicht selten die Folge eines ausgedehnten posttuberkulösen Schrumpfungsvorganges. Zuweilen kommt es im tuberkulösen Narbengewebe zur Ablagerung von Kalk.

Bei einem Überwiegen dieser narbigen Veränderungen pflegt man von einer „cirrhotischen" Tuberkulose zu sprechen. Der Ausdruck „produktiv" ist ausschließlich für den Aufbau von Tuberkeln zu reservieren und nicht für die Bindegewebsneubildung zu verwenden, weil dadurch nur Verwirrung entstehen würde.

4. Übersicht über die pathologischen Gewebsveränderungen bei der Tuberkulose.

1. Die exsudative Entzündung:

   a) Das reversible Anfangsstadium;
   b) Nekrose (= Verkäsung);
   c) Kavernenbildung.

2. Der Aufbau von Tuberkeln („produktive" Entzündung):

   a) Vorstadium, kleine exsudative Herdchen um einzelne Tuberkelbazillen;
   b) Aufbau der einzelnen Tuberkel;
   c) Vergrößerung der einzelnen Tuberkel durch das neuerliche Einsetzen exsudativer Vorgänge im Tuberkel und perifokal;
   d) Konfluenz benachbarter Tuberkel, Entstehung von „Konglomerattuberkeln";
   e) käsige Erweichung im Zentrum dieser Tuberkelkonglomerate und Kavernenbildung.

3. Vernarbungsvorgänge („cirrhotische" Veränderungen):

   a) Vermehrte Bindegewebsbildung an der äußeren Umgrenzung der tuberkulösen Herde, und zwar sowohl einzelner Tuberkel als auch größerer exsudativer Herde und Konglomerattuberkel;
   b) Einwachsen des Bindegewebes in das Innere tuberkulöser Herde;
   c) narbige Schrumpfung;
   d) Kalkablagerung im Narbenfeld.

II. Die Verlaufsformen der Tuberkulose.

Es hat nicht an Versuchen gefehlt, die mannigfaltigen pathologisch-anatomischen Erscheinungsformen der Tuberkulose zu ordnen und in ein System zu bringen. Schon im Jahre 1897 hat Petruschky, damals Assistent von R. Koch, eine Einteilung der Tuberkulose in drei Stadien ausgearbeitet: ein primäres, ein sekundäres metastasierendes und ein tertiäres ulceröses[64]. Die pathologisch-anatomischen Eigenschaften der aus dem Primärkomplex sich entwickelnden Tuberkulose, besonders das Verhalten der regionären Lymphknoten wurde 1912 von Ghon[65] eingehend be-

---

[64] Deutsch. Med. Wschr. 1897, Nr. 39/40 und Klin. therap. Wschr. 24, Nr. 29/30 (1913).

[65] Der primäre Lungenherd bei der Tuberkulose der Kinder, Wien 1912. Daselbst auch die ältere Literatur (Parrot, Küß usw.).

schrieben. Die Einteilung der Tuberkulose in drei Stadien ist 1919 [66] von Hamburger vorgeschlagen und begründet worden. Bekannt wurde sie aber erst durch die 1916 erfolgte Mitteilung von K. R. Ranke [67], der nach der Primärperiode eine anaphylaktische Sekundärperiode der Generalisation und eine Tertiärperiode der isolierten Phthise mit ausgesprochener Immunität unterschied und diese Einteilung ausführlich begründete.

Diese Drei-Stadien-Einteilung der Tuberkulose läßt sich jedoch nicht aufrecht erhalten, denn die klinische Erfahrung, welche durch unzählige Röntgenkontrollen ergänzt worden ist, hat gelehrt, daß die isolierte Phthise sich oft ohne ein vorhergehendes Stadium der Generalisation aus einem einzelnen Infiltrat entwickelt, daß eine Generalisation sehr oft auch im Spätstadium der Phthise zu beobachten ist, kurz, daß die drei Stadien zeitlich gar nicht regelmäßig hintereinander geschaltet sind. Wir müssen uns daher mit einer Einteilung der Tuberkulose in zwei Phasen begnügen: erstens die Frühformen, zweitens die Spätformen.

Unter Frühformen verstehen wir die Primärtuberkulose und die unmittelbar aus der Primärtuberkulose sich entwickelnden, von Widowitz [68] als „subprimär" bezeichneten Tuberkulosen. Spätformen sind alle Tuberkulosen, die erst nach der klinischen Ausheilung der Primärtuberkulose (postprimär [69]) in Erscheinung treten. Das zeitliche Intervall zwischen Frühformen und Spätformen beträgt in der Regel 10 bis 20 Jahre. Diese Einteilung berücksichtigt in erster Linie den zeitlichen Ablauf. Die Frage der Genese der Spätformen ist damit noch nicht entschieden. Wir werden zwar sehen, daß die meisten Spätformen auf exogene Neuinfektionen („Superinfektionen") zurückzuführen sind. Im Einzelfall wird aber auch bei den Spätformen zu untersuchen sein, ob nicht doch ein genetischer Zusammenhang mit einer jahrelang latent gebliebenen Primärtuberkulose besteht und die klinische Neuerkrankung der Spätperiode auf einer endogenen Neuinfektion („Reininfektion") beruht. Die Frühformen spielen bei der Lungentuberkulose des Erwachsenen in Europa nur eine untergeordnete Rolle. Hierzulande sieht man bei Erwachsenen fast durchwegs Spätformen.

Im folgenden werden nur die typischen Grundformen herausgestellt, um dem Anfänger die Übersicht zu erleichtern. Auf die Mischformen wird erst im klinischen Teil näher eingegangen werden.

---

[66] Handbuch der Kindertuberkulose von Engel-Pirquet, S. 272. Allgemeine Pathologie und Diagnostik der Kindertuberkulose, Wien 1909.

[67] Deutsch. Arch. klin. Med. **119**, 369, 1916.

[68] Beitr. Klin. Tbk. **57**, 58, 1924.

[69] Im folgenden werden die Bezeichnungen „Spätformen" und „postprimär" im gleichen Sinne gebraucht.

1. Die Frühformen: Primärtuberkulose und subprimäre Tuberkulose.

a) Der Primärkomplex.

Bei jeder Erstinfektion kommt es an der Infektionsstelle zu einer exsudativen Entzündung, welche langsam und ohne heftige Begleiterscheinungen bis zur totalen Gewebsnekrose (Verkäsung) weiterschreitet. Diese Entzündung greift stets auch auf die regionären Lymphknoten über, welche ebenfalls verkäsen. Die Veränderungen in den Lymphknoten erreichen beim Primärkomplex immer einen größeren Umfang als an der Infektionsstelle selbst, und dieses Überwiegen der Lymphknotenveränderungen ist charakteristisch für den Primärkomplex.

Beim Menschen sitzt der Primärherd meist subpleural in der Lunge, seltener im Darm und viel seltener an andern Stellen. Wenn der Primärherd in der Lunge gelegen ist, verkäsen die Lymphknoten am zugehörigen Lungenhilus total. Aber auch die paratrachealen Lymphknoten sind in einer mit der Entfernung vom Herd abnehmenden Intensität mitbeteiligt.

Die Abheilung des Primärkomplexes.

Beim Europäer kommt es in der weit überwiegenden Mehrzahl zu einer Abheilung und nur sehr selten zu einem Weiterschreiten der primären Tuberkulose. Der Heilungsvorgang vollzieht sich in der Weise, daß die Verkäsungsherde sowohl an der Infektionsstelle als auch in den zugehörigen Lymphknoten durch das von außen einwachsende Bindegewebe immer mehr eingeengt werden. Durch die alsbald einsetzende Schrumpfung kommt es im Laufe der Jahre zu einer so beträchtlichen Verkleinerung, daß der Primärherd bei der Sektion Erwachsener meist gar nicht mehr nachgewiesen werden kann. Eher gelingt es, die Lymphknotenkomponente eines abgeheilten Primärkomplexes zur Darstellung zu bringen: kleine, anthrakotische, narbig geschrumpfte Reste von Lymphknoten am Lungenhilus. Regelmäßig kommt es zur Kalkablagerung, zuweilen auch zur Bildung kleiner Knochenherde im abgeheilten Primärkomplex. Von größter Bedeutung für die Beurteilung der Rolle des Primärkomplexes im späteren Leben ist die Beantwortung der Frage: Wie lange erhalten sich die Tuberkelbazillen lebend und infektionstüchtig, wenn der Prozeß morphologisch ausheilt? Gegenwärtig ist die Meinung weitverbreitet, daß die Tuberkelbazillen während des ganzen Lebens im Primärkomplex infektionstüchtig erhalten bleiben. Diese Meinung wird jedoch durch keinerlei Tatsachen gestützt, im Gegenteil, exakte bakteriologische Untersuchungen, welche zu wenig bekannt geworden sind, haben gezeigt, daß die Lebensfähigkeit der Tuberkelbazillen sowohl innerhalb als auch außerhalb des lebenden Organismus zeitlich begrenzt ist. In gewöhnlicher physiologischer Kochsalzlösung verlieren Tuberkelbazillen, wie ich in Bestätigung der Versuche B ö h m e s feststellen konnte, schon binnen acht Wochen ihre Infektiosität für Meerschweinchen[70]). Über die Dauer der Lebensfähigkeit von Tuberkelbazillen in ausgeheilten Primärkomplexen hat A n d e r s berichtet. A n d e r s und B r u n o L a n g e[71] wählten für ihre Untersuchungen eine sehr zuverlässige Methode: Die zum Primärkomplex gehörigen Lymphknoten wurden zerrieben und im Meerschweinchenversuch der Gehalt an lebenden Tuberkelbazillen geprüft. Mit dieser Methode fanden die Autoren die intestinalen Primärkomplexe bei Erwachsenen (Personen über 20 Jahren) in allen 14 geprüften Fällen frei von lebenden Tuberkelbazillen. S c h r a d e r[72] erhielt bei Erwachsenen unter 15 intestinalen Primärkomplexen nur ein einziges Mal ein positives bakteriologisches Resultat, J i z u k a[73] fand 39 intestinale Primärkomplexe bei Erwachsenen durchwegs frei von Tuberkelbazillen. Bei Kindern wurden dagegen von Weber[74] in intestinalen Primärkomplexen stets Tuberkelbazillen gefunden. Aus diesen Untersuchungen geht hervor, daß die T u b e r k e l b a z i l l e n i n a b g e h e i l t e n i n t e s t i n a l e n P r i m ä r k o m p l e x e n in der Regel b i n n e n l ä n g s t e n s 2 0 J a h r e n z u g r u n d e g e h e n.

Etwas verschieden verhalten sich pulmonale Primärkomplexe. Es sind zwar auch diese beim Erwachsenen in der überwiegenden Mehrzahl der Fälle steril, doch haben A n d e r s und B r u n o L a n g e mit ihrer Methode unter 44 Fällen immerhin achtmal positive Bazillenbefunde erhalten. A n d e r s hat überdies aus der Weltliteratur weitere 157 Fälle mit 36 positiven Resultaten zusammengestellt. Es liegen somit im ganzen Berichte über 201 bakteriologisch untersuchte pulmonale Primärkomplexe mit zusammen 44 positiven Bazillenbefunden (= 22 %) vor. Es ist demnach an einem hinlänglich großen Material erwiesen, daß p u l m o n a l e P r i m ä r k o m p l e x e b e i m E r w a c h s e n e n z u m e i s t (i n 7 8 %) k e i n e l e b e n d e n T u b e r k e l b a z i l l e n m e h r e n t h a l t e n.

Da der Unterschied zwischen den bakteriologischen Befunden in den intestinalen und in den pulmonalen Primärkomplexen nicht etwa auf eine verschiedene Baktericidie in den mesenterialen und in den bronchialen Lymphknoten zurückgeführt werden kann, ist anzunehmen, daß der höhere Prozentsatz positiver Bazillenbefunde in den bronchialen Lymphknoten gar nicht auf die aus dem Primärkomplex stammenden Bazillen, sondern vielmehr auf s p ä t e r bei

---

[70] Beitr. Klin. Tbk. **77**, 142, 1931.
[71] Beitr. Klin. Tbk. **81**, 260, 1932.
[72] Virch. Arch. **269**, 355, 1928.
[73] Beitr. Klin. Tbk. **80**, 79, 1932.
[74] Dtsch. Med. Wschr. 1906, S. 1980.

gelegentlichen pulmonalen Superinfekten mit dem Lymphstrom in die bronchialen Lymphknoten hineingelangten Tuberkelbazillen zurückzuführen ist. Es ist demgemäß damit zu rechnen, daß die von der Primärinfektion herrührenden Tuberkelbazillen in den bronchialen Lymphknoten ebenso wie in den mesenterialen regelmäßig, also nicht nur in 78 %, sondern fast in 100 % binnen längstens k e i n e l e b e n d e n T u b e r k e l b a z i l l e n m e h r e n t h ä l t. daß d e r P r i m ä r k o m p l e x n a c h 2 0 J a h r e n z u m e i s t k e i n e l e b e n d e n T u b e r k e l b a z i l l e n m e h r e n t h ä l t. Mit dieser Feststellung wird dem weitverbreiteten Glauben der Boden entzogen, daß die Tuberkelbazillen in abgeheilten Primärkomplexen eine Art Dornröschenschlaf halten, aus welchem sie nach 20, 30 oder mehr Jahren plötzlich zu neuem Leben aufwachen können.

b) Die subprimären Tuberkulosen

entstehen bei einem Weiterschreiten der primären Tuberkulose. Dieses kann in dreierlei Weise erfolgen:

1. Ausbreitung p e r c o n t i n u i t a t e m vom primären Lungenherd aus. Diese Krankheitsform wird in Europa fast nur bei Kindern beobachtet.
2. Käsige Erweichung des primären Lungenherdes und i n t r a - k a n a l i k u l ä r e Metastasierung. Auch diese Form ist bei uns in der Regel eine Kinderkrankheit bis einschließlich des Pubertätsalters. Die „Pubertätsphthise" gehört hierher.
3. Viel häufiger wird beim Erwachsenen die weitere Ausbreitung der Primärtuberkulose auf dem B l u t w e g e beobachtet. Zwei Gruppen dieser „hämatogenen" Tuberkuloseformen sind zu unterscheiden:
   a) die allmählich erfolgende Blutinfektion;
   b) die einmalige Massenaussaat.

a) Die a l l m ä h l i c h e B l u t i n f e k t i o n kommt dadurch zustande, daß der tuberkulöse Krankheitsprozeß in den Lymphknoten viele Jahre lang weiterschwelt und kleine Bazillenmengen immer wieder mit der abfließenden Lymphe über den Venenwinkel ins Blut gelangen. Auf diese Weise können beim Erwachsenen kleine produktive Herde in den Obergeschossen der Lunge entstehen, welche von M a l m r o s und H e d v a l l [75] als „subprimäre Initialherde" beschrieben worden sind. Auch die S i m o n schen Herde [76] bei Kindern gehören hierher. Sie treten nach A s c h o f f [77] aber erst in der Pubertät gehäuft auf. Die hämatogenen Metastasen der Primär-

---

[75] Studien über die Entstehung und Entwicklung der Lungentuberkulose mit besonderer Berücksichtigung des Verlaufes der tuberkulösen Erstinfektion des Jugendlichen und Erwachsenen. Tuberkulosebibliothek, 1938.

[76] Beitr. Klin. Tbk. 67, 1927.

[77] Klin. Wschr. 1929, S. 1.

periode gleichen den erst postprimär aus Reinfekten sich entwickelnden hämatogenen Herden so sehr, daß sie von letzteren gar nicht unterschieden werden können. Da diese Krankheitsform in der postprimären Periode beim Erwachsenen häufiger vorkommt, wird erst dort näher darauf eingegangen werden.

b) Die einmalige Massenaussaat führt zur Miliartuberkulose. Sie entsteht in der Regel in der Weise, daß ein käsig erweichter Lymphknoten in eine anliegende Vene oder in den ductus thoracicus durchbricht, so daß der tuberkulöse Eiter sich direkt oder mit dem Lymphstrom in das venöse Blut ergießt. Wenn man sich bei der Obduktion die Mühe nimmt, planmäßig danach zu zu suchen, findet man diese Einbruchsstelle bei Miliartuberkulosen fast immer. Andere Entstehungsweisen, z. B. durch erweichende Intimatuberkel sind im Vergleich dazu selten. Die dichteste Einsaat von Tuberkelbazillen erfolgt in die Lungen, weil das Venenblut nach Passieren des rechten Herzens geradewegs in die Lungen gelangt. Die Oberlappen sind stets stärker befallen als die Unterlappen (vgl. S. 4).

Die Miliartuberkulose gehört zum Formenkreis der produktiven Tuberkulosen. Die exsudativen Vorgänge, welche auch die produktiven Herdbildungen einleiten (vgl. S. 25), treten noch um so stärker hervor, je rascher der Krankheitsverlauf gewesen ist. Bei längerer Krankheitsdauer („chronischer Miliartuberkulose") ist dagegen die cirrhotische Komponente stärker ausgeprägt.

Die Meningitis tuberculosa ist keine Krankheit für sich, sondern immer nur ein Teilsymptom einer Miliartuberkulose. In den Meningen wird eine deutliche Knötchenbildung in der Regel vermißt. Die exsudative Komponente tritt hier noch mehr hervor als in anderen Organen.

2. Die Spätformen.

Die Spätformen des Erwachsenen sind von der primären Infektion in der Regel durch einen Zwischenraum von 10 bis 20 Jahren getrennt. Drei Formenkreise sind bei den Spätformen deutlich voneinander zu unterscheiden:

a) Die unizentrisch beginnenden Formen;
b) die multizentrisch beginnenden Formen. Dazu kommen drittens:
c) Mischformen, welche eine Kombination von a und b darstellen.

Bei den unizentrischen Formen beginnt die Krankheit mit der Bildung eines einzigen relativ großen kompakten exsudativen Entzündungsherdes, bei der multizentrischen Form dagegen entstehen gleichzeitig mehrere, zuweilen ebenfalls exsudative, sehr oft aber vorwiegend produktive

Herde. Wir werden sehen, daß beide Grundformen sich nicht nur bei ihrer Entstehung, sondern auch in ihrem späteren Verlaufe grundsätzlich voneinander unterscheiden.

a) Die unizentrisch beginnende Form.

Nach der Größe des initialen Entzündungsherdes sind drei Typen zu unterscheiden:

1. Das etwa kirschgroße Frühinfiltrat. — 2. Das Lappenrandinfiltrat. — 3. Das Lappeninfiltrat.

1. Das Frühinfiltrat.

Im Jahre 1922 hat A s s m a n n als erster „bei anscheinend eben beginnenden Erkrankungen von vorher ganz gesunden Menschen zusammenhängende kleinere oder größere Verschattungen von nicht ganz scharfer Begrenzung nur in der Gegend unterhalb der Schlüsselbeine, meist im lateralen Abschnitt, bei sonst ganz freien Lungenfeldern und insbesondere auch freien Spitzen" beschrieben. Seither haben sich viele Untersucher mit diesen Infiltraten beschäftigt. Genannt seien hier nur R e d e k e r , welcher die Bezeichnung „Frühinfiltrat" prägte, und dessen Aufsatz „Über das Frühinfiltrat und die Irrlehre von dem gesetzmäßigen Zusammenhang der sogenannten Spitzentuberkulosen mit der Erwachsenenphthise"[78] großes Aufsehen und den Widerspruch der pathologischen Anatomen erregte, ferner R e d e k e r und W a l t e r[79] sowie v. R h o m b e r g[80]. Eine zusammenfassende Übersicht und ein Bericht über das gesamte Schrifttum wurde von A s s m a n n[81] im Jahre 1930 gegeben. Eine weitere zusammenfassende Darstellung verdanken wir B r ä u n i n g und R e d e k e r[82].

Im Laufe der Jahre ist von den Autoren alles mögliche als „Frühinfiltrat" bezeichnet worden. Es ist daher notwendig, anzugeben, was im folgenden darunter verstanden wird. Im allgemeinen folgen wir der ersten Definition A s s m a n n s und bezeichnen nur solche Infiltrate als Frühinfiltrate, welche bei „eben beginnenden Erkrankungen von vorher ganz gesunden Menschen" in im übrigen „ganz freien Lungenfeldern" sichtbar werden. Nach A s s m a n n ist „die Regel die Einzahl von Frühherd und Frühinfiltrat". Wir fassen den Begriff des Frühinfiltrates noch enger und bezeichnen n u r solche Fälle als Frühinfiltrate, welche dieser Regel entsprechen,

---

[78] Dtsch. Med. Wschr. 1927, Nr. 3.

[79] Entstehung u. Entwicklung der Lungentb. des Erwachsenen, 2. Aufl., Würzburg 1929.

[80] Beitr. Klin. Tbk. 70 und Vhdl. Dtsch. Path. Ges. 1929.

[81] Ergebn. d. Ges. Tbkforschg., I., 1930.

[82] Phthisische Entwicklungen aus den Reihen des Frühinfiltrates und des frühen phthisischen Nachschubes, Leipzig, 1931.

d. h., welche mit der Bildung e i n e s e i n z i g e n Infiltrates beginnen. Unter Zugrundelegung dieser Definition ist das Frühinfiltrat

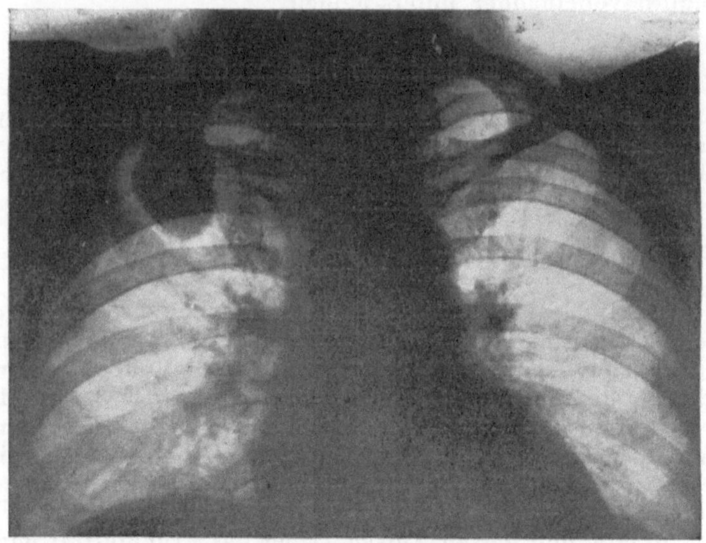

Abb 1. Frisches Frühinfiltrat (12. II. 1941).

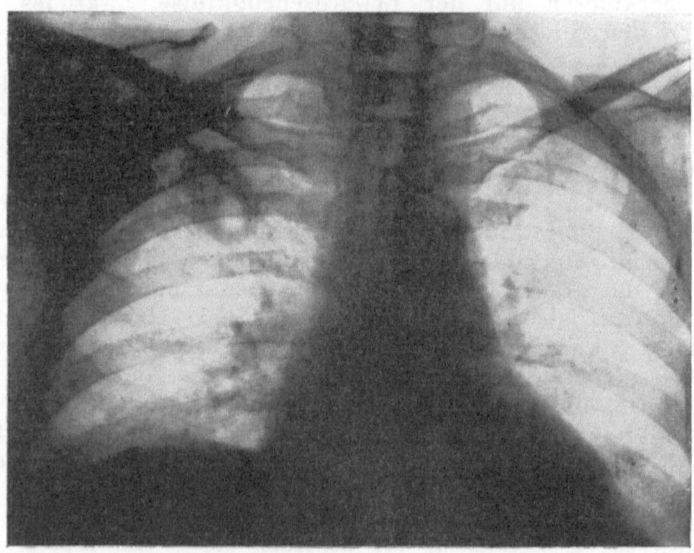

Abb. 2. Der gleiche Fall wie Abb. 1, acht Monate später (24. X. 1941), kavernöse Einschmelzung
im Zentrum des Infiltrates.

als die wichtigste Grundform der unizentrisch beginnenden Tuberkulose anzusehen. Fälle, welche eine Ausnahme von der A s s m a n n -

schen Regel machen und gleichzeitig mit mehreren Infiltraten beginnen, werden demnach im folgenden nicht als Frühinfiltrate qualifiziert und daher nicht hier, sondern erst in den Kapiteln der multizentrisch beginnenden Tuberkulosen und der Mischformen behandelt werden.

Seit der ersten Beschreibung A s s m a n n s sind viele Fälle bekannt geworden, bei welchen das Frühinfiltrat nicht infraklavikulär, sondern an irgendeiner andern Stelle der Lungen lag. Ausgenommen sind nur die subpleuralen Schichten in den Unterlappen, also bemerkenswerterweise gerade die Stellen, in welchen sonst Aspirationspneumonien zu beginnen pflegen. Charakteristisch und für die Unterscheidung vom Primärkomplex wichtig ist die geringe Beteiligung der regionären Lymphknoten.

Unsere Kenntnisse über die Entwicklung und Morphologie des Frühinfiltrates beruhen in erster Linie auf Röntgenuntersuchungen, denn pathologisch-anatomische Untersuchungen wirklicher Frühfälle sind äußerst selten, weil die Kranken im Stadium des Frühinfiltrates noch nicht sterben. G r ä f f[83] mußte daher seiner Kritik der Lehre vom Frühinfiltrat „eine gedankliche Rückentwicklung des Verlaufes der Endbilder" zugrunde legen. Es ist kein Wunder, daß er zu einer Ablehnung der Lehre vom Beginn der Lungenschwindsucht mit einem Frühinfiltrat gelangte, da er selbst keinen einzigen Frühfall gesehen hat. Auch die Fälle L ö s c h k e s[84] entsprechen keineswegs beginnenden, sondern fortgeschrittenen, zum Teil sogar schon weit fortgeschrittenen (Abb. 8—12) Fällen. Auch die von P u h l[85] gegebenen Beschreibungen sind nicht alle ohne weiteres auf das Frühinfiltrat zu beziehen, denn sie betreffen zum Teil m u l t i p l e Herdbildungen bei Reinfektion. Nach den wenigen autoptischen Befunden liegt dem Frühinfiltrat ein exsudativ-pneumonischer Herd zugrunde, der zuweilen im Zentrum bereits verkäst ist (A s s m a n n, P a g e l[86], S c h ü r m a n n[87]).

Das Frühinfiltrat ist rückbildungsfähig und kann spurlos ausheilen, solange das pneumonische Stadium noch nicht überschritten ist. Es neigt jedoch zu rascher Verkäsung und Einschmelzung. Dieses Verhalten erinnert an die aus dem Experiment bekannte große Schnelligkeit der Einschmelzung tuberkulöser Superinfektionsherde. Das Resultat der Einschmelzung ist die zartwandige Frühkaverne (vgl. Abb. 1 und 2).

Eine weitere Ausbreitung kann auf drei Wegen erfolgen:

a) Streuung in die unmittelbare Umgebung, und zwar einerseits spitzenwärts, anderseits in der Richtung gegen den Hilus.

Spitzenherde (Reinfekte und Reinfektionsnarben) werden nach A s c h o f f[88] in der Regel „erst nach Abschluß des eigentlichen Kindesalters", und zwar in den höheren Altersklassen in zunehmender Zahl gefunden. Auch dem Kliniker haben

---

[83] Beitr. Klin. Tbk. **70**, 173, 1928.
[84] Beitr. Klin. Tbk. **97**, 443, 1942.
[85] Beitr. Klin. Tbk. **52**, 116, 1922.
[86] Dtsch. Med. Wschr. 1929, 394.
[87] Vhdlg. Dtsch. Path. Ges. **24**, 179 (1929).
[88] Klin. Wschr. 1924, I.

fortlaufende Röntgenkontrollen gezeigt, daß die Spißenherde in der Regel erst
nach dem Frühinfiltrat entstehen (Romberg mit Oeffner und Jahn,
Redeker und viele andere). Nach der Pneuanlage kann man sich thorako-
skopisch davon überzeugen, daß die Lungenspißen bei jungen Frühinfiltraten
noch frei von tuberkulösen Herden sind, was schon an dem Fehlen
von Verwachsungen im Spißenbereich zu erkennen ist (vgl. S. 102). Gegenüber
diesen tatsächlichen Beobachtungen kann die Annahme Gräffs, daß die
Spißenherde dem Frühinfiltrat immer vorausgehen, kaum aufrecht erhalten werden. Auf die Befunde von Löschcke und Kremer werden wir später
zurückkommen (S. 41).

b) **Intrakanalikuläre Ausbreitung:** Durch die Aspiration großer
Bazillenmengen entstehen intrapulmonale pneumonische Metastasen,
die „Tochterinfiltrate“, aus welchen nach käsiger Erweichung die „Tochterkavernen“ hervorgehen, vorerst zumeist
auf der gleichen Seite (einseitige Phthise), später auch auf
der anderen Seite. Das Endstadium dieser Entwicklung ist die
organbeschränkte bilaterale kavernöse Phthise.

c) **Hämatogene Ausbreitung:** Es entstehen mehrere, zuweilen
recht zahlreiche kleine produktive Herdchen in beiden Oberge-
schoßen. Eine solche hämatogene Aussaat kommt nur dann zustande,
wenn die hohe allergische Resistenz, welche sonst die unizentrisch
beginnende Tuberkulose charakterisiert und eine hämatogene Ausbreitung in der Regel verhindert (Liebermeister, Hübschmann, Ranke, zitiert nach Beitzke [89]), ungenügend ausgebildet ist, also bei den prognostisch ungünstigen Fällen. Sie ist auch in
späteren Stadien der Krankheit bei einem Absinken der Resistenz
zu beobachten. Bei derartigen Fällen können sogar extrapulmonale
hämatogene Metastasen im Darm, im Kehlkopf, in den Knochen
usw., entstehen, welche sonst keineswegs zum Bilde der unizentrisch
beginnenden organbeschränkten Phthise gehören.

2. Das Lappenrandinfiltrat.

Die Franzosen haben diese für die Tuberkulose charakteristische
Form der Lungenentzündung schon 1907 und 1914 als „reactions
scissurales“, „cortico-pleurite“ und „lobite supérieure“ beschrieben
(Malloizel, Besancon und de Jong, Sabourin, Be-
thoux [90]). Eine genauere Kenntnis dieser Form der unizentrisch
beginnenden Tuberkulose verdanken wir dem Röntgenverfahren
(Fleischner [91]). Am häufigsten ist der untere Rand des rechten
Oberlappens befallen. Eine restlose Rückbildung kommt bei dieser
tuberkulösen Pneumonie nicht mehr vor. Die Neigung zur Einschmelzung ist die gleiche wie beim Frühinfiltrat, ebenso die Wege
der Ausbreitung.

---

[89] Wien. klin. Wschr. 1923, Nr. 30.
[90] Cit. nach Assmann.
[91] Beitr. Klin. Tbk. **61**, 1925 und Fortschr. Röntgenstr. **30**, 1922.

3. Das Lappeninfiltrat.

Dieses entspricht histologisch ebenso wie der Typus 2 einer gelatinös-käsigen Pneumonie. Charakteristisch für die unizentrische
Tuberkulose ist der Beginn in einem einzigen Lappen bei Freibleiben der übrigen Lungenfelder. Lappenrandinfiltrat und Lappeninfiltrat sind oft nichts anderes als spätere Stadien eines per continuitatem gewachsenen Frühinfiltrates. Sie sind als bösartigere Formen der unizentrischen Tuberkulose zu werten. Sie verlaufen zuweilen so rasch, daß das Endstadium schon nach wenigen Monaten
erreicht ist. Von der „Pubertätsphthise" unterscheiden sie sich durch
die·geringe Beteiligung der regionären Lymphknoten.

Die unizentrische Tuberkulose kann in jedem Stadium der Krankheit für die Dauer von Monaten oder Jahren zum Stillstand kommen.
Schon das Frühinfiltrat kann als „Rundherd" jahrelang unverändert
und ohne klinische Beschwerden weiter bestehen. Erfolgt der Stillstand der Krankheit nach der Kavernisierung, spricht man von
„stationärer Kaverne", später von „stationärer Phthise".
In solchen Perioden des Stillstandes und Zurückgehens der Krankheit kommt es zu einer beträchtlichen Bindegewebsneubildung. Auch
die Wandung der alten stationären Kavernen besteht nach dem Aus-
husten der käsig erweichten Massen, der sogenannten „Reinigung"
der Kavernen aus derbem glattem Bindegewebe; sie ist deshalb starr
und unnachgiebig gegen Druck.

Umgekehrt kann in jedem Stadium der Prozeß neuerlich auf-
flammen. Dann breitet sich die exsudative Entzündung aus, neue,
ursprünglich „perifokale" Zonen werden in die Verkäsung mit einbezogen, neue Kavernen entstehen.

Sub finem ändert die Krankheit in mehrfacher Hinsicht ihren
Charakter: Die Tuberkulose bleibt nun nicht mehr auf die Lungen
allein beschränkt wie früher, sondern sie greift auch auf den Kehlkopf und den Darm über. Sogar die regionären Lymphknoten können
sich neuerlich an der Entzündung beteiligen, und von hier aus können
nun auch hämatogene Streuungen erfolgen (vgl. S. 51).

Die unizentrische postprimäre Tuberkulose beginnt in der Regel
zwischen dem 15. bis 30. Lebensjahre, und zwar am häufigsten erst
im dritten Lebensjahrzehnt. (Kattentidt[92], Gottstein[93],
Köster[94], Mücke[95]). Dies ist gerade die Zeit, in welcher die
Tuberkelbazillen aus dem abheilenden Primärkomplex zu verschwinden pflegen. Pathologisch-anatomisch können im Primärkomplex bei
der unizentrischen postprimären Tuberkulose niemals Zeichen frischer Entzündung nachgewiesen werden, sondern im Gegenteil immer

---

[92] Zeitschr. Tbk. **62**, 245 und **66**, 24, 1932.
[93] Handbuch der Tbk. von Brauer-Schröder, I., 513, 1923.
[94] Zeitschr. Tbk. **62**, 191, 1931.
[95] Beitr. Klin. Tbk. **64**, 155, 1926.

nur Veränderungen, welche einer narbigen Ausheilung entsprechen,
wenn überhaupt noch Reste des Primärkomplexes auffindbar sind
(Beitzke[96]). Häufig beschränken diese Reste sich auf einige
anthrakotisch indurierte Lymphknoten am Lungenhilus. Schon aus
diesen Gründen ist diese Form der postprimären Tuberkulose von
der Primärtuberkulose nicht nur zeitlich, sondern auch genetisch
abzutrennen. Histologische Belege für die Entstehung des Frühinfiltrates aus Reinfekten sind von Aschoff[97] und Puhl[98] bei-
gebracht worden. Alle Reinfektionsherde,[99] also auch die Frühinfiltrate, haben eine viel breitere perifokale Entzündungszone als
die Primärherde.

b) Die multizentrisch beginnende Form

ist durch die gleichzeitige Entstehung mehrerer tuberkulöser Einzelherde charakterisiert. Diese Herde sind
nicht nur auf die Lunge beschränkt, sondern im Gegensatz zu der
eben besprochenen unizentrischen Form sind sehr häufig auch andere
Organe in Mitleidenschaft gezogen, und zwar nicht erst sub finem,
sondern schon während des ganzen Entwicklungsganges der Krankheit. Diese extrapulmonalen Herde finden sich in den serösen
Häuten: Pleura, Peritoneum, Gelenkserosa (Poncetscher Rheumatismus), im Skelettsystem: Knochentuberkulose und Gelenkfungus,
in den Augen, Ohren, Nieren, Nebennieren, in der Haut, im Kehlkopf, im Darm und im Genitaltrakt. Nicht selten treten die extrapulmonalen Herde schon vor der manifesten Lungenerkrankung als
Vorläufer derselben in Erscheinung, so z. B. die exsudative Pleuritis, die Kehlkopftuberkulose, die Hauttuberkulose. Die Lungenveränderungen sind bei dem Bestehen extrapulmonaler Herde in
der Regel weniger schwer.

Schon die Tatsache der gleichzeitigen extrapulmonalen Ausbreitung der Krankheit beweist die Verbreitung auf dem Blutwege.
Alle multizentrisch beginnenden postprimären
Tuberkulosen sind hämatogen. Sie haben eine floride
Lymphknotentuberkulose zur Voraussetzung, da Blutinfektionen,
von seltenen Ausnahmen abgesehen, immer auf dem Umwege über
die Lymphbahn erfolgen. Zuweilen ist diese Lymphknotentuberkulose so schwer, daß sie von vorneherein auffällt; manchmal sind die
entzündlichen Veränderungen in den Lymphknoten aber so gering,

---

[96] Beitr. Klin. Tbk. 56, 304, 1923, Berl. kl. Wschr. 1921, 912 und 1410.
[97] Klin. Wschr. 1929, 1.
[98] Beitr. Klin. Tbk. 52, 116, 1922.
[99] Die Bezeichnung „Reinfektion“ gilt für alle neuerlichen tuberkulösen Herdbildungen, also auch für endogene Metastasenbildungen. Der Ausdruck „Superinfektion“ ist auf exogene Neuinfektionen zu beschränken.

daß sie auch bei der Sektion nur dann gefunden werden, wenn planmäßig danach gesucht wird.

Auch die multizentrischen Spätformen treten erst längere Zeit nach der Primärinfektion in Erscheinung, und zwar in der Regel noch später als die unizentrischen Formen, so daß die größte Häufigkeit erst in das 4. Lebensjahrzehnt fällt. Trotzdem ist ein genetischer Zusammenhang mit dem Primärkomplex nicht so sicher auszuschließen wie bei der unizentrischen Form; im Gegenteil, nicht selten muß schon aus dem klinischen Entwicklungsgang der Krankheit auf einen jahrelang aktiv bleibenden Primärkomplex geschlossen werden, und zwar dann, wenn tuberkulöse Störungen bis in die Kindheit zurück zu verfolgen sind. Die letzte Entscheidung, ob es sich um den protrahierten Verlauf einer Primärtuberkulose oder um die Folgen einer Superinfektion handelt, kann erst bei der Sektion erfolgen. Eine Entstehung aus Superinfektionen kommt dann in Betracht, wenn die Primärtuberkulose abgeheilt ist und die postprimäre Tuberkulose erst spät zum Ausbruch kam.

Auch bei den multizentrischen Spätformen unterscheiden wir ähnlich wie bei der subprimären Tuberkulose eine allmähliche und eine plötzliche Besiedlung der Lungen.

Bei der allmählichen Besiedlung sind vier Typen zu unterscheiden:

Typus 1. **Die rudimentäre Form:** Bildung von Tuberkeln nur in einem Teilabschnitt der Lungen, jedoch keine Ausbreitung über die ganze Lunge. Der häufigste Vertreter dieser Krankheitsgruppe ist die gutartige Spitzentuberkulose, bei welcher Tuberkel in einer oder häufiger in beiden Spitzen entstehen, die später narbig schrumpfen. Die Spitzenpleura ist in der Regel in diesen Prozeß mit einbezogen.

Typus 2. **Die langsam progrediente Form.** Der Prozeß beginnt mit einer gleichzeitigen Knötchenbildung in beiden Lungenspitzen, breitet sich aber im Gegensatz zu den stationären Formen des Typus 1 allmählich über die ganze Lunge aus. Diese a p i k o k a u d a l   p r o g r e d i e n t e produktive Lungentuberkulose ist bei der kontinuierlich sickernden Blutinfektion der Postprimärperiode relativ häufig anzutreffen. Sie wird oft schon einige Jahre vor dem Bemerkbarwerden der Lungenerkrankung durch eine exsudative Pleuritis angekündigt und von einer hämatogenen Kehlkopftuberkulose begleitet. Sie endet in der Regel tödlich (vgl. Abb. 1, S. 221).

Wenn die Knötchen dicht beisammen stehen, kommt es zu einer Konfluenz derselben. Werden zahlreiche derartige Konglomerate gebildet, dann entsteht eine knotige Form. Auch bei dieser ursprünglich produktiven zerstreutherdigen Krankheitsform können Kavernen entstehen, und zwar in der Weise, daß Konglomerattuberkel zentral käsig erweichen. Die Kavernen sind entsprechend ihrer Entstehungsweise anfangs nur klein, können aber durch Konfluenz be-

nachbarter Kavernen später eine ansehnliche Größe erreichen. Auch
die Kavernisierung entwickelt sich in apiko-kaudaler Richtung.

Der geschilderte Krankheitsprozeß verläuft sehr langsam und ist
von einer beträchtlichen Neubildung von Bindegewebe begleitet. Das
Endstadium wird erst nach vielen Jahren erreicht; es ist eine bilaterale kavernös-cirrhotische Phthise.

Typus 3. **Die rasch progrediente Form.** Produktive Herdbildung
in den Obergeschossen so wie bei Typus 2; der Prozeß schreitet
jedoch rascher weiter und die exsudative Komponente tritt stärker
hervor. Es kommt schon bald zur Kavernenbildung, besonders in
den Oberlappen.

Typus 4. **Die maligne multizentrisch-exsudative Form.** Diese
entspricht anatomisch einer käsigen Lobulärpneumonie.

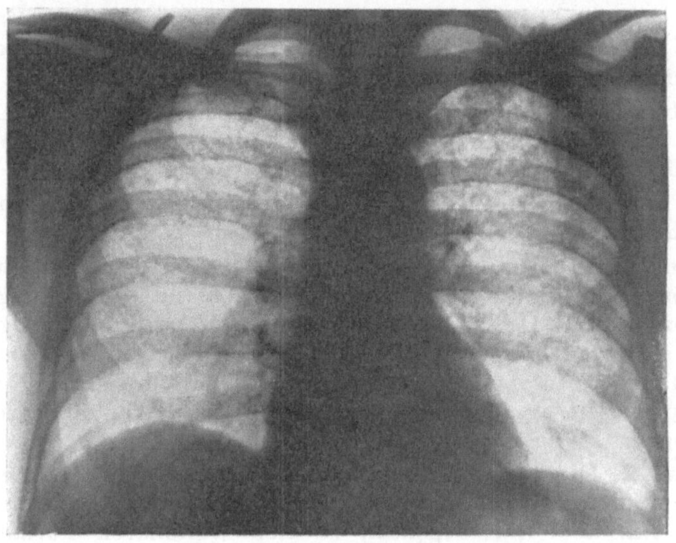

Abb. 3. Miliartuberkulose des Erwachsenen.

Sie ist in den Kulturländern selten, wird aber bei Negern, Arabern
und andern wenig tuberkuloseresistenten Völkern häufig beobachtet.
Ob sie genetisch zur postprimären Tuberkulose oder noch zur
Primärtuberkulose zu rechnen ist, kann erst bei der Autopsie nach
dem Verhalten der Lymphknoten beurteilt werden. Diese Krankheitsform endet immer schon nach wenigen Monaten oder Wochen
mit dem Tode.

Die plötzliche Besiedlung beider Lungen ist auch
in der Spätperiode ebenso wie in der Primärperiode auf einen
Masseneinbruch von Tuberkelbazillen in die Blutbahn zurückzuführen. Auch die **Miliartuberkulose** der Spätperiode (s. Abb. 3) ent-

steht in der Regel durch den Einbruch eines verkästen Lymphknotens in eine Vene. Derartige Lymphknotenverkäsungen kommen
(entgegen der Annahme R a n k e s !) auch spät in der postprimären
Periode noch vor. Bei vielen dieser Fälle, z. B. bei den Miliartuberkulosen des Greisenalters ist ein genetischer Zusammenhang mit
dem Primärkomplex des Kindesalters unwahrscheinlich.

Die Miliartuberkulose der Spätperiode wird meist nicht als selbständige Krankheit, sondern als Komplikation einer bereits bestehenden Tuberkulose beobachtet. Sie kommt sowohl bei exsudativen als auch bei produktiven Tuberkuloseformen vor, am häufigsten im Endstadium, nach dem völligen Zusammenbruch der Abwehrkräfte (bei negativer Anergie). Ein protrahierter Verlauf ist
seltener (vgl. auch S. 32).

c) Mischformen.

Diese können in dreierlei Weise entstehen:

1. Multizentrischer Beginn (oft rudimentär nach Typus 1),
später exsudative Exacerbation eines Einzelherdes.

2. Verkäsende Bronchitis mit der Bildung mehrerer exsudativer
Aspirationsherde im Verzweigungsgebiete des erkrankten Bronchus. Hierher gehören die von L ö s c h c k e und K r e m e r.[100]
beschriebenen käsigen Spitzenbronchitiden und die von S c h u -
b e r t h [101] beschriebene verkäsende Bronchitis im Bereich des ab-
steigenden linken Bronchus.

3. Unizentrischer Beginn mit der Bildung eines einzigen kompakten Herdes (Frühinfiltrat oder Lappenrandinfiltrat) und (zum
Unterschied gegen das gewöhnliche Verhalten der unizentrischen
Tuberkulose!) hämatogene Streuungen mit der Bildung zahlreicher,
oft bilateraler produktiver Herdchen, vorwiegend in den Obergeschossen.

Theoretisch sind bei der Anlegung eines strengen Maßstabes,
insbesondere bei Berücksichtigung aller, auch der vernarbten
Spitzenherdchen relativ zahlreiche Fälle als „Mischformen" zu
klassifizieren. Praktisch sind aber die unizentrischen und die multizentrischen Grundformen in der Regel leicht zu erkennen und auseinander zu halten. Diese Unterscheidung ist nicht nur für die
Diagnose, sondern auch für die Prognose und die Therapie von
Bedeutung. Vor allem die oben unter Ziffer 1 zusammengefaßten
Fälle sind zum unizentrischen Formenkreis zu rechnen, wenn der
exsudative Einzelherd das Krankheitsbild beherrscht und die alten
Spitzenherdchen und Spitzennarben dagegen zurücktreten.

---

[100] Beitr. Klin. Tbk. **81**, 182, 1932 und **97**, 443, 451, 1942.
[101] Beitr. Klin. Tbk. **97**, 476, 1942.

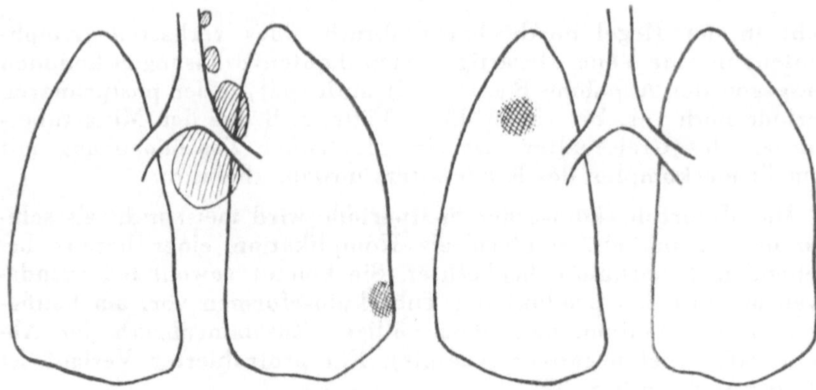

Abb. 4. Primärkomplex. Abb. 5. Unizentrische Tuberkulose,
Frühinfiltrat.

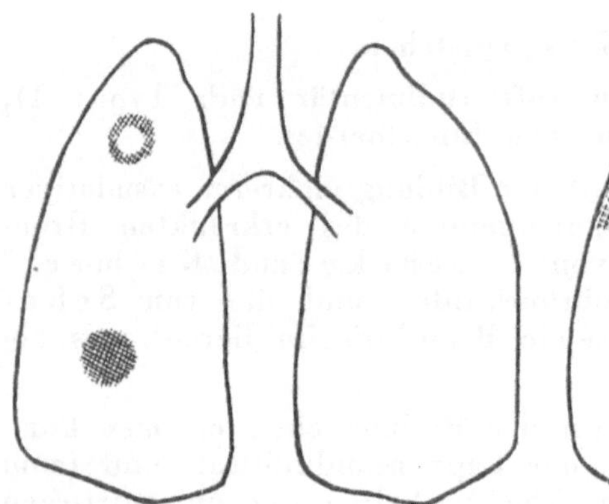
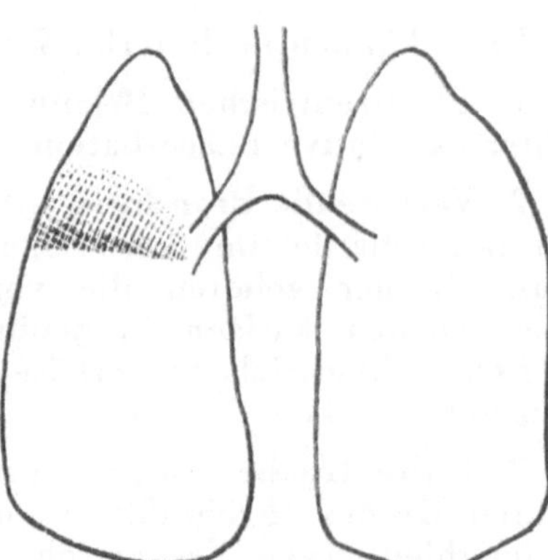

Abb 6. Unizentrische Tuberkulose,
Kaverne aus Frühinfiltrat und Tochterinfiltrat. Abb. 7. Unizentrische Tuberkulose,
Lappenrandinfiltrat.

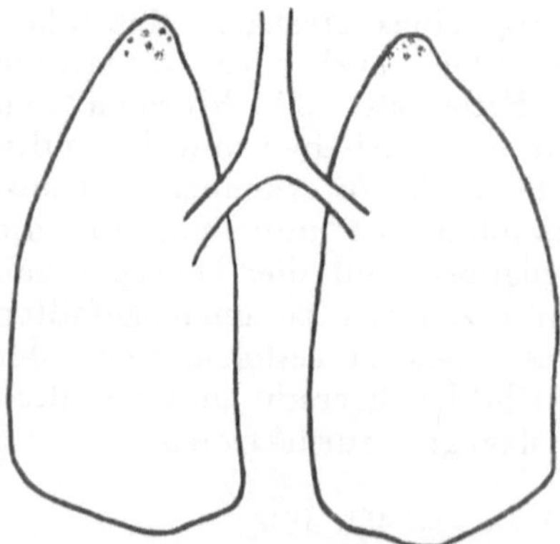
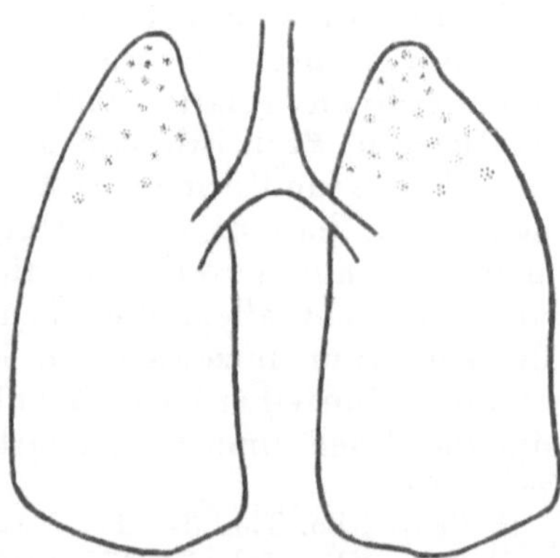

Abb. 8. Multizentrische Tuberkulose,
rudimentäre Form. Abb. 9. Multizentrische Tuberkulose,
apikokaudal progrediente Form.

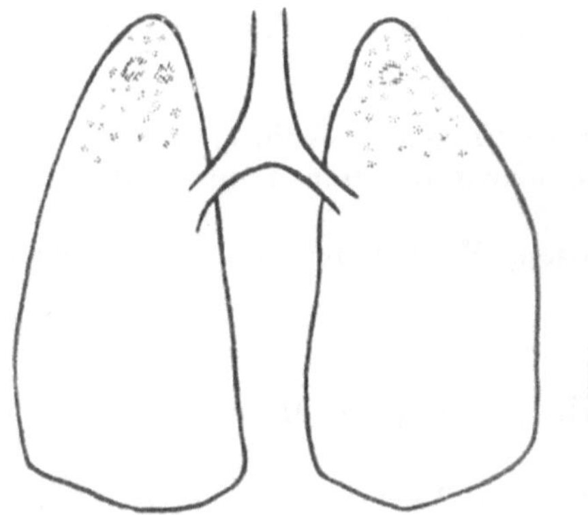

Abb. 10. Multizentrische Tuberkulose, apikokaudal progrediente Form, beginnende Einschmelzung.

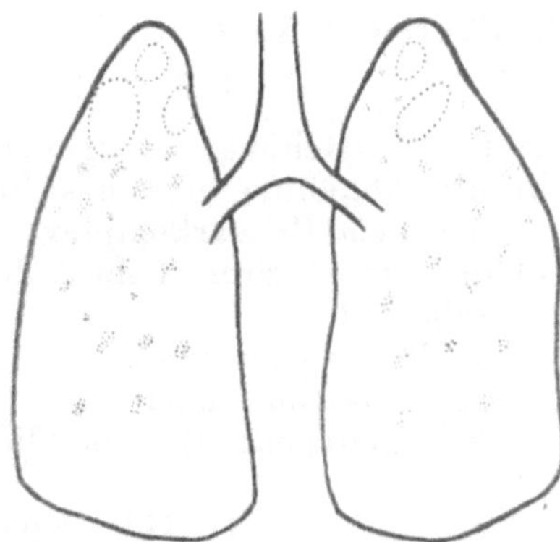

Abb. 11. Multizentrische Tuberkulose, apikokaudal progrediente Form, Ausbreitung bis in die Unterlappen, fortschreitende Kavernisierung in den Oberlappen.

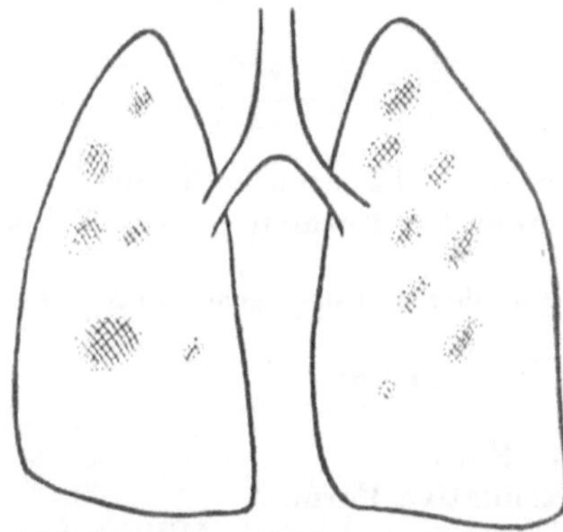

Abb. 12. Multizentrische Tuberkulose, maligne exsudative Form.

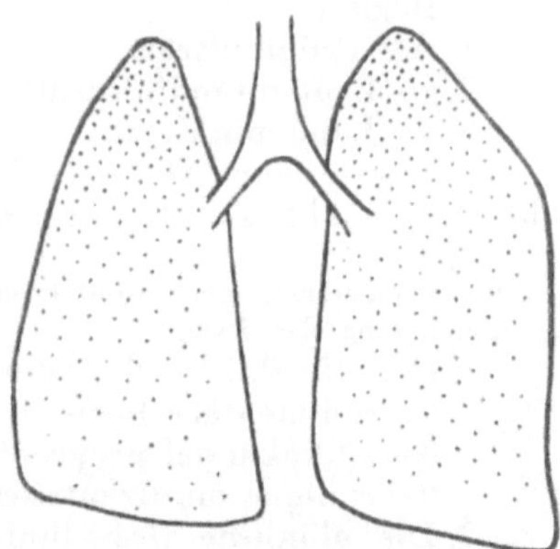

Abb. 13. Multizentrische Tuberkulose, Miliartuberkulose.

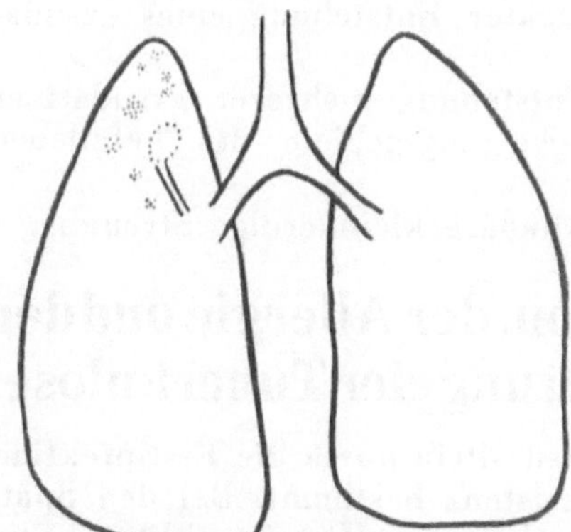

Abb. 14. Mischform, verkäsende Bronchitis, mehrere exsudative Herde im Verzweigungsgebiet des rechten Oberlappenbronchus.

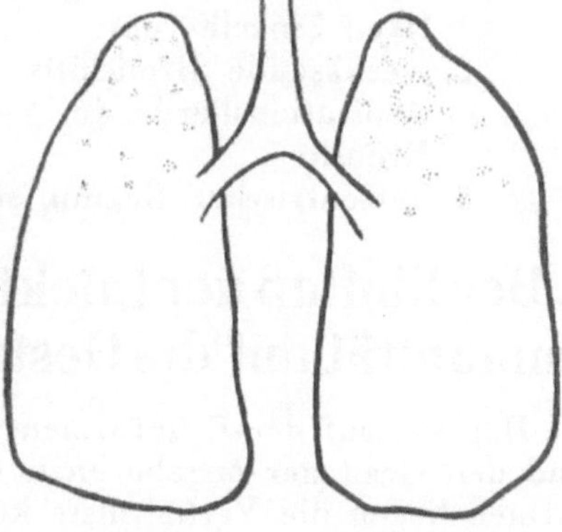

Abb. 15. Mischform, exsudativer Einzelherd in Zerfall und hämatogene Streuung.

3. Übersicht über die Verlaufsformen der Tuberkulose.

I. Die Frühformen

a) Die Entstehung des Primärkomplexes (s. Abb. 4);
b) die Abheilung und das Verschwinden der Tuberkelbazillen aus dem Primärkomplex;
c) die subprimären Tuberkulosen, Weiterschreiten der Primärtuberkulose:
   1. Per continuitatem;
   2. intrakanalikulär;
   3. hämatogen: α) allmählich, β) plötzlich: Miliartb.

II. Die Spätformen.

a) Die **unizentrisch** beginnenden Formen (s. Abb. 5 bis 7).

Bildung eines einzigen kompakten exsudativen Herdes, intrakanalikuläre Ausbreitung.

   Beginn:
   1. Als Frühinfiltrat;
   2. als Lappenrandinfiltrat;
   3. als Lappeninfiltrat.
   Endstadium: Die organbeschränkte kavernöse Phthise.
b) Die **multizentrisch** beginnenden Formen (s. Abb. 8 bis 13).

Bildung mehrerer, meist produktiver Einzelherde, hämatogene Ausbreitung unter Beteiligung des Lymphsystems.

   1. Die allmähliche Besiedlung der Lungen;
     $\alpha)$ rudimentäre Form,
     $\beta)$ apikokaudal progrediente Form,
     $\gamma)$ maligne multizentrisch-exsudative Form.
   2. Die plötzliche Besiedlung der ganzen Lunge: Miliartuberkulose.
c) **Mischformen** (s. Abb. 14 und 15).
   1. Multizentrischer Beginn, später Entstehung eines exsudativen Einzelherdes;
   2. verkäsende Bronchitis, Entstehung mehrerer exsudativer Aspirationsherde im Verzweigungsgebiete des befallenen Bronchus;
   3. unizentrischer Beginn, sekundäre kleinherdige Streuung.

F. Der Einfluß der Infektion, der Allergie und der Immunität auf die Gestaltung der Tuberkulose.

Der Verlauf der Frühformen wird allein durch die Erstinfektion und den Grad der angeborenen Resistenz bestimmt. Bei den Spätformen liegen die Verhältnisse komplizierter. Hier ist nicht nur die angeborene Resistenz und die Primärinfektion allein zu berücksichtigen, sondern auch die Änderung der angeborenen Resistenz, welche unter dem Einfluß der Primärinfektion eintritt und als Allergie bezeichnet wird, sowie der Einfluß etwa stattgefundener Superinfektionen. Der Grad der Allergie wird durch die Primärinfektion nicht etwa unveränderlich auf Lebenszeit festgelegt, sondern er nimmt, wie B r. L a n g e nachgewiesen hat, mit abnehmender Aktivität der Primärtuberkulose wieder ab und kann durch Superinfektionen und neue tuberkulöse Herde neuerlich gesteigert werden. Im folgenden soll untersucht werden, inwiefern die Gestaltung der Spätformen von diesen verschiedenen Faktoren beeinflußt wird. Im einzelnen werden folgende Fragen zu beantworten sein:

1. Warum beträgt der zeitliche Zwischenraum zwischen der Primärinfektion und dem Beginn der Spätformen in der Regel 10 bis 20 Jahre?

2. Sind die Spätformen auf Superinfektionen oder noch auf die Erstinfektion zurückzuführen?

3. In welcher Weise entstehen die Spätformen?

4. Von welchen Faktoren hängt es ab, ob die Spätform unizentrisch beginnt oder ob eine Mischform entsteht?

5. Von welchen Faktoren hängt die Ausbreitungsweise der Spätformen ab ?

Ad 1: Warum beträgt der zeitliche Zwischenraum zwischen der Primärtb. und dem Beginn der Spätformen in der Regel 10 bis 20 Jahre?

Die Tatsache, daß der Zwischenraum zwischen Frühformen und Spätformen gerade 10 bis 20 Jahre beträgt, muß eine besondere Ursache haben, welche irgendwie mit dem Verhalten des Primärkomplexes in dieser kritischen Zeit zusammenhängen muß.

Pathologisch-anatomisch wird der Primärkomplex 10 bis 20 Jahre nach der Primärinfektion in der Regel ausgeheilt angetroffen. Bakteriologisch sind im Primärkomplex um die gleiche Zeit meist keine lebenden Tuberkelbazillen mehr anzutreffen. Daraus folgt, daß die Aktivität des Primärkomplexes gerade in der Zeit, welche uns besonders interessiert, erloschen zu sein pflegt.

Das Tierexperiment hat gelehrt, daß Superinfektionen um so leichter haften, je geringer die Aktivität der primären Tuberkulose ist (vgl. S. 12). Da die Aktivität des Primärkomplexes 10 bis 20 Jahre nach der Erstinfektion auf den Nullpunkt abzusinken pflegt, fällt der Beginn der Spätformen in e i n e Z e i t p e r i o d e g r ö ß t e r E m p f ä n g l i c h k e i t f ü r S u p e r i n f e k t i o n e n. Der Beginn gerade in diesem Zeitpunkte ist nur dann verständlich, wenn die Spätformen auf Superinfektionen beruhen.

Dagegen ist die Zeit, in welcher der Primärkomplex noch floride ist (etwa bis zum 15. Lebensjahre), durch eine erhöhte Tuberkuloseresistenz charakterisiert. Dementsprechend ist nicht nur die Tb-Morbidität, sondern auch die Tb- Mortalität in dieser Zeit besonders niedrig. Einer von B r a e u n i n g mitgeteilten Tabelle ist zu entnehmen, daß die Tb-Mortalität in Deutschland 1934 auf je 1000 in jeder Altersklasse Lebende betragen hat: im Alter von 0 bis 1 Jahr: 6,6, im Alter 1 bis 5 Jahre: 4,7, im Alter 5 bis 15 Jahre dagegen nur 1,9, im Alter 15 bis 30 Jahre aber 8,2! Nach dem Wegsterben der Primärtuberkulosen, welches vorwiegend in den ersten fünf Lebensjahren erfolgt, ist die der Primärtb zu verdankende allergische Immunität an der **t i e f e n S e n k u n g d e r T b - M o r t a l i t ä t vom 5. bis 15. L e b e n s - j a h r e** deutlich zu erkennen. Erst nach dem 15. Lebensjahre erlischt der von der Primärinfektion herrührende erhöhte Schutz mit dem allmählichen Abheilen des Primärkomplexes und demgemäß steigt die Tb-Mortalität wieder beträchtlich an (vgl. hierzu auch Abb. 16).

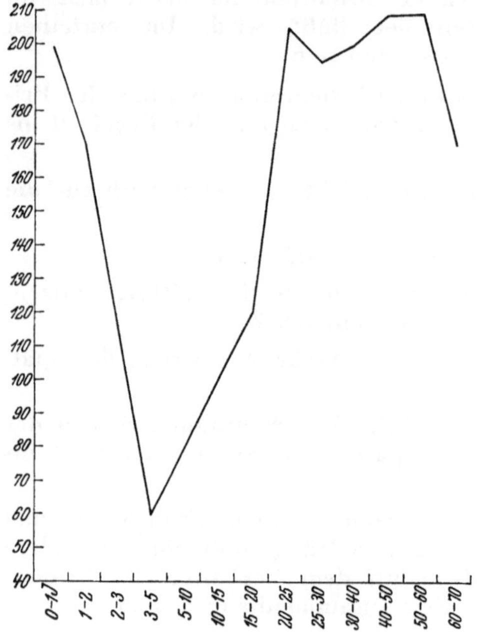

Abb. 16. Sterblichkeit an Lungentuberkulose auf 100 000 Lebende (nach G o t t s t e i n).

Ad 2: Sind die Spätformen auf Superinfektionen oder auf die Erstinfektion zurückzuführen? Gegen eine Entstehung aus der Primärtb und für eine Entstehung aus Superinfektionen spricht folgendes:

a) Die zeitliche Trennung der Spätformen von der Primärtb.

b) Die Häufung der Erkrankungen in einer Zeit erhöhter Empfänglichkeit für Superinfektionen.

c) Spätformen entstehen am häufigsten in einer Umgebung, in welcher erhöhte Gelegenheit zu Superinfektionen gegeben ist (vgl. S. 77).

d) Bei der Phthise des Erwachsenen sind fast niemals bovine Stämme nachzuweisen (weniger als 0,1 %), in Primärkomplexen sind dagegen bovine Stämme recht häufig (8 bis 20%), also 100- bis 200-mal häufiger (B r. L a n g e [102]). Zu diesen vier Argumenten kommt bei der unizentrischen Form folgendes:

---

[102] Dtsch. med. Wschr. 1937, 1465.

e) Das Frühinfiltrat verhält sich histologisch ebenso wie eine Superinfektionstuberkulose (Aschoff[103], Puhl[104]). Die Heftigkeit der exsudativen Entzündung, die große Schnelligkeit der käsigen Erweichung und das Fehlen einer Beteiligung der Lymphknoten beim Beginn entsprechen genau dem Verhalten der Herde, welche experimentell durch Superinfektionen hervorgerufen werden.

Für die unizentrische Form kann aus allen diesen Gründen die Entstehung aus Superinfektionen als hinreichend bewiesen angesehen werden. Bei der multizentrischen hämatogenen Form dagegen kommt neben der Entstehung aus Superinfektionen auch eine Entstehung aus dem Primärkomplex in Frage (vgl. S. 39).

Ad 3: In welcher Weise entstehen die Spätformen?

Die unizentrische Form ist, wie wir gesehen haben, mit Sicherheit auf Superinfektionen zurückzuführen. Alle Autoren sind darüber einer Meinung (Assmann, Redeker, Walter, Ulrici u. a.). Da Superinfektionen beim Erwachsenen fast ausschließlich durch Aspiration erfolgen, muß eine Aspiration von Tuberkelbazillen an der Entstehung der unizentrischen Tuberkulose irgendwie beteiligt sein.

Auffallend ist allerdings, daß die Frühinfiltrate an allen andern Stellen eher gefunden werden als an den sonst für Aspirationspneumonien charakteristischen Stellen, welche bekanntlich subpleural in den Unterlappen liegen. Man kann nicht annehmen, daß die Tuberkelbazillen etwa wegen ihrer Kleinheit bei der Aspiration anstatt hinab in die subpleuralen Aspirationsstellen der Unterlappen hinauf in die Oberlappen gelangen, denn bei der Erstinfektion werden die subpleuralen Schichten keineswegs gemieden. Die Primärherde sitzen vielmehr recht häufig subpleural in den Unterlappen. Die Tatsache, daß gerade die Frühinfiltrate niemals subpleural, sondern stets im Binnenraum der Lunge liegen und daß sie die Oberlappen bevorzugen, muß daher auf andere Gründe zurückgeführt werden. Zwei Gründe kommen in Betracht:

1. Postprimär ist die Gewebsresistenz viel größer als bei der Primärinfektion. Tuberkelbazillen vermögen beim Allergischen, wenn sie nur in kleinen Mengen eindringen — und das ist bei einer Aspiration von außen der Fall —, sich in den Unterlappen nicht mehr zu halten. Exogene Reinfektionen haften aus diesem Grunde nicht mehr in den Unterlappen, sondern meist nur mehr in den Oberlappen, wo die Tuberkelbazillen infolge der besseren Sauerstoffversorgung günstigere Lebensbedingungen finden (vgl. S. 4).

Hier werden die Bronchialräume im hinteren Teil der Lungenkuppe und in dem unterhalb desselben gelegenen Abschnitt bevorzugt. Das entspricht dem Verzweigungsgebiete des apikalen und des subapikalen Bronchus (Aschoff[105],

---

[103] Klin. Wschr. 1929, 1.
[104] Beitr. Klin. Tbk. **52**, 116, 1922.
[105] Klin. Wschr. 1929, 1.

Birch-Hirschfeld[106], Schmorl[107], Abrikosoff[108]). Die Tuberkelbazillen haften nach Aschoff[109] wahrscheinlich an der Stelle hinter den Bronchioli respiratorii I. Ordnung, den „engsten Wegstrecken des ganzen Atmungsorgans". Hier hinter „dem Engpaß des Bronchiolus terminalis und Bronchiolus respiratorius I" kommt es in den sackartigen Ausbuchtungen des Bronchiolus respiratorius II zu Wirbelbildungen, welche das Liegenbleiben von Fremdkörpern begünstigen.

2. Eine zweite Erklärungsmöglichkeit knüpft an die Beobachtung an, daß Tuberkelbazillen in die Lymph- und Blutbahn eindringen können, ohne Spuren an ihrer Eintrittspforte zu hinterlassen. Dies ist autoptisch und experimentell sowohl bei intestinalen Infektionen (Beitzke[110]), als bei pulmonalen Superinfektionen (Br. Lange und Lydtin[111]) nachgewiesen worden. Es ist demgemäß mit der Möglichkeit zu rechnen, daß auch beim Menschen ebenso, wie das bei pulmonalen Superinfektionen des Versuchstieres von Br. Lange und Lydtin beobachtet worden ist, aspirierte Tuberkelbazillen, ohne Spuren an ihrer Eintrittspforte (in der Lunge!) zu hinterlassen, in die Lymphbahn und von dort weiter in die Blutbahn gelangen können. Sie würden dann dem gleichen Weg folgen, auf welchem auch andere aspirierte Fremdkörperpartikelchen, z. B. Kohlenstaub, abtransportiert werden. Sind sie einmal bis in die regionären Lymphknoten gelangt, dann können sie von dort nach Passieren der Lymphbahn auf dem Blutwege (vena anonyma — rechtes Herz — Lungenarterie) wieder in die Lunge zurückkehren und auf diese Weise Anlaß zur Entstehung einer hämatogenen Infektion derselben geben.

Die Annahme einer solchen hämatogenen Entstehung von Frühinfiltraten wird durch Beobachtungen über die Entstehung von Frühinfiltraten aus extrapulmonalen Tuberkulosen gestützt, denn bei einer solchen Entstehungsweise kann nur der Blutweg in Betracht kommen (Ulrici[112], Fleischner[113] und Rehberg[114]). Bei einer Entstehung auf dem Umwege über die Blutbahn würde auch die Tatsache eine Erklärung finden, daß die Frühinfiltrate nicht wie alle andern Aspirationspneumonien die subpleuralen Schichten, sondern den Binnenraum der Lungen bevorzugen. Dieses Freibleiben der typischen Aspirationsstellen, das bei allen Spätformen zu beobachten ist, deutet auf eine höhere Resistenz des allergischen Organismus gegen bronchogene Infektionen. Hämatogene Infektionen scheinen dagegen in der postprimären Periode leichter zu haften; das zeigt, abgesehen von der Theorie einer hämatogenen Entstehung

---

[106] Dtsch. Arch. klin. Med. 64, 125, 1899.
[107] Münch. med. Wschr. 1902, Nr. 33, 34.
[108] Virch. Arch. 178, 1904.
[109] Vhdl. Dtsch. Kongr. Innere Med. 1921.
[110] Beitr. Klin. Tbk. 65, 291, 1926.
[111] Z. Hyg. 110, 209, 1929.
[112]—[114] Cit. nach Redeker und Walter.

von Frühinfiltraten, schon die Häufigkeit der zweifellos hämatogenen multizentrischen Formen in der Spätperiode.

Für die m u l t i z e n t r i s c h e Form ist aus den bereits besprochenen Gründen (S. 38) stets eine lymphogen-hämatogene Entstehung anzunehmen. Die allmähliche Besiedlung der Lungen entsteht durch eine aus tuberkulösen Lymphknoten herrührende langsam sickernde Blutinfektion, die Miliartuberkulose durch den Einbruch eines käsig erweichten Lymphknotens in eine Vene oder (selten!) in den ductus thoracicus. Die Erkrankung der Lymphknoten rührt entweder von der Primärinfektion oder von einer Superinfektion (vgl. S. 48) her. Dabei ist auch der im vorhergehenden Abschnitt geschilderte Entstehungsmodus zu berücksichtigen. Die Lymphknoten sind bei der multizentrischen Form eine d a u e r n d e Q u e l l e v o n B l u t i n f e k t i o n e n. Die Entstehung der multizentrischen postprimären Tuberkulose beruht immer in erster Linie auf einer t u b e r k u l ö s e n E r k r a n k u n g d e r L y m p h k n o t e n, w e l c h e s e k u n d ä r a u f d e m B l u t - w e g e z u r I n f e k t i o n d e r L u n g e f ü h r t.

Infolge der besonderen, für die multizentrische Form charakteristischen Allergielage entstehen dabei vorwiegend produktive Herde, d. h. eine Vielzahl von Tuberkeln in der Lunge Die hämatogene Besiedlung der Lunge findet erst dann ein Ende, wenn entweder die Lymphknotentuberkulose ausheilt und damit der Bazillenzustrom aus den Lymphknoten in die Lunge aufhört oder wenn die Gewebsresistenz der Lunge so sehr ansteigt, daß auch hämatogene Infektionen nicht mehr haften können.

Ad 4 und 5: Die Beantwortung der 4. und 5. Frage: Von welchen Faktoren hängt es ab, ob die Krankheit unizentrisch oder multizentrisch beginnt, ob Mischformen entstehen, ob sie sich intrakanalikulär oder hämatogen weiter ausbreitet? kann zusammengefaßt werden.

Die u n i z e n t r i s c h e Form entsteht, wie schon erwähnt, bei gehäufter Gelegenheit zu Superinfektionen. Die Einzahl der Herdbildung kann demnach nicht etwa auf das Fehlen der Gelegenheit zu öfterem Eindringen von Tuberkelbazillen in die Lungen zurückgeführt werden, sondern es muß ein besonders hoher Grad allergischer Immunität angenommen werden, welcher trotz dauernder Infektionsgelegenheit die exogene Entstehung weiterer Herde in der Lunge hintanhält. Die besonders kräftige Allergie dieser Fälle kommt schon bei der heftigen Entzündung zum Ausdruck, welche die Bildung des für die unizentrische Form charakteristischen gro· ßen exsudativen Initialherdes begleitet. N a c h d e r B i l d u n g d e s s e l b e n t r i t t e i n e w e i t e r e s e h r b e t r ä c h t l i c h e S t e i g e r u n g d e r a l l e r g i s c h e n I m m u n i t ä t e i n. Dies ist nicht nur an der mit der Bildung des Frühinfiltrates verknüpften I m m u n i t ä t g e g e n w e i t e r e e x o g e n e S u p e r i n f e k t i o - n e n, sondern auch an dem späteren Verlauf zu erkennen, und zwar besonders dann, wenn der Prozeß nach Zerfall des Initialherdes offen wird. Bei jeder offenen Tuberkulose gelangen noch weit größere Bazillenmengen in den Bronchialraum, als selbst bei der massivsten exogenen Infektion. Aber nur ein kleiner Teil der unizentrischen Tuberkulosen reagiert auf diese endogene Masseninfektion mit einer foudroyanten Ausbreitung der Tuberkulose über die ganze Lunge. Es sind das jene Fälle rasch fortschreitender („galoppierender") Phthisen, bei welchen die Resistenzsteigerung nach der Bildung des Initialherdes ausbleibt oder eine ungenügende ist.

Bei allen l a n g s a m verlaufenden Fällen — und das ist in Europa die überwiegende Mehrzahl — bleibt die Krankheit jedoch lange Zeit unizentrisch, d. h. trotz der täglichen endobronchialen Verstreuung von Millionen von Tuberkelbazillen erfolgt monatelang, zuweilen sogar jahrelang keine endopulmonale Neuherdbildung. Das ist nur bei einer s e h r h o h e n, praktisch einer Immunität gleichkommenden Gewebsresistenz möglich. D i e s e h o h e, n a c h d e r B i l d u n g d e s I n i t i a l h e r d e s e i n t r e t e n d e G e w e b s r e s i s t e n z i s t e i n e r d e r w i c h t i g s t e n, d e n K r a n k h e i t s v e r l a u f d e r u n i z e n t r i s c h e n T u b e r k u l o s e b e s t i m m e n d e n F a k t o r e n.

Die Regel, daß die unizentrische Tuberkulose gegen e x o g e n e Superinfektionen i m m u n ist, gilt absolut; die Immunität gegen e n d o g e n e Superinfektionen ist dagegen nur eine relative. Sie ist bei den rasch progredienten Fällen weniger, bei den langsam verlaufenden Fällen dagegen kräftiger entwickelt. Aber auch bei den letzteren wird sie unter extremen Verhältnissen, welche eine tuberkulöse Neuherdbildung besonders begünstigen, durchbrochen. Das ist bei der Aspiration von tuberkulösem Eiter oder bazillenbeladenem Blute der Fall, weil dann eine ungewöhnlich große Bazillenmenge dicht zusammengepackt zur Wirkung kommt. Die hohe Gewebsresistenz der Lungen bei der unizentrischen Tuberkulose ist die Ursache, daß die Metastasenbildung bei offener unizentrischer Tuberkulose gewöhnlich auf diesen Weg beschränkt bleibt und auch diese „i n t r a k a n a l i k u l ä r e A u s b r e i t u n g" trotz der großen Zahl von Tuberkelbazillen, welche dauernd das Kanalsystem der Lunge bevölkern, nicht ununterbrochen, sondern nur in verhältnismäßig wenigen, oft nur zwei bis drei einzelnen Schüben erfolgt.

Die hohe Resistenz gegen tuberkulöse Neuherdbildungen ist nicht auf die Lungen allein beschränkt, sondern sie erstreckt sich auch auf das Lymphsystem und die extrapulmonalen Organe. Das ist daraus zu erkennen, daß es bei der unizentrischen Tuberkulose nur selten zu tuberkulösen Herdbildungen in den Lymphknoten kommt und die Krankheit selbst bei jahrelangem offenem Verlauf auf die Lunge beschränkt bleibt („organbeschränkte Phthise"). Wegen des seltenen Vorkommens einer Lymphknotentuberkulose gehören auch hämatogene Streuungen bei der unizentrischen Tuberkulose zu den Ausnahmen.

Die hohe, für die unizentrisch beginnende postprimäre Tuberkulose charakteristische Resistenz der Lungen, des Lymphsystems und der extrapulmonalen Organe geht erst sub finem verloren. Dann kommt es infolge des Zusammenbruches aller Abwehrkräfte (bei „negativer Anergie") zu einer hemmungslosen Ausbreitung der Krankheit. In allen Lungenlappen entstehen nun durch endogene Infektion käsige Lobulärpneumonien, auch die Lymphknoten beteiligen sich jetzt mit einer heftigen Entzündung, die nicht selten in Verkäsung übergeht, an dem Krankheitsprozeß und es kommt auch extrapulmonal zu zahlreichen Metastasierungen. Nicht selten beschließt eine Miliartuberkulose diese Entwicklung. Das Ausmaß dieser im anergischen Endstadium erfolgenden Metastasierungen gibt am Sektionstisch eine Vorstellung von der Größe der Schutzwirkung, die während des jahrelangen vorhergehenden allergischen Stadiums die Katastrophe verhindert hat.

Bei der m u l t i z e n t r i s c h beginnenden Form sind die Immunitätsverhältnisse gänzlich verschieden. Es fehlt die heftige allergische Reaktion des Lungengewebes am Beginn; infolgedessen wird kein großer exsudativer Lungenherd gebildet. Es fehlt aber auch später die für den Verlauf der unizentrischen Form entscheidend wichtige Immunität gegen Neuherdbildungen. Es scheint, daß eine derartige Immunität nur unter dem Einflusse größerer exsudativer Herde (welche die unizentrische Form charakterisieren) entstehen kann, nicht aber unter dem Einflusse der zahlreichen produktiven Tuberkel, welche die multizentrische Tuberkulose einleiten. Infolge des Fehlens der lymphatischen Immunität entwickelt sich bei der multizentrischen Tuberkulose eine chronische Tuberkulose der Lymphknoten und infolge des Ausbleibens einer pulmonalen Resistenzsteigerung entstehen durch Jahre hindurch immer wieder neue Lungenherde und dieser Prozeß kommt nur dann zum Stillstand, wenn die Lymphknotentuberkulose ausheilt und damit die dauernd fließende hämatogene Infektion der Lunge ein Ende findet. Infolge des Ausbleibens der allgemeinen Immunität sind bei der multizentrischen Tuberkulose im Gegensatz zur unizentrischen Form auch extrapulmonale Metastasen häufig.

Eine Besonderheit der multizentrischen Form ist die produktive Reaktionsweise des Gewebes. Diese Form der Gewebsreaktion auf tuberkulöse Infektionen wird gewöhnlich als das Zeichen einer erhöhten Gewebsresistenz angesehen. In dieser allgemeinen Form ist diese Meinung jedoch nicht zu bestätigen. Bei einem Teil der Fälle ist zwar eine Erhöhung der örtlichen Gewebsresistenz an einer vermehrten perifokalen Bindegewebswucherung rund um die einzelnen Tuberkel zu erkennen. In vielen andern Fällen wird diese günstige örtliche Gewebsreaktion aber vermißt und es sind im Gegenteil Zeichen einer relativ geringen Resistenz (Vergrößerung der zentralen Verkäsungszone, perifokale Entzündung) nachweisbar. Das Hauptargument gegen die Annahme etwa einer allgemeinen

Steigerung der Gewebsresistenz bei der produktiven Tuberkulose ist aber das Fehlen einer Immunität gegen weitere endogene oder exogene Superinfektionen. In dieser Beziehung bleibt die Gewebsresistenz bei der produktiven Tuberkulose weit hinter der der exsudativ beginnenden Form zurück. Während bei der letzteren neue tuberkulöse Herde nur unter extremen Infektionsbedingungen und nur auf intrakanalikulärem Wege oder per continuitatem entstehen, kommt es bei der chronischen produktiven Form unter dem Einflusse der relativ schwachen lymphogen-hämatogenen Infektionen fortlaufend zur Bildung neuer Herde. Im Laufe dieses oft über viele Jahre sich erstreckenden Prozesses ist nicht das geringste Zeichen einer mit der Tuberkelbildung zunehmenden allergischen Immunität zu bemerken; im Gegenteil, je mehr die Besiedlung der Lunge mit Tuberkeln zunimmt, desto geringer wird die Resistenz des Lungengewebes. Folglich tritt auch an den einzelnen Tuberkeln die produktive Komponente allmählich immer mehr zurück und die exsudative Komponente kann schließlich so sehr die Oberhand gewinnen, daß von der Struktur des Tuberkels nichts mehr zu erkennen ist. Im Endstadium entwickeln sich käsige lobulärpneumonische Herde, eine Krankheitsform, welche einer völligen Anergie entspricht.

Mischformen entstehen dann, wenn die Allergie weder in der für die unizentrische noch in der für die multizentrische Form charakteristischen Weise rein ausgebildet ist. Der Typus 1 (multizentrischer Beginn, dann exsudative Exacerbation) kommt durch ein plötzliches Ansteigen der allergischen Reaktionsstärke zustande, der Typus 3 (unizentrischer Beginn, dann kleinherdige Streuung) durch das Ausbleiben der sonst bei der unizentrischen Form anzutreffenden allergischen Immunität.

An der Entstehung des Typus 2 ist eine verkäsende Bronchitis ausschlaggebend beteiligt. Welche besonderen Umstände zu der schweren Erkrankung der Bronchialschleimhaut führen, ist nicht bekannt. Die weitere Entwicklung der Tuberkulose in der Lunge wird bei dieser Krankheitsform in erster Linie durch den Verlauf der Schleimhauterkrankung in den Bronchien bestimmt.

Zusammenfassung über den Einfluß der Infektion, der Allergie und der Immunität auf die Entstehung und Gestaltung der Spätformen.

1. Die Spätformen sind zumeist auf eine exogene Superinfektion zurückzuführen, und zwar aus folgenden Gründen:

   a) Zeitlich sind sie von der Primärtuberkulose in der Regel durch einen Zwischenraum von 10 bis 20 Jahren getrennt und setzen gerade in dem Zeitpunkt ein, in welchem die Empfänglichkeit für Superinfektionen infolge des Absterbens der Tuberkelbazillen im Primärkomplex wieder ansteigt.

b) Die Spätformen verhalten sich bakteriologisch ganz anders als die Primärtuberkulose. Sie enthalten viel seltener bovine Stämme wie letztere.

c) Sie zeigen histologisch die gleichen Eigenschaften wie experimentelle Superinfektionsherde.

d) Sie entstehen zumeist nur bei solchen Menschen, welche in besonders starkem Maße Superinfektionen ausgesetzt sind.

e) Die unizentrische Form zeigt überdies die für Superinfektionen charakteristische Neigung zu rascher Einschmelzung.

2. Bei den multizentrischen Formen ist eine genetische Unterscheidung zwischen den zum primären Formenkreis gehörenden und den postprimären Formen nicht immer möglich.

3. Die unizentrische Form beginnt niemals an den für Aspirationspneumonien charakteristischen Stellen, sondern zumeist subapikal in den Oberlappen. Zwei Gründe kommen für dieses Verhalten in Betracht:

a) Die erhöhte Gewebsresistenz in der postprimären Periode, welche das Haften von Infektionen in den Unterlappen verhindert.

b) Eine hämatogene Entstehung.

4. Die multizentrischen Formen entstehen wahrscheinlich ausschließlich auf dem Blutwege (hämatogen).

5. Immunbiologisch besteht ein Gegensatz zwischen der unizentrischen und der multizentrischen Form: Bei der unizentrischen Form ist schon am Beginn eine kräftige Allergie an der heftigen Entzündung des Initialherdes zu erkennen. Nach der Bildung desselben ist die allergische Immunität entsprechend der kräftigen Allergie sehr beträchtlich; infolgedessen kann eine weitere Ausbreitung nur bei besonders massiver Bazillenstreuung (intrakanalikulär) erfolgen. Erst sub finem geht diese relativ hohe Immunität verloren (negative Anergie) und erst jetzt erfolgt eine Generalisation.

Bei der multizentrischen Form dagegen fehlt die heftige allergische Reaktion am Beginn und die allergische Immunität im späteren Verlaufe. Infolgedessen entstehen unter dem Einflusse der langsam aus den tuberkulösen Lymphknoten sickernden Blutinfektion immer neue pulmonale und oft auch extrapulmonale Herde. Diese Herde sind vorwiegend produktiv. Bei ungünstigem Verlaufe tritt aber die exsudative Komponente stärker hervor. Bei einer von vorneherein unzureichenden Resistenz überwiegen auch bei der multizentrischen Tuberkulose von Anfang an die exsudativen Veränderungen.

Bei den Mischformen ist die Allergie weder in der für die unizentrische noch in der für die multizentrische Form charakteristischen Weise rein ausgeprägt.

Zweiter Teil

Die Diagnostik.

Die Aufgabe der Diagnostik ist bei der Tuberkulose eine doppelte. Es genügt nicht, etwa nur am Beginn die Art der Krankheit festzustellen, sondern mindestens ebenso wichtig ist die fortlaufende Kontrolle in dem jahrelangen Auf und Ab der Krankheit, da die Therapie dem jeweiligen Zustande angepaßt werden muß. Im einzelnen ist sowohl bei der ersten Diagnose als auch bei allen späteren Untersuchungen auf folgende Fragen zu achten:

1. Bestimmung der vorliegenden Krankheitsform mit Berücksichtigung der Fragen: primär? postprimär? unizentrisch? multizentrisch?

2. Offen oder geschlossen?

3. Aktiv oder inaktiv? Unter „aktiv" sind alle progredienten, unter „inaktiv" alle ruhenden oder in Rückbildung begriffenen Prozesse zu verstehen.

4. Heilbar oder unheilbar? Bei Kontrolluntersuchungen sind die Fragen Besserung? Verschlechterung? Heilung? zu beantworten.

5. Beurteilung des Grades der Allergie, und zwar sowohl der allergischen Überempfindlichkeit als auch der allergischen Resistenz gegen Neuherdbildungen.

6. Bestehen neben der Tuberkulose auch andere Krankheiten? Die Erhebung eines k o m p l e t t e n i n t e r n e n B e f u n - d e s ist eigentlich eine Selbstverständlichkeit, welche hier nur deshalb betont werden muß, weil bei manchen Fachärzten, welche sich n u r für die Lungen spezialisiert haben, die Unsitte eingerissen ist, die Untersuchung auf die Lungen allein zu beschränken. Daher kommt es gar nicht selten vor, daß die Stauungsblutungen der Mitralstenosen für tuberkulöse Hämoptysen gehalten werden, daß ein Diabetes längere Zeit unerkannt bleibt, und daß manches andere Gebrechen übersehen wird, welches einer gründlichen internen Untersuchung nicht entgehen könnte.

Untersuchungsmethoden.

1. Die physikalische Untersuchung.

Da es nicht die Aufgabe dieses Leitfadens ist, elementare Anleitungen über die Durchführung der Perkussion und Auskultation zu geben, sollen hier nur wenige Einzelheiten besprochen werden, welche bei der Untersuchung des Tuberkulösen wichtig sind.

D i e   H a l t u n g des Patienten bei der Untersuchung. Der Kranke sitzt am besten auf einem Hocker, nicht mit gekreuzten, sondern mit parallel nebeneinander gestellten Beinen. Die Arme sollen auf beiden Seiten herabhängen, ebenso die Schultern. Es ist vorteilhaft, den Klopfschall bei aufrechter und bei stark nach vorne gebeugter Haltung zu vergleichen. Bei der Untersuchung im Bette sitzender Kranker entstehen durch asymmetrische Haltung, durch Muskelspannungen und durch die unregelmäßige Akustik manche Irrtümer.

Die Perkussion. Nach einer orientierenden Perkussion, die sich auf einige wenige, über die ganze Fläche des Rückens und der vordern Brustwand gleichmäßig verteilte Punkte beschränkt, werden die Lungengrenzen bestimmt, wobei besondere Sorgfalt auf das Krönigsche Spitzenfeld verwendet wird. Bei der folgenden vergleichenden Perkussion ist nicht nur auf eine streng symmetrische Lage des Plessimeterfingers auf beiden Seiten, sondern auch darauf zu achten, daß mit demselben stets der gleiche Druck ausgeübt wird. Die meisten Irrtümer entstehen durch einen Verstoß gegen diese Regel, denn bei stärkerem Druck des Plessimeterfingers klingt der Klopfschall lauter, bei schwächerem Druck dagegen leiser. Auch die Unterscheidung oberflächlicher und tiefer Dämpfungen erfolgt bei gleichem Druck des Plessimeterfingers; lediglich die Klopfstärke wird geändert. Die Aufmerksamkeit ist aber nicht nur auf den Nachweis pathologischer Dämpfungen zu beschränken, sondern es ist gleichermaßen auch auf Zonen mit hypersonorem Schall sowie auf tympanitischen Beiklang zu achten. Dagegen sind die von W i n t r i c h ,   F r i e d r e i c h und G e r h a r d t beschriebenen Änderungen der Tonhöhe des Klopfschalles praktisch bedeutungslos.

Die Auskultation erfolgt am besten frühmorgens, weil pathologische Nebengeräusche zu dieser Stunde am reichlichsten sind. Die Aufmerksamkeit des Mindergeübten wird allzusehr durch die Rasselgeräusche gefesselt und er übersieht dabei andere wichtige Veränderungen. Am häufigsten bleibt die Abschwächung des Atemgeräusches unbeachtet, welche in gedämpften Zonen bei Pleuraschwarten, kleinen Ergüssen oder cirrhotischen Lungenveränderungen, in Zonen mit hypersonorem Schall bei Pneumothorax oder Emphysem, in Zonen mit normalem Klopfschall bei Bronchusstenose (Carcinom!) angetroffen wird und daher von erheblicher diagnostischer Bedeutung ist. Die klassischen Kavernensymptome, deren Beschreibung in den Lehrbüchern der physikalischen Untersuchungsmethoden den breitesten Raum einnimmt, sind zumeist erst dann voll ausgeprägt, wenn die Diagnose ihre praktische Bedeutung verloren hat, nämlich dann, wenn die Krankheit das unheilbare Stadium erreicht hat. Die Kavernen und Infiltrate früherer Stadien sind durch die Prüfung der Flüster-Bronchophonie und Flüster-Amphorophonie viel leichter nachzuweisen und zu lokalisieren als durch die sonstigen Untersuchungsmethoden.

Die Leistungsfähigkeit der physikalischen Untersuchung ist eine beschränkte. Die Anfangsstadien der Krankheit werden durch die spirometrische Untersuchung sowie durch das Röntgenverfahren früher als durch eine noch so sorgfältige physikalische Untersuchung nachgewiesen. Dies gilt nicht nur für den Nachweis einzelner kleiner Streuherde, sondern auch für umfänglichere Frühinfiltrate; selbst Kavernen entziehen sich nicht selten dem physikalischen Nachweis („stumme Kavernen"). Die Röntgenuntersuchung ist auch bei der Abgrenzung des Umfanges tuberkulöser Prozesse der physikalischen Untersuchung überlegen. Bei der Beurteilung der Aktivität ist dagegen die Auskultation eine unentbehrliche Ergänzung der Röntgenuntersuchung.

Ein Kapitel, in welchem die Überlegenheit der physikalischen Untersuchung überrascht, ist die Pleuritis, und zwar nicht nur die trockene reibende Pleuritis, sondern auch die beginnende Pleuritis exsudativa. Kleine (durch die Probepunktion bestätigte) Exsudate können perkutorisch schon in einem Stadium nachgewiesen werden, in welchem das Röntgenbild noch negativ ist.

2. Die Sputumuntersuchung.

Die Untersuchung des Sputums auf Tuberkelbazillen ist eine der wichtigsten diagnostischen Methoden, denn von dem Befund hängen nicht nur unsere therapeutischen, sondern auch hygienische, zuweilen recht einschneidende Maßnahmen ab. Diese Untersuchung erfordert daher die größte Sorgfalt.

Zunächst ist es wichtig, zuverlässig festzustellen, ob ein Sputum vorhanden ist oder nicht. Sehr häufig erweist sich die Angabe des Patienten, daß er „kein Sputum" habe, bei eingehendem Befragen als unrichtig. Es ist notwendig, sich speziell danach zu erkundigen, ob nicht frühmorgens ein wenig Schleim heraufkomme. Oft wird dies dann zugegeben mit dem Bemerken: „das sei aber nicht der Rede wert". Gerade die geringe Menge und die Beschränkung auf die Morgenstunden ist höchst verdächtig auf Tuberkulose! Häufig werden gerade in diesem Sputum, das „nicht der Rede wert ist", große Mengen von Tuberkelbazillen gefunden, und zwar schon in einem Stadium, in welchem der Röntgenfilm bei der gewöhnlichen Technik noch negativ ist, und erst eine auf Grund des Sputumbefundes vor-

genommene spezielle Untersuchung (Kippaufnahmen usw.) den Herd
aufgedeckt. (Vgl. S. 78!)

Die beste Methode für den mikroskopischen Nachweis ist die Untersuchung
des mit Auramin gefärbten Präparates mit dem Fluorescenz-Mikro-
skop. Die Tuberkelbazillen erscheinen dabei als leuchtende Stäbchen in dunk-
lem Feld, können daher nicht übersehen werden. Im übrigen haben sich die
Färbungen nach Ziehl-Neelsen (Erwärmen mit Karbolfuchsin, Entfärbung
mit 3 % Salzsäurealkohol, Gegenfärbung mit verdünntem Methylenblau) oder
nach Much (Färbung mit Karbol-Gentianaviolett, Entfärbung mit Salzsäure,
Gegenfärbung mit Pikrinsäure) bewährt.

Wenn der gewöhnliche Ausstrich negativ ist, dann wird das Sputum mit
15 %igem Antiformin[1] zu gleichen Teilen versetzt und nach eingetretener Homogenisierung scharf zentrifugiert. Die Homogenisierung wird durch Erwärmen
beschleunigt. Das erhaltene Sediment wird nach einer der erwähnten Methoden
mikroskopisch untersucht. Irrtümer können bei diesem Verfahren dadurch entstehen, daß die verschiedenen Gefäße, vor allem die Zentrifugenröhrchen noch
Tuberkelbazillen enthalten, die von einer vorhergegangenen Untersuchung her-
rühren. Der Urteilsspruch „offene Tuberkulose" darf daher nie auf Grund nur
eines einzigen positiven Befundes abgegeben werden, vor allem dann nicht,
wenn sonst kein Zerfall in den Lungen nachweisbar ist. In solchen Fällen muß
die Untersuchung mit Gerätschaften wiederholt werden, welche durch Behandlung mit Chromschwefelsäure zuverlässig von allen organischen Resten befreit
worden sind. Gewöhnliches Auskochen der Geräte genügt nicht, da die Tuberkelbazillen ihre Färbbarkeit durch das Kochen nicht verlieren.

Umgekehrt ist es auch bei wiederholtem negativem Sputumbefund noch nicht erlaubt, eine offene Tuberkulose auszuschließen,
wenn im übrigen der Verdacht auf Zerfall besteht, sondern bei derartigen Fällen muß der Kehlkopfabstrich und der nüchtern aus-
geheberte Magensaft wiederholt nach Antiforminanreicherung untersucht werden.

Angaben über die Bazillenmenge haben nur dann einen Sinn, wenn
auch die Tagesmenge des Sputums gemessen wird (und selbstverständlich nur,
wenn das Sputum ohne Anwendung irgendeines Anreicherungsverfahrens zur
Untersuchung gelangt!). Die Bezeichnung des Bazillengehaltes in zehn Stufen nach
Gaffky täuscht eine Genauigkeit vor, welche dieser Untersuchung gar nicht
zukommt, weil ja sehr viel von der Auswahl der zur mikroskopischen Untersuchung entnommenen Sputumpartikelchen abhängt.

Die Untersuchung auf elastische Fasern erfolgt nach
kurzem Aufkochen des zu gleichen Teilen mit 15%iger Lauge ver-
setzten Sputums im nativen Sediment. Die doppelt konturierten
Fäserchen sind bei mittlerer Vergrößerung und Abblendung auf den
ersten Blick zu erkennen. Elastische Fasern sind der sichere Beweis
für einen Zerfall von Lungengewebe. Diese Untersuchung ist daher
in allen Fällen von fraglichem Zerfall von entscheidender Bedeu-

---

[1] Nach Ulrici (Klinik der Lungentuberkulose, 3. Aufl. Berlin, Springer
1911, Seite 94, kann das Antiformin durch eine billige Chlorkalklösung ersetzt
werden (215 Chlorkalk, 285 Soda, 2 l Wasser).

tung. Auch bei der Beurteilung der Frage, ob ein bereits länger dauernder Zerfallsprozeß zum Stillstand gekommen ist, ist diese Untersuchung mit heranzuziehen.

3. Die Temperaturmessung.

Der Temperaturmessung wird von Ärzten und Patienten im allgemeinen eine zu große Bedeutung beigelegt. Es wird viel zu oft Temperatur gemessen und es wird zu viel Wesens davon gemacht. Wenn die Patienten mit größter Gewissenhaftigkeit, aber auch mit den größten Sorgen tagaus, tagein zweistündlich ihre Temperatur messen und die Ergebnisse dieser Messungen monatelang, zuweilen sogar jahrelang aufzeichnen und überdies graphisch zur Darstellung bringen, so wirkt sich dieses Verfahren mit der Zeit als eine große seelische Belastung aus, unter welcher nicht nur die Patienten selbst, sondern auch ihre Familien leiden. Das ewige Temperaturmessen ist nicht nur für die zahlreichen jahrelang sich hinziehenden unheilbaren Phthisen eine große Plage, sondern auch bei den leichten Fällen mit minimalen Lungenbefunden, jedoch subfebrilen Temperaturen eine stete Quelle größter Aufregungen.

Die diagnostische Bedeutung von Temperatursteigerungen wird weit überschätzt. Das Fieber geht keineswegs der Schwere der Krankheit parallel. Einerseits finden sich nicht selten monatelang anhaltende Temperatursteigerungen bis 37,2 bis 37,8 bei harmlosen indurierenden Spitzenprozessen, anderseits können sich ansehnliche Kavernen ohne die geringste Fieberbewegung entwickeln und bei malignen progredienten Fällen wird zuweilen bis knapp vor dem völligen Zusammenbruch ein fieberloser Verlauf beobachtet. Das Fieber ist ein Gradmesser der Reaktionsfähigkeit, jedoch kein Gradmesser der Krankheit!

Die häufigen Temperaturmessungen, an welche der Kranke in den Heilstätten gewöhnt wird, sollten daher auf das notwendige Mindestmaß reduziert werden. Es hat keinen Sinn, bei chronisch kavernösen Phthisen dreimal oder noch öfter täglich die Temperatur zu kontrollieren, und es ist ein Unfug, wenn alle, die je einmal mit der Tuberkulose zu tun hatten, durch Jahre hindurch ängstlich die Schwankungen ihrer Körpertemperatur beobachten. Die Messungen sollten vielmehr auf jene Krankheitsperioden beschränkt werden, in welchen aus bestimmten Gründen, z. B. wegen der Aufstellung eines Behandlungsplanes oder wegen der Prüfung der Reaktion auf bestimmte Belastungen (z. B. Klimawechsel, Bewegung) oder auf therapeutische Maßnahmen Temperaturkontrollen ärztlich indiziert sind. Auch dann wird man in der Regel mit zwei bis drei Messungen täglich das Auslangen finden.

Bei Verdacht auf Simulation sind die Messungen unter Aufsicht zu wiederholen. Die gleichzeitig in beiden Achselhöhlen durchgeführte Messung oder rektale Kontrollen machen eine bewußte Täuschung unmöglich.

4. Die Blutkörpersenkungsreaktion.

Die Blutkörpersenkung ist bei der Tuberkulose in der Regel beschleunigt. Diese Beschleunigung pflegt der Aktivität des Krankheitsprozesses parallel zu gehen. Die fortlaufende Kontrolle der Blutsenkung orientiert uns daher über den Wechsel der Aktivität in verschiedenen Phasen der Krankheit. Die Beschleunigung der Blutsenkung darf allerdings nicht etwa als genauer und allein maßgebender Gradmesser der Aktivität, bzw. der Malignität angesehen werden, denn einerseits wird sie durch manche an sich relativ harmlose Prozesse, z. B. eine Pleuritis oder eine Polyarthritis, unverhältnismäßig stark beeinflußt, anderseits unterliegt die Blutsenkung auch zahlreichen, nicht von der Tuberkulose abhängigen Einwirkungen; sie wird z. B. durch jede banale Entzündung beschleunigt. Die wiederholte Untersuchung der Blutsenkung gibt aber auf jeden Fall wertvolle Einblicke in das krankhafte Geschehen und erleichtert auch die Beurteilung des Wertes der eingeschlagenen Therapie. Bei jeder wirksamen Therapie soll die beschleunigte Senkung wieder zur Norm zurückkehren. Die vorübergehende Beschleunigung der Senkung, welche nach chirurgischen Eingriffen zu beobachten ist, hat keine üble prognostische Bedeutung, sondern ist lediglich als Reaktion aufzufassen.

Die Untersuchungstechnik. Allen Methoden gemeinsam ist die Mischung des frisch entnommenen Blutes mit einer 3,8%igen Lösung von Natrium citricum im Verhältnis von 1 Teil Citrat auf 4 Teile Blut. Verschieden ist lediglich die Größe der Glasröhrchen, in welchen der Sedimentierungsvorgang beobachtet wird, und die Beobachtungszeit.

Nach Westergren werden 200 mm lange und 2,5 mm weite Glaspipetten benützt. Das aus der Vene entnommene Blut wird zuerst in einem Schälchen mit Citrat gemischt und dann erst in die Pipette aufgesaugt. Die Ablesung erfolgt nach einer und nach zwei Stunden. Für Müller-Schwevens Mikromethode (Dtsch. med. Wschr. 1926, S. 1896) genügt das aus der Fingerbeere entnommene Blut, da die Pipetten nur 100 mm lang und nur 1 mm weit sind.

Wesentlich einfacher als diese Untersuchungen, die einen eigenen Apparat erfordern, ist die Methode von Poindecker: In eine 2-ccm-Spritze werden zuerst 0,4 ccm Citratlösung und hierauf 1,6 ccm direkt aus der Vene entnommenen Blutes aufgesaugt und in der Spritze gemischt. Die Mischung wird in ein 1ccm fassendes 50 mm hohes Glasröhrchen eingefüllt. Es genügt, wenn das Röhrchen in 50 mm Höhe (entsprechend der Menge von 1 ccm) eine Marke trägt, bis zu welcher eingefüllt wird. Bequemer sind Röhrchen, die eine Skala von 10 mm Höhe angefangen bis 50 mm Höhe tragen. Dann wird das Röhrchen senkrecht gestellt. Die endgültige Ablesung erfolgt nach 45 Minuten; Beschleunigungen sind aber schon nach zehn Minuten deutlich zu erkennen, so daß diese Methode auch für den ambulanten Betrieb geeignet ist. Der Normalwert beträgt 3 bis 6 mm nach 45 Minuten. Die höchsten Werte liegen bei 35 mm. Ein Vergleich der 45-Minuten-Werte Poindeckers mit den 1-Stunden-Werten Westergrens kann an Hand folgender Tabelle erfolgen:

Poindecker 45 Minuten	Westergren 1 Stunde
3 bis 6 mm	4 bis 10 mm
6 bis 10 mm	10 bis 20 mm
10 bis 15 mm	20 bis 35 mm
15 bis 20 mm	35 bis 50 mm
20 bis 25 mm	50 bis 70 mm
25 bis 30 mm	70 bis 95 mm
30 bis 35 mm	95 bis 130 mm

Einen sehr anschaulichen Überblick über das Senkungsverhalten erhält man, wenn man die Senkungswerte alle fünf Minuten notiert und die erhaltenen Werte als Kurve auf einem Millimeterpapier einzeichnet. Ungünstige Kurven zeigen einen steilen Anstieg, Besserungen kündigen sich schon vor der Verminderung des Endwertes durch eine Abflachung des Anfangsteiles der Kurve an.

Der Autor hat sowohl die Methode von Westergren als auch die von Poindecker jahrelang an Tausenden von Fällen angewendet. Dabei zeigte sich, daß beide Methoden in ihren Resultaten gleichwertig sind. Die Methode von Poindecker hat den Vorzug der kürzeren Beobachtungszeit und der großen Einfachheit; Blutabnahme, Mischung und Füllung des Röhrchens erfordern kaum fünf Minuten Zeit. Das Verfahren von Westergren ist viel umständlicher, und war nicht nur die Beschickung des Apparates mit Blut, sondern auch die Reinigung der Geräte. Für den Praktiker ist daher die Poindecker-Methode, vor allem in der Ordination, die allein geeignete.

Die vielzitierte Methode von Linzenmeyer kommt für den Arzt nicht in Betracht, da sie eine mehrstündige ununterbrochene Beobachtungszeit erfordert. Es wird daher auf dieses zeitraubende Verfahren gar nicht eingegangen.

5. Das Weltmannsche Koagulationsband[2].

Technik: Man bereitet eine Stammlösung, welche 9,865 g kristallisiertes Calciumchlorid auf 100 ccm dest. Wassers enthält. Von dieser Stammlösung werden zehn Verdünnungen mit destilliertem Wasser hergestellt, die 1,0%, 0,9%, 0,8%, 0,7%, 0,6%, 0,5%, 0,4%, 0,3%, 0,2%, 0,1% der Stammlösung enthalten*. Diese Verdünnungen sind in luftdicht verschlossenen Flaschen monatelang haltbar. Zur Untersuchung werden je 5 ccm der zehn Verdünnungen in zehn gewöhnlichen Eprouvetten abgefüllt und je 0,1 ccm Serum zugesetzt. Nach Umschütteln werden diese zehn Röhrchen 15 Minuten lang im Wasserbad gekocht. Normalerweise tritt dann in sechs Röhrchen (1,0 % bis 0,5 % der Stammlösung enthaltend) eine Koagulation ein. Gewertet wird nur deutliche Koagulation mit Bildung eines Bodensatzes. Bei entzündlichen Vorgängen jeder Art beschränkt sich die Koagu-

---

[2] Weltmann: Med. Klin. 1930. Nr. 7, Wien. klin. Wschr. 1930, Nr. 43, Zeitsch. klin. Med. 118.

* Bei dem Studium cirrhotischer Veränderungen werden noch zwei Lösungen mit 0,45, bzw. mit 0,35 % eingeschaltet.

lation auf weniger als sechs Röhrchen: „Verkürzung des Koagulationsbandes".
Bei cirrhotischen Prozessen, z. B. bei cirrhotischen Tuberkuloseformen, aber auch
bei Lebercirrhose wird dagegen eine Koagulation in mehr als sechs Röhrchen beobachtet: „Verbreiterung des Koagulationsbandes".

Die Probe ist eine wertvolle Ergänzung der Aktivitätsreaktionen.
Sie ist stabiler und daher zuverlässiger als die Blutsenkungsprobe.
Bei Divergenzen entscheidet das Koagulationsband. Solange das
Koagulationsband normal bleibt, ist das Auftreten von Senkungs-
beschleunigungen nur von geringer prognostischer Bedeutung, dagegen ist eine Verkürzung des Koagulationsbandes immer bedenklich, auch dann, wenn die Senkung normal geblieben ist. Die Prüfung
des Koagulationsbandes ist besonders vor operativen Eingriffen von
großem Werte. Verkürzungen unter fünf Röhrchen mahnen zu
größter Vorsicht und Zurückhaltung. Therapeutisch ist eine Besserung des Koagulationsbandes schwerer zu erreichen als eine Besserung der Blutsenkung. Wenn das Koagulationsband aber endlich
normal geworden ist, kann man mit einer Konsolidierung des Krankheitsprozesses rechnen und braucht keine unangenehmen Überraschungen, plötzliche Streuungen u. dgl. zu befürchten.

Bei chronischen Fällen wirken cirrhotische Vorgänge verlängernd,
exsudative Nachschübe verkürzend; die Resultante beider Wirkungen
kann u. U. ein normal breites Koagulationsband sein. Die Wirkungsweise der einzelnen Faktoren kann nur dann erkannt werden, wenn
die Serum-Koagulation wiederholt geprüft wird.

Teufl hat eine vereinfachte Modifikation der Weltmannschen Methode angegeben, bei welcher nur eine einzige Eprouvette benützt wird, und das
Calciumchlorid tropfenweise zugesetzt wird. (Apparatur erhältlich bei R. Siebert,
Wien IX/71.) Auch diese Methode hat sich bereits bestens bewährt. Dort, wo
kein Wasserbad zur Verfügung steht, ist es die Methode der Wahl.

6. Das Blutbild.

Die Untersuchung des weißen Blutbildes vervollständigt den
klinischen Befund, ist aber für den täglichen Gebrauch entbehrlich.
Verwertbare Resultate werden nur dort erhalten, wo ein geübter
Untersucher und reichlich Zeit zur Verfügung steht. Wenn man
einen Einblick in das krankhafte Geschehen erhalten will, genügt
ein einmaliger Befund nicht, sondern das Verhalten des Blutbildes
muß fortlaufend verfolgt werden. Als günstig zu bewerten ist das
Ansteigen der Lymphocytenzahl, als ungünstig ihre Abnahme. Was
die Leukocyten betrifft, so verhält sich die Tuberkulose ähnlich wie
andere Infektionen: Bei exsudativen Vorgängen nimmt die Zahl der
unreifen, d. h. der schwächer segmentierten Kernformen zu („Linksverschiebung"). Bei der Tuberkulose pflegt diese Linksverschiebung
aber nicht von einer so beträchtlichen Vermehrung der Leukocytenzahl begleitet zu sein, wie z. B. bei den eitrigen Infektionen. Bei
der Miliartuberkulose wird sogar häufig eine deutliche Verminderung
der Leukocytenzahl mit Linksverschiebung der Kernformen und aus-

geprägter Lymphopenie angetroffen. Zuweilen zeigt das Blutbild trotz äußerst bösartigen Krankheitsverlaufes keine deutlich pathologische Veränderung.

7. Untersuchungen über Tuberkulose-Antikörper im Blutserum.

Es hat nicht an Bemühungen gefehlt, Antikörper verschiedener Art (Agglutinine, Präzipitine etc.) im Serum Tuberkulöser nachzuweisen. Diese Bemühungen haben nur bei der Gruppe der Komplement bindenden Antikörper zu einem Erfolge geführt. Diese Antikörper können entweder mittels des etwas umständlichen Komplementbindungsverfahrens, welches einen Tierstall erfordert, nachgewiesen werden oder mit einem der wesentlich einfacheren und ebenso leistungsfähigen Fällungsverfahren (Meinicke[3], welche in Analogie zu den als Ergänzung der Wassermann-Reaktion angewandten Fällungsmethoden auch für die Tuberkulose ausgearbeitet worden sind. Alle diese Untersuchungsmethoden, auf welche bereits im vorhergehenden hingewiesen worden ist (S. 17), sind nur für das Studium besonderer Fragen von Wert, für den täglichen Gebrauch als diagnostische Methode jedoch entbehrlich.

Den besten Überblick über die immunbiologische Entwicklung des tuberkulösen Krankheitsprozesses erhält man dadurch, daß man in allen Phasen der Krankheit fortlaufend die Menge der Antikörper und gleichzeitig die Blutsenkung, das Weltmannsche Koagulationsband, das Blutbild und die Tuberkulinempfindlichkeit prüft. Es hat sich gezeigt, daß die Menge der Antikörper im Blutserum starken Schwankungen unterliegt. Unter günstigen Verhältnissen steigt die Menge der Antikörper einige Monate nach Krankheitsbeginn an und bleibt hoch, solange der Prozeß aktiv ist, um mit eintretender Heilung wieder abzufallen. Eine Abnahme der Komplement bindenden Antikörper bei aktiver Tuberkulose, also bei beschleunigter Blutsenkung und verkürztem Koagulationsband ist als Zeichen abnehmenden Widerstandes zu bewerten. Wenn die Antikörper bei aktiver Tuberkulose vorübergehend völlig aus dem Blutserum verschwinden, dann kommt es in diesem Zustande verminderter Resistenz nicht selten plötzlich zu hämatogenen Streuungen (Horster[4], Lämmli[5] und eigene Untersuchungen). Umgekehrt ist eine Zunahme der Antikörper bei gleichzeitiger Abschwächung der Aktivitätsreaktionen als Zeichen zunehmender Resistenz zu werten und prognostisch günstig. Bezüglich weiterer Einzelheiten wird auf die schon auf S. 17 zitierte Mitteilung mit R. Brandt verwiesen, welche auch Angaben über das Schrifttum enthält.

---

[3] Klin. Wschr. 1931, 1757, und 1934, 258.
[4] Klin. Wschr. 1931, 2389, Beitr. Tbk. **88**, 182, 1936.
[5] Beitr. Klin. Tbk. **87**, 291, 1935.

8. Die diagnostische Bedeutung der Tuberkulinreaktion.

In früheren Zeiten hat man der Tuberkulinreaktion eine große diagnostische Bedeutung beigelegt. Es wurde daher nicht nur die Grenzdosis bestimmt (s. S. 11!), sondern auch die Größe der nach der Tuberkulininjektion in der Haut erhaltenen Infiltrate in Millimetern ausgemessen, und man hoffte, auf diese Weise Aufschluß über die Aktivität der Krankheit und die vorhandene Resistenz zu erhalten. Diese Hoffnungen haben sich aber nicht erfüllt. Auch die genaue Auswertung der Tuberkulinempfindlichkeit gibt nur in sehr beschränktem Maße Aufschluß auf diese Fragen.

Es steht lediglich fest, daß die p o s i t i v e Tuberkulinreaktion mit Sicherheit das V o r h a n d e n s e i n   e i n e s   t u b e r k u l ö s e n   H e r d e s   im Körper anzeigt. Die einmal erworbene Tuberkulinreaktion bleibt nach unsern in Wien an klinisch völlig gesunden Erwachsenen aller Altersstufen vorgenommenen Untersuchungen das ganze Leben lang erhalten. Nach L j u n g s [6] Untersuchungen an norwegischen Schulkindern kann die Tuberkulinallergie jedoch nach einigen Jahren wieder verlorengehen, so daß die Kinder dann selbst auf wiederholte intrakutane Injektionen von 1 mg Alttuberkulin nicht mehr reagieren.

Bezüglich der A k t i v i t ä t   und   G r ö ß e   eines tuberkulösen Herdes lassen sich selbst aus der genauen Auswertung der Tuberkulinreaktionen nur wenige Anhaltspunkte gewinnen. Bei inaktiven, ruhenden, klinisch negativen Herden liegt der untere Schwellenwert für intrakutane Tuberkulininjektionen meist zwischen 0,1 bis 1 mg. Die Hautreaktion tritt verzögert ein und klingt sehr langsam, zuweilen erst nach Monaten, wieder ab. Allgemeinreaktionen und Herdreaktionen fehlen selbst nach Dosen von 10 mg.

Bei aktiven fortschreitenden Herden dagegen ist der untere Schwellenwert in der Regel niedriger. Er liegt zwischen 0,01 bis 0,0001 mg oder darunter. Die Hautreaktion ist heftiger, tritt rascher ein und klingt rascher wieder ab. Wird die intrakutan ermittelte Schwellendosis auf das 10- bis 100fache erhöht, dann tritt zur Hautreaktion die fieberhafte Allgemeinreaktion und die Herdreaktion.

Eine noch feinere Differenzierung, etwa eine Abschätzung des Grades der Aktivität ist an Hand der Tuberkulinprüfung allein nicht möglich, da d i e   H ö h e   d e r   E m p f i n d l i c h k e i t   k e i n e s w e g s   d e m   G r a d e   d e r   A k t i v i t ä t   p a r a l l e l   g e h t. Im Gegenteil: In der Gruppe der extrem Überempfindlichen, welche bereits auf ein Millionstel mg oder noch weniger mit hohem Fieber reagieren, ist der tuberkulöse Krankheitsherd meist so klein und so unscheinbar, daß er sich dem direkten Nachweis entzieht.

Aber auch die Unterscheidung zwischen aktiven und inaktiven Prozessen kann nicht mit absoluter Zuverlässigkeit erfolgen, wenn

---

[6] Zeitschr. Tbk. 89, 76, 1942. Beitr. Klin. Tbk. 97, 196, 1942.

nichts anderes als der Wert des Tuberkulin-Hauttiters vorliegt, da die oben angegebenen Grenzdosen nur „in der Regel" gelten, das Vorliegen einer Ausnahme daher immer in Betracht gezogen werden muß. Bei mittleren Schwellenwerten (um 0,01 mg) ist eine Entscheidung auf Grund der Tuberkulinprüfung überhaupt nicht möglich. Bei der Beurteilung ist ferner zu berücksichtigen, daß die Hautreaktion auch von unspezifischen Faktoren abhängig ist. Sie ist verstärkt bei zarter Haut, bei arterieller Hyperämie sowie nach Jodgaben, dagegen abgeschwächt bei trockener Haut oder bei Stauung (H . R e i c h e l und M i l b r a d t [7]).

Es ergibt sich aus alledem, daß diagnostisch aus einer einmaligen Prüfung der Tuberkulinempfindlichkeit nur wenig Aufschluß erhalten werden kann. Immerhin behält die Tuberkulinprüfung im Rahmen der Gesamtuntersuchung ihren Wert. Einen wesentlich besseren Einblick erhält man bei wiederholter Prüfung der Tuberkulinempfindlichkeit in verschiedenen Phasen der Krankheit. Bei klinischer Besserung ist zuweilen eine mäßige Steigerung der Tuberkulinempfindlichkeit zu beobachten, so z. B. nach einer Pneumothoraxbehandlung oder nach therapeutischen Impfungen. Bei Ausgang in Heilung pflegt die Tuberkulinempfindlichkeit zurückzugehen („positive Anergie" nach v. H a y e k). Eine plötzliche beträchtliche Steigerung der Tuberkulinempfindlichkeit zeigt an, daß Gefahr im Verzuge ist. Ich konnte eine solche plötzliche Empfindlichkeitssteigerung z. B. unmittelbar vor dem Ausbruch einer schweren tuberkulösen Polyarthritis beobachten (vgl. S. 237).

In früheren Zeiten ist das Tuberkulin in viel größeren Dosen angewendet worden, als gegenwärtig üblich ist, und man hatte daher öfters Gelegenheit, H e r d r e a k t i o n e n zu beobachten. Da mit solchen Herdreaktionen aber die Gefahr einer Verschlimmerung und Ausbreitung der Tuberkulose verbunden ist, hat man es aufgegeben, die Diagnose durch die Hervorrufung von Herdreaktionen zu forcieren. Die Anwendung größerer Tuberkulindosen zu diagnostischen Zwecken ist nur ausnahmsweise unter ganz bestimmten Voraussetzungen gestattet (vgl. S. 136).

9. Funktionsprüfungen der Lunge.

Der normale Luftgehalt der Lungen setzt sich aus folgenden Bestandteilen zusammen:

1. Die R e s p i r a t i o n s l u f t, auch A t e m v o l u m e n genannt, d. h. die bei normaler Atmung mit jedem Atemzug gewechselte Luftmenge. Die Inspirationsluft enthält mehr Sauerstoff, die Exspirationsluft mehr Kohlensäure; die Gesamtmenge der Inspirations- und der Exspirationsluft ist jedoch gleich.

---

[7] Beitr. Klin. Tbk. **77**, 717, 1931.

2. Die Reserveluft ist die Luft, welche bei maximaler Ausatmung zur Exspirationsluft hinzutritt.

3. Die Residualluft ist die Luftmenge, welche nach maximaler Ausatmung in der Lunge zurückbleibt.

Zu diesen drei Bestandteilen kommt bei forcierter Einatmung

4. Die Komplementärluft.

Respirationsluft + Reserveluft + Komplementärluft = Vitalkapazität (VK). Die Respirationsluft beträgt 17 %, Reserveluft + Komplementärluft 83 % der VK (Anthony, Leipzig, 1937, J. A. Barth). Das Mengenverhältnis zwischen Reserveluft und Komplementärluft ändert sich bei Lagewechsel.

Die Luft, welche die Lungen bei normaler Atmung innerhalb einer Minute passiert, wird Minutenvolumen genannt, die bei größtmöglicher Atemtiefe und Atembeschleunigung ventilierte Luft ist der Atemgrenzwert, die Differenz zwischen beiden die Atemreserve. Alle diese Werte können mit Hilfe der Apparatur von Knipping bestimmt werden. Diese Bestimmungen erfordern viel Zeit und Geduld. Jeder Patient muß erst eingearbeitet werden, bevor konstante brauchbare Werte erhalten werden. Es wird diesbezüglich auf die ausführliche Darstellung von Anthony hingewiesen. Hier soll nicht weiter auf die etwas komplizierte Untersuchungstechnik und auf die interessanten Ergebnisse Knippings und seiner Mitarbeiter eingegangen werden, da die Knippingsche Apparatur nur wenigen Ärzten zugänglich ist und bei der Diagnostik der Tuberkulose auf die Bestimmung aller Einzelfaktoren der Atmung verzichtet werden kann.

Für die Praxis, auch für den durchschnittlichen Krankenhausbetrieb genügt die Bestimmung der Vitalkapazität (VK). Diese einfache handliche Methode verdient allerdings eine viel größere Verbreitung, denn sie trägt wesentlich zur Verbesserung der Diagnostik in verschiedenen Phasen der Krankheit bei.

Untersuchungstechnik: Als Apparatur kommen nur die leicht transportablen Trocken-Spirometer, z. B. das bewährte Modell von Barnes, in Betracht. Die Untersuchung wird entweder stehend oder sitzend mit herabhängenden Beinen vorgenommen. Der Patient wird aufgefordert, so tief als möglich einzuatmen und anschließend alle Luft, die er aus seinen Lungen herausbringen kann, durch den Mundschlauch in den Apparat hineinzublasen. Die meisten Patienten haben das nach wenigen Versuchen begriffen. Die Untersuchung ist beendigt, sobald wiederholte Atemproben den gleichen Wert ergeben haben. Es empfiehlt sich, die Untersuchung an verschiedenen Tagen zu wiederholen und erst dann abzuschließen, wenn die Resultate übereinstimmen. Die Messung der VK ist nur dann undurchführbar, wenn Schmerzen, Schwäche oder Kurzatmigkeit eine maximale Inspiration verhindern.

Beim Gesunden bleibt die VK vom 18. bis 45. Lebensjahr konstant. Dann sinkt sie allmählich ab. Zur Berechnung der Normalwerte gibt es mehrere Methoden. Keine derselben ist absolut genau. Zu empfehlen ist die einfache von West angegebene Berechnung:

Die Körperlänge in cm multipliziert mit 25 bei Männern, mit 20 bei Frauen ergibt die normale VK in ccm. Beispiel: 160 cm großer Mann, VK = 4000 ccm. 160 cm große Frau, VK = 3200 ccm. Die Fehlergrenze beträt ± 10 %, ausgenommen Sportler. Bei diesen liegt die VK meist höher (10 bis 30 % über dem Durchschnitt).

Die diagnostische Bedeutung der VK.

Die Frage, ob die gemessene VK als absolut normal anzusehen ist, kann mit Rücksicht auf die erwähnten Fehlerquellen nur dann exakt beantwortet werden, wenn der Normalwert in gesunden Tagen bestimmt worden ist. War das der Fall, dann sind **krankhafte Veränderungen der Lunge mit Sicherheit auszuschließen, solange die VK normal bleibt.** Es ist daher zu empfehlen, bei Krankenpflegepersonen und andern Leuten in der Umgebung offen Tuberkulöser die VK allmonatlich zu kontrollieren. Das ist einfacher und billiger als wiederholte Röntgenkontrollen und übertrifft das Röntgenverfahren an Zuverlässigkeit, da frische exsudative Herde der Lungen oder der Pleura augenblicklich an einer Verminderung der Vk um mehrere hundert ccm zu erkennen sind.

Pathologische Erniedrigungen der VK müssen nicht unbedingt auf einer Erkrankung der Lungen selbst beruhen, sondern sie können auch durch Herzkrankheiten (Lungenstauung!), durch Erkrankung der Pleura oder der Brustwand verursacht sein. Alle diese Faktoren müssen daher ausgeschlossen werden, bevor die Lunge für eine Verminderung der VK verantwortlich gemacht wird. Auch in der Lunge selbst kommen neben der Tuberkulose verschiedene Krankheiten in Betracht, welche die VK senken, z. B. Pneumonien, Abszesse, Tumoren, Emphysem, Ödem. Nur wenn diese fehlen, darf eine Erniedrigung der VK auf eine tuberkulöse Erkrankung bezogen werden.

Exsudative Prozesse machen sich stärker bemerkbar als produktive und cirrhotische. Grobe diagnostische Irrtümer könnten vermieden werden, wenn die Ärzte sich mehr für die VK interessieren würden als bisher. Ich kenne eine Reihe von Fällen, welche lange Zeit als harmlose Bronchitis[8] geführt worden sind. Bei der ersten Untersuchung im Krankenhaus fanden sich nicht nur im Röntgenbild schwere Veränderungen, sondern auch eine Erniedrigung der VK um 1000 bis 2000 ccm (!) unter den normalen Durchschnittswert. Der physikalische Untersuchungsbefund dieser Fälle war noch relativ gering und konnte vom Mindergeübten übersehen werden. Eine Verminderung der VK um 1000 bis 2000 ccm ist dagegen nicht zu übersehen und hätte auch einen mindergeübten Untersucher veranlaßt, nach der Ursache dieses schweren Defektes zu suchen, wenn er die VK nur ein einziges Mal im Laufe der mehrmonatigen Be-

---

[8] Bronchitiden sind ohne Einfluß auf die VK!

handlung geprüft hätte! Derartige Erfahrungen zeigen, daß es nützlich wäre, die Prüfung der VK in das Programm jeder Lungenuntersuchung aufzunehmen. Die Spirometrie bedeutet für die Lungendiagnostik einen ebenso großen Fortschritt wie die Blutdruckmessung
für die Kreislaufdiagnostik. Es ist daher zu wünschen, daß sie bei
den Ärzten bald ebenso allgemein in Gebrauch kommt wie die
letztere.

Sehr instruktiv ist die wiederholte Kontrolle der VK im Verlaufe
der Krankheit. Technisch lassen sich derartige regelmäßige Kontrollen sehr leicht durchführen, da die Prüfung der VK nur ein bis
zwei Minuten erfordert, wenn der Patient die Methode bereits kennt.
Es zeigt sich dabei, daß exsudative Nachschübe sofort zu einer beträchtlichen Erniedrigung der VK führen. Die Senkung der VK
pflegt den im Röntgenbild nachweisbaren Veränderungen v o r a n
zu gehen. Umgekehrt kommt ein Zurückgehen entzündlicher Prozesse, also eine objektive Besserung prompt in einem beträchtlichen
Ansteigen der VK zum Ausdruck. Bezüglich der quantitativen Darstellung eingetretener Verschlimmerungen oder Besserungen ist die
Spirometrie dem Röntgenverfahren weit überlegen.

Besonders ·wertvoll ist die fortlaufende Kontrolle der VK auch
bei allen Kollapsoperationen. Sie orientiert uns mit größerer Deutlichkeit als selbst das Röntgenbild über die Vorgänge in der kollabierten Lunge. Bei einer Abnahme der Entzündung steigt die VK,
bei einer Zunahme sinkt sie, selbst nach Aufgeben der Kollapstherapie, z. B. Auflassen eines Pneumothorax. Bei der Pneumothoraxbehandlung ist die Verminderung der VK stets geringer als
die eingefüllte Gasmenge, weil ein Teil derselben zu Lasten der
Residualluft geht. Praktisch wichtig ist die fortlaufende Kontrolle
der VK beim bilateralen Pneumothorax. Es ist darauf zu achten,
daß die VK nicht zu plötzlich und nicht unter 1000 ccm vermindert
wird. Nach Möglichkeit sollte man trachten, eine VK von 1500 ccm
zu erhalten.

10. Die Röntgenuntersuchung.

Es ist allgemein bekannt, daß die Röntgenuntersuchung bei
weitem die wertvollste diagnostische Methode darstellt. Die große
Leistungsfähigkeit des Röntgenverfahrens hat sogar zu einer gewissen Überschätzung derselben geführt. An vielen Orten beherrscht
der morphologische, durch die Röntgenuntersuchung vermittelte
Befund so sehr das Denken des behandelnden Arztes, daß die andern im vorhergehenden besprochenen Untersuchungsmethoden darüber vernachlässigt werden. Es ist daher nicht notwendig, die große
diagnostische Leistungsfähigkeit des Röntgenverfahrens im einzelnen
zu erläutern, sondern es scheint eher am Platze, auf die Grenzen der
Röntgendiagnostik aufmerksam zu machen.

Wenn es sich darum handelt, die Tuberkulose in einer großen, vorher ärztlich nicht untersuchten Menschenmasse zu erfassen, dann ist die S c h i r m b i l d p h o t o g r a p h i e die Methode der Wahl. Das Verfahren besteht darin, daß durch die Kombination einer photographischen Kamera mit einem Röntgengerät Röntgenfilme in verkleinertem Format (24×24 mm oder 8×8 cm) gewonnen werden (H o h l f e l d e r). Mit einem solchen Apparat können bei bester Technik bis zu 2000 Fälle täglich, also etwa 50.000 Fälle monatlich bewältigt werden. Wenn die Durchuntersuchung nicht länger als zwei bis drei Monate dauern soll, ist für je 100.000 Personen ein Apparat mit dem zugehörigen bestens eingeschulten Personal notwendig. Aus der großen Zahl der bei solchen Massenuntersuchungen gewonnenen Kleinbilder werden bei Lupenvergrößerungen alle verdächtigen Fälle ausgesondert und einer weiteren Röntgenuntersuchung mit dem gewöhnlichen Verfahren unterzogen. Zur dauernden Orientierung über den Gesundheitszustand der Bevölkerung wäre eine regelmäßige Wiederholung der Untersuchung etwa in einjährigen Intervallen erforderlich. Die angeführten Daten zeigen, daß es kaum möglich ist, den Gesundheitszustand eines viele Millionen zählenden Volkes mit diesem Verfahren dauernd in Evidenz zu halten. Die vorher sichtende Arbeit des Arztes kann nicht entbehrt werden. Dagegen ist das Schirmbildverfahren wertvoll, wenn es sich um die Überwachung bestimmter wichtiger Berufsgruppen, z. B. des Lehrerstandes, des Krankenpflegepersonals, handelt. Bei Massenuntersuchungen ist es gelungen, mit diesem Verfahren 1 bis 2 % bisher unbekannter Tuberkulosen in der Bevölkerung aufzudecken.

Ein negatives Schirmbild darf nicht als vollgültiger Gesundheitsbeweis angesehen werden, da kleine Herde dabei übersehen werden. Beim Militär wurde mir z. B. einmal ein Mann, der ein völlig normales Schirmbild hatte, zur Aufklärung der Diagnose überwiesen, weil er fieberte. Der Röntgenfilm in Normalgröße ließ deutlich eine Miliartuberkulose erkennen. Auch bei der nun wiederholten Schirmbildaufnahme war nichts von der Miliartuberkulose zu erkennen, obwohl die angewendete Schirmbildapparatur eine Bildgröße von 8 × 8 cm hatte und die Bilder bei Lupenvergrößerung durchmustert wurden.

Auch die R ö n t g e n d u r c h l e u c h t u n g ist keine vollwertige Untersuchung, sondern vermittelt nur eine erste allgemeine Orientierung. In einer Zeit, in welcher mit Filmen sehr gespart wird, muß besonders von einer Überwertung des Durchleuchtungsbefundes gewarnt werden. Es können folgenschwere Irrtümer entstehen, wenn der Arzt sich zu sehr auf eine Durchleuchtung verläßt. Das lehrt z. B. folgende Beobachtung:

Die 18 Jahre alte Patientin A. N. wurde im Jahre 1941 mit einer kavernösen Tuberkulose des rechten Oberlappens und einer frischen Streuung links auf meine Abteilung gebracht. Ein Pneumothorax war wegen breiter Verwachsungen nicht mehr möglich, ein größerer chirurgischer Eingriff kam wegen der exsudativen Herde auf der andern Seite nicht mehr in Frage. Die Patientin war nicht mehr zu retten und ist ihrer Tuberkulose erlegen.

In jedem der leider gar nicht seltenen Fälle, die zu spät ins Krankenhaus überwiesen werden, interessieren wir uns besonders für die Frage, w a r u m der Fall z u s p ä t eingewiesen wurde. Hier kamen diesbezüglich besonders beachtenswerte Einzelheiten zum Vorschein. Die Patientin war schon länger als ein halbes Jahr krank gewesen. Die Eltern waren besonders besorgt, weil sie das einzige Kind war, und hatten wegen der monatelang bestehenden subfebrilen Temperaturen bereits mehrere Ärzte konsultiert, die beim Abklopfen und Abhorchen aber nichts gefunden hatten. Daher wurde die Patientin zu einem Tuberkulosefacharzt nach Wien gebracht, der n a c h e i n e r i n s e i n e r O r - d i n a t i o n v o r g e n o m m e n e n R ö n t g e n d u r c h l e u c h t u n g m i t B e s t i m m t h e i t e r k l ä r t e , d a ß d i e L u n g e n f r e i v o n T u b e r - k u l o s e s e i e n . Auf Grund dieser autoritativen Erklärung gaben die Eltern und der praktische Arzt nun ihren Verdacht einer tuberkulösen Erkrankung wieder auf. Da das Fieber weiter andauerte, wurde eine Tonsillektomie veranlaßt. Kostbare Monate gingen verloren. Der Kranken ging es allmählich immer schlechter. Als sie endlich ins Krankenhaus gebracht wurde, war es z u s p ä t .

Hier hatten die Ärzte sich viel zu sehr auf die negativen Ergebnisse der Auskultation und Perkussion und auf den negativen Röntgenbefund verlassen! Wenn sie im Laufe der halbjährigen Beobachtungszeit nur ein einziges Mal die Vitalkapazität geprüft hätten, dann wäre dieser schwere diagnostische Irrtum nicht möglich gewesen, denn die beträchtliche Erniedrigung der VK hätte die Aufmerksamkeit auf die Lunge lenken und eine g r ü n d l i c h e Röntgenuntersuchung veranlassen m ü s s e n !

Was ist unter „gründlicher" Untersuchung zu verstehen? Das hängt ganz von dem klinischen Befund ab. Bei klinisch verdächtigen Erscheinungen ist erst jene Untersuchung „gründlich" zu nennen, welche die Klärung der Diagnose herbeiführt. Unter Umständen genügt hierzu weder eine Durchleuchtung, noch ein Röntgenfilm 24 × 30 cm, sondern es müssen mehrere Bilder in verschiedenen Richtungen aufgenommen werden. Wenn der Verdacht auf Zerfall besteht, mit dem gewöhnlichen Verfahren jedoch kein Zerfallsherd dargestellt werden kann, müssen S c h i c h t a u f n a h m e n oder K i p p a u f n a h m e n gemacht werden. Die ersteren werden durch die tomografische Untersuchung gewonnen, welche durch eine besondere Technik Einzelheiten in einer bestimmten Schichte deutlicher hervortreten läßt. Bei den Kippaufnahmen wird die Röhre um 15 bis 18, ausnahmsweise um 25 bis 35 Grad nach aufwärts oder abwärts geneigt und dadurch erreicht, daß optische Hindernisse, welche sonst einen Teil der Lungen verdecken, z. B. der Schatten der Clavicula oder des Herzens außerhalb der Projektionsfläche der Lunge zu liegen kommen. Auch die Verifizierung verdächtiger ringförmiger Schatten als Kavernen ist durch das Kippverfahren möglich (S w a - t s c h e k [9]). Das Kippverfahren liefert zum Unterschied von der Tomografie klare Bilder mit allen Einzelheiten und es erfordert nicht

---

[9] Fortschr. Röntgenstr. **65**, 151, 1942.

wie die letzte acht bis zehn Filme pro Fall, sondern es genügen zwei Aufnahmen. Wegen dieser Vorzüge ist es in vielen Fällen der Tomografie vorzuziehen. Die Röntgenkymografie ist bei der Lungendiagnostik entbehrlich.

Wie bei den andern diagnostischen Methoden, so ist auch bei der Röntgendiagnostik die wiederholte Untersuchung und der Vergleich der zu verschiedenen Zeiten gewonnenen Bilder von größtem Werte. Es ist dabei nicht nur auf die Ausdehnung des Krankheitsprozesses, sondern auch auf die Härte der pathologischen Schatten zu achten. Die letztere hängt bekanntlich nicht nur von der Qualität der Krankheitsherde, sondern auch von der Aufnahmetechnik ab, worauf besonders Bedacht zu nehmen ist.

Bei längerer Krankheitsdauer ist ein Vergleich der aus verschiedenen Stadien der Krankheit stammenden Röntgenbilder leider nur bei Privatpatienten, nicht aber bei Kassenpatienten möglich, weil die Bilder der letzteren von verschiedenen Untersuchungsstellen (Krankenhäuser, Heilstätten, Krankenkassen, Fürsorgestellen, Gesundheitsämter) zurückgehalten werden. Dies ist zu bedauern, weil auch bei Kassenpatienten die komplette Serie der Röntgenbilder für die richtige Beurteilung des Entwicklungsganges der Krankheit notwendig wäre.

Übersicht über die diagnostischen Methoden.

1. Die physikalische Untersuchung, eventuell ergänzt durch Punktion.
2. Die Sputumuntersuchung auf Tuberkelbazillen und elastische Fasern, bei Bedarf ergänzt durch Untersuchung des Kehlkopfabstriches und des Magennüchternsaftes.
3. Die Temperaturmessung.
4. Die Blutkörpersenkungsproben.
5. Das Weltmannsche Koagulationsband.
6. Das Blutbild.
7. Die Komplement bindenden Antikörper im Blutserum.
8. Die Tuberkulinreaktion.
9. Die Funktionsprüfung der Lunge, insbesondere die Spirometrie.
10. Die Röntgenuntersuchung, Durchleuchtung, Aufnahme, Tomografie, Kippaufnahmen, Schirmbilder.

Zusammenfassung über die Diagnostik.

Die Grundlage der Diagnostik ist der erste klinische Befund. Auf Grund der hierbei erhaltenen Daten setzt der Arzt das Programm des weiteren Untersuchungsganges fest. Zur ersten klinischen Untersuchung gehört eine eingehende Anamnese, eine komplette interne Untersuchung, ein genauer physikalischer Befund der Lungen und des Herzens und die Bestimmung der Vitalkapazität und der Blutsenkungsgeschwindigkeit. Der nächste Programmpunkt ist die Sputumuntersuchung. An diese obligaten Untersuchungen ist in den meisten Fällen auch eine Röntgenuntersuchung anzuschließen. Es kann nur darauf verzichtet werden, wenn die übrigen Untersuchungen keinen Verdacht auf eine Erkrankung der Lunge aufkommen ließen, speziell wenn die VK normal befunden worden ist.

Bei diesem schrittweisen Vorgehen tritt das Gesamtbild der Krankheit allmählich immer deutlicher hervor, und es besteht nicht die Gefahr, daß die Aufmerksamkeit des Untersuchers durch einen Einzelbefund, z. B. den Röntgenbefund, über Gebühr gefesselt wird. Wenn die Ergebnisse der Untersuchungen 1 bis 4 und 9 und 10 vorliegen, ist es leicht, zu erkennen, welche Ergänzungsuntersuchungen noch erforderlich sind. Der gleiche Untersuchungsgang wird auch dann eingehalten, wenn ein Röntgenbefund der Ausgangspunkt der ganzen Untersuchung gewesen ist, z. B. bei den Massenuntersuchungen mit dem Schirmbildgerät. Auch dann ist das Schirmbild vorerst beiseite zu legen und eine gründliche klinische Untersuchung vorzunehmen. Es wäre verfehlt, bei diesen Fällen die Diagnostik ausschließlich mit dem Röntgenverfahren weiter zu treiben und dabei die andern Untersuchungsmethoden zu vernachlässigen! Die diagnostische Untersuchung ist erst dann abgeschlossen, wenn in allen Punkten völlige Klarheit erlangt worden ist. Dies sollte nach zwei bis längstens vier Wochen erreicht werden, denn es können nicht wieder gutzumachende Schäden entstehen, wenn die Diagnose monatelang in der Schwebe gelassen wird.

Die Diagnose der Tuberkulose ist mit einer einmaligen, wenn auch noch so gründlichen Untersuchung keineswegs abgeschlossen, sondern es sind fortlaufend Kontrolluntersuchungen notwendig, und zwar aus folgenden Gründen:

1. Im Laufe der Krankheit treten recht häufig spontan wesentliche Änderungen ein.

2. Die angewandte Therapie muß fortlaufend an Hand der objektiven Veränderungen kontrolliert werden. Dabei ist nicht nur auf die morphologischen Veränderungen, sondern auch auf das immunbiologische Verhalten unter Heranziehung der unter Punkt 4 bis 8 angeführten Methoden zu achten.

Hierbei muß immer wieder die Frage überprüft werden: Sind die angewandten therapeutischen Methoden hinreichend wirksam gewesen oder müssen sie durch energischere Maßnahmen ergänzt werden? Diese Kontrollen sind notwendig, damit die beschränkte Zeit, die bei der Tuberkulose für eine wirksame Therapie zur Verfügung steht, nicht mit unzulänglichen Behandlungsversuchen vergeudet wird, und der Kranke nicht unversehens ins unheilbare Siechtum abgleitet.

Dritter Teil

Die Klinik und Therapie der Tuberkulose.

A. Die Frühformen der Lungentuberkulose.

I. Die Bildung des Primärkomplexes

erfolgt bei uns zumeist schon in der Kindheit und wird von keinen charakteristischen Symptomen, in der Regel nicht einmal von einem Krankheitsgefühl begleitet. Eine klinische Diagnose ist daher nur in den seltenen Ausnahmsfällen möglich, bei welchen zufällig in der gleichen Zeit eine Röntgenuntersuchung erfolgt. Im Röntgenbild ist der Primärkomplex an dem verkalkten Lungenherd und den vergrößerten Lymphknoten am Lungenhilus (polycyklisch begrenzte Verbreiterung des Mittelschattens) zu erkennen. Ein perkutorischer Nachweis vergrößerter Hiluslymphknoten ist nicht möglich. Eine Behandlung ist in diesem Stadium nicht notwendig, doch wird der Arzt, falls sich ihm einmal die seltene Gelegenheit bietet, einen Primärkomplex in statu nascendi zu beobachten, den Fall mindestens ein Jahr lang unter ärztlicher Beobachtung behalten und dem Patienten den Rat geben, größere Anstrengungen in dieser Zeit zu meiden.

Über die ersten klinisch merklichen Störungen nach der Primärinfektion des Erwachsenen sind wir durch die Mitteilungen H e i m b e c k s informiert, der über folgendes berichtet: In Norwegen wird die Tuberkulinempfindlichkeit aller Schwestern bei Eintritt in den Krankenpflegedienst geprüft. Es fand sich dabei ein relativ hoher Prozentsatz tuberkulinnegativer, also noch nicht tuberkuloseinfizierter Schwestern. Ein Teil derselben erkrankte während des ersten oder zweiten Dienstjahres an Erythema nodosum oder an einer Pleuritis exsudativa. Hernach war die Tuberkulinreaktion positiv. Diese beiden Krankheiten mußten daher als die erste Erscheinungsform der Primärtuberkulose angesehen werden. Der Primärkomplex in der Lunge machte sonst keine Beschwerden. Auch das Erythema nodosum, bzw. die Pleuritis, heilten komplikationslos wieder ab.

II. Die subprimären Tuberkulosen.

Im Gegensatz zu diesem symptomarmen, bzw. symptomlosen Verlauf bei der Bildung des Primärkomplexes steht das schwere Krankheitsbild, welches sich bei einer akuten Weiterverbreitung der Tuberkulose von einem primären Lungenherd aus entwickelt. Es besteht hohes Fieber und große Mattigkeit, die Blutsenkung ist sehr rasch. Über der Lunge ist aber bei der physikalischen Untersuchung vorerst nicht viel nachzuweisen. Erst wenn es zur Bildung eines größeren kompakten Entzündungsherdes gekommen ist, läßt die in diesem Bereich erscheinende Dämpfung den Arzt an eine Erkrankung der Lunge, und zwar vorerst an eine gewöhnliche Pneumonie denken. Wenn jedoch im Verlauf einer Woche kein pneumonisches Sputum expectoriert wird (tuberkulöse Pneumonien bleiben nicht selten wochenlang ohne Sputum!), und das Fieber auch in der 2. und 3. Woche noch anhält, entsteht der Verdacht einer tuberkulösen Pneumonie. Auch der Auskultationsbefund unterscheidet sich bei diesen Fällen von dem Befunde einer gewöhnlichen Pneumonie. Das Bronchialatmen tritt weniger deutlich hervor oder fehlt gänzlich; auch Rasselgeräusche werden oft vermißt. Diese Symptomarmut: kein Sputum, kein deutliches Bronchialatmen, wenig Rasselgeräusche, ist für tuberkulöse Pneumonien charakteristisch. Der Verdacht auf Tuberkulose wird weiter verstärkt, wenn die Leukozytenzahl nur wenig erhöht gefunden wird. Die Diagnose ist gesichert, sobald tuberkulöses Sputum auftritt. Das dauert meist einige Wochen (nicht einige Tage wie bei der Pneumokokkenpneumonie!). Anfangs ist die Menge des Sputums gering, die mikroskopische Untersuchung zeigt aber schon jetzt elastische Fasern in alveolärer Anordnung und zahlreiche Tuberkelbazillen. Bei der Röntgenuntersuchung sind in diesem Stadium meist schon mehrere Herde nachzuweisen.

Die Therapie ist die gleiche wie bei der unizentrischen Form der postprimären Tuberkulosen und hat nur dann noch Aussicht auf Erfolg, wenn der Krankheitsprozeß noch nicht beide Lungen ergriffen hat (vgl. S. 88).

Eine hämatogene Weiterverbreitung der Primärtuberkulose ist beim Erwachsenen recht selten zu beobachten. Es ist nicht immer mit Sicherheit zu entscheiden, ob eine hämatogene Streuung noch zur Primärtuberkulose gehört, oder ob sie schon in den Kreis der postprimären Erkrankungen zu rechnen ist. An einen Zusammenhang mit dem Primärkomplex ist zu denken, wenn der Patient schon als Kind an hämatogenen Streuungen, z. B. einer Knochentuberkulose, einer Nierentuberkulose, einer Augentuberkulose usw., gelitten hat, oder wenn eine bis in die Kindheit zurück zu verfolgende Tuberkulose der Lymphknoten besteht. Der genetische Zusammenhang mit dem Primärkomplex ist nur dann gesichert, wenn autoptisch ein proliferierender Primärkomplex nachgewiesen wird; dazu ergibt sich relativ selten die Gelegenheit. Bei der Sektion solcher Fälle muß speziell nach entzündeten und verkästen Lymphknoten gefahndet werden. Die Entstehung hämatogener Streuungen aus dem Primärkomplex kann aber auch schon in vivo mit großer Wahrscheinlichkeit angenommen werden, wenn außer den erwähnten anamnestischen Daten auch das im Vorhergehenden geschilderte charakteristische Röntgenbild für das Weiterbestehen eines proliferierenden Primärkomplexes spricht.

Im übrigen besteht kein durchgreifender Unterschied zwischen den aus dem Primärkomplex hervorgehenden hämatogenen Frühformen und zwischen den hämatogenen Spätformen. Um Wiederholungen zu vermeiden, wird daher auf die weitere Differentialdiagnose und das klinische Krankheitsbild erst in dem Kapitel der hämatogenen Spätformen eingegangen werden (vgl. S. 134).

Hier soll nur die **maligne Form der progredienten hämatogenen Tuberkulose** (Typus 4, vgl. S. 40!) kurz beschrieben werden, weil diese im Primärstadium häufiger angetroffen wird als später. Sie verläuft unter dem Bilde einer schweren akuten Infektionskrankheit binnen wenigen Monaten letal. Anfangs kommt wegen des Fehlens charakteristischer Lungensymptome die Differentialdiagnose eines Typhus, Fleckfiebers oder einer Miliartuberkulose in Betracht. Das Röntgenbild zeigt eine grobfleckige, über beide Lungen ziemlich gleichmäßig verteilte Verschattung. Allmählich treten auch katarrhalische Erscheinungen hervor. Der Verlauf ist immer ein ungünstiger. Ich habe diese Krankheitsform nur bei Kroaten, Russen und Arabern gesehen. Bei einigen derselben wurde schon wenige Wochen nach Krankheitsbeginn eine Pneumothoraxbehandlung versucht, jedoch mit durchaus negativem Erfolge. Die Krankheit schritt trotz befriedigenden Kollapses der kranken Lungen ungehemmt weiter, und bald bildete sich ein Exsudat in den Pneumothoraxhöhlen. Bei andern Fällen, durchwegs Soldaten, die schon wenige Tage nach dem Auftreten der ersten merklichen Krankheitserscheinungen in spezialärztliche Behandlung gelangten, wurde wegen dieser schlechten Erfahrungen auf Pneumothoraxversuche verzichtet und konservativ behandelt. Das Endergebnis war bei allen Fällen das gleiche, alle sind binnen wenigen Monaten gestorben.

Diese maligne Krankheitsform ist nach den vorliegenden Literaturberichten auch bei Negern recht häufig. Nach Berichten meiner Schüler wird sie auch in Indien und auf den Südseeinseln viel häufiger angetroffen als in Europa. Diese größere Häufigkeit ist sicherlich auf die geringere Tuberkuloseresistenz dieser Völker zurückzuführen (vgl. S. 21).

B. Die Spätformen der Lungentuberkulose.

I. Die Klinik der unizentrisch beginnenden Form.

Bezüglich des pathologisch-anatomischen Verlaufes wird auf S. 33 verwiesen. Das Vorstadium der Krankheit verläuft klinisch völlig symptomlos, gehört daher zur Gruppe der von Braeuning als „inapperzepte" Tuberkulosen bezeichneten Krankheitsformen. Dieses Stadium ist erst bekannt, seit Röntgenuntersuchungen gesunder Personen, die viel mit offen Tuberkulösen in Berührung kommen, vorgenommen werden. Die Röntgenuntersuchung deckt bei solchen einer tuberkulösen Superinfektion besonders stark ausgesetzten Personen nicht selten einen Einzelherd auf, der monatelang bestehen bleibt, ohne irgendwelche krankhafte, klinisch nachweisbare Störungen hervorzurufen. Temperatur und Blutsenkung bleiben normal, ebenso der Appetit, der Ernährungszustand und die Leistungsfähigkeit. Husten fehlt. Im Röntgenbild erscheint dieser Einzelherd zumeist als runder, seltener als länglicher Schatten mit einem Durchmesser von 1 bis 5 cm, selten mehr oder weniger. Dieser Schatten ist meist diffus, zuweilen auch wolkig oder wolkig fleckig. Die Begrenzung ist bei frischen Herden etwas unscharf. Nur die älteren „Rundherde" setzen sich scharf von der normalen Umgebung ab.

Die Mitteilung einer größeren Zahl derartiger klinisch symptomloser Fälle verdanken wir Braeuning[1], welcher 86 Fälle veröffentlichte, bei welchen die komplette Röntgenserie vom Befund „gesund" bis zum Befund „krank" vorlag. Wir müssen auf dieses besonders wertvolle einzigartige Beobachtungsmaterial etwas näher eingehen. Braeuning verzeichnete von seinen 86 Fällen 60 unter der Rubrik „Infiltrat". Nicht alle diese Fälle sind als unizentrische Tuberkulosen zu qualifizieren, sondern zehn scheiden wegen der Bildung multipler Herde aus und gehören zur Klasse der multizentrischen Tuberkulosen. Es verbleiben dann 50 Fälle, welche mit der Bildung eines Einzelherdes, also unizentrisch, begannen. Von diesen waren 33 Fälle = 66 % beim Krankheitsbeginn klinisch symptomlos. („inapperzept"). Viele blieben monatelang ohne die geringsten klinischen Krankheitserscheinungen, manche heilten wieder aus, ohne daß die Krankheit klinisch manifest geworden wäre.

1. Das inapperzepte Vorstadium.

Durch die kompletten Röntgenserien „gesund-krank" Braeunings haben wir gelernt, daß das „inapperzepte" Vorstadium der Tuberkulose viel häufiger vorkommt, als man früher geglaubt hat. Die meisten dieser Fälle (38 = 76 %) ent-

---

[1] Der Beginn der Lungentuberkulose beim Erwachsenen, Leipzig, G. Thieme, 1938.

standen in der unmittelbaren Umgebung offen Tuberkulöser. Eine Aufdeckung der „inapperzepten" Tuberkulosen scheint nach den Berichten B r a e u n i n g s einzig und allein durch die wiederholte Röntgenuntersuchung aller Personen, die mit offen Tuberkulösen in Berührung kommen, möglich zu sein. Es muß aber darauf hingewiesen werden, daß für die erste Auslese sicherlich auch die regelmäßige Kontrolle der Vitalkapazität aller gefährdeten Personen genügen würde, denn exsudative Herde führen immer zu einer beträchtlichen Erniedrigung der VK. Da die Spirometrie zum Unterschied von dem kostspieligen Röntgenverfahren keine Unkosten verursacht, stellt sie für die verarmten Länder der Welt bei Massenuntersuchungen (und solche sind zur Erfassung der inapperzepten Tuberkulosen erforderlich!) die Methode der Wahl dar. Es wird daher vorgeschlagen, alle in der Umgebung offen Tuberkulöser tätigen Personen, in erster Linie alle Krankenschwestern, jeden Monat spirometrisch zu kontrollieren. Eine Röntgenuntersuchung ist bei diesem Vorgehen nur bei jenen gesunden Personen erforderlich, welche eine Erniedrigung ihrer VK zeigen. Die Untersuchung muß dann allerdings unter Einsatz aller technischen Behelfe soweit geführt werden, bis die Erniedrigung der VK aufgeklärt ist.

Die Einleitung einer B e h a n d l u n g ist nach der röntgenologischen Verifizierung nur bei jenen Fällen erforderlich, welche Zerfallserscheinungen zeigen. In der Regel wird die eingehende klinische Untersuchung bei derartigen Fällen auch noch andere Krankheitssymptome aufdecken. Bei allen andern inapperzepten Fällen wäre aber eine Behandlung, etwa eine Heilstättenkur, ein überflüssiger Luxus, weil ein großer Teil derselben auch ohne Behandlung wieder abheilt. Es wäre daher nicht gerechtfertigt, alle klinisch Gesunden aus ihrem Beruf zu reißen und längeren Kuren zu unterziehen, bloß deshalb, weil ihr Röntgenbild einen Fleckschatten zeigt. Die verhältnismäßig wenigen zur Verfügung stehenden Heilstättenbetten müssen dringlicheren Fällen vorbehalten bleiben! Eine jahrelang dauernde besonders genaue ärztliche Überwachung dieser inapperzepten Tuberkulosen ist dagegen dringend notwendig. Ein ärztliches Eingreifen ist geboten, sobald die Anzeichen einer Progredienz bemerkbar werden oder sonst krankhafte Erscheinungen auftreten. Wir kommen damit zur Besprechung des nächsten Stadiums.

2. Das Manifestwerden als Krankheit.

Die „beginnende" unizentrische Tuberkulose.

Unter „beginnend" ist der Beginn der klinisch wahrnehmbaren Krankheit zu verstehen, da der morphologische Krankheitsprozeß schon lange v o r den ersten merklichen Störungen des Befindens einsetzt. Dieser klinische Krankheitsbeginn fällt weitaus am häufigsten in das dritte Lebensjahrzehnt, also nicht in die Pubertät! K a t t e n t i d t [2] fand bei Studenten das Maximum im 21. bis 23. Lebensjahr, M ü c k e [3] bei Krankenschwestern im 24. Lebensjahr. Bei meinem aus allen Schichten der Bevölkerung stammenden Material [4] lag der Krankheitsbeginn der unizentrischen Tuberkulosen in 15 % zwischen dem 14. bis 18., in 60 % zwischen dem 19. bis 28. und in 25 % zwischen dem 29. bis 73. Lebensjahr.

A n a m n e s t i s c h ist die starke Tuberkulose-Exposition bei der überwiegenden Mehrzahl der Fälle besonders bemerkenswert. Dies wird von allen Autoren, welche über das Frühinfiltrat, also über die unizentrische Tuberkulose berichten, bestätigt. Kranke Arbeitskollegen, die im gleichen Raum arbeiten, husten und spucken, sind häufig die Infektionsquelle. Besonders gefährlich sind tuberkulöse Mitarbeiter, die am gleichen Arbeitstisch gegenüber sitzen. Es soll hier nicht auf die Statistiken näher eingegangen werden, welche dartun, daß tuberkulöse Erkrankungen in der Umgebung offen Tuberkulöser fünf- bis sechsmal häufiger sind als sonst, aber es muß hervorgehoben werden, daß unter diesen bei starker Tuberkulose-Exposition erfolgenden Neuerkrankungen besonders häufig die unizentrisch beginnende Krankheitsform zu beobachten ist, so daß diese als die typische Superinfektionstuberkulose erscheint. Auch bei den Ansteckungen in der Ehe stehen nach eigenen Beobachtungen die unizentrischen Krankheitsformen an erster Stelle. Die Tb-Exposition liegt mindestens einige Monate v o r dem klinischen Krankheitsbeginn. Angaben über erbliche Belastung sind bei den Frühinfiltraten verhältnismäßig selten. Wenn man erfährt, daß der Erkrankte mit dem tuberkulösen Familienmitglied nicht nur das gleiche Zimmer, sondern auch das gleiche Bett geteilt hat, wird man auch bei diesen angeblich familiär belasteten Fällen der exogenen Superinfektion die größere Bedeutung zumessen müssen als dem Erbfaktor.

Die ersten Krankheitserscheinungen sind verschiedenartig. Folgende vier Typen sind die häufigsten:

1. Die bronchitische Form. Fieberlos oder nach einer rasch vorübergehenden initialen Temperatursteigerung entwickeln sich die einem chronischen Bronchialkatarrh entsprechenden Störungen. Vom Patienten werden dieselben meist für harmlos gehalten. Oft spricht der Kranke selbst von einem „Raucherkatarrh". Aber auch viele Ärzte behandeln derartige Tuberkulosen nicht selten monatelang unter der Fehldiagnose „Bronchitis" oder „Luftröhrenkatarrh". Der Arzt muß wissen, daß jede Bronchitis bei Jugendlichen, die sich länger als 14 Tage hinzieht, auf Tuberkulose verdächtig ist. Besonders verdächtig sind alle „Bronchialkatarrhe" bei

---

[2] Zeitschr. Tbk. **62**, 245, und **66**, 24, 1932.
[3] Beitr. Klin. Tbk. **64**, 155, 1926.
[4] Beitr. Klin. Tbk. **83**, 411, 1933.

Personen aus der Umgebung Tuberkulöser. Aber auch aus den klinischen Erscheinungen dieser Pseudo-Bronchitiden ergibt sich für den Erfahrenen der Verdacht auf Tuberkulose. Charakteristisch ist die lange Krankheitsdauer, die geringe Menge des nur morgens entleerten Sputums und das Fehlen diffuser bronchitischer Erscheinungen bei der Auskultation. Besonders verdächtig ist es, wenn wenig Rasselgeräusche nur in einem kleinen umschriebenen Bezirk auftreten, und wenn der Kranke an dieser Stelle zeitweilig leichte Schmerzen verspürt.

Bei Jugendlichen kommt nur die Differentialdiagnose einer Asthma - Bronchitis in Frage, wenn katarrhalische Erscheinungen sich lange Zeit hinziehen. Diese ist an den diffusen lauten giemenden und pfeifenden Geräuschen und der begleitenden Eosinophilie leicht zu erkennen. Der Klopfschall ist entsprechend dem volumen pulmonum auctum hypersonor, die absolute Herzdämpfung verkleinert. Das Röntgenbild zeigt abnorm helle Lungenfelder. Differentialdiagnostische Schwierigkeiten können daher nicht entstehen. Im folgenden zwei charakteristische Beispiele der bronchitisch beginnenden unizentrischen Tuberkulose:

Die 26jährige Frau E. M. leidet an einem Husten, der allen Hustenmitteln trotzt. Der behandelnde Arzt veranlaßt eine Röntgenuntersuchung. Da aber weder die Durchleuchtung noch der Film etwas Pathologisches erkennen läßt, behandelt er den Fall weiter als „Bronchitis". Der besorgte Gatte bemerkt, daß seine junge Frau frühmorgens ein wenig aushustet und läßt dieses Sputum im nächsten Laboratorium untersuchen. Der Befund lautet: „Tuberkelbazillen vorhanden". Die Röntgenuntersuchung wird daraufhin wiederholt und ist wieder negativ, das Sputum bleibt aber auch bei einer zweiten Untersuchung positiv. Der Fall wurde daraufhin mir zur Begutachtung überwiesen. Der Auskultationsbefund war negativ, die Blutsenkung normal, bei der auf meine Bitte von Prof. P a l u g y a y vorgenommenen gründlichen Röntgenuntersuchung wurde jedoch in der Kippaufnahme einwandfrei eine hilusnahe Kaverne zur Ansicht gebracht.

G. R., 28jähriger Mann. Vor vier Monaten vorübergehend 38 Grad Fieber, seither Husten und ein wenig Auswurf. Der Arzt behandelte vergeblich mit Hustensirup. Ein zweiter zugezogener Arzt, Kehlkopfspezialist, verordnete Inhalationen, Gurgeln und Kodein. Der Husten wurde aber noch schlimmer. Daraufhin konsultierte Patient einen dritten Arzt, der neuerdings Hustenmittel verordnete. Nun stellte sich Fieber ein und der Kranke wurde deshalb auf die Klinik gebracht. Unterdessen war der Prozeß so weit fortgeschritten, daß er schon bei der physikalischen Untersuchung erkannt werden konnte. Das Sputum, welches in den vergangenen vier Monaten von keinem der drei behandelnden Ärzte untersucht worden war, enthielt reichlich Tuberkelbazillen und elastische Fasern. Die Vitalkapazität war um 1500 ccm vermindert. Das Röntgenbild zeigte bereits eine Verschattung des ganzen rechten Oberlappens und vier Kavernen.

Jetzt konnte man nicht mehr von einer „beginnenden" Tuberkulose sprechen, aber vier Monate vorher war der Beginn der klinischen Erkrankung und vielleicht acht Monate oder noch länger vorher der Beginn der morphologischen Erkrankung anzusetzen. Wenn einer der behandelnden Ärzte das Sputum einer Untersuchung zugeführt oder eine Röntgenuntersuchung veranlaßt hätte, dann wäre die Krankheit schon viel früher erkannt und aufgehalten worden. Derartige Fehldiagnosen dürfen nicht mehr vorkommen. Es ist ein schweres Versäumnis, wenn bei einem 28jährigen unter diesen Umständen keine gründliche Untersuchung durchgeführt wird!

2. Die grippöse Form. Ohne ersichtlichen Grund kommt es plötzlich zu einem Fieberanstieg auf ungefähr 39 Grad. Außer einer dem Fieber entsprechenden Abgeschlagenheit sind keine krankhaften Erscheinungen nachzuweisen; es wird deshalb eine „Grippe" angenommen. Das Fehlen greifbarer grippöser Erscheinungen bei sogenannten „Grippen" ist immer tuberkuloseverdächtig! Nach ein- oder mehrtägiger Krankheitsdauer verschwindet das Fieber wieder, und der Patient sowie auch meist der behandelnde Arzt glauben, daß die Gesundheit wieder hergestellt sei. Aber oft fühlt der Kranke sich nach dieser sogenannten „Grippe" nicht mehr so wohl wie vorher. Der dadurch erweckte Verdacht auf Tuberkulose wird verstärkt, wenn die Pseudogrippe sich nach einigen Wochen wiederholt.

Beispiel: B. M., 32 Jahre. 1924 und 1926 Stechen in der linken Brustseite, beide Male klinisch und röntgenologisch negativ. Im November 1928 plötzlich Fieber bis 39,5 und Husten. Das Fieber dauerte nur wenige Tage. Zwei Wochen später kam Patientin zur Untersuchung ins Krankenhaus. Im äußerst spärlichen Sputum wurden schon bei der ersten Untersuchung Tuberkelbazillen nachgewiesen. Die Blutsenkung war noch normal. In der linken Axillarlinie war im 4. und 5. Interkostalraum pleuritisches Reiben und in diesem Bereich eine Dämpfung nachweisbar. Das Röntgenbild zeigt einen unscharf begrenzten runden Infiltratschatten, in welchem bereits eine zentrale Aufhellung erkennbar war.

Auf Grund der nunmehr vorliegenden Röntgenserien B r a e u - n i n g s über die inappercepte Tuberkulose ist es wahrscheinlich, daß auch hier der tuberkulöse Krankheitsprozeß schon vier Jahre vor der Pseudogrippe begonnen hat, denn schon damals bestanden an der Stelle Schmerzen, an welcher später das zerfallende Infiltrat erschien. Die grippösen Erscheinungen waren lediglich die Begleitsymptome des Zerfalls. Der Fall beleuchtet ebenso wie viele andere die große praktische Bedeutung der Sputumuntersuchung.

3. Die blutende Form. Bei den reinen Fällen beginnt die Krankheit aus vollem Wohlbefinden mit einer Hämoptoe. Morphologisch gesehen ist eine Hämoptoe natürlich niemals ein Initialsymptom, sondern tritt erst bei relativ intensiven Zerstörungen, die bereits auf einen Lungenarterienast übergegriffen haben, ein. Das Röntgenbild deckt dementsprechend, wenn eine Tuberkulose vorliegt, immer schon Zerfallserscheinungen auf.

Differentialdiagnostisch sind die Stauungsblutungen der M i t r a l s t e n o s e n und das B r o n c h i a l c a r c i n o m auszuschließen. Bei den ersteren kann die verstärkte Lungenzeichnung im Röntgenbild den Unerfahrenen zur Fehldiagnose einer Tuberkulose verleiten, mehrere derartige Beispiele sind dem Autor bekannt geworden. Es ist bei derartigen Fällen daher immer der Herzbefund zu kontrollieren. Bei Patienten mit cyanotischen Wangen und kleinem Puls ist an M i t r a l s t e n o s e zu denken. Wenn dann der Spitzenstoß verstärkt gefunden wird, der zweite Pulmonalton akzentuiert ist und an der Herzspitze ein leises diastolisches und eventuell auch ein präsystolisches Crescendogeräusch vor dem paukenden ersten Herzton zu hören ist, dann ist die Diagnose einer Mitralstenose gesichert. Die Fälle, bei welchen pathologische Herzgeräusche fehlen („stumme" Mitralstenosen), können bei der Röntgenuntersuchung an der Erweiterung des linken Vorhofes (Einengung des Holzknechtschen Retrokardialraumes, Ausbuchtung des mit Kontrastbrei gefüllten Ösophagus nach hinten) als Mitralfehler erkannt werden. Nicht selten besteht bei diesen Fällen eine Irregularitas perpetua.

Wenn der Lungenblutung ein B r o n c h i a l c a r c i n o m zugrunde liegt, handelt es sich meist um ältere Patienten. Die expectorierten Blutmengen sind nur gering. Oft besteht eine eitrige Bronchitis, zuweilen auch Heiserkeit infolge Recurrenslähmung. Infolge der carcinomatösen Bronchusstenose ist das Atemgeräusch über dem erkrankten Lungenlappen abgeschwächt. Die Bronografie zeigt einen Stop der Kontrastmasse an der Stenose.

Andere diagnostische Irrtümer bei Lungenblutungen sind selten. Mir ist der Fall eines Medizinalbeamten in Erinnerung, der wegen wiederholter Hämoptoen ein Jahr lang als Tuberkulose behandelt worden ist. Die Autopsie deckte Metastasen eines Grawitztumors auf.

In der Regel gelingt es gerade bei der blutenden Form in kurzer Zeit, die Diagnose durch die Röntgenuntersuchung und die Sputumuntersuchung zu sichern. Wenn das Sputum negativ bleibt, sind Zweifel an der Diagnose Tuberkulose berechtigt, und es ist eingehend zu prüfen, ob nicht doch etwas anderes vorliegt.

S. L., 25 Jahre alt. Am 12. Juni nach Sonnenbad Hämoptoe, früher angeblich immer gesund. Schon am nächsten Tag hatte ich Gelegenheit, den Mann zu untersuchen. Außer einer leichten Dämpfung über dem rechten Oberlappen und rauhem Inspirium daselbst war nichts nachzuweisen, die Blutsenkung war nur eine Spur erhöht. Es stellte sich aber heraus, daß doch ein wenig Schleim ausgehustet wurde, angeblich ein leichter Raucherkatarrh. In diesem Sputum fanden sich aber Tuberkelbazillen und elastische Fasern. Das Röntgenbild zeigte einen wolkig-streifigen Schatten rechts in Klaviculahöhe mit einer zentralen Aufhellung.

Für den jungen Mann war die Hämoptoe ein Glück gewesen, denn sonst wäre er mit seinem angeblichen Raucherkartarrh noch lange ohne Behandlung geblieben.

4. Die subfebrile Form. Die Krankheit beginnt mit leichtem Fieber, die Temperaturen bewegen sich zwischen 37 bis höchstens 37,8, die Ursache des Fiebers ist nicht ersichtlich. Oft wird ein Tonsillenherd angenommen und deshalb eine Tonsillectomie veranlaßt. Es wird diesbezüglich auf das charakteristische, auf Seite 69 mitgeteilte Beispiel verwiesen. In andern Fällen wird eine chronische Entzündung der Nebenhöhlen, der Gallenblase oder des Blinddarmes für die Ursache des Fiebers gehalten. Es dauert oft viele Monate, bis die wahre Natur des Leidens erkannt wird, weil der Arzt wegen des Fehlens pulmonaler Beschwerden nicht an die Lunge denkt.

Abgesehen von der Hämoptoe sieht jeder Arzt sehr oft Krankheitserscheinungen, welche einer der genannten vier Typen der beginnenden Tuberkulose entsprechen. Trotzdem ist es ihm möglich, auf die Vermutungsdiagnose einer Tuberkulose zu kommen, wenn er auf die im vorhergehenden geschilderten Besonderheiten, auf das jugendliche Alter und die erhöhte Infektionsgelegenheit (offene Tuberkulöse in der nächsten Umgebung!) achtet. Bei einer eingehenderen Untersuchung zeigt es sich außerdem sehr oft, daß neben den Krankheitserscheinungen, derentwegen der Arzt gerufen wird, noch andere tuberkuloseverdächtige Störungen bestehen, z. B. bei der grippösen oder der subfebrilen Form auch Husten mit Morgensputum, bei der bronchitischen oder bei der blutenden Form doch auch leichte Temperatursteigerungen oder Schmerzen in einem umschriebenen Lungenbezirk. Die Grundpfeiler der endgültigen Diagnose sind die Sputumuntersuchung und das Röntgenbild. Das letztere zeigt in der Regel, daß die Krankheit schon viel weiter fortgeschritten ist, als nach der Dauer der Beschwerden zu vermuten gewesen wäre. Es scheint, daß subjektiv merkliche Krankheitserscheinungen sich bei dieser Krankheitsform oft erst dann einstellen, wenn es schon zu einem Zerfall gekommen ist. Es ist daher sehr wichtig, so früh als möglich zur richtigen Diagnose zu gelangen. Trotz der Geringfügigkeit der initialen Symptome dürfen nicht, wie das bisher oft der Fall ist, viele Monate vergehen, bis endlich die Diagnose gestellt wird, denn in diesen Monaten können Schädigungen entstehen, welche den ungünstigen Ausgang der Krankheit entscheiden. Jeder Arzt kann sehr wesentlich zur rechtzeitigen Erkennung der Krankheit beitragen, wenn er weiß, daß die Krankheit mit minimalen Störungen beginnt und wenn er sich die Mühe nimmt, bei allen tuberkulosegefährdeten Personen eingehend nach den geschilderten tuberkuloseverdächtigen Symptomen zu fahnden und dort, wo es notwendig ist, eine Sputum- und Röntgenuntersuchung zu veranlassen.

3. Der weitere Verlauf der unizentrisch beginnenden Tuberkulose.

Ein rasches Fortschreiten wird beim Erwachsenen selten beobachtet. Die rasch fortschreitenden Formen kommen erst dann zur Kenntnis des Arztes, wenn bereits ein ganzer Lungenlappen ergriffen ist. Es ist wahrscheinlich, daß auch diese klinisch als Pneumonie in Erscheinung tretende Krankheitsform sich ursprünglich aus einem Frühinfiltrat entwickelt. Bezüglich der Diagnose gilt das gleiche, was über die käsige Pneumonie des Primärstadiums gesagt worden ist. Alle Oberlappenpneumonien, besonders aber solche, welche die untere Lappengrenze bevorzugen, sind von vornherein auf Tuberkulose verdächtig. Wenn bei einer Pneumonie ein oder zwei Wochen lang kein Sputum heraufkommt, kann die Diagnose einer tuberkulösen Pneumonie als sicher angesehen werden. Nach dem Zurückgehen des hohen Fiebers ist unverzüglich mit der Pneumothoraxtherapie zu beginnen. Es wäre ein Fehler, solange zu warten, bis Sputum mit Tuberkelbazillen entleert wird, oder im Röntgenbild eine Kaverne nachweisbar ist, denn Tuberkulosen, welche pneumonisch beginnen, sind besonders bösartig. Wenn es erst einmal zur Einschmelzung gekommen ist, entstehen dann oft so rasch zahlreiche Aspirationsherde, so daß es schon zu spät ist, wenn man erst dann mit der Pneumothoraxtherapie beginnt.

1. K. A., 27 Jahre alt, als „Pneumonie" ins Krankenhaus eingewiesen. Zwei Wochen lang Fieber über 39 Grad, Bronchialatmen, jedoch keine Rasselgeräusche, kein Sputum. Im Röntgenbild dichte Verschattung des rechten Oberlappens mit Aussparung der Spitze. Nach Absinken des Fiebers wurde ein Pneu angelegt. Erst in den folgenden Wochen begann Patient auszuhusten, nun waren auch Tuberkelbazillen und elastische Fasern nachweisbar. Unter dem mantelförmigen Pneu entstand eine große Kaverne. Die Krankheit ging nach dreijähriger Pneubehandlung in Heilung aus.

Dieses Beispiel zeigt, daß auch eine rasch fortschreitende und rasch einschmelzende Tuberkulose beherrscht werden kann, wenn sie unizentrisch beginnt und wenn die Kollapstherapie früh genug eingeleitet wird.

2. W. Fr., geboren 1913, erkrankte im Juni 1935 mit Fieber und stechenden Schmerzen rechts. Im Juli ein zweiter Fieberschub mit Temperaturanstieg bis 40 Grad und eitrigem Auswurf. Der Arzt ließ den Auswurf nicht untersuchen, sondern behandelte den Fall als „Grippe". Glücklicherweise erfolgte im August eine Hämoptoe, welche zur Aufnahme ins Krankenhaus führte.

Hier wurden im Sputum Tuberkelbazillen und im Röntgenbild eine im Zerfall begriffene tuberkulöse Pneumonie des rechten Oberlappens nachgewiesen. Mit dem Pneumothorax mußte wegen des hohen Fiebers bis September zugewartet werden, und nun war es für die Kollapsbehandlung bereits zu spät, weil es unterdessen zu einer Aspirationsaussaat links gekommen war (mandarinengroßer Schatten im linken Unterlappen!). Ein Pneuversuch rechts mußte wegen breiter Verwachsungen wieder aufgegeben werden; auch links war die Anlage eines Pneumothorax wegen Verwachsungen unmöglich. Eine Blutsenkung von 45 mm Westergren und ein Koagulationsband von nur einem Röhrchen zeigte die Malignität des Prozesses an. Das Röntgenbild zeigte nach halbjähriger Liegekur rechts eine schillinggroße, links eine walnußgroße Kaverne.

Dieses Beispiel zeigt die verhängnisvolle Entwicklung, welche die Krankheit nimmt, wenn die pneumonische Tuberkulose nicht rechtzeitig erkannt und wenn keine frühzeitige Kollapsbehandlung eingeleitet wird. Schuld an der Verspätung der Diagnose war in diesem Falle die Versäumnis der Sputumuntersuchung und einer Röntgenuntersuchung im Juli. Fälle dieser Art gehen in der Regel zugrunde.

Eine Rettung gelingt nur ausnahmsweise. Wir kommen auf die weitere Therapie dieses Falles noch zurück (s. S. 201).

Die langsam fortschreitenden unizentrisch beginnenden Tuberkulosen zeigen eine große Mannigfaltigkeit. Klinisch besteht sehr oft gar nicht der Eindruck einer kontinuierlich chronisch verlaufenden Krankheit. Wenn man die Anamnese derartiger Fälle in einem späteren Krankheitsstadium aufnimmt, hört man, daß der Patient vor vielen Jahren erkrankt sei, daß die Krankheit dann aber „ausgeheilt" sei und die gegenwärtige „Neuerkrankung" erst seit wenigen Wochen oder Tagen bestehe. Die Untersuchung deckt dann einen chronischen, viele Jahre alten Prozeß auf. Ein derartiger scheinbar diskontinuierlicher Krankheitsverlauf tritt besonders dann in Erscheinung, wenn die Krankheit spontan oder nach einer kürzeren oder längeren Erholungskur zum Stillstand gekommen ist. Ein solcher Krankheitsstillstand kann schon im Stadium des Infiltrates eintreten und jahrelang anhalten. Im Röntgenbild treten bei stationären Infiltraten die Grenzen gegen das umliegende Gewebe allmählich immer schärfer hervor.

In andern Fällen wird ein Stillstand erst nach der Kavernenbildung beobachtet. Besonders bemerkenswert ist dieser Stillstand dann, wenn die Kaverne bereits eine ansehnliche Größe erreicht hat, und das Sputum lange Zeit hindurch Tuberkelbazillen enthält. Die „stationäre Kaverne" ist dickwandiger und schärfer abgegrenzt als die junge oder die progrediente Kaverne; sie pflegt unter Narbenzug spitzenwärts zu wandern. Rasselgeräusche und andere Aktivitätszeichen fehlen bei der stationären Kaverne, eine geringe Sputummenge kann aber trotzdem weiter bestehen bleiben, und nicht selten weist eine sorgfältige Untersuchung darin noch nach Jahr und Tag Tuberkelbazillen nach. Viele dieser Fälle bleiben wegen Unterlassung einer Sputum- oder Röntgenuntersuchung jahrelang unerkannt.

Die 21jährige Büroangestellte E. L. mußte ein Jahr lang am gleichen Tisch mit einem lungenkranken Kollegen arbeiten, der bald nachher an Tuberkulose gestorben ist. Sie erkrankte plötzlich aus vollem Wohlbefinden mit Fieber, Husten und eitrigem Auswurf. Im Röntgenbild ein Frühinfiltrat links. Es erfolgte lediglich eine konservative Behandlung. Patientin hielt sich für geheilt und suchte erst sechs Jahre später wieder einen Facharzt auf. Nun wurde eine dickwandige alte Kaverne im linken Oberlappen festgestellt. Weitere neue Herde fehlten.

Es handelte sich demnach um eine sechs Jahre lang stationär bleibende Kaverne. Die Tatsache, daß trotz des jahrelang offenen Prozesses (leichte „katarrhalische" Erscheinungen hatten auch in der sechsjährigen Zwischenzeit bestanden!) keine neuen Herde entstanden waren, beweist, daß die für die unizentrisch beginnende Form charakteristische hohe Gewebsresistenz hier in besonders starker Weise entwickelt war.

Die jahrelange Beschränkung auf einen einzigen Herd ist bei offenen Tuberkulosen aber doch eine Ausnahme. Im allgemeinen ent-

stehen, wenn auch erst nach Monaten oder Jahren, A s p i r a t i o n s -
h e r d e , wenn dies nicht durch eine entsprechende Behandlung bei-
zeiten verhindert wird.

Der 23jährige Fabrikarbeiter F. K. mußte mit einem schwer lungenkranken
Kameraden am gleichen Tisch arbeiten und erkrankte nach einigen Monaten mit
stechenden Schmerzen rechts, trockenem Husten und Nachtschweißen. Die Krankheit wurde als „Bronchitis" behandelt. Ein Jahr später (1929) zweiwöchiger
Fieberschub, Temperaturen über 39 Grad, eitriger Auswurf. Der Arzt ließ den
Auswurf nicht untersuchen und bezeichnete die Krankheit als „Grippe". 1930
neuerlicher Fieberschub und Bluthusten. Erst jetzt wurde eine gründliche Untersuchung vorgenommen und eine Kaverne aus Frühinfiltrat im rechten Oberlappen
sowie eine frische Aspirationsaussaat festgestellt.

Das Frühinfiltrat entstand hier sicherlich schon 1928. Ein Jahr
später kam es zur kavernösen Einschmelzung und die Tuberkulose
wurde offen. Erst zwei Jahre später erfolgte die Aspirationsaussaat.
Man sieht bei Fällen dieser Art immer wieder, daß die Kavernenbildung und jede Aspirationsaussaat durch Fieberschübe signalisiert
wird. Es ist charakteristisch für die langsam progrediente Tuberkulose, daß selbst Schwerkranke mit offener Tuberkulose und Kavernen sich zwischen den einzelnen, von Fieber begleiteten Schüben
(Aussaaten) so wohl fühlen, daß sie sogar schwere Arbeit leisten
können. Es entsteht dadurch ein scheinbar diskontinuierlicher Krankheitsverlauf. Ärzte, welche das Sputum nicht zu untersuchen pflegen,
behandeln zwei oder mehr Krankheitsschübe unter der Fehldiagnose
einer „Grippe" und erkennen die tuberkulöse Natur des Leidens
und die Zusammenhänge erst dann, wenn es für jede Hilfe zu spät
geworden ist. Sogar Fachärzte lassen sich durch das Zurücktreten der
klinischen Krankheitserscheinungen in den Zwischenzeiten zuweilen
dazu verleiten, von „Heilung" der Krankheit, anstatt von Beendigung eines einzelnen Krankheitsschubes zu sprechen.

Ist es einmal zu einer Aussaat gekommen, dann kann mit einem
spontanen Stillstand der Krankheit nicht mehr gerechnet werden. Es
ist zwar möglich, daß noch Jahre relativen Wohlbefindens folgen,
aber auch in diesen Jahren schreitet die Krankheit langsam weiter.
Das ist bei einer sorgfältigen Untersuchung an leichten Aktivitätszeichen zu erkennen.

Bei diesen chronischen, über viele Jahre sich hinziehenden und
immer wieder streuenden Prozessen ist regelmäßig eine parallel mit
der Entstehung neuer Herde z u n e h m e n d e H e i l u n g s t e n -
d e n z d e r ä l t e r e n H e r d e festzustellen. Während an den
neuen Herden die Zeichen frischer Entzündung (Rasselgeräusche,
weiche, unscharf begrenzte Röntgenschatten) zu erkennen sind, gehen
die exsudativen Erscheinungen im Bereiche der alten Herde zurück.
Da die unizentrische Tuberkulose in der Regel in den rückwärtigen
Schichten eines Oberlappens beginnt, sind hier beim Krankheitsbeginn die ersten Rasselgeräusche zu hören, in der „zone d'alarme"
der Franzosen, d. h. rückwärts paravertebral in der Höhe der oberen

Brustwirbel. Später wird lediglich die Dämpfung an dieser Stelle entsprechend der zunehmenden Vernarbung und Schwartenbildung intensiver, die Rasselgeräusche aber pflegen an dieser Stelle des ursprünglichen Krankheitsbeginnes wieder zurückzugehen und verschwinden manchmal gänzlich. Im Röntgenbilde ist diese Heilungstendenz der alten Herde an einer Zunahme der Schattenintensität und Schrumpfungsvorgängen im Obergeschoß zu erkennen. Der zuerst erkrankte Oberlappen wird von diesen Schrumpfungsvorgängen am stärksten ergriffen. Seine Verkleinerung durch Schrumpfung hat zur Folge, daß seine untere Grenze hochgezogen und im Laufe der Jahre allmählich immer mehr nach oben verlagert wird. Äußerlich führen diese Schrumpfungsvorgänge zu tiefen Einziehungen der fossae supra- und infraclaviculares. Bei einseitigen Prozessen entsteht infolge der Verschmälerung der kranken Seite eine von außen erkennbare Thoraxasymmetrie.

Während dieser Schrumpfungs- und Heilungsvorgänge im Bereiche der alten Herde schreitet die Krankheit an der Peripherie immer weiter fort. Dieser Fortschritt erfolgt schubweise und jeder einzelne Schub ist von Fieber, Senkungsbeschleunigung und Krankheitsgefühl begleitet. Bei einem Fortschreiten per continuitatem breitet die tuberkulöse Entzündung sich in der Richtung von hinten oben nach vorne unten aus. Infolgedessen sind nach länger dauernder Krankheit Rasselgeräusche und Kavernensymptome an der vorderen Brustwand oft besser zu hören als in der früher erwähnten „zone d'alarme".

Auch die Bildung von Aspirationsherden wird zumeist von heftigeren exsudativen Symptomen eingeleitet. Frische Aspirationsherde sind daher oft zuerst an den neu auftretenden Rasselgeräuschen zu erkennen, und zwar schon in einer Phase, in welcher das Röntgenbild noch keinen Schatten zeigt. Nicht selten ist im Bereiche solcher frischer Herde vorübergehend auch pleuritisches Reiben entsprechend einer umschriebenen trockenen Pleuritis zu hören.

H ä m a t o g e n e A u s s a a t e n gehören nicht zum Bilde der unizentrischen Tuberkulose. Sie entstehen nur ausnahmsweise und unter besonderen Bedingungen, nämlich dann, wenn die hohe Organresistenz, welche sonst für die unizentrische Tuberkulose charakteristisch ist, absinkt. Das ist bei malignem Krankheitsverlauf zuweilen der Fall. Die hämatogenen Streuherde liegen zum Unterschied von den Aspirationsherden nicht subpleural in den Unterlappen, sondern in der Regel mehr minder gleichmäßig verstreut in den Oberlappen. Sie sind meist stumm und daher nur im Röntgenbilde nachzuweisen.

Der ganze Entwicklungsgang der unizentrisch beginnenden, später aber fortschreitenden Tuberkulose dauert, angefangen vom Frühinfiltrat bis zum Endstadium der bilateralen kavernösen Phthise bei schnellem Krankheitsverlauf etwa ein bis zwei Jahre, bei langsamem Verlauf ein bis zwei Jahrzehnte. Ein noch rascherer Verlauf wird beim Europäer nur ausnahmsweise beobachtet („galoppierende Schwindsucht").

Die galoppierende Schwindsucht des postprimären Stadiums unterscheidet sich von der käsigen Pneumonie des Primärstadiums lediglich durch das Verhalten der Hiluslymphknoten. Postprimär nur geringe, primär dagegen schwere Lymphknotenveränderungen. Die „Pubertätsphthise" gehört in den Kreis der primären Tuberkulosen.

Beispiel einer unizentrisch beginnenden und langsam bis zum phthisischen Endstadium fortschreitenden Tuberkulose: W. Th. erkrankte im Alter von 19 Jahren mit hohem Fieber. Husten und ein wenig Auswurf. Der Arzt ließ das Sputum nicht untersuchen, sondern behandelte den Fall als „Grippe". Nach der vermeintlichen Heilung dieser Pseudogrippe kam es zu einer starken Abmagerung. Der Kranke suchte aber erst zwei Jahre später wieder ärztliche Hilfe auf, als ein zweiter Fieberschub erfolgte. Nun legitimierte die Krankheit sich durch eine schwere Hämoptoe als Tuberkulose. Das Röntgenbild zeigte nach diesem zweijährigen Bestand der Krankheit eine große Kaverne im linken Oberlappen, jedoch noch keine Aussaat. Die Krankheit wurde trotz dieses klaren Befundes „konservativ" weiter behandelt. Diese Behandlung konnte jedoch weitere Fieberschübe, d. h. weitere Aussaaten nicht verhindern! Ich sah den Kranken erst im elften Jahre seiner Tuberkulose, er war unterdessen 30 Jahre alt geworden, im Stadium der beiderseitigen kavernösen Phthise.

Hier war die Resistenz von vorneherein offensichtlich eine relativ gute gewesen, sonst hätte es nicht mehr als zwei Jahre bis zur Entstehung der ersten Aspirationsherde gedauert und der Kranke hätte nicht elf Jahre lang trotz der offenen Tuberkulose weitergelebt. Er wäre durch eine rechtzeitige Kollapsbehandlung sicherlich zu retten gewesen.

4. Das Endstadium der unizentrisch beginnenden Tuberkulose.

Die organbeschränkte bilaterale kavernöse Phthise endet relativ selten plötzlich etwa mit einer schweren Blutung oder einem Ventilpneumothorax nach Kavernenperforation. In der Regel kündigt sich der endgültige Zusammenbruch dadurch an, daß plötzlich Metastasen an Stellen entstehen, welche sich vorher trotz einer jahrelangen Überschwemmung mit Tuberkelbazillen frei von Tuberkulose gehalten haben. Eine solche Stelle ist der Darm. Die D a r m t u b e r k u l o s e des Endstadiums macht oft nur geringe Beschwerden. Ein leichtes Druckgefühl in der Ileocoecalregion und zeitweilige Obstipation sind manchmal alles; Diarrhoen können fehlen. Aber der Stuhl enthält okkultes Blut und der Harn vermehrtes Indikan. Die Röntgenuntersuchung des Darmes zeigt einen erhöhten Gasgehalt und oft schon ausgedehnte Wandveränderungen. Diese Form der Darmtuberkulose ist nicht wegen der dadurch bedingten Funktionsstörungen bedenklich, denn diese sind nur gering, sondern deshalb, weil sie das erste Anzeichen eines Überganges der organbeschränkten Phthise in eine generalisierte Tuberkulose ist. Nun stellen sich oft auch Heiserkeit und Schluckschmerzen infolge einer ulzerösen

Kehlkopftuberkulose ein. Mit der Entstehung gelatinös-pneumonischer Herde in den Unterlappen setzt auch in den Lungen das exsudative Endstadium ein. Bronchialatmen und klingende Rasselgeräusche lassen die Ausdehnung des Prozesses erkennen, das Fieber steigt hoch an und die Sputummenge nimmt zu. Es ist erstaunlich, daß trotz dieser schweren Veränderungen das subjektive Befinden noch relativ gut bleibt und daß eine ausgesprochene Kurzatmigkeit zumeist fehlt. Zu einer stärkeren Dyspnose kommt es nur bei den Kranken, bei welchen die eine Lunge schon vorher infolge eines Empyems, einer Phrenicuslähmung oder einer Plastik aus der Atmung ausgeschaltet worden ist.

Nicht selten werden dem Kranken die letzten Tage durch eine auffallende Euphorie erleichtert, welche zu dem schlechten objektiven Befund in starkem Gegensatz steht. Sogar der Appetit und die Nahrungsaufnahme kann in den letzten Lebenswochen noch gut sein. Trotzdem erreicht die Abmagerung einen extremen Grad, da die aufgenommene Nahrung nicht mehr ausgenützt wird.

Wahrscheinlich spielen dabei Resorptionsstörungen, welche durch die schwere, postmortal bei solchen Fällen immer nachweisbare Nebenniereninsuffizienz (bei Cortinmangel Störung der Fett- und Zuckerresorption!) bedingt sind, eine Rolle.

Zuweilen kommt es sub finem auch zu einer hämatogenen Aussaat und der Tod wird durch eine Meningitis herbeigeführt. Seltener ist die von schweren Ödemen begleitete Amyloidose. Meist tritt der Tod unter den Erscheinungen einer langsam zunehmenden Kreislaufschwäche ein. Der Blutdruck sinkt, die Pulsfrequenz wird sehr beschleunigt. Auch diese Erscheinungen sind ebenso wie der sogenannte „Herztod" bei andern Infektionskrankheiten auf eine Nebenniereninsuffizienz zurückzuführen. Es wäre ein Fehler, das in diesem Stadium unabwendbare Ende durch große Gaben von Kreislaufmitteln noch um Tage oder Stunden hinauszuzögern, sondern es ist Pflicht des Arztes, dem Kranken das Sterben durch entsprechende Gaben von Narcoticis (Eukodal u. dgl.) zu erleichtern.

5. Die Therapie der unizentrisch beginnenden Tuberkulose.

Es gibt keine für alle Krankheitsformen gleichermaßen gültige „Tuberkulosetherapie", sondern die Therapie ist bei den einzelnen Formen dieser Krankheit so verschieden, als ob es sich um verschiedene Krankheiten handeln würde. Bei der unizentrischen Tuberkulose mit ihrem exsudativen Initialherd und ihrer relativ hohen allergischen Organresistenz sind andere Mittel notwendig als bei der multizentrischen Tuberkulose, bei welcher infolge einer unzureichenden Resistenz und des Fehlens einer ausreichenden Antikörperbildung (vgl. S. 51 u. 62) immer wieder neue hämatogene Herdchen entstehen. Die Therapie der unizentrischen Tuberkulose wird daher im folgenden gesondert besprochen. Auf die Therapie der multizentrischen Tuberkulose wird erst in einem späteren Kapitel eingegangen werden.

Da der exsudative Initialherd der unizentrischen Tuberkulose zu raschem Zerfall neigt, nach eingetretenem Zerfall aber eine Überschwemmung des Bronchialbaumes mit Tuberkelbazillen eintritt, ist es das wichtigste Gebot, diesen Zerfall zu verhindern oder, wenn er bereits eingetreten ist, den erkrankten Lungenabschnitt ruhig zu stellen, damit eine intrakanalikuläre Verschleppung der Tuberkelbazillen hintangehalten wird. Die einzige Therapie, welche das vermag, ist die Kollapstherapie. Dieselbe ist daher so rasch als möglich einzuleiten.

Viel weniger wichtig ist bei der unizentrisch beginnenden Tuberkulose die allgemein roborierende und die immunisierende Behandlung, denn die Resistenz gegen weitere tuberkulöse Herdbildungen ist gerade bei dieser Krankheitsform nach der Entstehung des exsudativen Initialherdes eine relativ große. Daher ist der Kampf gegen die Krankheit in der Regel schon gewonnen, wenn es nur gelingt, den kompakten Initialherd zu beruhigen und auszuschalten. Wegen der entscheidenden Bedeutung, welche dabei der Kollapstherapie zukommt, wird diese zuerst besprochen. Auf andere ergänzende therapeutische Maßnahmen und auf die Behandlung derjenigen Fälle, bei welchen eine Kollapsbehandlung nicht durchführbar ist, wird erst später eingegangen werden.

a) Die Kollapstherapie.

Allgemeine Richtlinien und Theorie der Wirkung.

Bei der unizentrisch beginnenden Tuberkulose dürfen nicht kostbare Monate mit unnützen, zum Teil sogar gefährlichen Behandlungsversuchen (Liegekuren, Goldtherapie, Tuberkulintherapie) vergeudet werden, sondern die Kollapstherapie ist unverzüglich einzuleiten, sobald die Diagnose „unizentrisch beginnende aktive Tuberkulose" feststeht. Besondere Eile ist geboten, wenn bereits Zerfallserscheinungen bestehen (elastische Fasern oder Tuberkelbazillen im Sputum). Eine optimale Wirkung wird mit der Kollapstherapie nur dann erreicht, wenn sie schon beim Krankheitsbeginn einsetzt. Es ist dabei zu berücksichtigen, daß die ärztliche Diagnose meist gar nicht zur Zeit des wirklichen Krankheitsbeginnes, sondern erst in einem Stadium gestellt wird, in welchem die Krankheit tatsächlich schon monatelang besteht und schon soweit fortgeschritten ist, daß jeden Augenblick eine Katastrophe eintreten kann, d. h. eine Aspirationsaussaat erfolgt, welche nicht mehr beherrscht werden kann.

Die Erfolgsaussichten der Kollapstherapie sind um so schlechter, je später dieselbe eingeleitet wird. Wenn man allzulange zögert, ist es nicht selten schon zu spät und das Leben des Kranken kann selbst durch die Heranziehung der eingreifenden modernen Operationsverfahren nicht mehr gerettet werden. Beim Krankheitsbeginn genügt dagegen in der Regel ein einfacher Pneumothorax. Je früher mit demselben begonnen wird, desto geringer sind die zu erwartenden Komplikationen. Je länger die Pneumothoraxbehandlung hinausgeschoben worden ist, desto häufiger sind unterdessen Verwachsungen entstanden, welche entweder ergänzende Operationen erfordern oder eine Pneumothoraxbehandlung überhaupt unmöglich machen, so daß dann ein Kollaps nur mehr auf chirurgischem Wege erzwungen werden kann.

Ein Aufschub der Kollapsbehandlung ist aus allen diesen Gründen daher nur unter bestimmten Bedingungen zulässig. Erstens bei den Fällen, bei welchen das Röntgenbild einem ruhenden Prozeß entspricht und auch sonstige Aktivitätszeichen fehlen oder nur sehr gering sind. Solche gefährdete Personen können vorerst einige Wochen bei einer Liegekur, welche am besten in einer Heilstätte durchgeführt wird, unter ärztlicher Aufsicht bleiben. Wenn alle verdächtigen Symptome dabei völlig verschwinden, kann bis auf weiteres auf die Kollapstherapie verzichtet werden. Da aber noch jahrelang die Gefahr besteht, daß der ruhende Krankheitsherd plötzlich wieder aktiv wird und einschmilzt, müssen diese Patienten auch weiter regelmäßig ärztlich überprüft werden. Dabei genügt die monatliche Kontrolle der Spirometerwerte. Im übrigen ist darauf zu achten, ob etwa ein geringes Morgensputum auftritt und die Leistungsfähigkeit zurückgeht. Bei dem Fehlen irgendwelcher alarmierender Symptome genügt eine Röntgenkontrolle einmal jährlich. In dieser Zeit ist überdies erhöhte Vorsicht und Schonung, Arbeitsentlastung und kräftige kalorien- und vitaminreiche Ernährung am Platze (vgl. S. 124).

Eine zweite Gruppe von Fällen, bei welchen ein Aufschub der Kollapstherapie in Betracht gezogen werden muß, sind die Fälle mit besonders heftigen entzündlichen Begleiterscheinungen. Wenn hohes Fieber besteht, führt die Anlage eines Pneumothorax in der Regel zur Exsudatbildung. In solchen Fällen muß daher zugewartet werden, bis das Fieber wieder zurückgeht. Wenn es nicht ganz schwindet, so sollte doch gewartet werden, bis die Temperatur wenigstens unter 38 ° C gefallen ist. Wenn das Fieber aber mehrere Wochen anhält, dann ist es besser, eine Beruhigung des Krankheitsprozesses durch eine temporäre Phrenicusausschaltung zu versuchen, als bei hohem Fieber einen Pneumothorax zu riskieren. Die größeren Kollapsoperationen kommen in der akuten exsudativen Phase überhaupt nicht in Betracht, wohl aber eine einleitende Chemotherapie (S. 266).

Das mechanische Ziel jeder Kollapstherapie ist der vollständige Kollaps und damit auch die vollständige Ausschaltung des kranken Lungenabschnittes aus der Atmung. Je weniger weit die Krankheit fortgeschritten ist, desto leichter und vollkommener kann dieses

Ziel erreicht werden, und desto geringer ist die erforderliche Verminderung der Gesamt-Atemfläche. Je weiter die Krankheit sich
ausgebreitet hat, desto schwieriger ist es, alle betroffenen Lungenabschnitte auszuschalten und desto eingreifendere Operationen sind erforderlich. Der Kollapstherapie ist schließlich eine unüberwindliche
Grenze gesetzt dort, wo die Gesamt-Atemfläche über das mit dem
Leben vereinbarte Maß eingeschränkt werden müßte oder die erfor-
derlichen Operationen die Kräfte des Kranken übersteigen würden.

Wenn es gelungen ist, einen völligen Kollaps des erkrankten
Lungenabschnittes herbeizuführen, dann hören alle Krankheits-
erscheinungen binnen sehr kurzer Zeit, oft geradezu schlagartig auf:
Es schwinden nicht nur die Aktivitätssymptome (Rasselgeräusche,
Fieber, Sputum, Senkungsbeschleunigung usw.), sondern auch die
Müdigkeit und Appetitlosigkeit. Es ist, als ob die Krankheit aus-
gelöscht wäre.

Dieser Besserung des subjektiven Befindens entspricht auch der
objektiv nachweisbare Rückgang der krankhaften Veränderungen in
der Lunge: Frühinfiltrate verschwinden, tuberkulöse Pneumonien
heilen cirrhotisch aus; selbst größere Kavernen können unter spalt-
förmiger Verengerung und Schwielenbildung ausheilen und zuweilen
sogar völlig verschwinden. Ein Beispiel für letzteres ist folgende
Beobachtung:

Gr. G., eine 29jährige Frau, erkrankte mit einer käsigen Pneumonie des
rechten Oberlappens. Bei Einleitung der Pneumothoraxbehandlung zeigte das
Röntgenbild bereits eine apfelgroße Kaverne mit Flüssigkeitsspiegel. Nach vier
Jahren wurde Patientin geheilt aus der Pneubehandlung entlassen. Ein Jahr
später starb sie an Magencarcinom. Bei der von Professor H a m p e r l vorgenommenen Autopsie wurde auch die Lunge besonders genau revidiert, und es
zeigte sich, daß die schwere Tuberkulose bis auf „eine anthrakotische, einen
kleinen Käseherd einschließende Schwiele" völlig ausgeheilt war. Von der apfel-
großen Kaverne war keine Spur mehr vorhanden.

Die starke Heilwirkung der Kollapstherapie ist nach der allgemein herrschenden Meinung auf die Ruhigstellung und Entspannung der Lunge sowie auf die durch die Verlangsamung der Luft-
strömung und Lymphströmung bedingte Hemmung der endopulmo-
nalen Ausbreitung der Krankheit zurückzuführen. Das schlagartige
Schwinden aller toxischen Erscheinungen kann aber dadurch allein
nicht in befriedigender Weise erklärt werden. Es ist vielmehr folgendes zu bedenken. Das Wachstum der Tuberkelbazillen wird bei
reichlicher Sauerstoffversorgung, also z. B. in einer normal atmen-
den Lunge, gefördert, bei Verschlechterung der Sauerstoffversorgung
dagegen augenblicklich gehemmt (vgl. S. 5). Die Kollapstherapie
führt infolge der Ausschaltung des kranken Lungenabschnittes aus
der Atmung zu einer wesentlichen Verschlechterung der Sauerstoffversorgung, da die Kollapslunge nicht nur weniger ventiliert,
sondern auch weniger durchblutet wird (R. W e i ß [5]). Gemäß der

---

[5] Zeitschr. ges. exp. Med. 53, 138, 1926.

Regel von N o v y und S o u l e (s. S. 4) muß infolgedessen die
V i t a l i t ä t a l l e r T u b e r k e l b a z i l l e n, welche sich in der
zum Kollaps gebrachten Lunge eingenistet haben, abnehmen.
Diese d i r e k t e E i n w i r k u n g a u f d i e T u b e r k e l b a z i l -
l e n, nicht aber die mechanische Ruhigstellung der Lunge ist d e r
e n t s c h e i d e n d e F a k t o r! Nach dieser Auffassung ist die
sofort nach Drosselung der Sauerstoffzufuhr eintretende Abnahme
der tuberkulotoxischen Erscheinungen und die anschließende Heilung
nicht mechanisch, sondern biochemisch zu erklären: Sie beruht auf
einer H e m m u n g d e s W a c h s t u m s d e r T u b e r k e l -
b a z i l l e n.

Gerade bei der unizentrischen Form der Tuberkulose genügt
diese Wachstumshemmung meist zur endgültigen Ausheilung der
Tuberkulose, weil bei dieser Krankheitsform die allergische Resistenz in der Regel so gut entwickelt ist, daß der Organismus mit
der Krankheit fertig wird, sobald nur das weitere Wachstum der
Tuberkelbazillen in dem pulmonalen Hauptherd abgestoppt worden ist.

α) Der Pneumothorax.

Die Pneumothoraxbehandlung ist das leichteste und schonendste
Kollapsverfahren. Sie ist aber nur solange möglich, als ein freier
Pleuraraum besteht. Dies kann nicht nach dem Röntgenbild, sondern
nur nach mehreren Pneuversuchen (seitlich und vorne) entschieden
werden. Nicht selten wird ein freier Pleuraraum gefunden, obwohl
das Röntgenbild Verwachsungen vermuten ließ. Sogar bei Fällen
mit starken Schrumpfungserscheinungen, Verziehungen des Mediastinums nach der kranken Seite usw. können Verwachsungen fehlen!
Da es im Laufe der Krankheit fast immer, und zwar oft schon binnen
weniger Wochen zu einer Verwachsung der Pleurablätter gerade im
Bereich des Krankheitsherdes kommt, ist Eile geboten. Die erste
Voraussetzung einer erfolgreichen Pneubehandlung ist die F r ü h -
d i a g n o s e. Dann muß ungesäumt mit der Behandlung begonnen
werden. Ein Aufschub ist nur bei ruhenden Prozessen unter Beachtung der auf Seite 89 erörterten Vorsichtsmaßnahmen zulässig. Es
ist ein verhängnisvoller Fehler, wenn Kranke, bei denen ein zerfallendes Frühinfiltrat festgestellt worden ist, zuerst einer monate-
langen Liege- und Mastkur unterworfen werden, weil während
dieser nutzlos vergeudeten Monate Verwachsungen entstehen, welche
später die Durchführung einer Pneubehandlung verhindern.

Das Instrumentarium. Die Pneumothoraxnadeln sind stärkere Hohlnadeln,
bei welchen die Luft durch eine seitliche Öffnung austritt. Die Nadelspitze ist
massiv und entweder scharf zugeschliffen (scharfe Nadel) oder abgerundet
(stumpfe Nadel). Zu letzterer gehört eine scharfe, 2 cm lange Führungskanüle.

Der Pneumothoraxapparat besteht aus zwei Hauptbestandteilen, dem Gasbehälter und dem Manometer. Das letztere zeigt den intrapleuralen Druck in

cm Wasser an. Die Pneumothoraxnadel wird durch einen Gummischlauch mit dem Apparat verbunden und entweder an das Manometer oder an den Gasbehälter angeschaltet. Die Anordnung soll so getroffen sein, daß der Operateur in der Lage ist, mit einer Hand vom Manometer auf den Gasbehälter und umgekehrt umzuschalten. Im übrigen ist es gleichgültig, welches der zahlreichen im Handel befindlichen Modelle verwendet wird.

Der Gasbehälter wird mit gewöhnlicher Luft gefüllt, welche man durch ein lockeres Wattefilter treten läßt, so daß Staubteilchen zurückgehalten werden. Von der Verwendung reinen Stickstoffes ist man wieder abgekommen, seit es bekannt ist, daß sich in der Pleurahöhle durch Gasdiffusion immer ein Gleichgewicht mit der in der Lunge zirkulierenden Luft einstellt, so daß auch in der Pleurahöhle immer ein Gemisch von Stickstoff, Sauerstoff und Kohlensäure entsteht, und zwar auch dann, wenn man nur reinen Stickstoff eingefüllt hat.

Die Durchführung des Pneumothorax. Der Pneumothorax ist zwar nur ein kleiner operativer Eingriff, er erfordert aber trotzdem eine absolute A s e p s i s , da Sekundärinfektionen der Pleura eine Fortsetzung der Pneumothoraxbehandlung unmöglich machen und die Patienten in solchen Fällen daher regelmäßig zugrunde gehen. Die Asepsis muß in anderer Weise wie sonst üblich gewahrt werden, da der Operateur gezwungen ist, während der Operation auch unsterile Teile des Apparates zu berühren. Eine Händedesinfektion, welche bekanntlich mindestens halbstündiges Waschen erfordert, hätte daher keinen Sinn. Es ist vielmehr folgendes zu beachten:

1. Die Einstichstelle ist mit Jodtinktur zu befeuchten.

2. Die zur Anästhesie und zum Pneumothorax benützten Nadeln müssen zuverlässig sterilisiert sein, sie dürfen an dem Teil, der in die Pleurahöhle eingeführt wird, nicht mit dem Finger (auch nicht mit einem gewaschenen Finger!) berührt werden Ebenso ist darauf zu achten, daß die Nadelspitze nicht vor der Einführung mit der nichtjodierten Haut des Patienten in Berührung kommt.

3. Es muß absolut t r o c k e n gearbeitet werden. Weder die Nadeln noch das Schlauchsystem dürfen eine Spur von Flüssigkeit enthalten. Bei Einhaltung dieser Vorschrift können die gleichen Schlauchverbindungen monatelang ohne jedesmaliges Sterilisieren benützt werden.

Als Einstichstelle wird der 3. bis 5. Interkostalraum in der mittleren Axillarlinie bei Seitenlage des Patienten bevorzugt. Wenn hier Verwachsungen zu befürchten sind, geht man besser im 2. oder 3. Interkostalraum vorne ein. Der Interkostalraum wird am leichtesten gefunden, wenn man zur Palpation nicht nur die Fingerspitzen, sondern den Zeigefinger in ganzer Länge benützt; man fühlt dann auch bei fettleibigen Patienten besser die angrenzenden Rippen. Der Patient darf nun den über den Kopf hinaufgeschlagenen Arm nicht mehr bewegen. Die Einstichstelle wird mit Jodtinktur markiert. Eine Anästhesie ist für die Erstanlage erforderlich, Nachfüllungen können von geübter Hand auch ohne Anästhesie vorgenommen werden. Es genügen 2 ccm einer 1%igen Novocainlösung ohne Adrenalinzusatz. Etwa ½ ccm wird zur Erzeugung einer intrakutanen Quaddel benützt, dann wird die Nadel unter Fortsetzung der Injektion in genau senkrechter Richtung bis zur Pleura (hier oft Hustenreiz!) vorgeschoben und der Rest des Novocains hier deponiert.

Die Durchführung einer Anästhesie ist besonders dem weniger Geübten anzuraten, weil sie eine Orientierung über den Weg zur Pleura ermöglicht. War die Einstichstelle schlecht gewählt, so gerät man schon bei der Anästhesie auf die Rippe und muß entweder etwas oberhalb oder etwas unterhalb eingehen, um in den Interkostalraum zu treffen. Dabei ist stets eine genau senkrechte Richtung einzuhalten.

Die Anästhesie tritt augenblicklich ein. Man kann daher nach Beendigung derselben sofort mit der Pneunadel eingehen. Wir benützen gewöhnlich die scharfe Nadel nach D e n e c k e , bevorzugen aber Nadeln, deren Spitze nicht allzuscharf zugeschliffen ist, so daß es möglich ist, beim Einführen den verschiedenen Widerstand der einzelnen Schichten zu fühlen. Vor der Einführung wird die Nadel mit dem Manometer verbunden und man überzeugt sich durch einen Druck auf den Verbindungsschlauch, daß das Manometer ausschlägt. Die Nadel wird zuerst mit einem Ruck durch die Haut, d. h. ½ cm weit (nicht weiter!) gestoßen, dann aber ganz langsam und behutsam (dies ist sehr wichtig!) Millimeter für Millimeter weiter vorgeschoben, bis in einer Tiefe von zwei bis vier cm die Pleura parietalis erreicht ist. Bei weiterem Vorschieben der Nadel ist der Widerstand derselben deutlich zu fühlen. Der Operateur, dessen Hand mit dem Kleinfingerballen der Brustwand aufgelegt wurde und auf diese Weise die Pneunadel zuverlässig fixiert, richtet sein weiteres Vorgehen nach dem Manometer. Vier Möglichkeiten sind gegeben:

1. Das Manometer sinkt auf negative Werte und zeigt deutliche respiratorische Schwankungen, welche bei normaler Atmung mindestens zwei cm, oft aber auch beträchtlich mehr betragen. Dies ist ein sicheres Zeichen, daß die Öffnung der Nadel im freien Pleuraraum angelangt ist. Es kann daher durch Umschalten auf den Gasbehälter sofort mit der Füllung begonnen werden.

2. Das Manometer sinkt zwar auf negativen Druck, zeigt jedoch keine nennenswerten Ausschläge. Dieses Verhalten wird nicht nur dann beobachtet, wenn die Nadel in die Lunge eingedrungen ist, sondern zuweilen auch dann, wenn sie noch extrapleural knapp an der Pleura liegt oder wenn ein Tröpfchen Flüssigkeit die Nadelöffnung verlegt. Es darf nichts eingefüllt werden, bevor die richtige Schicht gefunden ist und das Manometer dies durch die charakteristischen großen Ausschläge anzeigt. Manchmal bewirkt auch

ein kurzer Hustenstoß oder ein etwas tieferer Atemzug ein freies Zirkulieren der Luft. Wenn das nicht erreicht wird, muß der Pneu an einer anderen Stelle versucht werden. Das Anstechen der Lunge führt zuweilen zu einer kleinen, praktisch bedeutungslosen Hämoptyse.

3. Das Manometer schwankt um ein bis zwei Striche zwischen negativen und positiven Werten. Dies ist ein Zeichen, daß die Nadel in die Lunge eingedrungen ist. Die Nadel muß daher sofort wieder zurückgezogen werden.

4. Das Manometer zeigt gar keine Ausschläge, wenn entweder die Nadel oder die Leitung an irgendeiner Stelle verstopft ist. Die Nadel muß daher wieder herausgenommen und das ganze System auf Durchlässigkeit geprüft werden.

Wenn die Nadel richtig liegt, wird mit der Füllung begonnen. Man läßt vorerst nur wenige ccm einströmen und kontrolliert sofort wieder den Druck. Wenn auch jetzt das Manometer durch weite Ausschläge die richtige Lage der Nadel bestätigt, wird die Füllung mit 50 ccm, dann mit 100 ccm und dazwischen geschalteten Manometerkontrollen fortgesetzt, bis das Gesamtquantum erreicht ist.

Bei der ersten Füllung genügen 300 bis 400 ccm. Nach Beendigung der Füllung wird der Enddruck geprüft. Er soll inspiratorisch noch negativ sein. Dann wird die Nadel mit einem Ruck herausgezogen. Die Anlage eines Verbandes ist überflüssig. Pflasterverbände sind wegen der Hautreizung in der Operationszone schädlich.

Wenn der Druck während der Operation plötzlich auf positive Werte hinaufschnellt, ist dies ein Zeichen, daß die Nadel aus dem freien Pleuraraum wieder herausgeglitten ist. Der Pleuraraum muß dann unter Manometerkontrolle von neuem aufgesucht werden. Wenn Verwachsungen fehlen, pflegt der Druck nach der Einfüllung von 400 ccm nur wenig über dem Anfangsdruck zu liegen. Ein stärkerer allmählicher Druckanstieg erfolgt nur dann, wenn entweder Verwachsungen bestehen oder wenn sich ein Flüssigkeitserguß gebildet hat. Die Höhe des Druckanstieges ist ein ungefähres Maß für die Ausdehnung der Verwachsungen. Bei Verwendung einer stumpfen Nadel ist das Vorgehen im allgemeinen das gleiche. Zuerst muß die scharfe Führungskanüle durch die Haut gestoßen werden. Wenn diese richtig liegt, wird die stumpfe Nadel durch die Führungskanüle eingeführt und dann durch die Muskelschichten vorgeschoben, bis man an einem starken Widerstand merkt, daß die Pleura parietalis erreicht ist. Die Durchstoßung derselben erfordert bei Verwendung einer stumpfen Nadel oft eine starke Gewaltanwendung, weil die Pleura parietalis nicht selten beträchtlich verdickt ist. Man muß dann besonders darauf achten, daß die Nadel nicht nach Durchstoßung dieses Hindernisses abrupt tiefer gestoßen wird und die darunter liegende relativ weiche Lunge verletzt.

Die erste **Nachfüllung** erfolgt nach drei Tagen, die nächste nach einer Woche. Bei jeder Nachfüllung wird die Luftmenge um 100 ccm gesteigert, bis das zum Kollaps erforderliche Gesamtquantum erreicht ist. Dasselbe beträgt bei freier Pleura je nach der Thoraxgröße 700 bis 1000 ccm, selten noch mehr. Die Regel, daß der inspiratorische Druck negativ bleiben soll, ist auch bei den Nachfüllungen zu beobachten. Die Intervalle zwischen den Nachfüllungen können allmählich verlängert werden. Meist bleibt es nach etwa zehn Füllungen bei einem Intervall von vier Wochen. Eine Nachfüllung ist notwendig, wenn der Pneuspalt auf Fingerbreite zurückgegangen ist. Es ist ein Fehler, zu warten, bis die Lunge wieder der Brustwand anliegt. Es ist aber auch ein Fehler, Luft nachzufüllen, wenn die Lunge noch gut kollabiert ist, weil dann eine Überblähung des Mediastinums nach der gesunden Seite eintreten kann. Zur Beurteilung dieser Verhältnisse ist wenigstens während der ersten Behandlungsmonate eine regelmäßige Röntgenkontrolle erforderlich. Wenn eine solche nicht möglich ist, dann muß der Kollapszustand vor jeder Nachfüllung durch die Auskultation überprüft werden. Wenn auf der Pneuseite noch kein Atemgeräusch zu hören ist, darf noch nicht nachgefüllt werden, denn das Fehlen des Atemgeräusches ist ein sicheres Zeichen dafür, daß die Lunge noch ausreichend kollabiert ist.

Gefahren und Komplikationen der Pneumothoraxtherapie.
1. **Die Pleurareizung.** Jede Reizung der Pleura bedingt die Gefahr einer Entzündung derselben. Entzündungen der Pleura führen aber zu Verwachsungen und diese vereiteln eine erfolgreiche Weiterführung der Pneubehandlung. Pleurale Verwachsungen sind weitaus die häufigste Ursache eines Scheiterns der Pneutherapie. Das praktisch wichtigste Gebot bei jeder Pneubehandlung lautet daher: **Es muß alles vermieden werden, was die Pleura reizen könnte!** Im einzelnen ist auf folgendes Bedacht zu nehmen:

a) Eine scharfe Pneunadel setzt bei der Durchstoßung der Pleura ein viel geringeres Trauma als eine stumpfe Nadel. Der scharfen Nadel ist deshalb der Vorzug zu geben.

b) Jede Steigerung des intrapleuralen Druckes stellt einen Reiz für die Pleura dar. Dieser Reiz ist um so stärker, je höher der Druck angestiegen ist. Besonders schädlich ist es, wenn infolge des zu hohen intrapleuralen Druckes eine Überblähung des Mediastinums eintritt. Es darf daher **nur soviel** Luft eingefüllt werden, als zum **Kollaps der kranken Lunge erforderlich** ist. Der übergroße Pneu, bei welchem nicht nur die kranken, sondern auch die gesunden Lungenabschnitte dauernd bis zur Luftleere komprimiert gehalten werden, ist schädlich. Positive Druckwerte (geprüft im Inspirium!) sind zu vermeiden. Das Verhalten des Mediastinums ist wiederholt zu kontrollieren.

c) Wenn strangförmige Verwachsungen bestehen, kommt es bei jedem Atemzug zu einer Zerrung und damit auch zu einer Reizung der Pleura. Strangförmige Verwachsungen müssen daher beseitigt werden (vgl. S. 102).

Das erste Symptom der Pleurareizung bei einer Pneumothoraxbehandlung ist die Bildung eines Exsudates. Bei leichten Pleurareizungen ist dasselbe nur klein (Sinusexsudat), bei stärkeren Reizungen, z. B. bei dem Bestehen strangförmiger Verwachsungen, kann das Reizexsudat jedoch eine ansehnliche Größe erreichen. Reizexsudate gehen ohne weitere Therapie wieder zurück, sobald der Pleurareiz verringert oder ausgeschaltet wird. Oft genügt eine Verringerung der Luftmengen und eine Verlängerung der Intervalle bei den Nachfüllungen. In andern Fällen schwindet die Exsudation erst nach der Beseitigung von Verwachsungen (Thorakokaustik).

Beispiel: Vor Jahren wurde ein junges Mädchen auf meine Abteilung eingewiesen, weil nach jeder Nachfüllung Fieber über 39° C auftrat, welches einige Tage anhielt. Das Röntgenbild zeigte einen gut sitzenden Pneu, jedoch ein Sinusexsudat. Der Lungenkollaps war auch nach Ablauf der vier Wochen betragenden bisherigen Nachfüllungszeit noch ausreichend. Es wurde daher nichts nachgefüllt. Auch nach acht Wochen war der gleiche Befund zu erheben. Das Exsudat ging erst im 3. Monat zurück. Da der kranke Oberlappen aber auch jetzt noch genügend kollabiert war, wurde die Nachfüllung noch weiter hinausgeschoben. Erst nach viermonatiger Pause erfolgte die erste Nachfüllung, und zwar nur mit 440 ccm. Diese Nachfüllung wurde ohne Beschwerden vertragen. Die weiteren Nachfüllungen wurden in Intervallen von drei Monaten vorgenommen. Das Exsudat verschwand nun völlig und die Pneubehandlung konnte ohne weitere Komplikation bis zur Heilung fortgesetzt werden.

Dieser Fall zeigte ein charakteristisches Symptom, welches bei jeder Pleuraexsudation zu beobachten ist, in besonders ausgeprägter Weise: Die Verzögerung der Luftresorption. Erfahrungen dieser Art lehren, daß es schädlich ist, bei den Nachfüllungen schematisch vorzugehen, und daß bei jeder Nachfüllung die noch vorhandene Luftmenge sowie der Kollapszustand der Lunge berücksichtigt werden sollten.

2. Die Sekundärinfektion der Pleura. Dieselbe kann auf zweierlei Weise zustande kommen: erstens durch eine Störung der Asepsis bei der Operation, zweitens durch Anachorese. Jedes Trauma, also z. B. auch ein Pneumothorax, schafft einen locus minoris resistentiae, der auf vorübergehend im Blute kreisende Keime eine solche Anziehungskraft ausübt, daß dieselben sich u. U. an der Stelle des Traumas anreichern. Ascoli[6] hat dieses gesetzmäßige Verhalten eingehend studiert und als „Anacho-

---

[6] Wien. klin. Wschr. 1934, Nr. 30.

rese" bezeichnet. Ich habe schon einige Fälle gesehen, bei welchen es unmittelbar nach einer Angina zu einer Einwanderung von Streptokokken in die Pneumothoraxhöhle gekommen ist. Die Neuanlage eines Pneumothorax muß daher verschoben werden, wenn eine eitrige Infektion, z. B. eine Angina, besteht. Auch mit Nachfüllungen ist in dieser Zeit auszusetzen.

Die Folgen einer Sekundärinfektion der Pneumothoraxhöhle sind ernst. Unter hohem Fieber kommt es zur Bildung eines Exsudates, welches rasch vereitert (Therapie s. S. 229).

3. Die G a s e m b o l i e oder L u f t e m b o l i e entsteht durch das Eindringen von Luft in eine Vene. Luftembolien in Venen des großen Kreislaufes sind viel weniger gefährlich als Luftembolien in Venen des kleinen Kreislaufes. N e m e c [7] konnte sich selbst 10 ccm Luft ohne Schaden in eine Armvene injicieren. Luft, welche in eine Vene des großen Kreislaufes eingedrungen ist, gelangt nämlich nach Passieren des rechten Herzens in die Lunge und verläßt dort wieder das Blut, wenn es sich nicht um allzu große Mengen handelt. Viel gefährlicher ist die Luftembolie bei dem Eintreten von Luft in eine Lungenvene, denn dann gelangt die Luft nach Passieren des linken Herzens in die Hirnarterien und hier genügen schon sehr kleine Luftbläschen zur Verstopfung lebenswichtiger Äste. Die Folgen sind Kollaps, Lähmungen oder Tod des Patienten.

Demnach ist die Gefahr bei der Pneuanlage nur gering, solange die Nadelöffnung noch in der Brustwand liegt, weil hier höchstens eine Luftembolie einer Thoraxvene, also einer Vene des großen Kreislaufes entstehen kann. Größer wird die Gefahr erst bei einem Eindringen der Nadel in die Lunge, denn nun droht eine Lungenvenenembolie mit folgender Hirnembolie! Zur Vermeidung dieser Gefahr wurde die Verwendung stumpfer Pneumotoraxnadeln empfohlen. Bei dem Bestehen flächenhafter Verwachsungen muß aber auch eine stumpfe Nadel nach Durchstoßung der Pleura parietalis in die unmittelbar darunterliegende Lunge gelangen. Nur bei offenem Pleuraspalt kann die Lunge einer stumpfen Nadel eher ausweichen als einer scharfen. Diese geringe Verminderung des Risikos wird aber durch die wesentlich vermehrte Gefahr einer Pleurareizung mehr als aufgewogen. Die stumpfe Nadel kann daher nicht zum allgemeinen Gebrauch, vor allem nicht zum regelmäßigen Gebrauch bei Nachfüllungen empfohlen werden, sondern die Gefahr einer Verletzung der Lunge muß in anderer Weise, nämlich durch besonders behutsames Vorgehen vermieden werden. Wenn Zweifel bezüglich der richtigen Lage der Nadel bestehen, ist die Nadel wieder zurückzuziehen und der Pneu lieber in einer Schichte zu weit außen als zu weit innen zu versuchen und schon nach 1 bis 2 ccm der Manometerdruck zu prüfen.

---

[7] Wien. klin. Wschr. 1935, Nr. 55.

Manche Ärzte empfehlen zur ersten Füllung die leicht resorbierbare Kohlensäure und Tieflagerung des Kopfes. Bei entsprechend behutsamem Vorgehen und strenger Beobachtung der bezüglich des Manometerverhaltens gegebenen Regeln können diese Vorsichtsmaßnahmen entbehrt werden.

4. Der Ventilpneumothorax entsteht bei einer Verletzung der Lungenoberfläche, welche im Inspirium klafft, im Exspirium dagegen kollabiert, so daß bei jedem Atemzug Luft aus der Lunge in den Pleuraraum austritt, die exspiratorisch nicht mehr entleert werden kann. Dieser verhängnisvolle Mechanismus kommt häufig dadurch zustande, daß die Wundränder an der Lungenoberfläche durch strangförmige Verwachsungen im Inspirium klaffend offen gehalten werden. Bei dieser Störung sammelt sich allmählich immer mehr Luft in der Pleurahöhle an und der Druck steigt unerträglich hoch an. Wenn keine Hilfe kommt, stirbt der Patient unter zunehmender Atemnot.

Absaugen der Luft durch eine Spritze oder einen Pneumothoraxapparat bringt nur vorübergehend Erleichterung. Kanülen, welche durch eine kleine Metallplatte in ihrer Lage erhalten werden sollen, haben sich nicht bewährt. Viel besser ist es, einen kleinkalibrigen Gummischlauch in die Pleurahöhle einzuführen, dessen freies Ende durch ein Condom verschlossen ist. In das Condom wird ein Schlitz geschnitten, welcher sich bei Überdruck öffnet, bei Unterdruck kollabiert. Wir verwenden für diesen kleinen Eingriff das für die Kavernendrainage gebräuchliche Instrumentarium, welches zuerst von Kenner für diesen Zweck empfohlen worden ist. Nach Anbringung des Condomventils entweicht die Luft bei jedem Exspirium durch den Schlitz, beim Inspirium aber schließt sich der Schlitz, so daß die schädliche Wirkung des Lungenventils kompensiert wird und die Luftmenge im Pleuraraum wieder abnimmt.

Manche Fälle von Ventilpneumothorax kommen spontan zum Stillstand, und zwar meist unter Bildung eines Exsudates. Zuweilen ist aber wegen der hochgradigen Atemnot eine rasche radikale Hilfe notwendig: Thorakoskopie und Durchtrennung der Stränge. Im Notfall ist während der Operation Sauerstoffatmung durch eine Nasensonde durchzuführen. Die Angaben Sattlers über den Erfolg dieser Therapie kann ich nach eigenen Erfahrungen bestätigen.

5. Die Pleuritis exsudativa. Drei Formen von Pleuritis können im Verlaufe einer Pneumothoraxbehandlung auftreten: a) das Reizexsudat (s. S. 96), b) die Pleuritis nach Sekundärinfektion der Pleura, c) die tuberkulöse Pleuritis. Die Formen b) und c) werden in einem späteren Kapitel näher besprochen werden (s. S. 227).

Unter den Komplikationen der Pneumothoraxbehandlung wird die Luftembolie am meisten gefürchtet, aber mit Unrecht, denn Luftembolien sind selten, nach einer großen, auf Grund einer

Rundfrage bei 29 Fachärzten von M a e n d l[8] aufgestellten Statistik 0,1 %, Todesfälle an Luftembolie sind noch viel seltener. D i e pleuralen Reizfolgen, Exsudatbildung und Verschwartung, sind praktisch viel wichtiger! Sie verlaufen zwar nicht so dramatisch wie eine Luftembolie oder ein Ventilpneumothorax, sie haben aber in der Regel den Tod des Kranken binnen einiger Jahre zur Folge, denn sie verhindern eine erfolgreiche Beendigung der Pneumothoraxbehandlung (vgl. S. 121). Diese Fälle sind sehr zahlreich und nach M a e n d l auf 50 bis 60 % zu schätzen. Wer sich nicht mit einem vorübergehenden ein-, zwei- oder dreijährigen Scheinerfolge der Pneumothoraxbehandlung begnügen will, sondern auf einen dauernden Heilerfolg Wert legt, muß daher immer das Gebot im Auge behalten, daß d i e P l e u r a s o s c h o n e n d a l s i r g e n d m ö g l i c h z u b e h a n d e l n i s t, um pleurale Komplikationen zu vermeiden.

Der bilaterale Pneumothorax. Der bilaterale Pneumothorax hat nur dann Aussicht auf Erfolg, wenn es sich um eine Erkrankung der unizentrischen Reihe handelt. Alle hämatogenen Formen, die multizentrisch begonnen haben, reagieren schlecht, und der bilaterale Pneu endet immer mit einem Mißerfolg. Auch jene Erkrankungen, bei welchen es zu feinkörnigen hämatogenen Streuungen gekommen ist, sind für den bilateralen Pneumothorax nicht geeignet. Die meisten Mißerfolge der bilateralen Pneubehandlung sind auf eine Nichtbeachtung dieser Regeln zurückzuführen. Geeignet sind nur jene Fälle, bei welchen die zweite Lunge nicht hämatogen, sondern bronchogen erkrankt ist, und exsudative Aspirationsherde entstanden sind. Bei Fällen dieser Art kann durch den bilateralen Pneumothorax eine völlige Heilung erzielt werden, wenn folgendes beachtet wird:

a) Es ist peinlichst darauf zu achten, daß jede Pleurareizung vermieden wird, also scharfe Nadeln, kleine Luftmengen!

b) Die Anlage des Pneumothorax erfolgt zuerst auf der schlechteren Seite und frühestens drei Tage später auf der besseren Seite.

c) Das Quantum der eingefüllten Luftmengen ist der Schwere der Veränderungen anzupassen. Oft genügen 800 bis 1000 ccm auf der schlechteren, 500 bis 600 ccm auf der besseren Seite (bei der ersten Füllung natürlich entsprechend weniger!).

d) Die Nachfüllungen sollen nie gleichzeitig, sondern abwechselnd in Abständen von mindestens drei Tagen erfolgen. Bei länger dauernder Pneubehandlung können diese Intervalle wesentlich verlängert werden. Die Zeit der Nachfüllungen darf nicht nach einem Schema bemessen werden, sondern richtet sich ganz nach der Schnelligkeit der Luftresorption. Nicht selten muß die eine Seite häufiger nachgefüllt werden als die andere.

---

[8] Die Kollapstherapie der Lungentuberkulose, Wien 1927.

e) Die Vitalkapazität ist regelmäßig zu kontrollieren. Sie darf nach der Füllung keinesfalls weniger als 1000 ccm betragen. Nach Möglichkeit soll eine Vitalkapazität von 1500 ccm erhalten bleiben.

Beurteilung, Überwachung und Korrektur des Pneumothorax. Die Pneubehandlung ist als **mechanisch befriedigend** zu bezeichnen, wenn der kranke Lungenabschnitt nach zehn Nachfüllungen vollständig von der Pleura parietalis abgelöst und gut kollabiert ist. Bei Ablösung der ganzen Lunge kommt es nach einiger Zeit zu einem selektiv besseren Kollaps des erkrankten Lungenabschnittes. Bei einem Zurückgehen des Pneumothorax entfaltet sich der gesunde Lungenabschnitt schneller wieder als der kranke.

Mechanisch korrekturbedürftig ist ein Pneumothorax, wenn Verwachsungen bestehen. Dieselben sind nicht immer als Stränge oder als flächenhafte Adhäsionen im Röntgenbild sichtbar, sondern zarte Verwachsungsstränge können nur daran erkannt werden, daß die Konturen der abgelösten Lunge nicht rundlich glatt sind, sondern Ecken aufweisen (und zwar an den Stellen, an welchen die Stränge inserieren).

Inkomplett ist der Pneumothorax bei dem Bestehen flächenhafter Verwachsungen. **Schädlich** ist ein inkompletter Pneumothorax dann, wenn nur der gesunde Lungenabschnitt (z. B. nur der Unterlappen) kollabiert ist, der kranke Lungenabschnitt aber durch flächige Verwachsungen am Kollaps gehindert wird.

Neben der mechanischen ist auch die **klinische Wirkung** der Pneumothoraxbehandlung zu beurteilen. Wir unterscheiden folgende vier Stufen:

1. Der **volle klinische Erfolg**: Temperatur und Blutsenkung werden normal, das Sputum wird negativ und schwindet schließlich ganz, Arbeitslust und Appetit kehren zurück, Rasselgeräusche sind nicht mehr nachzuweisen und das Röntgenbild zeigt eine Rückbildung der Herde.

2. Der **klinische Teilerfolg**. Dem Kranken geht es zwar wesentlich besser, es kommt z. B. zu einer beträchtlichen Gewichtszunahme und auch das sonstige subjektive Befinden ist zufriedenstellend, aber das Sputum bleibt positiv. Zuweilen sind auch noch einige andere Aktivitätsreaktionen, wenn auch in nur geringem Maße nachzuweisen.

3. Die **klinische Erfolglosigkeit**. Es tritt keine wesentliche Änderung des Befindens ein.

4. Die **Schädlichkeit** der Pneubehandlung, d. h. klinische Verschlechterung.

Mechanische und klinische Wirkung der Pneubehandlung sind meist, jedoch nicht immer übereinstimmend. Bei einem mechanisch voll befriedigenden Kollaps tritt in der Regel auch ein voller klinischer Erfolg ein.

Wenn klinisch nur ein Teilerfolg eintritt, dann ist der Pneu in der Regel auch mechanisch korrekturbedürftig. Diese Korrektur muß unter allen Umständen angestrebt werden! Es ist ein schwerer Fehler, wenn der Arzt sich bei einer Pneubehandlung mit einem Teilerfolg begnügt, denn die vorübergehend erzielte Besserung geht bei diesen unzureichend behandelten Fällen später fast immer wieder verloren. Der Patient selbst vermag die drohende Gefahr nicht zu erkennen. Er ist in dem Irrtum befangen, schon auf dem Wege der Heilung zu sein, wenn sein Gewicht zunimmt und er sich subjektiv wohlfühlt. Es ist Aufgabe des Arztes, ihn rechtzeitig darauf aufmerksam zu machen, daß die Gefahr noch keineswegs gebannt ist, solange noch Tuberkelbazillen im Sputum nachweisbar sind oder noch eine Kaverne besteht. N i e m a l s d a r f e i n m e c h a n i s c h u n d k l i n i s c h u n z u r e i c h e n d e r P n e u m o t h o r a x o h n e d e n V e r s u c h e i n e r r a d i k a l e n A b h i l f e f o r t - g e s e t z t w e r d e n , weil während dieser gedankenlos vergeudeten Monate irreparable Schäden entstehen können!

Zwei Möglichkeiten ergeben sich für das weitere therapeutische Vorgehen:

1. Bei geringer Ausdehnung der Pleuraverwachsungen: Weiterführung des Pneus und Vervollständigung des Kollapses durch intrapleurale Lösung der Verwachsungen (Thorakokaustik nach J a k o b ä u s).

2. Bei breiten flächenhaften Verwachsungen: Aufgeben der insuffizienten Pneubehandlung und Ersatz derselben durch extrapleural angreifende Kollapsoperationen: Zwerchfellähmung, Pneumolyse oder Thorakoplastik.

β) Thorakoskopie und Thorakokaustik.

Bei dem Fehlen breiter Verwachsungen wird das weitere therapeutische Vorgehen von dem Ergebnis der Thorakoskopie abhängig gemacht. Die Thorakoskopie muß in jedem derartigen Falle dem Arzt zur P f l i c h t gemacht werden, also nicht nur bei jenen Fällen, welche im Röntgenbild deutlich strangförmige Verwachsungen erkennen lassen, sondern auch in jedem andern therapeutisch nicht voll befriedigenden Fall! Die Thorakoskopie ist ein kleiner Eingriff, der nur 5 bis 10 Minuten Zeit beansprucht. Die neueren ausgezeichneten Optiken ermöglichen die genaue Revision eines jeden Winkels der Pleurahöhle. Die Thorakoskopie soll innerhalb der ersten Monate der Pneubehandlung durchgeführt werden, da später entzündliche Veränderungen der Pleura die Beurteilung erschweren. Die normale Pleura ist spiegelnd glatt und durchscheinend, die entzündlich veränderte Pleura ist verdickt und undurchsichtig sowie zuweilen mit Fibrinauflagerungen oder Knötchen bedeckt. Bei der Thorakoskopie ist nicht nur auf die Zahl und die Dicke der Stränge zu achten, sondern auch darauf, wie weit Lungengewebe in die Stränge hineinreicht, denn diese Stellen müssen bei der Kaustik sorgfältig vermieden werden.

Bemerkenswert ist ein bei jungen Frühinfiltraten häufig zu erhebender Befund: das Fehlen von Verwachsungen im Spitzenbereich! Dieser Befund spricht gegen die Hypothese G r ä f f s (vgl. S. 35), daß Spitzenherde immer schon v o r dem Frühinfiltrat vorhanden seien, denn dort, wo tatsächlich Spitzenherde bestehen, ist die Lungenspitze mit der Kuppe des Pleuragewölbes flächig oder strangig verwachsen.

Die Thorakoskopie und Thorakokaustik wurde 1913 von Jakobäus [9] in die Therapie eingeführt. Auf eine eingehende Beschreibung der Operationstechnik wird hier verzichtet, da Ärzte, welche diese Methode anwenden wollen, dieselbe nicht aus Beschreibungen, sondern nur durch praktische Übungen unter sachkundiger Leitung erlernen können. Zur Wiederholung und Ergänzung des Gelernten stehen reich bebilderte Speziallehrbücher, z. B. das von D i e h l und K r e m e r [10] zur Verfügung. Im folgenden sollen daher nur einige kurze orientierende Hinweise gegeben werden.

Das Instrumentarium besteht aus zwei Hauptbestandteilen, der Optik und dem Kauter, welche an zwei verschiedenen Stellen des Thorax (in der Regel axillar im 4. bis 5. und parasternal im 2. Interkostalraum) eingeführt werden. Sie können während der Operation miteinander vertauscht werden, so daß der Operateur von zwei verschiedenen Stellen Einblick in die Pleurahöhle gewinnt. Die Vereinigung von Optik und Kauter in einem einzigen Kombinationsinstrument hat den geringen Vorteil, daß eine einzige Öffnung zur Einführung des Instrumentes genügt, aber den Nachteil der geringeren Beweglichkeit, des beträchtlich größeren Kalibers und der schlechteren Übersicht über den Pleuraraum.

Die Kaustik wird am besten etwa acht Wochen nach Anlage des Pneu vorgenommen, weil der Pneu dann schon genügend breit ist und die Stränge genügend gedehnt sind, sekundäre entzündliche Veränderungen aber noch fehlen. In der Regel wird die Durchtrennung mit der schwach glühenden Schlinge vorgenommen (Galvanokaustik), ausnahmsweise bei Blutungsgefahr unter Anwendung der Diathermie (Kaltkaustik). Wenn die Kaustik allzunahe an die Pleura parietalis heranreicht, ist sie schmerzhaft, aber doch meistens nicht so sehr, daß eine etwas umständliche Anästhesie dieser Stelle nötig wäre. Eine noch frühere Operation, etwa von der fünften Woche an, ist nur dann angezeigt, wenn eine dringende Indikation besteht, und zwar:

1. Reizerscheinungen der Pleura (Husten, Reizexsudat!) infolge stark gespannter Stränge, welche an der Lunge zerren.

2. Größere, an einem Strang hängende Kaverne mit der Gefahr einer Kavernenruptur.

3. Blutungen.

4. Ventilpneumothorax.

---

[9] Beitr. Klin. Tbk. 35, 1, 1915.
[10] Thorakoskopie und Thorakokaustik, Berlin 1929.

Jede Kaustik ist eine beträchtliche Belastung des kranken Organismus, selbst dann, wenn die Operation nur einige Minuten dauert. Eine vorübergehende postoperative Gewichtsabnahme von einigen Kilogramm ist die Regel. Es soll daher, dringende Fälle ausgenommen, nur dann operiert werden, wenn der allgemeine Zustand des Kranken ein guter ist und kein Fieber besteht. Die Hauptgefahr ist immer die P l e u r a r e i z u n g , welche in der Regel erst zwei Wochen nach der Operation zur Geltung kommt, in der Zeit, in welcher die Brandschorfe sich abstoßen. Eine allzu starke Pleurareizung führt unter Fieberanstieg zur Exsudation und zuweilen auch zur Empyembildung. Die Prognose wird dadurch wesentlich verschlechtert (Empyembehandlung s. S. 229). Wegen der bösen und oft irreparablen Folgen einer starken Pleurareizung ist bei der Kaustik Zurückhaltung geboten! Bei sehr ausgedehnten Verwachsungen ist es besser, von einer Kaustik ganz abzusehen und diese Fälle einer extrapleuralen Kollapstherapie zuzuführen. Sinnlos und schädlich ist die bloße Einkerbung dicker Verwachsungsbänder. Gute Dauererfolge sieht man nicht nach den schweren, stundenlang dauernden ausgedehnten Kaustiken, sondern bei den einfachen, in 10 bis 30 Minuten erledigten Fällen, bei welchen die Operation einen Totalkollaps der kranken Lungenabschnitte erzielt.

Gegenüber der großen und häufigen Gefahr, welche aus einer zu starken Pleurareizung entspringt und zumeist der Pneubehandlung sowie dem Leben des Patienten ein vorzeitiges Ende bereitet, sind die akuten Gefahren der Kaustik, die Blutung und das Hautemphysem nur von geringer Bedeutung. Stärkere Blutungen sind bei vorsichtigem Vorgehen sehr selten und können in der Regel beherrscht werden. Das Hautemphysem ist mehr eine Belästigung als eine wirkliche Gefahr. Höhere Grade von Hautemphysem entstehen bei starkem Husten, und dieser kommt vor allem bei unvollständigen Kaustiken infolge der Zerrung an den verbliebenen Strängen zustande. Je größer das Kaliber des verwendeten Instrumentes, desto stärker ceteris paribus das Hautemphysem. Daher entstehen bei Gebrauch des kombinierten Instrumentes und der Methode eines einzigen großen Einstiches im allgemeinen stärkere Emphyseme als bei der Methode mit zwei Einstichen. Die letztere Methode ist nicht nur aus diesem Grunde, sondern auch wegen der weitaus besseren Übersicht zu bevorzugen.

Der Zustand des Pneumothorax muß einen Tag nach der Kaustik im Röntgenbild kontrolliert werden. Wenn ein stärkeres Hautemphysem entstanden ist, kann schon jetzt eine Nachfüllung notwendig sein. In der Regel braucht erst nach fünf bis sechs Tagen nachgefüllt zu werden.

Wenn die Lunge bei der Kaustik nur seitlich abgelöst werden konnte und durch Verwachsungen einerseits in der Pleurakuppe, anderseits am Zwerchfell bandförmig ausgespannt gehalten wird,

genügt es zuweilen, durch Zwerchfellähmung eine zur Heilung ausreichende Entspannung zu erzielen.

Dauer und Beendigung der Pneumothoraxbehandlung. Die Pneubehandlung muß solange fortgesetzt werden, bis eine Heilung der
Tuberkulose eingetreten ist. Die wichtigsten Kriterien der Heilung
sind das Aufhören des Auswurfes, das Verschwinden der Kavernen
und die narbig-streifige Umwandlung von Infiltraten. Durchschnittlich sind hiezu zwei Jahre erforderlich, bei Lappeninfiltraten drei
Jahre. Zuweilen dauert es aber auch noch länger. Im Zweifelsfalle
ist es besser, den Pneumothorax lieber etwas zu lange fortzusetzen,
als ihn zu früh aufzulassen.

Ein vorzeitiges Eingehen des Pneumothorax wird nicht selten
durch zunehmende Verwachsungen im Pleuraraum verursacht. Für
diese Fälle wurde der Ersatz der Luft durch Öl empfohlen (O l e o -
t h o r a x). Nach eigenen Erfahrungen kann ein Offenbleiben des
Pleuraspaltes auch durch das Öl nicht erzwungen werden, wenn der
Obliterationsprozeß in der Pleurahöhle einmal in Gang gekommen
ist. Der Oleothorax hat sich uns nur bei der Bekämpfung des
Empyems der Pleura bewährt (vgl. S. 229). Wenn aber kein Exsudat und kein Empyem besteht, ist von der Anwendung des Öles abzuraten. Es ist bei obliterierender Pleurahöhle besser, auf eine
Fortsetzung der intrapleuralen Kollapsbehandlung gänzlich zu
verzichten.

**Das weitere Vorgehen bei einem Versagen der Pneumothorax-
behandlung.** Wenn sich nach mehrmonatlicher Behandlung noch kein
voller Erfolg einstellt, muß immer die Frage eingehend geprüft
werden, ob die Pneubehandlung nicht überhaupt unzulänglich ist und
durch ein wirksameres Verfahren ersetzt werden sollte. Wenn der
Pneumothorax auch durch keine der erwähnten Hilfsmethoden soweit vervollständigt werden kann, daß ein voller Erfolg eintritt,
dann muß die Pneubehandlung gänzlich aufgegeben werden. Der
h ä u f i g s t e F e h l e r bei der Pneumothoraxbehandlung ist die ge-
dankenlose Fortsetzung eines insuffizient gewordenen nutzlosen
Pneus! Der Kranke muß diesen Fehler fast immer mit seinem Leben
bezahlen.

In der Theorie ist der Weg, den die Therapie bei der unizentrischen Tuberkulose zu nehmen hat, klar vorgezeichnet. Eine völlige
Heilung ist möglich, solange der Krankheitsprozeß noch auf eine Seite
beschränkt geblieben ist; sie kann aber nur dann erreicht werden,
wenn die kranken Lungenabschnitte, vor allem die Kavernen, zu
einem ausgiebigen Kollaps gebracht worden sind. Bei einem Versagen der Pneumothoraxtherapie muß der Kollaps der kranken
Lunge daher operativ erzwungen werden, und zwar rechtzeitig, d. h.
noch bevor Streuungen auf die andere Seite eingetreten sind.

So klar diese theoretischen Forderungen sind, so schwer ist dies
in der Praxis durchzusetzen. Der Patient will nichts von einer

größeren Operation hören, solange er sich der Gefährlichkeit seines
Zustandes noch nicht bewußt ist, d. h. solange er sich subjektiv
noch relativ wohlfühlt. Man sieht daher sehr häufig, daß ein nuß-
loser, ja sogar ein schädlicher Pneumothorax solange fortgeseßt wird,
bis es für jede Hilfe zu spät ist. Der Arzt muß sich in einem Zeitpunkt, in welchem der Patient noch blühend aussieht und an Gewicht
zugenommen hat, darüber klar sein, daß fast alle Fälle von Lungentuberkulose, welche troß einer Pneubehandlung offen bleiben, dem
Tode verfallen sind, wenn die Pneubehandlung nicht zur rechten Zeit
durch ein stärker wirksames operatives Kollapsverfahren erseßt
wird. Die Zeit, in welcher der Patient noch fieberfrei und kräftig
ist, ist die geeignetste für die Operation, weil der Arzt dann das-
jenige Verfahren wählen kann, welches am sichersten zum Ziele führt.
Wenn er diese Zeit des Wohlbefindens aber ungenüßt verstreichen
läßt, dann muß er sich später mit Rücksicht auf die Verringerung
der Kräftereserve des Kranken mit einem kleineren, oft unzureichenden Eingriffe begnügen, welcher den tödlichen Ausgang der Krankheit nur hinausschieben, aber nicht mehr verhindern kann.

γ) Die extrapleuralen Kollapsmethoden.

Die Zwerchfellähmung.

Als kleinster Eingriff wird bei einem Scheitern der Pneubehandlung in der Regel zunächst die Ausschaltung der Zwerchfellbewegung
durch Phrenicotomie erwogen. Eine dauernde Ausschaltung wird
durch die Phrenicusexhaires, eine vorübergehende durch die
Phrenicusquetschung erreicht. Die Phrenicusvereisung wird wegen
ihrer kurzen Wirksamkeit kaum mehr geübt. Die Aufsuchung des
Phrenicus ist ein kleiner und bei normalem Nervenverlauf technisch
leichter Eingriff. Bei abnormalem Nervenverlauf kann die Darstellung des Nerven jedoch auch dem Erfahrenen große Schwierigkeiten
bereiten, und es sind schon Verwechslungen mit dem Vagus, dem
Sympathicus oder dem Accessorius vorgekommen. Die Vitalkapazität
wird durch die einseitige Zwerchfellähmung um 500 ccm vermindert.

Indikationen.

1. Entsprechend dem allgemeinen, für jede Kollapsmethode geltenden Grundsaße, daß nur das kranke Lungengewebe ausgeschaltet
werden, die Funktion des gesunden Lungenanteiles dagegen nach
Möglichkeit erhalten werden sollte, ist die Phrenicusexhairese in
erster Linie bei exsudativer Tuberkulose eines Unterlappens indiziert,
und zwar besonders dann, wenn die Kavernen nahe der Lungenbasis gelegen sind. Die Wirkung der Phrenicusausschaltung kann bei
solchen Fällen durch die Kombination mit einem P n e u m o p e r i -

t o n e u m noch weiter verstärkt werden (R e h b e r g und W e r -
w a t h [11]).

Die Anlage des Peritoneums erfolgt im linken untern Abdominalquadran-
ten, weil hier am seltensten Verwachsungen bestehen. Es genügt dazu eine 7 bis
8 cm lange Injektionsnadel, welche nach Durchstoßung der Bauchhaut l a n g s a m
unter kontinuierlicher Einspritzung einer halbprozentigen Novokainlösung in
den Bauchraum vorgeschoben wird. Dann werden 1000 cm Luft mittels des
Pneumothoraxapparates in die Bauchhöhle eingelassen. (Zu diagnostischen
Zwecken, Besichtigung der Leber und Milz im Röntgenbild werden größere
Mengen, 1500 bis 2000 ccm, benötigt und man verwendet reinen Sauerstoff, weil
derselbe rasch wieder resorbiert wird.) Das therapeutische Pneumoperitoneum
muß alle drei bis vier Wochen nachgefüllt werden.

2. Auf eine zweite Indikation hat K l e e s a t t e l [12] aufmerksam
gemacht. Die im Röntgenbild „hilusnahe“ liegenden Kavernen lassen
sich bekanntlich durch einen Pneumothorax nur wenig oder gar nicht
beeinflussen. Zumeist handelt es sich dabei um Kavernen, welche
in der Spitze des Unterlappens gelegen sind. Diese Kavernen reagieren auf die Zwerchfellähmung viel besser, als auf einen Pneumothorax.

3. Eine temporäre Ausschaltung der Zwerchfellbewegung, also
eine Phrenicusquetschung ist bei jenen schweren exsudativen Tuberkulosen der unizentrischen Reihe angezeigt, bei welchen die Anlage
eines Pneumothorax wegen andauernden hohen Fiebers hinausgeschoben werden muß. Wenn es gelingt, den bösartigen Prozeß durch
die Stillegung des Zwerchfelles zu beruhigen, kann dann später eine
Pneumothoraxbehandlung angeschlossen werden. (Im fieberhaften
Stadium wäre dieselbe wegen der Gefahr einer Exsudatbildung bedenklich.)

4. Eine weitere Indikation ist der streifenförmige Kollaps der
Lunge nach Pneumothorax, welcher dann eintritt, wenn die Lunge
zwischen basalen und apikalen Verwachsungen ausgespannt gehalten
wird. Bei einem Höhersteigen des Zwerchfelles tritt in einer solchen
streifenförmig kollabierten Lunge unter Umständen ein zur Heilung
genügender Kollaps der Kavernen ein. Bei breiten Verwachsungen
im Spitzenbereich ist es allerdings besser, eine Entspannung durch
entsprechende operative Eingriffe im Spitzenbereiche herbeizuführen und auf die Phrenicusexhairese zu verzichten.

Im übrigen ist von einer Zwerchfellausschaltung bei Obergeschoßtuberkulosen abzuraten. Es ist zwar auch bei solchen Fällen
von Erfolgen berichtet worden, z. B. von P o i n d e c k e r (Wien.
klin. Wschr. 1943, 262) in 14 %. Günstig reagieren besonders
solche Fälle, bei welchen die Interlobärspalten verbacken sind
(S t e i n m e y e r [13]). Wenn die Obergeschoßtuberkulose aber trotz
der Zwerchfellähmung weiterschreitet — und das ist zumeist der

---

[11] Zentralbl. Tbk. **75**, 1936.
[12] Beitr. Klin. Tbk. **97**, 528, 1942.
[13] Beitr. Klin. Tbk. **97**, 438, 1942.

Fall —, dann treten wegen der Ausschaltung des gesunden Unterlappens aus der Atmung, schwere Folgen ein. Zuweilen sind schon unmittelbar nach der Operation Atembeschwerden bemerkbar. Bei einem Weiterschreiten der Oberlappentuberkulose können dieselben sich zu einer dauernden Dauerdyspnoe steigern, gegen die es dann keine Hilfe mehr gibt.

Auch bei Obergeschoßplastiken wurde vielfach als Voroperation eine Phrenicusausschaltung vorgenommen. Man ist davon wegen der erhöhten Aspirationsgefahr wieder abgekommen.

Die Pneumolyse.

Allgemeine Vorbemerkungen über die Pneumolyse und die Thorakoplastik. Da die Phrenicusausschaltung infolge ihrer vorwiegend auf den Unterlappen beschränkten Wirkung nur sehr wenigen Fällen Hilfe zu bringen vermag, sind die übrigen, vorwiegend am Obergeschoß angreifenden extrapleuralen Kollapsmethoden von der größten praktischen Bedeutung bei allen Fällen, bei welchen die Pneumothoraxtherapie gescheitert ist. Die erste extrapleurale Operationsmethode war die von B r a u e r und S a u e r b r u c h in die Therapie eingeführte Thorakoplastik. Dazu sind im letzten Jahrzehnt die Pneumolyse und die aus Pneumolyse und Plastik entwickelten Kombinationsoperationen gekommen. Immer neue technische Verbesserungsvorschläge tauchen auf. Die Zahl der Operationsmethoden, bzw. Modifikationen ist daher schon eine so große, daß es für den Fernerstehenden schwer ist, sich zurechtzufinden. Im folgenden wird eine Übersicht gegeben, welche es dem behandelnden Arzt ermöglichen soll, die Indikation für die einzelnen Verfahren selbst zu beurteilen. Bezüglich der Literatur und der technischen Einzelheiten wird auf die ausführlichen Darstellungen in folgenden Werken verwiesen: H e i n - K r e m e r - S c h m i d t , Kollapstherapie der Lungentuberkulose, Leipzig 1938, S a u e r b r u c h , Die Chirurgie der Brustorgane, Berlin 1930, K i r s c h n e r , Operationslehre, Band III.

Infolge der relativ hohen Mortalität der großen Totalplastik und der schlechten Endergebnisse bei einer zu kurzen Kollapsdauer sind bei der Ausarbeitung der modernen Operationsmethoden folgende Bestrebungen zur Geltung gekommen:

1. Beschränkung des Kollapses auf den erkrankten Lungenabschnitt, also nicht mehr Totalplastik, sondern eine d e r A u s d e h n u n g d e r K r a n k h e i t a n g e p a ß t e Teilplastik: „Gezielte" Kollapstherapie und „gezielte" Kavernenbehandlung.

2. Sorge für eine genügend lange Dauer des Kollapses, Verhinderung einer allzufrühen Regeneration der Rippen, Verhinderung eines Ausweichens der Kavernen aus dem operativ eingeengten Raum.

3. Möglichst vollständige Erhaltung der Funktion des gesunden Lungengewebes.

In prägnanter Weise hat A d e l b e r g e r auf der Tagung der Deutschen Tuberkulosegesellschaft in Baden (Beitr. Klin. Tbk. 97, 511, 1942) die modernen Grundsätze in der Bemerkung zum Ausdruck gebracht, das Ziel der Operateure sei, „im gegebenen Fall einen Dauerkollaps über dem Kavernengebiet aufrechtzuerhalten, ohne auf Zeit und Dauer für den Ablauf der Gesamterkrankung wesentliche Verluste an atemfähigem Lungengewebe in Kauf nehmen zu müssen". W. G r a f sagte an gleicher Stelle: „Wir müssen den Einzeleingriff bis zur allerunntersten Grenze des eben noch Möglichen zu verkleinern versuchen."

Die Pneumolyse ist auch unter den Bezeichnungen „extrapleuraler Pneumothorax" oder „Pleurolyse" bekannt. Sie hat dank der Arbeiten von W. S c h m i d t und W. G r a f seit 1936 eine weitere Verbreitung gefunden. Die anatomischen Voraussetzungen der Operation sind folgende: Zwischen der Pleura parietalis einerseits, dem Rippenperiost und der die Interkostalmuskel innen bedeckenden Fascie anderseits liegt eine Schichte relativ lockeren gefäßarmen Bindegewebes. In dieser Schichte kann die Pleura parietalis nach Schaffung eines kleinen Fensters in der Brustwand, bei Anwendung einer stabförmigen Innenbeleuchtung unter Kontrolle des Auges stumpf von der Thoraxwand abgelöst werden. Wenn die Ablösung des Oberlappens ringsum gelungen ist, kollabiert die Lunge in diesem Bereich, und es entsteht dadurch ebenso wie bei einem intrapleuralen Pneumothorax ein Hohlraum, welcher sich vorerst mit Luft und später infolge der Wundsekretion und eventueller Nachblutungen mit Exsudat oder Blut füllt. Tritt eine Infektion hinzu, dann vereitert der ganze Inhalt der neugebildeten Höhle. Ein großer Vorteil des extrapleuralen Pneumothorax ist die Möglichkeit, den Kollaps durch eine entsprechende Ausdehnung der Operation elektiv auf ein umschriebenes Gebiet zu beschränken. Nachteile sind die Exsudation, die Blutungs- und Infektionsgefahr und die Neigung zur vorzeitigen Obliteration des geschaffenen Hohlraumes.

Die Pneumolyse kommt in erster Linie bei solchen Fällen in Betracht, bei welchen die Pleura parietalis und pulmonalis flächig miteinander verwachsen sind. Wenn jedoch eine starke Verschwartung besteht, ist eine stumpfe Ablösung in der richtigen Schichte nicht oder nur mit großen Schwierigkeiten möglich, weil dann das extrapleurale lockere Bindegewebe durch derberes, zuweilen auch stärker bluthaltiges Narbengewebe ersetzt ist.

Der Operationsakt selbst ist bei der Pneumolyse relativ einfach, das Operationstrauma gering und es entsteht keine Entstellung. Die Beeinträchtigung der Atemfunktion ist im Vergleich zur Thorakoplastik nur gering (G a u b a t z). Die Nachbehandlung, das Offenhalten der Höhle in einer unphysiologischen Schichte ist jedoch schwierig und erfordert viel Mühe und Geduld. Komplikationen sind häufig. W. G r a f berichtete in Baden-Baden über die von ihm operierten 317 Pneumolysen. Bei 104 Fällen (32,8 %) kam es zu Komplikationen (Hämatome, Infektionen, Perforationen), 71 sind gestorben (Beitr. Klin. Tbk. 97, 479, 1942). A d e l b e r g e r berichtete an gleicher Stelle über eine wesentliche Verbesserung der Resultate, wenn die Pneumolysenhöhle nicht nach dem Vorschlage G r a f s drainiert, sondern primär geschlossen wurde. Bei den im Jahre 1939 operierten 211 Fällen sah er in 3,8 % masive Blutungen, in 35 % Infekte, 6,2 % innere und 11,8 % äußere Fisteln. Die Mortalität betrug bei den 1936/37 operierten 248 Fällen im Jahre 1941, also nach fünf Jahren, 33,1%. Es überlebten demnach 66,9 % und von diesen waren 83,2 % geschlossen. Auf die Gesamtzahl der Operierten berechnet, erniedrigt sich diese schöne Erfolgszahl allerdings auf 55,7 %.

Von vielen Operateuren wird eine Füllung der Pneumolysenhöhle mit Öl, und zwar am besten mit dem absolut reizlosen und nicht verseifbaren Paraffinöl vorgenommen (K l e e s a t t e l), um einer Obliteration vorzubeugen. U l r i c i empfiehlt die primäre Füllung mit Öl für die Fälle, bei welchen die Ablösung nicht ganz glatt vonstatten gegangen ist (S. 428 seines Buches).

Pneumolysen erfordern eine besonders sorgfältige N a c h b e - h a n d l u n g . Dabei ist auf zwei Punkte besonders zu achten:

1. Es muß dauernd genügend Luft im extrapleuralen Raum erhalten werden. Das ist besonders am Beginn der Behandlung nur bei Aufwendung besonderer Sorgfalt zu erreichen, da durch die Pneumolyse künstlich ein unphysiologischer Spaltraum geschaffen wird, welcher die Neigung hat, sich von selbst wieder zu schließen. Im extrapleuralen Pneumothorax muß daher im Gegensatz zum intrapleuralen Pneu von Anfang an ein positiver Druck aufrechterhalten werden, anfangs nur wenige cm, später 20 cm Wasserdruck und darüber. Im ersten Monat muß mindestens einmal wöchentlich nachgefüllt werden. Manche Autoren empfehlen sogar täglich Nachfüllung kleiner Luftmengen (50 bis 200 ccm) (H . A l e x a n d e r [14]). Häufigere Nachfüllungen sind besonders dann geboten, wenn die Luft infolge heftigen Hustens rascher entweicht. Schon aus diesem Grunde ist während der ersten Woche eine tägliche Röntgenkontrolle zu empfehlen. Exsudate und Hämatome sind durch Punktion zu entleeren und sogleich durch Luft zu ersetzen (Vorsicht bei Nachblutungsgefahr!).

2. Die Bekämpfung der Infektion. Dabei werden die gleichen Methoden angewendet wie sonst bei der Nachbehandlung von Empyemen. Gründliche Spülungen und die Instillation von Sulfonamiden oder Penicillin hat sich dabei bewährt (vgl. S. 229!). Das extrapleurale Empyem wirkt weniger toxisch und ist leichter zu heilen als das intrapleurale.

---

[14] Schweizer Ztschr. f. Tbk. 5, 159, 1948.

In der letzten Zeit ist die reine Pneumolysenmethode gegenüber den Kombinationsoperationen in den Hintergrund getreten, weil bei den letzteren die Komplikationen seltener sind und die Nachbehandlung einfacher ist.

Die Voraussetzungen für eine Pneumolyse sind ein guter Allgemeinzustand, kein Fieber und flächenhafte Verwachsungen im Operationsbereich. Indiziert ist die Pneumolyse bei exsudativen Obergeschoßtuberkulosen mit jüngeren elastischen tiefgelegenen Kavernen. Kontraindiziert ist die Pneumolyse bei starren pleuranahe gelegenen Kavernen wegen der Perforationsgefahr und bei starker Verschwartung des Operationsgebietes wegen der dann sich ergebenden technischen Schwierigkeiten.

Die Pneumolyse kann auch bei doppelseitiger Tuberkulose entweder auf einer (der schlechteren) Seite oder auf beiden Seiten durchgeführt werden. Statistiken über den Erfolg der bilateralen Pneumolysen fehlen, nur Kremer berichtete in Baden über eine Nachprüfung sieben Jahre nach der Operation, daß „die schweren doppelseitigen Fälle fast alle gestorben" waren. Adelberger berichtete an gleicher Stelle, daß in über 50 % seiner Pneumolysenfälle eine doppelseitige Tuberkulose vorlag und in durchschnittlich 12 % eine doppelseitige Pneumolyse durchgeführt werden mußte.

In das Kapitel der Pneumolyse gehört auch die Lungenplombe. Diese besteht aus knetbarem Paraffin und wird nach der Bildung einer Pneumolysentasche unmittelbar über der Kaverne als „gezielte Plombe" eingelegt. Wegen der gefährlichen Spätfolgen (Kavernenperforation, Vereiterung, Abgleiten der Plombe) ist dieses Verfahren trotz der schönen Anfangserfolge als selbständige Operation wieder aufgegeben worden. Als Hilfsoperation wird es zuweilen noch bei der Thorakoplastik angewandt (vordere Stützplombe).

Im allgemeinen gilt ein noch offener Pneumothorax wegen der Gefahr eines Einreißens der Pleura und der Entstehung eines intrapleuralen Empyems, als Kontraindikation der Pneumolyse. Trotzdem wurde von einigen Operateuren eine Pneumolyse bei noch weiter bestehendem Pneumothorax und bei wenig ausgedehnten Pleuraverwachsungen als kleine Hilfs- und Ergänzungsoperation des Pneumothorax erfolgreich angewendet. Zwei Verfahren sind dabei eingeschlagen worden:

1. Die intrathorakale Pneumolyse unter Anwendung des Kaustikinstrumentariums mit einigen kleinen Ergänzungen. (Herholz[15] sowie Maurer[16]). Bei diesem Verfahren werden die breiten, gewöhnlich im Spitzenbereich gelegenen Verwachsungen nicht intrapleural wie sonst bei der Kaustik, sondern nach kaustischer

---

[15] Beitr. Klin. Tbk. **92**, 1940.
[16] Beitr. Klin. Tbk. **76**, 1936.

Durchtrennung der Pleura parietalis teils kaustisch, teils stumpf, mit Hilfe eines kleinen Spatels in der Pneumolysenschichte abgelöst. Die Pleura parietalis verbleibt in diesem Bereich als Kappe auf der Lunge und es entsteht nur eine einzige, nach außen völlig abgeschlossene und daher sterile Höhle.

2. Die e x t r a t h o r a k a l e , also von außen auf dem gewöhnlichen Wege durchgeführte P n e u m o l y s e . Es besteht dann im Bereiche der flächenhaften Verwachsungen ein extrapleuraler, im übrigen Bereich ein intrapleuraler Pneumothorax. Beide Höhlen sind durch die Pleura parietalis voneinander getrennt und werden getrennt nachgefüllt. Dieses Verfahren wurde von W. S c h m i d t und A l m a n s a d e C a r a (zitiert nach H. W e b e r [17]) angegeben. H. W e b e r ist noch einen Schritt weiter gegangen und hat die Scheidewand beider Höhlen durchtrennt, so daß der extrapleurale und der intrapleurale Pneumothorax vereinigt wurden. Er nannte diese Modifikation der Pneumolyse „S y m p h y s i o l y s e " und hat dieses Verfahren dann empfohlen, wenn „der tuberkulöse Prozeß weiter hinunter reicht, so daß der untere intrapleurale Pneumothorax wünschenswert erscheint" und desgleichen bei kleineren flächenhaften Verwachsungen. Bedenken bestehen bei der Vereinigung eines Pneumothorax mit einer von außen her angelegten Pneumolysenhöhle vor allem wegen der Gefahr, daß beide Höhlen, die extrapleurale und die intrapleurale, gemeinsam vereitern.

W e b e r selbst bemerkte diesbezüglich: „Es kommt seltener als bei einer Pneumolyse zu unangenehmen Komplikationen in Form eines eitrigen Exsudates, das jedoch etwas unangenehmer ist, weil es ja doch auch den intrapleuralen Raum betrifft." (S. 292.)

Übersicht der Pneumolysenoperationen.

A. Die Pneumolyse als selbständige Operation bei totaler Verwachsung der Pleurablätter.
1. Der extrapleurale Pneumothorax.
2. Der extrapleurale Oleothorax.
3. Die gezielte Lungenplombe.

B. Die Pneumolyse bei Weiterführung des Pneumothorax.
1. Die intrapleurale Pneumolyse als Ergänzung der Thorakokaustik.
2. Die extrapleurale Pneumolyse als Ergänzung des intrapleuralen Pneumothorax.
   a) Extrapleuraler und intrapleuraler Pneumothorax bleiben getrennt.
   b) Der extrapleurale und der intrapleurale Pneumothorax werden vereinigt: „Symphysiolyse."

---

[17] Die Lungentuberkulose beim Erwachsenen, Wien 1946.

Die Thorakoplastik.

Unter Thorakoplastik versteht man die gewaltsame Einengung des Brustkorbes durch eine teilweise Resektion der Rippen. Das Operationsverfahren, welches ursprünglich als Totalplastik mit einer Resektion der 1. bis 11. Rippe entwickelt und in einem Akt durchgeführt wurde, ist seit seiner Einführung durch B r a u e r und S a u e r b r u c h mannigfach modifiziert worden. Jetzt pflegt man die Operation auf zwei bis drei Akte zu verteilen und auf den Bereich der erkrankten Lungenpartien zu beschränken. Die S p i t z e n p l a s t i k nach L a u w e r erstreckt sich nur auf die 1. bis 2. Rippe, die O b e r g e s c h o ß p l a s t i k nach G r a f auf die 1. bis 4., eventuell 1. bis 6. Rippe, die s u b t o t a l e P l a s t i k reicht bis zur 7., 8. oder 9. Rippe. Bei den auf den Oberlappen beschränkten Plastiken pflegt man die erste Rippe ganz, die zweite zu einem großen Teile zu resezieren. Nach A d e l b e r g e r ist davor zu warnen, den „gezielten Kollaps" zu kurz zu halten. Wegen unbefriedigender Ergebnisse ist man in Heidelberg-Rohrbach von der reinen Spitzenplastik wieder ganz abgekommen (1941).

Da bei der großen Thorakoplastik mit einer vorübergehenden postoperativen Gewichtsabnahme von 10 bis 15 kg zu rechnen ist, muß vor der Operation noch mehr wie bei den andern Kollapsoperationen eine genügende Kräftereserve, also ein guter Ernährungszustand gefordert werden. Außerdem sollen Blutsenkung, Serumkoagulation und Temperatur normal oder nur wenig verändert sein. Eine Verkürzung des Weltmannschen Koagulationsbandes auf weniger als fünf Röhrchen, läßt postoperative Störungen erwarten! Im übrigen wird eine ausreichende Vitalkapazität (möglichst über 2000 ccm) und ein intakter Kreislauf verlangt.

I n d i z i e r t ist die Thorakoplastik unter diesen Voraussetzungen dann, wenn eine auf eine Seite beschränkte käsig-kavernöse Tuberkulose vorliegt, welche unizentrisch begonnen hat. Es genügt hier deshalb die radikale Immobilisierung der kranken Seite zur Heilung, weil bei diesen Fällen der unizentrischen Reihe eine so hohe Tuberkulose-Resistenz der zweiten Lunge besteht, daß dieselbe trotz einer jahrelang bestehenden offenen Tuberkulose, d. h. trotz einer jahrelang anhaltenden täglichen Überschwemmung des Bronchialbaumes mit virulenten Tuberkelbazillen frei von tuberkulösen Metastasen geblieben ist (vgl. S. 50).

Wenn diese hohe Tuberkulose-Resistenz aber nicht voll ausgebildet ist, d. h. wenn es auch in der zweiten Lunge zu einer Herdbildung gekommen ist, muß die Prognose als zweifelhaft beurteilt werden. Eine Operation darf bei solchen Fällen überhaupt nur dann gewagt werden, wenn die Streuherde auf der andern Seite keinerlei Zeichen von Aktivität aufweisen, vor allem, wenn Rasselgeräusche hier fehlen und die Herdschatten im Röntgenbild nicht weich, sondern hart und scharf begrenzt sind.

Weitere Indikationen zur Thorakoplastik sind die verkäsende unilaterale Bronchialtuberkulose (s. S. 219) und das Empyem.

Kontraindiziert ist die Thorakoplastik bei einem schlechten Allgemeinzustand, bei allen sehr aktiven Krankheitsprozessen und bei allen hämatogen streuenden Tuberkulosen, also auch bei allen Formen der multizentrischen Reihe.

Die Thorakoplastik ist eine viel größere Belastung für den Kreislauf, die Atemfunktion und den Gesamtorganismus als alle andern Kollapsoperationen. Wenn aber die kritische Zeit der ersten Wochen nach der Operation glücklich überwunden ist, dann pflegt die Erholung einzusetzen und weiterhin ungestört zu verlaufen. Im Gegensatz zur Pneumolyse ist später kaum mehr mit irgendwelchen Komplikationen zu rechnen. Die heilsame Operationswirkung pflegt sich vielmehr mit der allmählich zunehmenden Schrumpfung im Laufe der Jahre noch mehr zu verstärken. Die Dauererfolge der Thorakoplastik sind weit besser als die Dauererfolge des Pneumothorax oder anderer Operationen, welche nur einen vorübergehenden Kollaps herbeigeführt haben.

Die akuten Gefahren der Plastik, der Schock und das Mediastinalflattern, sind seit der Einführung der modernen Operationsmethoden und der Verteilung der Operation auf mehrere Akte wesentlich geringer geworden. Ein Ausbleiben des Operationserfolges ist auf drei Ursachen zurückzuführen:

1. Unzureichender Kollaps,
2. Exacerbation der Tuberkulose auf der andern Seite,
3. Aussaat in die andere Lunge.

Ad 1. Die Ursache eines unzureichenden Kollapses kann ein Ausweichen der Kaverne in einen toten Winkel oder eine zu rasche Regeneration der resezierten Rippen sein. Beiden Eventualitäten suchen die modernen Operationsverfahren vorzubeugen. Im Notfalle muß eine Korrekturplastik, d. h. eine noch stärkere Verkürzung der Rippen vorgenommen werden. Die Deformierung des Thorax ist bei der radikalen Korrekturplastik allerdings beträchtlich, die Zahl der Fälle, welche auf diese Weise ihre Gesundheit wiedererlangen, nur gering. Das Offenbleiben größerer Kavernen kann durch eine Kombination der Plastik mit einer Kavernendrainage verhütet werden.

Ad 2 und 3. Bei einem Auftreten aktiver Herde in der andern Lunge, gleichgültig, ob es sich um frische oder exacerbierte ältere Herde handelt, kann zunächst zugewartet werden, weil diese Herde oft spontan wieder zur Ruhe kommen, sobald nur das Operationstrauma überwunden ist.

Kombinationsoperationen.

Entsprechend den auf Seite 107 erörterten Grundsätzen sind in den letzten Jahren von vielen Operateuren Kombinationsmethoden ausgearbeitet worden, welche das Prinzip der Pneumolyse und das der Plastik vereinigen. Es wurde dadurch die Zahl der für die reine Pneumolyse charakteristischen postoperativen Komplikationen einerseits und die mit einer großen Plastik verbundenen Gefahren anderseits wesentlich vermindert. Von den zahlreichen Modifikationen, welche angegeben worden sind, seien hier nur drei als Beispiele angeführt:

1. Die Kombination der Pneumolyse mit einer Obergeschoßplastik. G r a f berichtete 1941, daß bei 234 auf diese Weise operierten Fällen nur 21mal, d. i. in 9 %, postoperative Komplikationen aufgetreten seien, also viel weniger als bei reinen Pneumolysen.

2. Die „callusfreie Pleurolyse-Obergeschoß-Kleinstplastik", welche ebenfalls von G r a f [18] ausgearbeitet worden ist. Bei dieser Operation werden die 1. bis 4., zuweilen sogar nur die 1. und 2. Rippe teilweise reseziert und dabei auch das Rippenperiost mit fortgenommen, um eine Regeneration der Rippen zu verhindern. Außerdem wird eine nach vorne hin reichende „handschuhfingerförmige Pneumolyse" ausgefülrt, und in diese „einander parallel gerichteten schmalen extrapleuralen Räume" werden vorher aus der Interkostalmuskulatur gebildete gestielte Muskellappen eingestülpt. G r a f rühmt bei diesem Verfahren „den fast immer komplikationsfreien und allermeist ausgesprochen milden postoperativen Verlauf".

3. Die „kombinierte Lungenkollapsmethode zur Kavernenbehandlung" von M a u r e r (Basel, Schwabe, 1942). Nach Resektion der 1. bis 4 oder 5. Rippe wird eine Pneumolysentasche gebildet, in welche das Schulterblatt verlagert wird. Außerdem erfolgt eine Resektion der Interkostalnerven eins bis sechs.

Die Kavernendrainage.

M o n a l d i [19] hat vor wenigen Jahren über eine neue Methode berichtet, welche einen Kollaps nicht wie sonst durch Druck von außen, sondern durch Saugwirkung von innen herbeizuführen versucht. Die Kavernendrainage ist das Extrem der „gezielten" Therapie, denn sie greift nur an einer einzigen Kaverne an, ohne die Umgebung der Kaverne zu berücksichtigen. Diese Operation ist daher als selbständiger Eingriff nur dann indiziert, wenn der tuberkulöse Krankheitsherd im wesentlichen aus einer einzigen isoliert in gesundem retraktilem Lungengewebe liegenden elastischen Kaverne

---

[18] Beitr. Klin. Tbk. **97**, 1942 und Zschr. Tbk.

[19] Beitr. Klin. Tbk. **97**, 499, 1942, Zschr. Tbk. **85**, 11, 1940 und **89**, 105. 1942, Dtsch. med. Wschr. 1942, 673.

besteht. Nur ein Teil der stationären aus Frühinfiltraten hervorgegangenen Kavernen entspricht diesen Bedingungen, denn viele dieser Kavernen sind starrwandig und in schwielig verändertes Gewebe eingebettet, daher nicht kollapsfähig. Wenn in der Umgebung der drainierten Kaverne nur kleine Streuherdchen bestehen, kann eine spontane Rückbildung derselben nach Ausschaltung des Hauptherdes erfolgen. Sind diese Streuherde jedoch größer oder bestehen neben der einen drainierten Kaverne mehrere kleine Kavernen, dann ist eine Verschlechterung des Lungenbefundes nach der Drainage die Regel. Nur bei seltenen Ausnahmefällen ist es möglich, die Krankheit durch eine gleichzeitige Drainage mehrerer Kavernen zu beherrschen. Die Indikation für die Kavernendrainage als selbständige Operation ist demnach eng begrenzt. Eine größere praktische Bedeutung hat sie dagegen als Hilfsoperation bei der Thorakoplastik oder der Phrenicusexhairese, wenn es sich um die Beseitigung einer größeren Kaverne handelt.

Vor jedem Drainageversuch muß absolut zuverlässig festgestellt sein, daß die beiden Pleurablätter im Bereiche des Einstiches vollständig miteinander verwachsen sind. Dies geschieht durch die Prüfung des Manometerdruckes in der Axillarlinie und vorne im 1. bis 3. Interkostalraum unter Verwendung des Pneumothoraxapparates. Falls der Einstich rückwärts erfolgt, was wegen der Behinderung des Liegens nach dem Eingriff und wegen der Infektion des bei der Plastik und Pneumolyse in Betracht kommenden Operationsterrains zu widerraten ist, muß auch hier eine Kontrolle der Verwachsung erfolgen. Besteht noch an irgendeiner dieser Stellen ein offener Pleuraspalt, dann darf nicht operiert werden, weil die Drainage zur Vereiterung des Pleuraraumes führen würde, sondern es ist vorher eine Verödung des Spaltes durch die Injektion einer 50 %igen Dextroselösung herbeizuführen.

T e c h n i k . Die Operation wird im Röntgenraum bei dem auf einem Drehstuhl sitzenden Patienten vorgenommen. Bei Obergeschoßkavernen wird unter Röntgenkontrolle die günstigste Einstichstelle gesucht und markiert; in der Regel liegt sie im 1. oder 2. Interkostalraum vorne. Hierauf erfolgt eine Anästhesie der Haut und des Periosts der angrenzenden Rippen mit ½ %iger Novokainlösung. Eine intrapulmonale Novokaininjektion ist wegen Lebensgefahr absolut zu vermeiden! Dann wird die 8 bis 9 cm lange Injektionsnadel in die Lunge weiter vorgeschoben, bis sie in der Kaverne liegt (Röntgenkontrolle!) Ist in dieser Weise die Richtung bestimmt, wird an der gleichen Stelle nach einer möglichst kleinen Stichincision mit dem Troikar eingegangen und derselbe in der gleichen Richtung langsam vorgeschoben, bis die Spitze des Instrumentes in die Kaverne eingedrungen ist (Röntgenkontrolle!). Ruckweise Bewegungen sind wegen der Gefahr einer Verletzung der Gefäße zu vermeiden. Nun wird der zur Drainage benützte Gummischlauch eingeführt. Liegt der Troikar richtig, dann kann er verhältnismäßig weit eingeführt werden, da er sich in der großen Kaverne einrollt (Röntgenkontrolle!). Er wird nun soweit wieder zurückgezogen, bis er richtig liegt, der Troikar entfernt und der Schlauch an der Brustwand mit Hilfe eines kleinen Mastisol- oder Pflasterverbandes so fixiert, daß er nicht mehr herausgleiten kann. Dann wird sogleich das Vorlageglas angeschlossen, welches der Patient von nun an, an einer Schnur um den Hals gehängt, beständig mit sich trägt.

Dieser kleine Eingriff ist völlig schmerzlos und in wenigen Minuten beendet. Wenn die Kaverne beim ersten Versuch nicht getroffen wird, muß der Troikar wieder zurückgezogen und in anderer Richtung neuerlich vorgeschoben werden. Wiederholte Versuche sind wegen der dabei entstehenden Lungenverletzungen schädlich. Bei einem Mißlingen des zweiten Versuches wird die Operation besser abgebrochen und erst ein bis zwei Wochen später wiederholt.

Die Drainage großer, hilusfern gelegener Kavernen ist technisch leicht und ungefährlich, die Drainage kleiner hilusnaher Kavernen dagegen schwierig und gefährlich.

Nachbehandlung. Einige Tage nach Anlage der Drainage wird mit dem Absaugen begonnen, das am schonendsten mit Hilfe von zwei verschieden hochgestellten Flaschen durchgeführt wird.

Die höhere Flasche ist mit Wasser gefüllt, welches langsam in ein tiefer gelegenes Gefäß abfließt. Die luftdicht verschlossene obere Flasche ist an das Vorlageglas des Kranken angeschaltet. In dem Maße, in welchem Wasser aus der Flasche abfließt, wird Luft nachgesaugt. Von der Verwendung einer Wasserstrahlpumpe ist wegen der Gefahr einer brüsken Wirkung abzuraten.

Die Zeit des Absaugens wird von ursprünglich einer halben Stunde im Laufe der nächsten Wochen auf sechs bis acht Stunden täglich verlängert. Wenn blutiges Sekret kommt, ist das Saugen zu unterbrechen. Bei Stocken des Abflusses muß die Lage des Drains durch Röntgenuntersuchung kontrolliert und eventuell korrigiert werden. Der Stichkanal hat später die Tendenz, sich zu erweitern. Bei zu weiter Einstichöffnung fließt das Kavernensekret außen neben dem Gummidrain ab. Es ist daher zu empfehlen, die Einstichöffnung so klein als möglich zu machen.

Wenn die Drainage erfolgreich ist, tritt schon nach wenigen Monaten, zuweilen sogar augenblicklich nach der Operation eine Verkleinerung der Kaverne ein. Wenn dagegen nach einem halben Jahre noch kein Erfolg zu sehen ist oder wenn der Kranke auf die Drainage mit Fieber, Senkungsbeschleunigung und einer Verschlechterung des Befundes reagiert, ist diese Behandlung abzubrechen. Für den Enderfolg ausschlaggebend ist die Verödung des zuführenden Bronchus. Bemühungen, dieselbe künstlich herbeizuführen, sind bisher über das Versuchstadium noch nicht hinausgelangt.

Operationszwang.

Von manchen Heilstättenärzten wurde in den vergangenen Jahren die Meinung vertreten, daß auf die Patienten ein Zwang zur Operation ausgeübt werden sollte, derart, daß Kranke, welche sich einer vom Chefarzt vorgeschlagenen Operation nicht unterziehen, strafweise vor Beendigung ihrer Kur aus der Heilstätte entlassen werden sollen. (Vgl. Sitzung beim Bezirksleiter des Reichstuberkulosenausschusses in Wien am 16. XII. 1941, Wien, klin. Wschr., 1943. 262.) Tatsächlich erschienen auch wiederholt Kranke in meiner Ordination, gegen welche man in dieser Weise vorgegangen war, und baten um Hilfe. Ein derartiges Verfahren kann nicht scharf genug verurteilt werden. Jeder Versicherte hat im Erkrankungsfalle ein Recht auf einen Platz in der Heilstätte, welche mit seinem Gelde errichtet worden ist. Nicht der Chefarzt, sondern der Versicherte ist Mitbesitzer der Heilstätte! Es widerspricht den heiligen Grundsätzen ärztlicher Ethik, einen Kranken durch äußeren Zwang, nämlich durch die Androhung gesundheitlicher Schädigung durch Entzug der für seine Wiederherstellung so wichtigen klimatischen und ernährungsmäßigen Heilfaktoren seiner Heilstätte zu einer gefürchteten Operation zu nötigen. Nie darf die Stellung des Arztes als Freund und Helfer in die Stellung eines Polizeibeamten umgewandelt werden, der mit Zwangsasylierung u. dgl. droht, und schon gar nicht bei dieser Krankheit, welche an sich schon die Menschen verzagt macht, so daß sie mehr denn je freundlichen Zuspruches bedürfen. Nichts hindert die Erholung sosehr wie seelischer Druck und Angst. Der wohlwollende Arzt hat Mittel genug zur Verfügung, um den Heilung suchenden Kranken von der Notwendigkeit einer bestimmten Operation in Güte zu überzeugen und ängstliche Kranke zu beruhigen. Das weitaus wirksamste Propagandamittel ist jeder durch diese Operation geheilte Patient. Es ist schon aus diesem Grunde der größte Wert auf die Einhaltung der richtigen Indikation zu legen. Bei einer sorgfältigen Auslese der Kranken und guter Technik sind die Erfolge der modernen Operationen so ausgezeichnet, daß die Kranken davon auf den Liegehallen sprechen und sich zur Operation, von welcher sie sich Rettung und Heilung erhoffen, geradezu drängen. Operative Mißerfolge dagegen vermindern in der Anstalt monatelang die Bereitschaft der Kranken, sich der gleichen Operation zu unterziehen.

δ) Erfolge und praktischer Wert der Kollapstherapie.

Die Erfolge der chirurgischen Therapie werden einerseits nach der Erfolgsstatistik, anderseits nach der Mortalität beurteilt. Bei der Erfolgsstatistik wird das Negativwerden des Sputums, die Beseitigung von Kavernen und die Arbeitsfähigkeit berücksichtigt. Man unterscheidet zwischen kurzfristigen (ein bis zwei Jahre) und langfristigen (fünf bis zehn Jahre nach der Operation) Erfolgsstatistiken. Bei der Tuberkulose sind die letzteren die wichtigsten. Die Mortalitätsstatistik zerfällt in eine Frühmortalität, welche der Operation zur Last fällt, und eine Spätmortalität. Die Operationsmortalität fällt im Vergleiche zur spontanen Mortalität der offenen Tuberkulose nicht ins Gewicht. Sie ist nur dort etwas höher, wo die Grenzen der Indikation überschritten werden und die Operation ein letzter Rettungsversuch ist. Es ist hier nicht der Ort, um auf eine Besprechung des ganzen, über die Kollapsoperationen vorliegenden ungeheuren Zahlenmateriales einzugehen. Zu der hier erstrebten allgemeinen Orientierung genügt die Anführung einiger weniger Zahlenbeispiele, welche aus der letzten Zeit stammen. In erster Linie werden die „Neueren Ergebnisse der chirurgischen Behandlung der Lungentuberkulose“ berücksichtigt, über welche bei der Tagung der Deutschen Tuberkulosegesellschaft in Baden-Baden 1941 berichtet worden ist.

Die Gesamtmortalität der Pneumolysen betrug nach G r a f ein bis sieben Jahre nach der Operation 22,4 %, nach A d e l - b e r g e r fünf Jahre post operationem 33,1 %. Bei den Pneumolyseplastiken wurde die Mortalität von G r a f mit nur 18,4 % angegeben. Von den vielen über die operativ erzielten Erfolge vorliegenden Zahlen seien hier nur drei angeführt, welche das Negativwerden des Sputums betreffen. K u n z [20] fand von 199 Plastiken nach mehreren Jahren 52,3 % bazillenfrei, U l r i c i (S. 442 seines Buches) neun bis zwölf Jahre nach der Operation (Plastik oder Plombe) 44 %, A d e l b e r g e r verzeichnete drei bis vier Jahre nach der Pneumolyse bei 83,2 % (!) der Überlebenden einen pulmonalen Gesamterfolg. Wenn dieser Erfolg aber nicht auf die Überlebenden allein, sondern auf alle Operierten (von welchen 33,1 % unterdessen gestorben waren!) umgerechnet wird, ergibt sich auch hier eine Erfolgszahl, welche den beiden andern nahesteht, nämlich 55,7 %.

Die Methode, die Erfolgszahlen nur auf die Überlebenden allein zu beziehen, ist irreführend und muß daher abgelehnt werden. In den Tabellen A d e l b e r g e r s ist es auffallend, daß die pulmonalen Erfolge bei steigender Mortalität von Jahr zu Jahr besser werden. Vom Jahrgang 1938 (175 Fälle) z. B. waren 1940 noch 146 am Leben und als pulmonaler Erfolg wurden 72 % gebucht. Ein Jahr später wurde aber die Erfolgszahl mit 81 % berechnet, weil unterdessen 15 weitere Kranke gestorben waren. Bei dieser Berechnungsweise müßte man nach dem Wegsterben aller offenen Tuberkulosen schließlich zu einem „Enderfolg“ von 100 % gelangen!

Es ist überflüssig, noch weitere Beispiele aus der überreichen Literatur anzuführen, denn die Erfolgszahlen aller Operateure sind (auf die Gesamtzahl der Operierten berechnet!) ungefähr von der gleichen Größenordnung und liegen zwischen 40 bis 60 %. Auch die Mortalitätszahlen nach den großen Kollapsoperationen zeigen untereinander keine großen Unterschiede und bewegen sich zwischen

---

[20] Wien. klin. Wschr. 1940, 957.

20 bis 40 %. Diese Zahlen sind wesentlich günstiger als die Zahlen, welche sonst über den Tuberkuloseverlauf, besonders über die Mortalität der offenen Tuberkulose vorliegen. S t e i n m e y e r berichtete in Baden-Baden 1941 auf Grund einer statistischen Bearbeitung von 2459 Fällen, daß die Mortalität der Patienten, welche im Jahre 1930 wegen offener Tuberkulose in Heilstättenbehandlung gestanden waren, 1940, also zehn Jahre später, 88,7 % betragen hat. Ähnliche Zahlen (84 %) haben einige Jahre früher B r ä u n i n g und N e i - s e n [21] bekanntgegeben. Bei einem Vergleiche dieser Zahlen mit der niedrigen Mortalität und der hohen Heilungsziffer der Operierten, ist der große Unterschied in die Augen springend.

Es wäre aber verfehlt, die wesentlich günstigeren Zahlen der Operierten einzig und allein als Erfolge der verschiedenen Operationen zu buchen, sondern sie müssen zum Teil darauf zurückgeführt werden, daß zu den Operationen von vorneherein nur die günstiger gelegenen Fälle zugelassen werden: Die Patienten, deren Kräftezustand gut, deren Blutsenkung normal ist und bei welchen Streuungen fehlen. Die operative Erfolgsstatistik hängt demnach nicht nur von der Art der Operation und der Geschicklichkeit des Operateurs, sondern sehr weitgehend auch v o n d e r r i c h t i g e n A u s l e s e d e r F ä l l e, d. h. von der richtigen Indikation ab. Je strenger die Auslese, desto höher die Zahl der Heilungen und desto niedriger die Mortalität. Hier ist allerdings noch hinzuzufügen: Desto geringer ist auch die Zahl der zur Operation zugelassenen Fälle!

Wir stoßen hier auf eine Frage, deren Beantwortung für die Beurteilung des tatsächlichen Wertes der Kollapschirurgie im Rahmen der gesamten Tuberkulosebekämpfung von größter Bedeutung ist, nämlich folgende Frage: Wie groß ist die Zahl der Kranken, welche bei Einhaltung der richtigen, im Vorhergehenden erörterten Indikationen zu den großen Kollapsoperationen zugelassen werden können? U l r i c i hat diesbezüglich im Jahre 1944 die interesannte Angabe gemacht, daß in der großen Heilstätte der Stadt Berlin in Sommerfeld 5½ % der Kranken mit Plastik, Plombe oder Pneumolyse behandelt worden sind. Aus dieser Zahl und aus der Zahl der Heilungen, welche mit diesen Operationen erzielt worden ist (bei U l r i c i 44 %), läßt sich berechnen, wie groß d i e t h e r a - p e u t i s c h e B e d e u t u n g d e r T h o r a x c h i r u r g i e f ü r d i e G e s a m t z a h l der Kranken gewesen ist. 44 % von 5½ % ergeben rund 2½ %. In der Heilstätte Sommerfeld ist die große Thoraxchirurgie demnach bei rund 2½ % aller Kranken erfolgreich gewesen. In andern Heilstätten ist der Prozentsatz der Erfolge bei der Thoraxchirurgie überall von der gleichen Größenordnung und liegt bei zirka 50 %. Das heißt, ungefähr die Hälfte der operierten Kranken konnte geheilt werden. Etwas größere Unterschiede

---

[21] Zeitschr. Tbk. **75**, 305, 1936.

bestehen bezüglich der Zahl der Heilstättenpatienten, welche für die Anwendung der großen Thoraxchirurgie aus der Gesamtzahl ausgesucht worden sind. Sie dürfte im allgemeinen zwischen 4 bis 10 % liegen (in Sommerfeld 5½ %). Wenn die Hälfte der Operierten geheilt wird, beträgt der Prozentsatz der Heilstättenpatienten, welchen durch die große Thoraxchirurgie eine Hilfe gebracht werden kann, demnach 2 bis 5 % der Gesamtzahl.

Diese Zahl vermittelt noch keine richtige Vorstellung von der Bedeutung der Thoraxchirurgie für das Gesamtproblem der Tuberkulose, weil der Prozentsatz der operablen Patienten in den Heilstätten wesentlich höher liegt als sonst, da bei der Einweisung bekanntlich eine Siebung erfolgt, bei welcher alle fiebernden und alle schweren Fälle als „nicht heilstättenfähig" ausgeschaltet werden. Diese Patienten bleiben alle in den Krankenhäusern der Stadt zurück, folglich liegt dort der Prozentsatz der operablen Fälle noch wesentlich niedriger als in den Heilstätten, also nicht bei 4 bis 10 %, sondern höchstens bei 2 bis 4 %. Wenn auch bei diesen ein ebenso guter Operationserfolg wie bei den Heilstätteninsassen angenommen wird, nämlich die Heilung der Hälfte der Operierten, dann ergibt sich, auf die Gesamtzahl der Tuberkulösen berechnet, ein Operationserfolg von 1 bis 2 %.

Diese Zahl, welche also günstigstenfalls 2 P r o z e n t beträgt, beleuchtet die tatsächliche praktische Bedeutung der großen Thoraxchirurgie für das Gesamtproblem der Tuberkulosebekämpfung. Bestenfalls 2 % aller Tuberkulösen können durch die modernen großen Operationen geheilt werden, die anderen 98 % müssen sich so behelfen.

Bei einer Gesamtzahl von fünf Millionen Tuberkulöser in Europa vgl. Seite 1) kämen etwa 200.000 Kranke (= 4 % der Gesamtzahl) für die große Thoraxchirurgie in Betracht. In Wirklichkeit gelangen aber nicht einmal 20.000 zur Operation, also nicht 4 %, sondern weniger als 4 $^0/_{00}$!

Demgemäß ist auch die im Vorhergehenden berechnete Erfolgszahl von 2 % (berechnet auf die Gesamtzahl der behandlungsbedürftigen Tuberkulösen) in Europa vorerst eine Utopie, welche derzeit nur in wenigen, ärztlich besonders günstig versorgten kleinen Bezirken annähernd erreicht wird. Die wahre Erfolgszahl liegt, berechnet für ganz Europa, sicherlich weit unter 2 $^0/_{00}$! 998 $^0/_{00}$ aller Tuberkulösen vermag der Chirurg, wie die Dinge jetzt liegen, keine Hilfe zu bringen.

Es schien dem Autor angezeigt, auf diese Zahlen einmal nachdrücklich hinzuweisen, denn bei der Durchsicht der modernen Tuberkuloseliteratur erhält der Student und der Arzt sonst den Eindruck, daß die Bekämpfung der Tuberkulose ein rein chirurgisches Problem wäre und daß die modernen Operationsverfahren weitaus die wichtigsten therapeutischen Maßnahmen darstellten. Da sich aber gezeigt hat, daß derzeit in Europa nicht einmal 2 $^0/_{00}$ aller Tuberkulösen durch diese Operationen geheilt werden, müssen die Vorstellungen von der praktischen Bedeutung der großen Chirurgie für die Bekämpfung und Heilung der Tuberkulose auf das richtige Maß zurückgeschraubt werden.

Es soll mit dieser Feststellung keineswegs die hervorragende Wirksamkeit der modernen Operationsverfahren bestritten werden. Im Gegenteil, es muß hervorgehoben werden, daß die Chirurgie bei richtiger Indikation lebensrettend einzugreifen vermag. Im Rahmen des Gesamtproblems der Tuberkulosebekämpfung ist es von geringerer Bedeutung, wenn die gegenwärtigen vorzüglichen Operationserfolge (rund 50 % Heilungen!) durch weitere Verbesserungen der operativen Technik und durch eine noch genauere Fassung der Operationsindikationen noch um einige wenige Prozente verbessert werden. Viel wichtiger wird es sein, sich darum zu bemühen, daß a l l e F ä l l e , bei welchen eine Operation absolut indiziert ist, erfaßt und r e c h t z e i t i g dieser lebensrettenden Operation zugeführt werden. Darauf wird sich in Zukunft die Aufmerksamkeit und die Energie der Ärzte in erster Linie konzentrieren müssen! Wenn diese Forderung erfüllt wird, dann müßten mindestens zehnmal mehr Patienten operiert werden, als es gegenwärtig der Fall ist, und die Zahl der operativ geheilten Lungenkranken könnte auf das Zehnfache (also um 1000 %!) steigen.

Nachdem wir gesehen haben, daß das Wirkungsfeld der großen Chirurgie bei der Tuberkulosetherapie ein eng begrenztes ist, erübrigt sich noch die Besprechung des E r f o l g e s d e r k l e i n e n T h o r a x c h i r u r g i e , d. h. des P n e u m o t h o r a x und seiner Hilfsoperationen. Nach der langfristigen Statistik U l r i c i s sind die Dauererfolge beim Pneumothorax viel niedriger als nach Plastik oder Plombierung. Denn während sie bei den großen Operationen um 50 % liegen, betragen sie beim einseitigen Pneumothorax mit Ergänzungsoperationen nur 29 %, beim doppelseitigen Pneumothorax gar nur 19 %. G. B e r g [22] hat dem Pneumothorax auf lange Sicht, über zehn Jahre hinaus, überhaupt jeden therapeutischen Wert abgesprochen, weil auf seinen Absterbetafeln die Zahlen der Pneufälle nur in den ersten Jahren wesentlich günstiger lagen, nach zehn Jahren aber kein Unterschied mehr zwischen den Pneufällen und den nicht mit Kollaps behandelten Fällen festzustellen war. Dieses Urteil kann aber nicht unwidersprochen bleiben. Bei richtiger Indikation, d. h. bei Begrenzung der Pneubehandlung auf die unizentrisch beginnenden Fälle, bei einer frühzeitig genug eingeleiteten und p l a n m ä ß i g b i s z u m v o l l s t ä n d i g e n K o l l a p s des kranken Lungenabschnittes (wenn nötig, unter Anwendung der Hilfsoperationen) fortgesetzten Pneumothoraxbehandlung sind auch mit dem Pneumothorax stabile Heilungen zu erreichen. Größere

---

[22] Beitr. Klin. Tbk. **96**, 533, 1941.

Zahlenreihen über eine nach diesen Richtlinien durchgeführte Pneubehandlung liegen noch nicht vor, weil bisher bei der Pneubehandlung in der Regel nach dem sicher unrichtigen Grundsatz verfahren worden ist, welchen U l r i c i noch 1944 in seinem Buche vertreten hat (S. 352): „Der Pneumothorax soll und muß immer zunächst versucht werden."

b) Weitere chirurgische Methoden zur Erzeugung einer Lungenschrumpfung.

Anhangsweise seien noch zwei chirurgische Methoden kurz angeführt, welche bisher zwar noch nicht über das Versuchsstadium hinausgekommen sind, aber doch Interesse verdienen.

1. Die Erzielung einer partiellen Lungenschrumpfung durch den Verschluß eines Bronchialastes. In Betracht kommen, wie uns eigene, in den Jahren 1933/34 vorgenommene, nicht veröffentlichte Versuche mit E. W e s s e l y gezeigt haben, Bronchi 2. Ordnung, also z. B. ein Oberlappenast. Ein temporärer Verschluß konnte beim Menschen durch eine kleine, unter bronchoskopischer Kontrolle eingelegte leichte, innen hohle Metallplombe erreicht werden. Es kommt darauf augenblicklich zu einer Verkleinerung der Kavernen in dem gesperrten Gebiet. Die Plomben konnten aber wegen der Dekubitalgefahr nicht lange genug im Bronchus belassen werden. Der Eingriff wurde im übrigen trotz der Sekretstauung gut vertragen. Einen ähnlichen Gedankengang verfolgten W. E. A d a m s und A. J. V o r w a l d [23]. Sie infizierten Hunde mit Tuberkelbazillen und erzeugten bei diesen durch „Cauterisation" einen Bronchialverschluß. In dem entsprechenden Sperrgebiet fanden sie eine wesentliche Hemmung der Tuberkulose. „The favorable effect in the collapsed lobes increased with the duration of the collapse and in some cases amounted to a complete cure of the disease."

Über Versuche, durch wiederholte Ätzungen zu therapeutischen Zwecken einen Bronchialverschluß zu erreichen, haben C u t l e r W o o d [24] berichtet. Die Autoren verwendeten eine 25%ige Lösung von „acriflavine hydrochloride".

Schon die bisherigen Versuche haben gezeigt, daß eine Einengung oder ein Verschluß des Bronchus, der einen tuberkulös erkrankten Lungenlappen versorgt, eine hemmende Wirkung auf die Tuberkulose ausübt [25]. Es ist zu hoffen, daß aus dieser biologisch sicher

---

[23] Treatment of pulmonary tuberculosis by bronchial occlusion. Journal Americ. Medic. Assoc. Chicago **103**, 1024, 934.

[24] Journal Americ. Medic. Assoc. Chicago **103**, 1409, 1934.

[25] Die Gegenprobe ist die Strumectomie, welche bei Tuberkulösen oft eine plötzliche Verschlechterung der Tuberkulose infolge Beseitigung der hemmenden Stenose zur Folge hat (C l a i r m o n t und S u c h a n e k, Arch. klin. Chir. **115**, 995).

richtigen Idee in Kombination mit der Kavernendrainage mit der Zeit ein praktisch brauchbares Verfahren entwickelt werden wird.

2. Über „Die künstliche Erzeugung von Lungenschrumpfung durch Unterbindung von Ästen der Pulmonalarterie" haben schon vor vielen Jahren B r u n s und S a u e r b r u c h [26] berichtet. Die Unterbindung wurde von den Versuchstieren, meist Hunden, ohne krankhafte Erscheinungen vertragen und führte nach zwei bis drei Monaten zu einer beträchtlichen Schrumpfung des betroffenen Lappens. Sogar die Unterbindung des Hauptstammes einer Seite führte nur zu einer vorübergehenden Dyspnoe und später zur Karnifikation der aus dem Pulmonalkreislauf ausgeschalteten Lunge. Über eine praktische Verwertung dieser technisch einfachen Methode bei der Therapie der Tuberkulose ist bisher nichts bekannt geworden.

c) Weitere kausale Therapie bei der unizentrischen Tuberkulose.

Die große Bedeutung der Kollapstherapie gerade bei der unizentrisch beginnenden Tuberkulose wurde im Vorhergehenden besprochen (S. 88). Die Ausschaltung des erkrankten Lungenabschnittes aus der Atmung durch Kollaps desselben ist bei dieser Tuberkuloseform zweifellos die wirksamste therapeutische Maßnahme. Was aber soll und kann dann geschehen, wenn die Kollapstherapie nicht in der zur Heilung notwendigen Form und Intensität durchführbar ist? Ist bei derartigen Fällen überhaupt noch eine kausale Therapie möglich? Können sie operationsfähig gemacht oder auch ohne Kollapstherapie gerettet werden? Diese Fragen sind praktisch deshalb von großer Bedeutung, weil die Zahl der Fälle, welche in diese Kategorie gehört, sehr groß ist, da die Durchführung der Kollapstherapie sehr oft auf Schwierigkeiten stößt.

Diese Schwierigkeiten ergeben sich oft schon beim Krankheitsbeginn, und zwar dann, wenn der Kranke unausgesetzt weiterfiebert. In diesem Zustand kann nicht einmal ein Pneumothorax und noch viel weniger eine größere Kollapsoperation riskiert werden. Es muß daher zugewartet werden, bis der Krankheitsprozeß sich beruhigt hat und das Fieber wieder heruntergegangen ist. Wenn das nicht spontan erfolgt, kann durch eine temporäre Phrenicusausschaltung nachgeholfen werden. Hält das Fieber aber trotzdem noch weiter an, muß bei jeder unizentrischen Tuberkulose nun ein Pneumothorax versucht werden. Wenn aber auch eine Pneubehandlung wegen zu ausgedehnter Verwachsungen undurchführbar ist, dann muß der Arzt bemüht sein, den Zustand des Kranken soweit zu bessern, daß er fähig wird, auch einen größeren, in diesem Falle indizierten, operativen Eingriff zu ertragen. Zwei Verfahren kommen hier in Betracht: Die Chemotherapie und die „roborierende Schontherapie." Bezüglich der Chemotherapie wird auf S. 266 verwiesen.

---

[26] Mitteil. Grenzgeb. Med. und Chir. **23**, 343, 1911.

Die „roborierende Schontherapie" besteht aus drei Teilen:

1. Liegekur in Schonklima, d. h. in einer windstillen, staubfreien, nebelfreien Gegend in einer Seehöhe von 0 bis 500 m.

2. Kräftige, kalorienreiche und vitaminreiche Kost.

3. Zufuhr der Vitamine B + C im Überschuß. Am wirksamsten sind intravenöse Injektionen von B Vitamin compositum + Cebion forte. Eventuell auch Phosphorlebertran, zwei Eßlöffel täglich.

Eine nähere Erläuterung ist zu Punkt 2 erforderlich. Zu erstreben ist eine Zufuhr von mindestens 3000 Kalorien täglich. Es genügt aber keineswegs, am Schreibtisch eine Speisenfolge mit dem erstrebten Kaloriengehalt auszurechnen und diese dem Kranken vorzusetzen, sondern es ist notwendig, dafür Sorge zu tragen, daß die Ernährung so geregelt wird, daß der Kranke imstande ist, die verordneten Speisen m i t A p p e t i t zu genießen. Nur dann ist auch eine entsprechende Ausnutzung der Nahrung gewährleistet. Da der Appetit bei fiebernden Kranken meist fehlt, ist diese Forderung nicht so leicht zu erfüllen.

Künstliche Mittel, etwa tinctura amara, herba centauri und ähnliches vermögen einen darniederliegenden Appetit kaum in ausreichender Weise zu vermehren. Wirksamer ist das Insulin (jeden Morgen 20 bis 40 E Zinkprotamininsulin oder eine halbe Stunde vor dem Frühstück und dem Mittagessen je 20 E Altinsulin). Sehr wichtig sind die seelischen Einwirkungen. Eine roborierende Kur hat nur solange Aussicht auf Erfolg, als es gelingt, die Zuversicht und Lebensfreude des Kranken zu erhalten. Das ist nur in einer freundlichen Umgebung möglich, welche dem Kranken die notwendige seelische Stütze gibt und es vermeidet, ihn zu tyrannisieren [27]. Von entscheidender Bedeutung für das Gelingen oder Mißlingen einer jeden Mastkur sind schließlich die appetitsteigernden und die appetithemmenden Impulse, welche von den Speisen selbst ausgehen. Steigernd wirken nicht nur Würzstoffe, sondern auch alle Röstprodukte, die letzteren schon vor der Mahlzeit durch ihren besonderen Duft (Bratenduft u. dgl.), der für den Kranken allerdings nur unmittelbar vor der Mahlzeit bemerkbar sein darf, weil sonst die fördernde Wirkung in das Gegenteil umschlägt. Hemmende Impulse gehen von schlechten Gerüchen, von zu großen Portionen und von unappetitlich angerichteten Speisen aus. Besonders stark hemmend wirkt schon der Anblick von viel Fett auf jeden fiebernden Schwerkranken.

Bei der praktischen Durchführung der Mastkur ist im einzelnen folgendes zu beachten: Vor jeder Mahlzeit ist das Krankenzimmer zu lüften und aufzuräumen. Die Speisen müssen appetitlich angerichtet sein und dürfen nur in kleinen Portionen auf den Tisch gebracht werden (bei größerem Bedarf später nachservieren!). Besonders wichtig ist die zweckmäßige küchentechnische Verarbeitung des Fettes, denn das Fett hat den größten Heizwert; es wirkt aber bei Mängeln der Kochkunst hemmend auf den Appetit. Nie darf das Fett als solches vordringlich bemerkbar sein (cave: Fettaugen in der Suppe,

---

[27] Das gilt auch für Heilstätten!

fetttriefende Speisen!). Der Erfolg jeder Mastkur hängt in erster Linie davon ab, daß das Fett in mannigfachen Formen **unauffällig** in den Speisen untergebracht wird, z. B. in gerösteten Broten, Kartoffeln, Gemüsen, in Braten, in gebackenen salzigen oder süßen Speisen, in pommes frittes, in pikanten Speisen (Majonnaisen) und in Mehlspeisen und mürbem Gebäck. Bei guter Küchentechnik können leicht 1600 Kalorien (= 178 g Schmalz oder 200 g Butter) in Form von Fett untergebracht werden.

Von Fleisch wird bei der Mastkur nur sparsam Gebrauch gemacht, da Fleisch wegen seiner langen Verweildauer im Magen einen großen Sättigungswert bei relativ geringem Kalorienwert hat. Dicke Fleischstücke machen so satt, daß der Kranke keine weitere Nahrung mehr aufzunehmen vermag, dünne Scheiben gebratenen oder gebackenen Fleisches dagegen wirken eher appetitanregend und sind als Fettträger wertvoll. Erbsen-, Bohnen- oder Linsengemüse oder -breie sind wegen ihrer langen Verweildauer im Magen und des hohen Sättigungswertes bei der roborierenden Schontherapie nicht angezeigt.

Bei appetitlosen Kranken bilden die Getränke eine wertvolle Ergänzung der Nahrung. In Form von Milch, Wein, Bier oder Most können zusätzlich noch 500 bis 1000 Kalorien täglich untergebracht werden.

Übersicht der wichtigsten Kalorienwerte. Alle Werte sind abgerundet und beziehen sich auf die tatsächlich ausnutzbaren Werte pro 100 g des Nahrungsmittels.

Reines Fett (Schmalz oder Öl)	900	**Fertige Speisen**	
Butter oder Margarine	800		
Zucker	400	Braten	150 bis 400
Mehl, Grieß, Reis, Graupen, Brösel,		Würste	200 bis 400
Maismehl, Erbsenmehl	300	Röstkartoffel	200
Brot oder Semmeln	200	Kuchen, Keks	200 bis 400
Fleisch je nach dem Fettgehalt	100 bis 300	Käse	200 bis 400
Fische zumeist	30 bis 80	Honig	300
Kartoffel, ebenso ein Ei	70	Schokolade	500
Gemüse	20 bis 40		
Obst	40 bis 80		

Getränke pro Liter

Vollmilch, ebenso schwere Biere, leichter Wein oder Most	etwa 600
Magermilch, ebenso leichte Biere	etwa 400

Die beigefügte Kalorientabelle ist absichtlich nur auf wenige Werte beschränkt und sosehr vereinfacht, daß auch der weniger Geübte sich einen ungefähren Überschlag über den Kalorienwert der Krankenkost machen kann.

Seit bekannt ist, daß bei allen Infektionskrankheiten ein Vitaminmangel eintritt und daß Infektionen aller Art bei Vitaminmangel schwerer verlaufen (Frühjahrsgipfel der Sterblichkeit, z. B. auch bei der Tuberkulose!), bei reichlicher Zufuhr von Vitaminen aber leichter überwunden werden, wird auf eine vitaminreiche Kost großer Wert gelegt. Das Extrem dieser Bestrebungen stellt die Rohkost dar. Auch die salzfreie Gerson-Diät und ihre Modifikation nach Hermannsdorfer[28], welche einen bis zwei Liter Rohsäfte aus Ge-

---

[28] Z. Tbk. 56, 1930.

müsen oder Obst täglich vorschreibt, gehört hierher. In dieser extremen Form kann eine Vitaminkur bei Lungenkranken wegen ihrer Kalorienarmut auf die Dauer aber nicht durchgeführt werden. Ein Entzug des Kochsalzes ist bei der Lungentuberkulose ohne Wert. Dagegen hat sich bei der Tuberkulose ebenso wie bei anderen Infektionskrankheiten eine reichliche Zufuhr von Vitaminen als nützlich erwiesen.

Praktisch ist diesbezüglich folgendes zu beachten: Gemüse und Kartoffel werden nicht gekocht, sondern gedämpft und nach Zubereitung sofort auf den Tisch gebracht, da der Vitamingehalt bei längerem Stehenlassen beträchtlich absinkt. Außerdem ist zusätzlich rohes Obst sowie rohes Gemüse (von letzterem nur zarte Sorten in fein geschabtem Zustande!) oder frisch bereiteter Preßsaft aus Obst und Gemüse (tägl. $^1/_4$ bis $^1/_2$ Liter) zu verabreichen.

Die Rohsäfte können in Mischungen gegeben werden, welche dem persönlichen Geschmacke des Kranken angepaßt sind. Man verwendet die frisch bereiteten Preßsäfte von Karotten (Möhren), Kraut, Kohl oder Spinat in größeren Mengen und setzt zu je drei bis vier Teilen dieser Säfte einen Teil Saft von Rettichen, roten Rüben, Kohlrabi, Tomaten oder Sellerie sowie eventuell kleine Mengen von Orangen- oder Zitronensaft und Zucker zu.

Wenn die „roborierende Schontherapie“ nach einigen Monaten zu keinem Erfolge führt, muß der Fall verloren gegeben werden und die Therapie kann sich weiterhin nur auf symptomatische Maßnahmen beschränken. Dagegen kann die roborierende Schontherapie auch in späteren Stadien der Krankheit mit Erfolg wieder eingesetzt werden, wenn exsudative Schübe oder Streuungen vorübergehend die Durchführung des Operationsprogrammes unterbrechen. In vielen Fällen gelingt es, solche Schübe durch die konsequent durchgeführte Schontherapie zu überwinden und damit eine Weiterführung der operativen Therapie zu ermöglichen.

Eine andere Form der „roborierenden“ Therapie ist am Platze, wenn ein stationäres Infiltrat festgestellt worden ist, bei welchem die Einleitung einer Kollapstherapie aus den bereits erörterten Gründen aufgeschoben wird. Bei diesen Fällen kann eine Heilung auch ohne Kollapstherapie durch eine roborierende Behandlung allein erreicht werden. An die Stelle der Schontherapie tritt in diesem Falle jedoch eine „roborierende Reiztherapie“, welche sich von ersterer in folgenden Punkten unterscheidet:

1. An Stelle des Schonklimas wird Aufenthalt in einem Reizklima (Höhenlage 800 bis 1800 m) [29] gewählt. Die Klimakur auf der Alm wird mit einer Milchkur (täglich einen bis zwei Liter) kombiniert.

---

[29] Die Sauerstoffspannung sinkt im Gebirge, und zwar um je 13,1 mm pro 100 mm Erniedrigung des Barometerstandes (das entspricht rund 1000 m größere Höhe), wie Fleisch (Arch. Physiol. **218**, 690, 1926) festgestellt hat. Diese Verminderung der Sauerstoffspannung begünstigt die Heilung, weil die Vermehrungsfähigkeit der Tuberkelbazillen um so geringer ist, je niedriger die Sauerstoffspannung ist.

Auf Injektionen von Vitaminpräparaten kann unter diesen Umständen verzichtet werden, da die Vollmilch des Viehs bei Grünfutter auf ·der Alm besonders vitaminreich ist.

2. An die Stelle der dauernden Liegekur tritt die dosierte und ärztlich kontrollierte Bewegung.

3. Durchführung einer milden Reiztherapie: a) Luftbäder, b) Quarzlichtbestrahlungen.

Technik: Bestrahlung des sitzenden Patienten bei nacktem Oberkörper mit je einer Lampe von vorne und hinten. Beginn in 120 cm Entfernung mit fünf Minuten, Steigerung um je zwei Minuten bis maximal 15 Minuten; Verringerung der Distanz um je 5 cm bis auf 80 cm. Zwei bis drei Sitzungen in der Woche (nach A. Bacmeister[30]).

c) Sonnenbestrahlungen.

Technik (nach Rollier[31]):

	1. Tag	2. Tag	3. Tag	4. Tag	5. Tag	6 Tag	
Füße	5	10	15	20	25	30	Minuten
Unterschenkel		5	10	15	20	25	Minuten
Oberschenkel			5	10	15	20	Minuten
Bauch				5	10	15	Minuten
Brust					5	10	Minuten
Rücken						5	Minuten

Vom 7. Tage ab wird die Dauer des allgemeinen Sonnenbades um je 15 Minuten täglich erhöht solange, bis eine Bestrahlungszeit von drei bis sechs Stunden täglich erreicht ist.

Dieses von Rollier, dem Pionier der Heliotherapie. für die Hochgebirgssonne ausgearbeitete Schema kann bei der Reiztherapie stationärer Infiltrate vereinfacht werden. Niemals darf aber mit einer Bestrahlungsdauer von mehr als 15 Minuten begonnen werden. Eine dauernde ärztliche Überwachung ist besonders bei der stark. wirksamen Heliotherapie notwendig.

Wenn im Laufe der roborierenden Reiztherapie die Blutsenkung beschleunigt wird oder der Spirometerwert absinkt oder irgendein anderes Zeichen von Aktivität nachweisbar wird, muß die Reiztherapie sofort unterbrochen und durch die Schontherapie ersetzt werden. Zumeist wird es bei derartigen Fällen angezeigt sein, nunmehr auch mit einer Kollapstherapie zu beginnen.

d) Die Therapie bei einem Scheitern der Kollapstherapie.

Bisher haben wir uns nur mit den Fällen beschäftigt, bei welchen die Kollapstherapie im Mittelpunkt aller therapeutischen Bemühungen stand. Wir kommen nun zu einer weiteren, sehr zahlreichen und daher praktisch wichtigen Gruppe von Fällen, bei welchen die

---

[30] Lazarus, Handbuch der gesamten Strahlenheilkunde, Berlin 1930, Band II. S. 857.

[31] Die Heliotherapie der Tuberkulose. 2. Aufl. Berlin 1924.

Kollapstherapie weder sogleich, noch nach der Durchführung einer roborierenden Therapie angewendet werden kann, entweder weil Kontraindikationen gegen eine operative Therapie bestehen oder weil der Kranke sich zu einem indizierten, operativen Eingriff nicht entschließen kann. Fälle, welche troß einer längere Zeit fortgeseßten Chemotherapie und roborierenden Schontherapie immer weiter-fiebern und weiterschreiten, müssen ihrem Schicksal überlassen werden. Es bleiben aber noch immer viele Fälle übrig, welche chronisch in Schüben verlaufen und zwischen den einzelnen Schüben vor-übergehend zur Ruhe kommen. Bei diesen darf der Gedanke einer kausalen Therapie nicht aufgegeben werden, auch dann nicht, wenn eine Kollapstherapie undurchführbar ist.

Ein kleiner Teil dieser Fälle kommt schon von selbst soweit zur Ruhe, daß eine langdauernde, zuweilen bis ins Greisenalter reichende Besserung eintritt, welche praktisch fast einer Heilung gleichkommt. Aufgabe der Therapie ist es, die natürlichen Heilungstendenzen, welche einem jeden chronischen Falle innewohnen, sosehr zu ver-stärken, daß dieser günstige Verlauf etwas häufiger herbeigeführt wird. Das kann durch eine Reiztherapie erreicht werden, welche selbstverständlich auf die Krankheitsperioden beschränkt bleiben muß, in welchen die Krankheit stationär ist. Je länger diese stationären Perioden dauern, desto eher ist ein Erfolg zu erreichen. Bei fiebernden Kranken muß man sich fürs erste bemühen, den Krankheitsprozeß durch eine roborierende Schontherapie zur Ruhe zu bringen. Über die Wirksamkeit der Chemotherapie bei diesen chronischen Fällen ist derzeit noch kein Urteil möglich.

Die Methoden der Reiztherapie, welche im Stadium der stationären Kavernen und stationären Phthisen in Betracht kommen, sind folgende:

1. Die roborierende Reiztherapie;
2. die Röntgenbestrahlung;
3. die Tuberkulinbehandlung;
4. die Behandlung mit Gold- und Kupfersalzen.

Im einzelnen ist über die nichtoperative kausale Therapie der unizentrisch beginnenden chronischen Tuberkulose folgendes zu sagen:

1. Die **roborierende Reiztherapie** muß dem Zustande des Kran-ken angepaßt werden. Besondere Zurückhaltung und Vorsicht ist bei jeder Art von Bestrahlungen geboten.

2. Die **Röntgenbestrahlung** ist von Bacmeister in die Therapie der Lungentuberkulose eingeführt worden [32]. Die Röntgen-bestrahlung ist eine Reiztherapie, welche vorhandene Vernarbungs-tendenzen zu verstärken vermag, exsudative Herde jedoch zur Ein-

---

[32] Literaturnachweis in Bacmeisters Beitrag im Handbuch der gesam-ten Strahlenkunde, Band II, S. 877, daselbst auch fünf Röntgenserien Bac-meisters.

schmelzung bringt. Vor Beginn dieser gefährlichen Behandlung müssen daher alle exsudativen Erscheinungen geschwunden, die Temperatur mindestens einen Monat lang normal sein. Steife, große, alte Kavernen sind wegen der mechanischen Unmöglichkeit einer Schrumpfung ungeeignet. B a c m e i s t e r hat bei derartigen Fällen aber durch Kombination mit einer Phrenicusexhairese, welche die notwendige Entspannung der Kaverne herbeiführt, schließlich doch Vernarbung und Schrumpfung erreichen können.

T e c h n i k : Beginn mit 5 % der HED (Hauterythemdosis) und 4 mm Aluminium- oder 1 mm Kupferfilter. Steigerung auf höchstens 10 % der HED. Bestrahlung kleiner Felder von 10:12 cm Größe, zunächst nur alle 14 Tage einmal, erst bei nachweisbaren Erfolgen einmal und schließlich zweimal wöchentlich (nach B a c m e i s t e r).

3. Die Tuberkulinbehandlung (vgl. hierzu auch S. 10, 63). Auch die Tuberkulinbehandlung darf bei der inoperablen unizentrischen Tuberkulose nur dann eingeleitet werden, wenn das stationäre Intervallstadium mit Sicherheit erreicht ist, d. h. alle Aktivitätszeichen geschwunden sind, also bei normaler Temperatur und normaler oder nur wenig erhöhter Blutsenkung, sowie dem Fehlen sonstiger exsudativer Erscheinungen. Bei der Tuberkulinbehandlung dieser Krankheitsform ist größte Vorsicht geboten. Heftigere Reaktionen müssen unbedingt vermieden werden, weil sie eine Aktivierung ruhender Herde und eine Verschlimmerung mit rascher Einschmelzung nach sich ziehen können. Anderseits hat es keinen Sinn, unterschwellige und daher wirkungslose Dosen zu injizieren. Es muß daher vor Beginn der Kur der untere Schwellenwert durch intrakutane Injektionen ermittelt werden (s. S. 11!), das ist jene Dosis, welche eine eben noch sichtbare Rötung an der Injektionsstelle hervorruft. Mit einem Zehntel der so ermittelten Grenzdosis wird die Therapie begonnen.

Welches Tuberkulinpräparat verwendet wird, das ist nach den neueren Anschauungen belanglos. Wir bevorzugen das Alttuberkulin. Dagegen ist die exakte Dosierung von größter Wichtigkeit. Eine solche kann nur bei einer Injektionsbehandlung, dagegen nicht bei der angeblich „milden" Salbenbehandlung erreicht werden. Für die ·konzentrierteren Lösungen sind andere Spritzen zu verwenden als für die höheren Verdünnungen. Es genügen drei Spritzen: 1. für Lösung I bis III, 2. für IV bis VI, 3. für VII bis IX. Eine besonders exakte Dosierung kann bei der intravenösen Behandlung erreicht werden, deren Vorzüge schon von R. K o c h [33] hervorgehoben und von F e r n b a c h [34] ausführlich begründet worden sind.

Während jeder Tuberkulinkur ist eine sorgfältige Temperaturkontrolle (vier Messungen täglich!) und eine dauernde Überwachung des Lungenbefundes notwendig. Herdreaktionen können durch die Auskultation (Rasselgeräusche!) und durch die Spirometrie (Absinken der Vitalkapazität!) eher aufgedeckt werden als durch die Röntgenuntersuchung.

---

[33] Dtsch. Med. Wschr. 1901, 829.
[34] Beitr. Klin. Tbk. **81**, 301, 1932.

Technik : Die Injektionen erfolgen bei den schwächeren Lösungen (IX bis IV) in Abständen von drei, bei den stärkeren Lösungen (III bis I) in Abständen von 7 bis 14 Tagen. Bei reaktionslosem Verlauf wird die Dosis jedesmal auf das $1^1/_2$fache gesteigert, auch dann, wenn lediglich leichte, belanglose Stichreaktionen aufgetreten sind.

Beispiel: Der intrakutane Schwellenwert wurde mit 0,1 ccm der Lösung V bestimmt. Die Kur wird daher mit 0,1 ccm der Lösung VI begonnen. Fortsetzung nach folgendem Schema: 0,15 ccm, 0,2 ccm, 0,3 ccm, 0,5 ccm, 0,7 ccm, 1,0 ccm der Lösung VI. Bei dem Übergang auf die nächsthöhere Konzentration, die zehnmal stärker ist, wird die Dosis nicht gesteigert und demnach 0,1 von V (= 1,0 von VI) gegeben. In der gleichen Weise wird nun weiter auf 0,15 ccm, 0,2 ccm, 0,3 ccm, 0,5 ccm, 0,7 ccm, 1,0 ccm von V gesteigert, dann auf 0,1 von IV übergegangen und so fort, bis die Lösung I erreicht ist.

Die Tuberkulinserie ist bei der Höchstdosis von 1,0 ccm der Lösung I (= 100 mg Alttuberkulin) beendigt. Diese Dosis kann bei guter Verträglichkeit noch dreimal in Abständen von 14 Tagen wiederholt werden. Manche Therapeuten haben empfohlen, noch weiter zu gehen und die Kur erst mit 1 ccm des Originaltuberkulins abzuschließen, doch ist das bei der chronischen Phthise selten möglich und auch gar nicht notwendig.

Wenn im Laufe der Behandlung eine leichte Temperaturreaktion erfolgt. darf die Dosis nicht gesteigert werden, sondern sie wird nach Abklingen der Temperatur wiederholt. Nach einer stärkeren Fieberreaktion oder Herdreaktion muß mindestens eine Woche gewartet werden und die Kur wird dann mit nur einem Zehntel der letzten Dosis fortgesetzt.

Beispiel: Nach 0,3 ccm der Lösung II Fieberreaktion, 38,8 Grad. Nach drei Tagen wieder normale Temperatur. Nächste Tuberkulininjektion aber erst nach sieben Tagen, und zwar nur 0,3 ccm der Lösung III.

Zuweilen kommt man über eine bestimmte Dosis selbst nach wiederholtem Zurückgehen auf ein Zehntel und Wiederansteigen nicht hinaus, sondern es erfolgt immer wieder eine Fieberreaktion. Bei solchen Fällen wird die Kur einige Monate lang unterbrochen und hierauf nach einer neuerlichen Bestimmung des intrakutanen Schwellenwertes wieder von vorne begonnen. Eine Wiederholung ist in jedem Falle nach drei Monaten Pause angezeigt. Drei oder mehr Tuberkulinserien mit zwischengelegten Pausen bilden eine „Etappenkur" nach Petruschky [35].

Die Behandlung schwerer Fälle erfordert viel Zeit, Geduld und Anpassung an die jeweilige Reaktionslage. Es sind in der Regel mehrere Tuberkulinserien, also eine „Etappenkur", notwendig, um einen befriedigenden Erfolg zu erreichen. Mit dieser Methode kann daher nur der auf eine aktive Therapie bedachte, vorsichtige, aber beharrliche Facharzt etwas erreichen, da in den Heilstätten die notwendige Zeit (mehrere Jahre) nicht zur Verfügung steht. Gegenwärtig ist die Tuberkulinbehandlung aus der Mode gekommen, und der chirurgisch vielbeschäftigte Facharzt ist allzusehr geneigt, alle Fälle, welche nicht irgendeiner Operation zugeführt werden können. als „Asylierungsfälle" kurz abzufertigen. Der „Asylierungsfall" selbst merkt aber sehr bald mit Entsetzen, daß man sich für seine

---

[35] Ergebnisse der Inneren Med. u. Kinderhlk. 9, 557, 1912. Grundriß der spezifischen Diagnostik und Therapie der Tuberkulose, Leipzig 1913.

Krankheit nicht mehr interessiert. Mit Neid sieht er, daß alle Mühe und Sorgfalt der Ärzte nur den Operationsfällen gilt und er selbst nur als Belastung empfunden wird, welche jeder Arzt so rasch als möglich loszuwerden sucht.

Die unmittelbaren Schüler R. K o c h s , zu welchen auch mein Vater und dessen Freund P e t r u s c h k y gehörten, haben sich aber auch für diese Fälle sehr interessiert und konnten wiederholt auch solche „Asylierungsfälle“ durch jahrelang fortgeführte Etappenkuren wesentlich bessern. Auch B a n d e l i e r und R o e p k e , welche der gleichen Zeit angehörten, schrieben diesbezüglich in ihrem Lehrbuch der spezifischen Diagnostik und Therapie der Tuberkulose, welches in den Jahren 1908—1913 sieben Auflagen erreicht hat: „Wenn in den schweren und schwersten Formen der Lungentuberkulose eine Heilung selbstverständlich nicht erzielt werden kann, so lassen sich doch noch Besserungen erreichen... Der Appetit wird reger, die Mattigkeit und Schwäche schwindet, die Kräfte kehren teilweise zurück; es erwacht der gesunkene Lebensmut, es wächst die Hoffnung auf Genesung und es erstarkt der Wille, an der Gesundung mitzuarbeiten, — bei einem so chronischen und auch für den Arzt schwierig zu behandelnden Leiden nicht nur psychisch allein unschätzbare Hilfsfaktoren! Man hat den unverkennbaren Eindruck, daß solche unter Tuberkulinbehandlung stehenden Kranken ein unvergleichlich besseres Aussehen bekommen, und daß auch in den schweren unheilbaren Fällen die Widerstandskraft des Organismus entschieden gehoben werden kann.“ Bei B a n d e l i e r und R o e p k e hatten es die Kranken mit chronischer Phthise sicherlich besser, als dies jetzt zumeist der Fall ist. Was damals möglich war, das müßte auch der gegenwärtigen Ärztegeneration bei entsprechendem Interesse, Geduld und Sorgfalt erreichbar sein!

4. **Die Behandlung mit Metallsalzen** (Gold und Kupfer).

Die Gold- und Kupfersalze haben in vitro noch in hohen Verdünnungen eine baktericide Wirkung auf Tuberkelbazillen. Ob dieselbe auch im lebenden Organismus zustande kommt, ist aber fraglich. Im folgenden wollen wir uns auf eine Besprechung der G o l d t h e r a p i e beschränken, da die Kupfersalze (Ebesal u. a.) bei der Behandlung der Lungentuberkulose bisher keine Bedeutung erlangt haben. Auf die weitschweifigen Theorien über den Mechanismus der Goldwirkung soll hier nicht eingegangen werden, da alle diese Theorien unbewiesen sind. Feststeht lediglich, daß von den Goldsalzen eine R e i z w i r k u n g auf tuberkulöse Herde ausgeübt wird. Auch nach Gold treten ebenso wie nach Tuberkulin tuberkulöse Herdreaktionen auf. Es ist bei der Goldtherapie diesbezüglich daher die gleiche Vorsicht geboten wie bei der Tuberkulinbehandlung. Beginn mit kleinen Dosen, vorsichtige Steigerung der Dosen unter Beobachtung des Lungenbefundes, der Temperatur und der Blutsenkung. In mancher Hinsicht unterscheidet die Goldwirkung sich aber doch von der Tuberkulinwirkung. Wenn z. B. nach Tuberkulin eine fieberhafte Reaktion eingetreten ist, kann diese nicht selten durch Gold wieder zum Absinken gebracht werden (E. S c h u l z [36]). Die Behandlungspausen, welche bei allzu großer Tuberkulin-Überempfindlichkeit eingelegt werden müssen, können nicht selten zum Vorteil des Kranken mit einer Goldserie ausgefüllt werden, und es liegen Mitteilungen von mehreren Seiten darüber vor, daß durch eine solche kombinierte Behandlung mehr zu erreichen ist als durch Tuberkulin oder Gold allein.

Ähnlich wie beim Tuberkulin wurden anfangs auch bei der von M o l l g a a r d [37] mit dem Sanocrysin eingeführten Goldtherapie zu hohe Dosen gegeben. Die Folgen waren nicht nur zu heftige Herdreaktionen wie nach übergroßen Tuberkulindosen, sondern auch mannigfache, direkt auf das Gold zurückzuführende Gewebsschädigungen. Mit der jetzt üblichen niedrigeren Dosierung und den milder wirkenden modernen Goldpräparaten sind diese Goldschädigungen viel seltener geworden. Sie sollen aber doch zur Orientierung des Arztes kurz angeführt werden:

1. Haut- und Schleimhautschädigungen, fleckige und papulöse Exantheme, welche an den Streckseiten beginnen, in schweren Fällen bis zur Purpura fortschreitend und auch auf die Schleimhaut übergreifend (Stomatitis).

2. Nierenschädigungen, deren erstes Signal eine leichte Albuminurie ist.

3. Leberschädigungen, angefangen vom Erbrechen bis zu Ikterus und (selten!) gelber Leberatrophie.

4. Knochenmarkschädigungen, Eosinophilie, Agranulocytose.

5. Darmschädigungen mit Durchfällen.

Als Gegenmittel der Goldschäden wurden Insulin mit Traubenzucker, Asthmolysin oder Adrenalin (gegen die Exantheme!) und Calciumthiosulfat empfohlen. Wichtig ist es, jede Goldtherapie zu meiden, wenn die Haut, die Nieren, die Leber, das Knochenmark oder der Darm nicht ganz gesund sind. Bei der heute üblichen vorsichtigen Goldtherapie sind besondere Gegenmittel kaum mehr notwendig. Schwere Goldschädigungen sind eine große Rarität geworden. Die größte Gefahr ist auch bei der Goldtherapie ebenso wie bei der Tuberkulintherapie eine allzu heftige Reaktion des tuberkulösen Herdes. Deshalb sind bei der Goldbehandlung der schweren Lungentuberkulose die langsam resorbierbaren und daher besonders milde wirkenden intramuskulär zu verabfolgenden Präparate zu bevorzugen.

Goldpräparate: Das S o l g a n a l B o l e o s u m wird intragluteal gegeben. Dosierung: Beginn mit 0,01 g, Anstieg bis 0,2 g. Auch das A u r o - M e o l, ein kolloidales Goldpräparat, wird intramuskulär verabfolgt, ebenso das A u r o - d e t o x i n, ein Goldkeratinat (in Dosen von 0,01—0,5 g) und das U l t r a -

---

[36] Beitr. Klin. Tbk. **69**, 1928.
[37] Beitr. Klin. Tbk. **95**, 1940.

c h r y s o l , eine durch die Einwirkung von Ultraschall hergestellte kolloidale Goldlösung (0,25—1 ccm). Für die intravenöse Goldtherapie stehen das S o l g a n a l und L o p i o n (beide in Dosen von 0,01—0,25 g) sowie das T r i p h a l , letzteres in Dosen von 0,001—0,1 g, und das N e o s o l g a n a l , ein Calciumgold-heratinat (Dosierung 0,005—0,5 g) zur Verfügung.

5. Die Behandlung mit Natriumthiosulfat. X a l a b a r d e r [38] hat die Frage geprüft, ob die guten Erfolge, welche mit dem seinerzeit viel gerühmten Goldpräparat Sanocrysin erzielt worden sind, nicht zum Teil auf das zur Lösung des Goldes verwendete Natriumthio-sulfat zurückzuführen seien. Zunächst zeigte sich im Tierexperiment, daß die Wirkung virulenter Tuberkelbazillen durch einen Zusatz von Thiosulfat sosehr abgeschwächt wurde, daß die mit dieser Mischung infizierten Meerschweinchen überlebten. Bei einer über viele Jahre sich erstreckenden klinischen Überprüfung im Tuberkuloseinstitut Blancs in Barcelona ergab sich eine ausgezeichnete therapeutische Wirkung, welche um so bemerkenswerter war, als bei der Thiosulfat-therapie auch solche Fälle günstig beeinflußt werden konnten, welche vorher schon ein Jahr oder noch länger in der sonst üblichen Weise behandelt worden waren (Heilstättenkur). Nach den vorliegenden Röntgenbildern wurden wesentliche Besserungen sowohl bei exsuda-tiven (unizentrischen), als auch bei produktiven (multizentrischen) Tuberkulosen, auch solchen, die von Kehlkopftuberkulose begleitet waren und bei welchen bereits ansehnliche Kavernen entstanden waren, erzielt. Eine Nachprüfung der Angaben X a l a b a r d e r s ist um so mehr geboten, als Thiosulfat von den verarmten Ländern Europas leichter zu beschaffen ist als Gold.

Dosierung: Es wird eine 10%ige Lösung von durch Rekristallisation gerei-nigtem Natriumthiosulfat in sterilem destilliertem Wasser hergestellt. Beginn mit 0,1 g (= 1 ccm dieser Lösung), Injektionen in Abständen von 8 bis 10 Tagen mit allmählicher Steigerung der Dosis bis auf 0,02 g pro kg, also 1,2 g (= 12 ccm der Lösung für einen 60 kg schweren Kranken. Dauer der Behandlung 3 bis 6 Mo-nate, Gesamtdosis 6 bis 25 g.

Xalabarder hat nach Thiosulfat die gleichen Schädigungen ge-sehen wie nach Gold (Fieber- und Herdreaktionen, Schädigungen der Haut, der Nieren und des Darmes). Er empfiehlt daher, bei der Thiosulfatbehandlung ebenso vorsichtig vorzugehen wie bei einer Goldbehandlung.

Unter den schwer Lungenkranken, welche mittels einer vorsich-tigen Reiztherapie noch gebessert werden können, nehmen die Fälle, welche nur deshalb einer an sich indizierten Operation nicht zuge-führt werden können, weil sie sich davor fürchten, eine besondere Stellung ein, denn gerade diese Fälle sind im allgemeinen progno-stisch günstiger zu beurteilen. Es ist für jeden Arzt, der auf eine durchgreifende, zu einem voll befriedigenden Erfolg führende

---

[38] Revista Médica de Barcelona, 1926 n. 8.
Publicacions de l'Institut Antituberculos Barcelona 1933.
El Tiosulfat sodic en la tuberculose pulmonar.

Therapie bedacht ist, schmerzlich, wenn er auf eine von ihm als notwendig erkannte Operation verzichten muß, bloß deshalb, weil dem Patienten das Verständnis für die Dringlichkeit der Operation und das Vertrauen fehlt. Zwangsmaßnahmen, wie z. B. der Entzug der sonst dringend notwendigen roborierenden Behandlung, sind als unmoralisch und inhuman unter allen Umständen abzulehnen. Niemals darf ein ängstlicher Schwerkranker durch Einschüchterung. Drohung mit „Zwangsasylierung" u. dgl. zu einer immerhin gefährlichen Operation gezwungen werden! Aber nicht selten gelingt es, die Angst des Kranken im Verlaufe einer planmäßig durchgeführten internen Behandlung zu überwinden und sein Vertrauen zu gewinnen, so daß es dann leicht ist, ihn zu einer Operation zu überreden, welche ihm die endgültige Heilung bringt.

II. Die Klinik der multizentrisch beginnenden Formen[39].

Das Vorstadium. Zum Unterschied von der unizentrischen Tuberkulose, welche in der Regel ohne Prodomalerscheinungen plötzlich einsetzt und „wie ein Blitz aus heiterem Himmel gerade die Gesündesten der Gesunden befällt" (W. N e u m a n n [40]), sind bei der multizentrischen Tuberkulose oft schon jahrelang, bevor die Krankheit in den Lungen klinisch manifest wird, mannigfache Beschwerden zu beobachten. Es sind diesbezüglich zwei Gruppen zu unterscheiden:

1. Fälle, bei welchen die Beschwerden bis in die Kindheit zurückreichen. Wir hören von Skrofulose, von Phlyktänen, von chronischer eitriger Mittelohrentzündung [41], tuberkulösen Erkrankungen der Knochen, der Gelenke usw. Bei diesen Fällen ist demgemäß ein genetischer Zusammenhang mit der Primärtuberkulose wahrscheinlich. Zuweilen ist die Kontinuität durch eine schon in der Kindheit beginnende und auch später jahrlang weiter andauernde Tuberkulose der Lymphknoten sichtbar hergestellt. Bei anderen Fällen ist die bei allen hämatogen streuenden Tuberkulosen vorhandene Lymphknotentuberkulose nicht so auffällig und nur bei besonders darauf gerichteten Untersuchungen nachzuweisen.

2. Die zweite Gruppe betrifft Fälle, welche in der Kindheit klinisch gesund waren und erst später mit Störungen erkranken, die als Vorläufer der multizentrisch beginnenden Lungentuberkulose bekannt sind. Bei diesen Fällen ist ein genetischer Zusammenhang mit der unbemerkt verlaufenen Primärtuberkulose der Kinderzeit unwahrscheinlich. Zum Teil handelt es sich dabei um die gleichen

---

[39] Bezüglich des pathologisch-anatomischen Verlaufes wird auf Seite 38 verwiesen.

[40] Die Klinik der Tuberkulose Erwachsener, 2. Aufl., Wien. J. Springer, S 131 (1930).

[41] Diese ist in zirka 20 % tuberkulösen Ursprunges. H. u. J. M e l l e r, Monatsschr. f. Ohrenhlk. 70, 436, 1936.

Vorkrankheiten wie bei der Gruppe 1, nur mit dem Unterschied, daß dieselben z. B. eine Knochentuberkulose, eine Augentuberkulose usw. nicht schon in der Kindheit zur Zeit der Primärinfektion, sondern erst viel später aufgetreten sind. Weitaus der häufigste Vorbote der multizentrischen Tuberkulose des Erwachsenen ist die einfache P l e u r i t i s   e x s u d a t i v a . Diese ist früher als Pleuritis „rheumatica" oder „idiopathica" bezeichnet worden. Durch bakteriologische Untersuchungen in allen Ländern der Welt wurde gezeigt, daß diese Form der Pleuritis tuberkulösen Ursprungs ist. Bei 80 bis 100 % wurden Tuberkelbazillen im Pleuraexsudat nachgewiesen (A. A s c h o f f [42], O s h i m a   und   S u z u k i [43] und viele andere). Das Exsudat erscheint klar, das spärliche Sediment besteht vorwiegend aus Lymphocyten. Das Stadium der Exsudation ist in der Regel von Fieber begleitet. Nach einer durchschnittlichen Krankheitsdauer von ein bis zwei Monaten wird das Exsudat resorbiert und die Pheuritis heilt unter Verwachsung der Pleurablätter. Der Patient wird nun anscheinend wieder gesund. Einige Jahre später aber zeigen sich bei vielen dieser Fälle die ersten Symptome einer multizentrischen Lungentuberkulose.

Bei der Besprechung des klinischen Krankheitsbildes wollen wir den schon im Kapitel der pathologischen Anatomie (s. S. 44) aufgestellten Verlaufstypen folgen, welche auch klinisch leicht voneinander zu unterscheiden sind. Es handelt sich um folgende fünf Typen:

1. Die rudimentäre Form,
2. die langsam apiko-kaudal progrediente Form,
3. die rasch apiko-kaudal progrediente Form,
4. die maligne multizentrisch-exsudative Form,
5. die Miliartuberkulose.

1. Die rudimentäre Form.

Diese ist dadurch gekennzeichnet, daß nur in einem Teil der Lungen, meist sind es die Lungenspitzen, mehrere kleine, knötchenförmige Herde entstehen. Oft ist die Spitzenpleura beteiligt.

a) Klinisch symptomlose „inaktive" Fälle.

Diese Fälle machen klinisch keinerlei Beschwerden und werden nur gelegentlich einer Röntgenuntersuchung entdeckt. Während des zweiten Weltkrieges wurden viele Fälle dieser Art durch Röntgenreihenuntersuchungen klinisch gesunder Soldaten und Arbeitsmänner bekannt. Das Röntgenbild zeigt fleckige und streifige Schatten in den Spitzenfeldern und eine Verdickung der Spitzenpleura. Derartige Fälle pflegte man vielfach nach dem Röntgenbild

---

[42] Zeitschr. klin. Mef. **29**, 440, 1896.
[43] Beitr. Klin. Tbk. **83**, 441, 1933.

allein zu beurteilen. Wenn die Schatten weicher waren, wurden sie als „aktive“, wenn sie härter waren, als „inaktive“ Tuberkulosen angesehen. Es kam aber vor, daß verschiedene Untersucher über den gleichen Fall verschiedener Ansicht waren. Was der eine als „weich“ und „aktiv“ bezeichnete, war nach dem Erachten eines anderen „hart“ und „inaktiv“. Nicht selten erschweren kleine „suspekte“ Aufhellungen in den Spitzenfeldern die röntgenologische Beurteilung, weil als Ursachen solcher Aufhellungen, abgesehen von tuberkulösen Zerfallsherden, auch unspezifische Bronchiektasien und Emphysemblasen in Betracht kommen.

Die Entscheidung, ob der Krankheitsprozeß als „aktiv“ anzusehen ist oder nicht, ist in der Praxis sehr wichtig, denn „aktiv“ bedeutet die Gefahr eines Weiterschreitens und erfordert ein therapeutisches Eingreifen; bei „inaktiver“, d. h. ruhender Spitzentuberkulose ist dagegen eine Therapie überflüssig, und dem praktisch gesunden Träger solcher belangloser Narbenherdchen können auch weitere besondere Vorsichtsmaßnahmen, wie Einschränkung der Berufstätigkeit, Heiratsverbot usw. erspart werden. Fehlentscheidungen können allerdings nur dann vermieden werden, wenn es einwandfrei sichergestellt ist, daß der Prozeß wirklich inaktiv ist.

Diese wichtige Entscheidung kann nur nach einer gründlichen klinischen Durchuntersuchung getroffen werden. Dabei ist die physikalische Untersuchung von relativ geringerer Bedeutung. Eine Verschmälerung des Krönigschen Spitzenfeldes ist ebensowenig ein Beweis für die Aktivität als unreines Atmen, welches auch bei partiellen Atelektasen auftreten kann. Umgekehrt ist auch ein reines Atmen kein sicherer Beweis für Inaktivität. Wichtiger sind die Blutsenkung, das Koagulationsband und das Blutbild. Aber auch wenn diese normal befunden werden, ist man vor unangenehmen Überraschungen noch nicht absolut gesichert. Ebensowenig ermöglicht die Serumuntersuchung eine sichere Entscheidung, wenn auch das Fehlen komplementbindenderAntikörper für Inaktivität spricht.

Es wird sonst im allgemeinen empfohlen, solche Fälle jahrelang in ärztlicher Beobachtung zu halten. Die Vorstellung, daß eine Lungentuberkulose besteht, welche eine dauernde ärztliche Kontrolle erfordert, ist aber eine dauernde Quelle der Beunruhigung für den Patienten und dessen Familie. Viel Kummer und Sorge können dem Patienten erspart bleiben, wenn die Frage, ob eine Gefahr besteht, nicht unabsehbar lange offengelassen, sondern sofort entschieden wird. Eine solche rasche Entscheidung ist möglich. Es ist dazu die Prüfung des Verhaltens unter T u b e r k u l i n b e l a s t u n g erforderlich.

Die „T u b e r k u l i n b e l a s t u n g“ ist etwas anderes als die einfache Bestimmung der kutanen Tuberkulinempfindlichkeit. Bei der Tuberkulinbelastung wird das Verhalten des Gesamtorganismus im allgemeinen und des tuberkulösen Herdes im besonderen unter r a s c h a n s t e i g e n d e n Dosen von Tuberkulin geprüft; diese

Prüfung gestattet Schlußfolgerungen bezüglich der Aktivität des Herdes. Bei der Bestimmung der Tuberkulinempfindlichkeit wird dagegen bei **fallenden** Dosen der untere Schwellenwert ermittelt, welcher bei intrakutaner Anwendung eben noch eine Reaktion hervorruft. Die Höhe dieses Schwellenwertes ermöglicht noch kein Urteil über die Aktivität (vgl. S. 63).

Die **Tuberkulinbelastung** wird in folgender Weise vorgenommen: Nach Bestimmung des intrakutanen Schwellenwertes wird die gleiche Dosis intravenös verabfolgt und nachher die Temperatur, die Blutsenkung, die Vitalkapazität und der Lungenbefund geprüft. Wenn keinerlei Reaktion erfolgt ist, dann wird die Dosis drei Tage später gesteigert und so fort, bis entweder eine Reaktion erzielt wird oder die obere Grenzdosis von 1 mg erreicht ist.

Wenn der untere Schwellenwert sehr niedrig liegt, kann die Menge bei den kleinen Tuberkulindosen um das Zehnfache gesteigert werden. Erst von 0,1 ccm der Lösung IV ($= 0,01$ mg) aufwärts wird nur auf das Dreifache gesteigert. Beispiel: Unterer Schwellenwert 0,1 ccm der Lösung V ($= 0,001$ mg). Beginn der intravenösen Belastung mit 0,1 ccm/V, nach 2 Tagen 0,1 ccm/IV, nach 6 Tagen 0,3 ccm/IV, nach 9 Tagen 0,1 ccm/III, nach 12 Tagen 0,3 ccm/III, nach 15 Tagen 0,1 ccm/II ($= 1,0$ mg).

Im allgemeinen kann eine Aktivität ausgeschlossen werden, wenn bis zur Dosis von 1,0 mg keinerlei Reaktion erfolgt ist. Es besteht aber kein Bedenken, die Belastung auch über 0,1/II hinaus auf 0,3/II und 1,0/II ($= 10$ mg) weiter zu steigern, wenn der Fall wegen besonderer Umstände schwierig zu beurteilen ist (vgl. Beispiel 3 u. 6).

Das Risiko einer Tuberkulinbelastung ist nur gering, wenn diese Probe auf Fälle beschränkt bleibt, bei welchen lediglich produktive Spitzenherdchen ohne Zeichen von Aktivität bestehen; der Nutzen einer raschen Entscheidung ist für den Betroffenen groß, denn er weiß dann, ob er als Gesunder arbeiten und leben darf oder ob bestimmte Einschränkungen und Vorsichtsmaßnahmen notwendig sind.

Franz N., 23 Jahre alt. War immer gesund, im April 1940 wurde gelegentlich einer Erkältung ein Röntgenbild der Lunge angefertigt, welches fleckförmige harte Schatten in beiden Spitzenfeldern zeigte. Kein Fieber, kein Auswurf, normale Blutsenkung, guter Ernährungszustand. Trotzdem wurde der kräftige, junge Mann allein wegen des Röntgenbefundes zum „Tuberkulösen" gestempelt und fünf Monate lang in Heilstätten zurückgehalten. Während dieser ganzen Zeit war er subjektiv beschwerdefrei und setzte infolge der erzwungenen Liegekur 5 kg Fett an. Bei einer Tuberkulinbelastung bis 1 mg intravenös keinerlei Reaktion. Der Mann wurde darauf sofort mit der Diagnose „keine behandlungsbedürftige Tuberkulose" als voll arbeitsfähig entlassen.

b) Fälle mit tuberkuloseverdächtigen Symptomen.

Diese Gruppe macht oft erhebliche diagnostische Schwierigkeiten. Es bestehen Krankheitserscheinungen, z. B. subfebrile Temperaturen, deren Ursache irrtümlich in belanglosen, inaktiven Spitzenveränderungen vermutet wird, während den krankhaften Störungen in Wirklichkeit ganz andere, nicht tuberkulöse Krankheitsprozesse, z. B.

Hyperthyreose, Tonsillitis, Bronchitis usw. zugrunde liegen. Auch hier wird die richtige Diagnose durch eine Tuberkulinbelastung wesentlich erleichtert.

W. Robert, 34 Jahre. Einweisung ins Krankenhaus im Februar 1941 unter dem Verdachte einer aktiven Tuberkulose, weil das Röntgenbild streifige Schatten im rechten Spitzenfeld zeigte und gleichzeitig Husten sowie eine Beschleunigung der Blutsenkung bestand. Die Tuberkulinbelastung wurde nicht nur reaktionslos ver-tragen, sondern die Blutsenkung ging sogar während dieser Belastung auf nor-male Werte zurück bei gleichzeitigem Anstieg des Körpergewichtes. Damit war der Tuberkuloseverdacht eindeutig widerlegt. Unterdessen war auch der un-spezifische Bronchialkatarrh, welcher die krankhaften Störungen verursacht hatte. abgeheilt.

St. Leopold, 31 Jahre. Hier war der Verdacht einer aktiven, behandlungs-bedürftigen Tuberkulose wegen Hustens, Stechen in der rechten Schulter und einer Beschleunigung der Blutsenkung entstanden. Das Röntgenbild schien diesen Verdacht zu bestätigen, denn es zeigte kleine, allerdings harte Fleckschatten in beiden Spitzenfeldern sowie unter dem rechten Schlüsselbein. Da hier schwer-wiegende Verdachtsgründe für einen aktiven Prozeß vorlagen, wurde die Tuber-kulinbehandlung besonders langsam und vorsichtig vorgetrieben und bis 10,0 mg fortgesetzt. Das Gutachten „keine aktive behandlungsbedürftige Tuberkulose" wurde erst abgegeben, als auch diese Dosis reaktionslos vertragen worden war.

Besonders auffallend war in diesem Fall, daß die Blutsenkung während dieser vier Wochen dauernden starken Belastung mit Tuber-kulin normal wurde (von 9 auf 3 mm nach Poindecker zurückging, das entspricht einer Senkung des Stundenwertes nach Westergren von 17 auf 4 mm) und das Körpergewicht von 64,5 auf 69,7 kg an-stieg. Dieses Verhalten war so günstig, daß bei rückschauender Beurteilung ein kurativer Effekt in Betracht gezogen werden muß. Jedenfalls bedürfen Fälle dieser Art einer wiederholten ärztlichen Kontrolle in Abständen von einem halben Jahr.

M. Rudolf, 31 Jahre. 1928 und 1932 angeblich „Lungenspitzenkatarrh", 1940 wiederholt Tonsillitis. Wegen der tuberkulösen Anamnese und wegen des Röntgenbefundes (in beiden Lungenspitzen kalkdichte Fleckschatten) wurde auch dieser Fall als „Tuberkulose" eingewiesen. Die Tuberkulinbelastung wurde reak-tionslos vertragen. Heilung nach Tonsillektomie.

V. Rudolf, 31 Jahre. Seit Monaten Temperaturen ein wenig über 37 Grad. Da das Röntgenbild dichte Fleckschatten im rechten Oberfeld zeigte, wurde der Patient unter der Annahme einer aktiven Lungentuberkulose ins Krankenhaus eingewiesen. Hier zeigte sich, daß auch eine Hyperthyreose bestand. Der Grund-umsatz war um 50 % gesteigert, die Schilddrüse vergrößert, Tremor der Hände. Puls 120, paukende Herztöne usw. Die Frage, ob die subfebrilen Temperaturen auf die Hyperthyreose oder auf den Lungenprozeß zurückzuführen seien, konnte durch eine Tuberkulinbelastung entschieden werden. Da dieselbe reaktionslos blieb, ist die Behandlung weiterhin auf die Hyperthyreose allein beschränkt worden.

K. Franz, 27 Jahre. Patient gab an, daß beide Eltern lungenleidend gewesen seien, er selbst seit drei Jahren zeitweilig an Nachtschweißen leide und vor einigen Tagen „einen Mund voll" Blut gespuckt habe. Der klinische Befund war jedoch im Gegensatz zu dieser belastenden Anamnese fast negativ. Spitzendämp-fung links, kein Rasseln, kein Fieber, normale Blutsenkung. Röntgenbild: Im

Spitzenfeld und rechts infraclavicular einige harte Fleckschatten. Im Bereich beider Hili harte Verdichtungen und Verkalkungen. Da weder die klinische noch die Röntgenuntersuchung einen Anhaltspunkt für eine pulmonale Genese des einmaligen Blutspuckens ergeben hatte, wurde die Nase einer eingehenden Untersuchung unterzogen und eine Ätzung erweiterter Venen (locus Kieselbach) vorgenommen.

Eine aktive Lungentuberkulose konnte ausgeschlossen werden, da die in diesem Falle besonders vorsichtig durchgeführte und daher sechs Wochen dauernde Tuberkulinbehandlung bis zur erreichten Höchstdosis (10 mg) reaktionslos blieb. Auch hier kam es während der Tuberkulinbelastung zu einer leichten Gewichtszunahme (von 75,3 kg auf 77 kg).

Nach einer zweimonatigen Krankenhausbeobachtung konnte der Mann mit dem Bescheid „keine aktive behandlungsbedürftige Lungentuberkulose" voll arbeitsfähig entlassen werden. Ohne die Prüfung mit Tuberkulin wäre eine zuverlässige Beurteilung in einer so kurzen Zeit nicht möglich gewesen. Ohne Tuberkulinbelastung ist die Entscheidung, ob Fleckschatten in den Spitzenfeldern als inaktiv zu bewerten seien, erst nach einer Beobachtung von mehreren Jahren möglich.

Die Tuberkulinbelastung hat nicht nur bei negativem, sondern auch bei positivem Ausfall großen Wert für den Patienten, weil sie in letzterem Falle nach Aufdeckung der Aktivität die sofortige Einleitung einer entsprechend energischen Therapie veranlaßt, so daß keine Zeit mehr mit Zuwarten vergeudet wird. Einen Schaden haben wir auch bei einem positiven Ausfall der Tuberkulinbelastungsprobe nie gesehen, da dieser Probe immer nur solche Fälle unterzogen wurden, bei welchen exsudative Veränderungen vorher durch eine eingehende klinische und Röntgenuntersuchung ausgeschlossen worden waren. Immer handelte es sich um rudimentäre Formen der multizentrischen Reihe.

B. Johann, 26 Jahre. Im Jahre 1940 viermonatige Heilstättenkur wegen Gewichtsabnahme und Nachtschweißen bei geringem Spitzenbefund. Im Jänner 1941 wieder die gleichen Beschwerden. Temperatur und Blutsenkung normal, Vitalkapazität 5300 ccm, also ausgezeichnet, im Röntgenbild einige mittelweiche Fleckschatten im linken Spitzenfeld. Während der nun durchgeführten Tuberkulinbelastung blieb zwar die Blutsenkung normal, der Röntgenbefund unverändert und der physikalische Befund abgesehen von der Spitzendämpfung negativ, es kam aber zu einzelnen Temperaturzacken bis 38 Grad und das Körpergewicht blieb bei der dreimonatigen Liegekur unter dem Sollwert. Der Kranke wurde daher zur weiteren Kur ins Gebirge verlegt.

H. Anton, 25 Jahre. Krankenhausaufnahme wegen 10 kg Gewichtsverlust, Mattigkeit und Rückenstechen. Röntgenbefund: Weiche Fleckschatten in beiden Spitzenfeldern und Pleura-Spitzenkappen. Temperatur und Blutsenkung normal. Bei der Tuberkulinbelastung kommt es auf 0,1 mg ATK zu einer Fieberzacke von 38,1 und einem leichten Anstieg der Blutsenkung (von 4 auf 8 mm Poindecker, entspricht einem Anstieg des Westergrenschen Stundenwertes von 6 auf 14 mm). Daher wurde der Patient als behandlungsbedürftige Tuberkulose in eine Heilstätte abgegeben.

c) Behandlungsbedürftige „aktive" Tuberkulosen.

Hierher gehört in erster Linie das Heer der aktiven Tuberkulosen der Lungenspitzen. Rudimentäre Streuungen in anderen Lungenabschnitten erfordern selten eine Behandlung. Die Aktivität der Krankheit kommt in monatelang anhaltenden subfebrilen Temperatursteigerungen, die von Nachtschweißen begleitet sind, zum Ausdruck. Außerdem bestehen in der Regel Mattigkeit und Unlust zu körperlicher oder geistiger Betätigung, oft auch Husten und Schulterschmerzen. Der geringe Auswurf ist grau und schleimig. Bei der klinischen Untersuchung findet man nicht viel: Eine Spitzendämpfung und verschärftes, zuweilen auch unreines Atmen in diesem Bereich. Das Röntgenbild zeigt bei diesen Fällen mehr oder weniger weiche, stecknadelkopfgroße Fleckschatten in einer oder häufiger in beiden Lungenspitzen und eine vermehrte Streifenzeichnung, oft auch eine deutliche Verdickung der Spitzenpleura. Zuweilen sind zwischen den Fleckschatten die schon früher (S. 136) besprochenen kleinen Aufhellungen sichtbar, deren harmlose Natur nicht nur durch eine Tomographie, sondern auch durch die Untersuchung des Sputums, welches weder elastische Fasern, noch Tuberkelbazillen enthält, nachgewiesen werden kann. Blutsenkung und Koagulationsband sind nur wenig verändert, die Vitalkapazität normal.

Bei dieser Krankheitsform sind die subjektiven Beschwerden, verglichen mit dem geringen objektiven Befund relativ groß. Patienten und Ärzte sind daher geneigt, die Gefährlichkeit derselben weit zu überschätzen. Die Erfahrung der letzten Jahrzehnte hat aber gelehrt, daß gerade diejenigen Fälle, welche schon von Anfang an auf so geringfügige tuberkulöse Veränderungen so heftig reagieren, nicht zur Progredienz neigen, sondern in der Regel nach mehreren Jahren wieder zur Ruhe kommen, ohne üble Folgen zu hinterlassen.

Kombinationen mit extrapulmonalen tuberkulösen Erkrankungen sind bei dieser Form häufig. Am häufigsten kommt die trockene und die exsudative Pleuritis als Begleiterscheinung vor. Sie neigt zu Recidiven („Pleurite a repetition" nach P i é r y [44]). Anderseits bildet die rudimentäre Spitzentuberkulose selbst eine nebensächliche Begleitkrankheit bei extrapulmonalen Tuberkulosen der Haut, der Knochen, Gelenke, Nieren, Augen oder Ohren. In letzterem Falle pflegt der Arzt sich nur um die extrapulmonalen Herde zu kümmern und schenkt der Lunge erst dann nähere Beachtung, wenn die Lungenherde exacerbieren, was nach Abheilung der extrapulmonalen Tuberkulose nicht selten der Fall ist (vgl. S. 170).

d) Die Therapie der rudimentären Tuberkulose.

Die inaktiven Fälle bedürfen keiner Behandlung. Dagegen ist bei den aktiven Formen eine energische Therapie angezeigt, denn

---

[44] Presse médicale 1906, 71.

wenn die Krankheit auch das Leben nicht unmittelbar bedroht, so bedeutet sie doch eine jahrelange schwere Beeinträchtigung der Arbeitsfähigkeit und Lebensfreude, wenn sie sich selbst überlassen bleibt.

Die Anwendung der Kollapstherapie, welche bei den unizentrischen Tuberkulosen im Mittelpunkt aller ärztlichen Bemühungen steht, ist bei der multizentrischen Spitzentuberkulose ein schwerer Fehler. Pneuversuche führen niemals zu einer Ablösung und Heilung der erkrankten Lungenspitze, sondern, wenn sie nicht gänzlich mißlingen, höchstens zu einem Kollaps der Unterlappen, da im Bereiche der produktiven Spitzentuberkulose immer ausgedehnte Verwachsungen bestehen, welche eine Ablösung der Lungenspitze verhindern. Ein solcher Teilpneu kann nur schaden, da die kranken Oberlappen nach der teilweisen Ausschaltung gerade der gesunden Lungenabschnitte aus der Atmung noch stärker belastet werden. Die toxisch-hyperergischen Erscheinungen nehmen daher noch zu. Die Pneumothoraxanlage wird von der multizentrischen hämatogenen Lungentuberkulose überdies in der Regel mit einer Exsudation im Pneumothoraxraum beantwortet und der Zustand des Kranken ist nach der Einleitung einer solchen verfehlten „Therapie" wesentlich schlechter als zuvor.

Im Tuberkulosekrankenhaus der deutschen Wehrmacht in Wien hatte ich während des Krieges wiederholte Gelegenheit, derartige Fälle, bei welchen auswärts ein „Pneumothorax nocens" angelegt worden war, zu beobachten, z. B. folgenden:

21jähriger Soldat, Lazaretteinweisung wegen Fiebers und trockenen Hustens im Frühjahr 1943. Bei der Röntgenuntersuchung wurde eine kleinfleckige Verschattung beider Spitzenfelder, vorwiegend rechts, festgestellt und daher in einem auswärtigen Lazarett ein Pneumothorax nocens rechts angelegt, obwohl die Krankheit multizentrisch war und auf der rechten Seite weder ein exsudativer Herd noch ein eindeutiger Zerfall nachzuweisen war. Das Sputum war und blieb während der einjährigen Lazarettbeobachtung dauernd negativ. Der Pneumothorax beschränkte sich auf die beiden untern Drittel der Lunge. Die Lungenspitze war nicht kollabiert, sondern breitflächig in der Pleurakuppe angewachsen. Schon einige Wochen nach der Pneuanlage bildete sich ein Exsudat in der Pneuhöhle, welches sich im Laufe des folgenden Jahres allmählich in ein tuberkulöses Empyem umwandelte. Dann wurde der Mann, welcher aus Wien stammte, zu uns in sein Heimatlazarett verlegt. Er war wegen hochgradiger Kachexie nicht mehr zu retten. Ante finem kam es im Stadium der negativen Anergie zu einer akuten Exacerbation der Lungenherde mit Einschmelzungen.

Eine Veröffentlichung dieser leider nicht seltenen Fälle von „Pneumothorax nocens" war während des Krieges noch nicht möglich, weil die beiden Grundformen der postprimären Tuberkulose, die unizentrische und die multizentrische Form, bei der Therapie nicht auseinandergehalten wurden und nicht nur in den Militärlazaretten, sondern auch anderwärts allgemein nach dem von Ulrici, dem damaligen Tuberkulosereferenten bei der Heeressanitätsinspektion gelehrten Grundsatz: „Der Pneumothorax soll

und muß immer zunächst versucht werden", vorgegangen wurde. Im
Gegensatz zu dieser Regel muß nachdrücklich hervorgehoben werden,
daß ein Pneumothorax bei der multizentrischen
Spitzentuberkulose immer schadet und bei dieser
Krankheitsform daher nie versucht werden darf.

Die einzige Therapie, welche bei der aktiven Tuberkulose der
Lungenspitzen von Nutzen ist und die Krankheit abzukürzen vermag,
ist die Reiztherapie. Sie besteht aus einer roborierenden Reiztherapie, welche durch eine Tuberkulin- und eventuell auch eine
Goldtherapie verstärkt werden muß. Die „roborierende
Reiztherapie" wird in der bereits erörterten Form (s. S. 126)
durchgeführt.

Die Tuberkulinbehandlung muß bei der geschlossenen
multizentrischen Spitzentuberkulose rascher und energischer durchgeführt werden als bei Fällen mit Zerfallsherden. Nach Bestimmung
der intrakutanen Schwellendosis, welche oft sehr niedrig liegt, wird
sofort diese Dosis intravenös verabfolgt. Dann werden die Dosen
jedesmal auf das Doppelte gesteigert.

Beispiel: Intrakutane Schwellendosis 0,1 der Lösung VIII (das entspricht
einem Millionstel mg), Durchführung der Behandlung nach folgendem Schema:
0,1/VIII, 0,2/VIII, 0,4/VIII, 0,8/VIII, 0,1/VII, 0,2/VII und so fort. Von jeder Lösung
werden der Reihe nach ein, zwei, vier und acht Zehntel gegeben. Die Steigerung
der Dosis ist nur beim Wechsel der Konzentration geringer. Enddosis 1,0 ccm
der Lösung I (= 100 mg).

Bei der multizentrischen Spitzentuberkulose darf die Tuberkulinbehandlung trotz bestehender subfebriler Temperaturen begonnen
werden, und eine Steigerung der Dosis ist auch dann erlaubt, wenn
eine leichte Temperaturreaktion (um einige Zehntelgrade) erfolgt
ist. Es muß aber gewartet werden, bis die Reaktion wieder abgeklun-
gen ist. Es ist nicht empfehlenswert, die gleiche Dosis mehrere Male
zu wiederholen, weil dabei oft eine Verstärkung der Reaktion infolge Zunahme der Überempfindlichkeit eintritt. Man kommt auf
diese Weise nicht vom Fleck. Bei heftigeren Reaktionen muß vielmehr die Dosis auf ein Zehntel verringert werden; dann wird von
dieser verminderten Dosis aus wieder unter Verdoppelung derselben
weitergegangen. Gelingt es nicht, auf diese Weise über eine bestimmte
Dosis hinauszukommen, muß eine Pause von zwei Monaten eingeschaltet und dann von vorne begonnen werden (Etappenkur nach
Petruschky). Das Ziel bleibt immer die Erreichung einer „positiven Anergie" gegen die großen Dosen, da die subjektiven Krankheitserscheinungen in erster Linie auf die bestehende große Überempfindlichkeit gegen Tuberkulin zurückzuführen sind.

Einen Schaden haben wir von der raschen Dosensteigerung bei
diesen produktiv-cirrhotischen Krankheitsformen nie gesehen. Es
war auffallend, daß bei einer besonders raschen Steigerung der
Tuberkulindosen, z. B. bei der Tuberkulinbelastung, zuweilen eine
offensichtliche Besserung des Allgemeinbefindens, welche von einer

beträchtlichen Gewichtssteigerung binnen weniger Wochen begleitet war, eingetreten ist. Wir gehen wohl nicht fehl, wenn wir hier einen unbeabsichtigten kurativen Effekt der zu rein diagnostischen Zwecken vorgenommenen Tuberkulinbelastung annehmen (vgl. Beispiel St., S. 138). Bei produktiv-cirrhotischen Krankheitsformen kommt es auch nach heftigeren Tuberkulinreaktionen zu keiner Einschmelzung, sondern lediglich zu einer perifokalen Entzündung, welche die bereits bestehende Vernarbungstendenz fördert. Die Gefahr einer Einschmelzung besteht nur bei exsudativen Herden.

Eine roborierende Kur allein genügt nicht, sondern es können viele Jahre des Lebens verlorengehen, wenn man sich auf rein konservative Maßnahmen beschränkt und keine stärkeren Reize wagt. Das lehrt z. B. folgender Fall, welchen ich an der I. Medizinischen Universitätsklinik in Wien, zu beobachten Gelegenheit hatte [45].

Die Patientin erkrankte als 18jähriges Mädchen mit subfebrilen Temperaturen und Müdigkeit. Die besorgten Eltern konsultierten mehrere Ärzte. Man fand eine Dämpfung über beiden Lungenspitzen; das Röntgenbild zeigte daselbst kleine Fleckschatten. Der Patientin wurde nun eine Liegekur vorgeschrieben, das Tanzen und jeglicher Sport verboten; das Fieber hielt weiter an. Sie verbrachte deshalb ein volles Jahr in einer Schweizer Heilstätte. Da sich am Befund trotzdem nichts änderte, wurde ihr nun das Heiraten verboten. Trotzdem heiratete sie. Man warnte sie nun vor einer Schwangerschaft. Trotzdem bekam sie drei Kinder, ohne daß eine Verschlechterung eingetreten wäre. Im Alter von 36 Jahren kam sie wegen der noch immer bestehenden subfebrilen Temperaturen an die Klinik. Es fanden sich harte stecknadelkopfgroße Fleckschatten in beiden Lungenspitzen und Pleurakappen. Es handelte sich hier um eine enorme Überempfindlichkeit (Hyperergie) bei minimalen objektiven Veränderungen. Durch eine energische, rasch bis 100 mg ansteigende d e s e n s i b i l i s i e r e n d e T u b e r k u l i n k u r gelang es nicht nur, die subfebrilen Temperaturen zu beseitigen, sondern auch die Frau, welche die besten Jahre ihres Lebens in der dauernden Angst vor einer tödlichen Schwindsucht verbracht hatte, endlich von dieser Angst zu befreien. Man hätte dieser Patientin in dem Alter zwischen dem 18. und 36. Lebensjahr viel Kummer und Sorge ersparen können, wenn man schon früher eine solche Tuberkulinkur durchgeführt hätte!

Auch bei der G o l d t h e r a p i e der multizentrischen Spitzentuberkulose kann man rascher und energischer vorgehen als etwa bei der Goldtherapie einer kavernösen Phthise. Eine Goldserie wird dann eingeschaltet, wenn man mit der Tuberkulintherapie wegen der bestehenden hohen Überempfindlichkeit nicht weiter kommt. Im übrigen wird nach den auf Seite 131 gegebenen Anweisungen verfahren.

2. Die apikokaudal progrediente Form.

Auch diese Form der multizentrisch beginnenden Tuberkulose wird recht häufig durch eine Pleuritis exsudativa v o r a n g e m e l d e t . Nach dem Abheilen derselben hält der Kranke sich irrtümlich

---

[45] Dieser Fall wurde schon in der Wien. Med. Wschr. 1941, 43, veröffentlicht.

wieder für gesund. Unterdessen entwickeln sich aber die tuberkulösen Herdchen in einem oder häufiger in beiden Obergeschossen der Lungen. Im Gegensatz zu den mannigfachen Klagen, welche man bei der rudimentären Form von den Patienten hört, sind aber die subjektiven Beschwerden bei der progredienten Form sehr gering, meist so gering, daß dem Patienten der Beginn der Lungenkrankheit gar nicht bewußt wird. Ein Krankheitsgefühl kann völlig fehlen. Die Lungentuberkulose wird daher in diesem Anfangsstadium nur dann entdeckt, wenn aus einem bestimmten Anlaß eine Röntgenuntersuchung vorgenommen wird. In andern Fällen meldet sich die Lungenkrankheit zwar mit katarrhalischen Erscheinungen, diese sind aber so gering und das subjektive Befinden im übrigen so wenig gestört, daß sie kaum Beachtung finden. Oft glaubt der Patient, daß es sich nur um einen harmlosen Raucherkatarrh handle. Aber auch wenn ein Arzt zu Rate gezogen wird, bleibt die wahre Natur der sich entwickelnden Todeskrankheit in diesem Stadium meist unerkannt, denn nur wenige Ärzte wissen, daß eine isolierte exsudative Pleuritis immer die Voranmeldung einer Tuberkulose bedeutet, und daß nach einer solchen Vorkrankheit daher auch bei sehr geringen subjektiven Beschwerden immer eine besonders gründliche Lungenuntersuchung notwendig ist. Bei einer flüchtigen Untersuchung werden die geringen pathologischen Veränderungen aber in der Regel übersehen.

Der Facharzt bekommt diese Fälle daher gewöhnlich erst dann zu Gesicht, wenn irgendwelche alarmierende Symptome aufgetreten sind. Eines der häufigsten dieser alarmierenden Symptome ist eine hartnäckige, monatelang andauernde und allen Behandlungsversuchen trotzende leichte Heiserkeit. Seltener sind es Fieberschübe, begleitet von geringen katarrhalischen Erscheinungen, noch seltener sind Hämoptysen. Auch diese Hämoptysen sind zum Unterschied von den oft recht beträchtlichen initialen Hämoptoen der unizentrischen Form nur geringfügig; es sind nur Spuren von Blut, welche dem Sputum beigemengt sind. Die Patienten berichten nicht selten, ihre Lungen seien erst kürzlich vom Arzt untersucht worden und dieser habe ihnen versichert, die Lungen seien in Ordnung. In der Tat sind die physikalischen Symptome nur gering. Bei der zwischen rechts und links vergleichenden Perkussion, welche sich bei der unizentrischen Tuberkulose bewährt, findet man meist keinen Unterschied, da die multizentrische Tuberkulose in der Regel beide Seiten ziemlich gleichmäßig befällt. Aufschlußreicher ist die von der Lungenbasis nach oben fortschreitende vergleichende Perkussion. Man findet einen hypersonoren, durch das kompensatorische Emphysem der Unterlappen bedingten Schall an der Basis und eine deutliche Stufe an der Oberlappengrenze (rückwärts in der Höhe des 3. Brustwirbeldornes). Von hier aus ist der Schall plötzlich gedämpft, und diese Dämpfung erstreckt sich hinauf bis zu den verschmälerten Krönigschen Spitzenfeldern. Vorne ist in diesem Stadium meist noch keine Dämpfung nachzuweisen. Im Dämpfungsbereich ist das Atemgeräusch, besonders das Exspirium beträchtlich verschärft („bronchovesikulär"), die Flüsterstimme abnorm laut durchdringend. Rasselgeräusche fehlen zu Beginn der Krankheit. Sie pflegen erst dann aufzutreten, wenn es zu einem Zerfall gekommen ist. Das gleiche gilt für die Tuberkelbazillen im Sputum.

Bei der Röntgenuntersuchung ist auf den ersten Blick die Trübung der Spitzenfelder auffallend. Die genauere Untersuchung (Film!) zeigt, daß dieser Trübung eine kleinfleckige Verschattung zugrunde liegt. Wenn die Fälle sehr früh zur Untersuchung gelangen, also in den ersten Krankheitsmonaten, sind zuweilen noch keine einzelnen distinkten Knötchen zu unterscheiden, sondern man sieht multiple wolkige oder weichfleckig-wolkige Schatten, welche der exsudativen Initialphase entsprechen (vgl. S. 25). Erst im Laufe der Krankheit treten die einzelnen Fleckschatten aus diesen wolkigen und schleierartigen Schatten deutlicher hervor und jetzt erst ist der multizentrische hämatogen-produktive Typus zu erkennen. B r a e u n i n g hat eine Reihe derartiger Röntgenserien veröffentlicht (vgl. S. 75). Diese Beobachtungen zeigen ebenso wie die pathologisch-anatomischen und histologischen Untersuchungen H ü b s c h - m a n n s , daß auch die sogenannte „produktive" Form mit einer exsudativen Phase beginnt.

Schon deshalb schien es dem Verfasser besser, bei der Einteilung der Tuberkulose die beiden Gegensätze „unizentrisch" und „multizentrisch", nicht aber, wie bisher üblich, die exsudative, bzw. produktive Gewebsreaktion zugrunde zu legen.

Nach dem Zurückgehen der initialen exsudativen Reaktion sind die einzelnen produktiven Knötchen als stecknadelkopfgroße Fleckschatten zu erkennen; sie sind weicher und zahlreicher als bei der rudimentären Form und sie reichen (letzteres ist wichtig!) über das Schlüsselbein herab. Wenn der Prozeß schon etwas älter ist, erstreckt sich diese fleckige Verschattung über die ganze obere Hälfte beider Lungenfelder. Es ist aber auch dann zu erkennen, daß die Krankheit in den Lungenspitzen begonnen hat, denn die Fleckschatten sind auch bei diesen Fällen in den Spitzenfeldern dichter und härter (also älter!) als unterhalb des Schlüsselbeines. Die Spitzenpleura ist in der Regel verdickt. Zuweilen treten schon sekundäre cirrhotische Veränderungen in Form von streifenförmigen Schatten hervor. Wenn es zu Schrumpfungen gekommen ist, erscheinen die Hili hochgezogen.

Die V i t a l k a p a z i t ä t ist kaum merklich erniedrigt, selbst dann, wenn bereits die oberen Hälften beider Lungen von der Krankheit ergriffen worden sind. Diesbezüglich verhält sich die multizentrische Tuberkulose ganz anders als die unizentrische, bei welcher die Vitalkapaziät schon am Beginn beträchtlich erniedrigt ist. Bei der multizentrischen sinkt sie erst dann deutlich ab, wenn stärkere exsudative Reaktionen eintreten.

Auch die B l u t s e n k u n g ist im Anfangsstadium nur wenig beschleunigt, das K o a g u l a t i o n s b a n d wenig oder gar nicht verkürzt. Das B l u t b i l d zeigt in der Regel lediglich eine Lympho-

cytose. Bemerkenswert ist das **Fehlen komplementbin-
dender Antikörper** trotz ausgedehnter aktiver Tuberkulose.
Dieser Antikörpermangel ist für alle hämatogen streuenden Tuberkulosen charakteristisch (vgl. S. 17 und 62).

Die **Anamnese** ist bei der progredienten Form im Gegensatz
zu der Fülle von Klagen der rudimentären Fälle ziemlich negativ.
Viele Patienten versichern geradezu, „auf der Lunge immer gesund
gewesen zu sein".

Die Ursache dieses Gegensatzes ist wohl darin gelegen, daß die
Allergie bei der rudimentären multizentrischen Tuberkulose kräftig
entwickelt ist und die (mit Krankheitsgefühl verbundenen!) Abwehrreaktionen heftig sind, während die Allergie bei der progredienten
Form so schwach ausgebildet ist, daß keine merklichen Abwehrreaktionen zustande kommen. In dem ersteren Falle, bei kräftigen Abwehrreaktionen wird die Krankheit aufgehalten, sie bleibt „rudimentär", in dem zweiten Falle schreitet sie weiter, ohne ernstlichen
Widerstand zu finden. Die apikokaudal weiterschreitende Tuberkulose ist **wegen einer zu geringen Reaktionsfähigkeit, d. h. wegen einer ungenügenden Ausbildung
der allergischen Tuberkuloseresistenz progredient!**

Im theoretischen Teil haben wir eine „langsam progrediente" und
eine „schnell progrediente" Form unterschieden. Die Klinik beider
Formen kann gemeinsam besprochen werden. Bei der langsam progredienten Form dauert es viele Jahre bis zum endgültigen Zusammenbruch, bei der rasch progredienten Form dagegen nur wenige
Monate. Oft ist ein Übergang von langsamem zu schnellem Verlauf
zu beobachten, und zwar unter dem Einflusse von äußeren Schädigungen, Verschlechterung der Lebensverhältnisse, Anstrengungen
usw. Das war während des Krieges besonders häufig der Fall. Wenn
es sich um eine langsam progrediente Form handelt, findet man bei
der ersten Röntgenuntersuchung lediglich Fleckschatten und noch
keine Zerfallserscheinungen. Dieses Bild bleibt jahrelang unverändert, nur die Zahl der Fleckschatten nimmt allmählich zu. Bei der
rasch progredienten Form ist dagegen schon bei der ersten Untersuchung eine Konfluenz der Herdchen mit teilweiser exsudativer
Umwandlung sowie ein Zerfall in Form kleiner Aufhellungen inmitten dieser Herde festzustellen. Zuweilen sind in den Obergeschossen bereits mehrere kirschgroße Kavernen nachweisbar, die
sicher längere Zeit zu ihrer Entwicklung gebraucht haben. Der
Kranke versichert jedoch, „bis vor 14 Tagen ganz gesund gewesen"
zu sein.

Bevor wir uns mit dem weiteren Verlaufe der apikokaudal progredienten Tuberkulose beschäftigen, muß noch mit einigen Worten
auf die begleitende **Kehlkopftuberkulose** eingegangen
werden. Wir haben die Kehlkopftuberkulose bereits in einem

früheren Kapitel als Begleiterscheinung der kavernösen Phthise im anergischen Endstadium der Krankheit kennengelernt (S. 87). Bei der multizentrischen Tuberkulose tritt sie dagegen schon zu Beginn der Krankheit in Erscheinung, und zwar noch lange, bevor die Lungentuberkulose offen ist. Es kommt hier daher n u r eine hämatogene Entstehung in Betracht.

Anfangs bestehen oft nur uncharakteristische Halsschmerzen; man denkt daher an eine Tonsillitis. Erst wenn die Tuberkulose auf die Stimmbänder und Taschenbänder übergreift, stellt sich eine vorerst kaum merkliche Heiserkeit ein. Das sonstige Befinden ist in dieser Phase der Krankheit nicht oder nur unerheblich gestört. Die Geringfügigkeit und die Hartnäckigkeit der Kehlkopfbeschwerden ist in hohem Maße auf Tuberkulose verdächtig. Wenn überdies eine Pleuritis exsudativa vorangegangen ist, verstärkt sich dieser Verdacht. Bei solchen Fällen muß immer eine Röntgenuntersuchung der Lungen vorgenommen werden. Wenn diese eine kleinfleckige Verschattung der Oberfelder ergibt, ist die Diagnose „multizentrische hämatogene Tuberkulose der Lungen und des Kehlkopfes" gesichert (vgl. „Kehlkopftuberkulose", S. 221).

D e r w e i t e r e V e r l a u f d e r a p i k o k a u d a l p r o g r e - d i e n t e n L u n g e n t u b e r k u l o s e. Die Beschwerden des Kranken von seiten der Lungen sind nicht nur im Anfangsstadium, sondern auch später noch solange gering, als die Krankheit nur langsam weiterschreitet. Das einzige Symptom, welches allmählich stärker hervortritt, ist die Begleitbronchitis, die oft jahrelang irrtümlich für eine unspezifische chronische Bronchitis gehalten wird. Erst wenn es zu einer Verschlimmerung mit sekundären exsudativen Reaktionen rings um die produktiven Herdchen kommt, stellt sich deutliches Krankheitsgefühl ein. Bei der rasch progredienten Form wird diese exsudative Phase schon nach wenigen Wochen oder Monaten, bei der langsam progredienten Form erst nach Jahren erreicht. Nun steigt das Fieber, die Blutsenkung wird beträchtlich beschleunigt, das Koagulationsband verkürzt. Die Zahl der Leukocyten nimmt zu, eine Linksverschiebung ist nachzuweisen. Die Vitalkapazität sinkt stärker ab. Die Gewichtsabnahme ist beträchtlich. Viele Kranke werden nun dauernd bettlägerig. Aus der „produktiven" Tuberkulose der Autoren ist eine „produktiv-exsudative" Tuberkulose (nach der alten Nomenclatur) geworden. Bald kommt es zur Einschmelzung in den exsudativ umgewandelten Zonen, und zwar immer zuerst im Obergeschoß, später dann auch weiter kaudalwärts. Feuchte Rasselgeräusche werden hörbar. Das Röntgenbild zeigt anfangs kleine Aufhellungen, welche nur bei Anwendung des Schichtverfahrens als Kavernen erkennbar sind. Später werden die Kavernen größer und sind nicht nur im Röntgenbild, sondern auch bei der physikalischen Untersuchung als solche zu diagnostizieren. Exsudative Umwandlung und Kavernisierung entwickeln sich immer in apikokaudaler Richtung, aber nicht immer bilateral, sondern zuweilen nur einseitig.

Auch in diesem vorgeschrittenen Stadium kann die Krankheit zeitweilig wieder zum Stillstand kommen. Dann gehen die akuten Krankheitserscheinungen wieder zurück, und zwar manchmal sosehr, daß die Kranken wieder ihre Arbeit aufnehmen können. Über kurz oder lang aber kommt es zum endgültigen Zusammenbruch mit einer Ausdehnung der Krankheit bis in die Unterlappen. Im Endstadium unterscheidet die multizentrisch beginnende Form sich kaum von der unizentrisch beginnenden. In beiden Fällen besteht eine bilaterale, käsig-kavernöse Phthise. Bei der multizentrischen Form sind die sekundären cirrhotischen Veränderungen entsprechend der zumeist längeren Krankheitsdauer in der Regel stärker ausgeprägt.

Eine besonders üble und leider nicht seltene Komplikation ist die ulceröse Tuberkulose der Bronchialschleimhaut. Es kommt dabei zu einer enormen Steigerung der Sputummenge. Es können täglich bis zu 500 ccm eines schaumigen Sputums entleert werden. Meist besteht gleichzeitig auch eine ulceröse Tuberkulose des Kehlkopfes.

Die Therapie der progredienten multizentrischen Tuberkulose ist eine gänzlich andere als die der unizentrischen Form. Während bei der letzteren die Kollapstherapie im Mittelpunkte aller Bemühungen steht, ist die Kollapsbehandlung bei der multizentrischen Form nicht nur nutzlos, sondern zumeist direkt schädlich. Dieses Versagen der Kollapsbehandlung ist aus der Pathogenese der multizentrischen Form verständlich. Da sie durch eine dauernd fließende hämatogene Infektion entsteht, deren Quelle tuberkulöse Lymphknoten sind, kann es selbstverständlich nicht viel nützen, wenn ein Teil der hämatogenen Metastasen durch eine Kollapsbehandlung ruhiggestellt wird.

a) Die Kollapstherapie.

Trotzdem ist es bisher allgemein üblich, bei solchen Fällen immer wieder einen Pneumothorax zu versuchen, von der falschen Meinung ausgehend, daß ein Pneumothorax nur nützen könne. Man erzielt dadurch bei der multizentrischen Tuberkulose aber in der Regel nicht einmal einen mechanisch befriedigenden Kollaps, geschweige denn eine Besserung der hämatogenen Lungentuberkulose. Zumeist werden nur die gesunden Unterlappen zu einem gründlichen Kollaps gebracht, die kranken Oberlappen aber werden durch ausgedehnte Verwachsungen am Kollaps gehindert. Aber auch dann, wenn ausnahmsweise auch im Obergeschoß ein mechanisch befriedigender Kollaps zu erzielen ist, pflegt ein therapeutischer Erfolg auszubleiben, weil der Pneumothorax infolge einer Exsudation in der Pneuhöhle ein vorzeitiges Ende findet. Da der Krankheitsprozeß in der Regel ein bilateraler ist, ist dieser Verlauf besonders verhängnisvoll. Die Pleura zeigt bei jeder multizentrischen Tuberkulose eine erhöhte Erkrankungsbereitschaft. Wenn die Pleuritis nicht schon als Vorkrankheit der Lungentuberkulose aufgetreten ist [46], dann stellt sie sich unausweichlich früher oder später ein, sobald an diesem locus minoris resistentiae mechanische Reize gesetzt werden. Deshalb endet jeder Pneu bei der multizentrischen Tuberkulose mit einem Exsudat [47]. Diese Entwicklung wird durch Kaustikversuche noch beschleunigt. Zumeist sind die Verwachsungen so ausgedehnt, daß diese Versuche von vornherein scheitern. Gelingt es aber, die Verwachsungen in besonders mühevoller und langdauernder Arbeit zu beseitigen, dann stellt sich prompt ein Exsudat ein. Der günstigste Ausgang dieser Pleuritis ist die Obliteration der Pneuhöhle. Bei einem ziemlich großen Teil dieser Fälle kommt es aber nicht zu einer Verwachsung, da das Exsudat nicht resorbiert wird, sondern sich unter zunehmender Trübung allmählich in ein tuberkulöses Empyem verwandelt. Bei den meisten dieser Empyeme kommt es früher oder später zu einer Sekundärinfektion. Diese Fälle sind bisher alle unter einer zunehmenden Kachexie zugrunde gegangen. In Zukunft werden sie vielleicht noch durch die Chemotherapie gerettet werden können.

Extrapleurale Kollapsoperationen werden bei der descendierenden multizentrischen Tuberkulose wegen der Beiderseitigkeit des Prozesses und der häufigen Mitbeteiligung des Kehlkopfes selten ausgeführt. Am ehesten könnte bei einer noch auf die Obergeschosse beschränkten multizentrischen Tuberkulose ein Erfolg von einer bilateralen Pneumolyse, eventuell in Verbindung mit einer kleinen Plastik, z. B. einer „callusfreien Pleurolyse-Obergeschoß-Kleinstplastik" nach W. Graf [48], erwartet werden. Aus den bisher vorliegenden statistischen Angaben über die mit diesen Methoden erzielten Operationserfolge ist nicht ersichtlich, wie viele Fälle zum multizentrischen Formenkreise gehört haben.

b) Die roborierende Therapie.

pflegt bei der progredienten multizentrischen Tuberkulose in großem Maßstabe angewendet zu werden, und zwar bei den langsam progredienten Fällen, solange diese noch geschlossen sind, als „roborierende Reiztherapie", bei den bereits offenen sowie bei allen rasch verlaufenden Fällen als „roborierende Schontherapie" (vgl. S. 124 und 126). Bei den letzteren ist auch mit der größten Schonung nichts zu erreichen, bei den ersteren kann durch die roborierende Therapie eine weitere Verlangsamung der progredienten Krankheit oder eine zeitweilige Remission, welche vom Unerfahrenen irrtümlich für eine

---

[46] In diesem Falle wird die Pneuanlage durch die postpleuritische Verwachsung der Pleurablätter verhindert.

[47] Ausnahmen von dieser Regel sind so selten, daß sie unberücksichtigt bleiben können.

[48] Beitr. Klin. Tbk. 97, 489, 1942.

Heilung gehalten wird, erzielt werden. Die Heilstätten pflegen es als „Erfolg" zu buchen, wenn diese Kranken nach einer mehrmonatigen Liege- und Mastkur vorübergehend wieder arbeitsfähig werden. Grundsätzlich wird durch derartige Erfolge aber an dem Krankheitsverlauf nichts geändert. Ich sah schon viele Kranke dieser Art sterben, die jahrelang roborierend behandelt worden waren. Manche davon hatten drei, vier oder mehr angeblich erfolgreiche Heilstättenkuren hinter sich. Bloße Schonungskuren allein genügen nicht, wenn das unaufhaltsame, wenn auch langsame apikokaudale Fortschreiten der Krankheit doch abgestoppt werden soll, sondern es sind stärkere Mittel erforderlich.

Eine R ö n t g e n b e h a n d l u n g darf bei diesen Fällen nicht angewendet werden. B a c m e i s t e r , welcher auf diesem Gebiete über die größte Erfahrung verfügt, bemerkte ausdrücklich, daß „alle noch progredienten produktiven" Tuberkulosen von der Röntgenbehandlung auszuschließen seien. Die „progredienten produktiven" Tuberkulosen der Autoren entsprechen der multizentrisch beginnenden, apikokaudal fortschreitenden Form.

c) Tuberkulin und Gold.

sind gerade bei den „produktiven" Tuberkulosen von vielen Fachärzten empfohlen worden. Das Tuberkulin war von etwa 1900 bis 1920, das Gold von 1920 bis 1930 in Mode. Bei der langsam progredienten Form kann man sowohl durch Tuberkulin als auch durch Gold in Verbindung mit einer roborierenden Therapie längere Remissionen erzielen, solange noch kein Zerfall eingetreten ist. Wenn es aber bereits zur Kavernenbildung gekommen ist, ist auch von dieser Form der Reiztherapie abzuraten, da plötzlich heftige Reaktionen auftreten können, die eine beträchtliche Verschlechterung nach sich ziehen. Unter dem Eindruck der ausgezeichneten Erfolge einer Tuberkulinbehandlung, über welche F e r n b a c h [49], v. H a y e k [50], S a h l i [51], P e t r u s c h k y [52], B a n d e l i e r und R o e p k e [53] und viele andere Autoren der alten Schule berichtet hatten, war es jahrelang mein Bemühen, durch ein besonders behutsames Vorgehen, durch die Verwendung milderer Tuberkulinpräparate und durch die Kombination mit Gold etwas zu erreichen, denn ich war damals noch in der irrigen Meinung befangen, daß dem Tuberkulin eine immunisierende Wirkung zukomme und daß die produktiven Fälle in erster Linie für eine spezifische Therapie geeignet seien. So gut

---

[49] Beitr. Klin. Tbk. **81**, 301, 1932.
[50] Das Tuberkuloseproblem, Berlin 1920.
[51] Tuberkulinbehandlung, Basel, 1922.
[52] Ergebn. inn. Med. u. Kinderhlk. IX, 557, 1912.
[53] Lehrbuch der spezifischen Diagnostik und Therapie der Tuberkulose, 9. Aufl., Leipzig 1918.

aber die Erfolge bei den hyperergischen rudimentären Formen waren, so schlecht waren sie bei den hypo-ergischen progredienten Fällen, besonders bei solchen, bei welchen der Einschmelzungsprozeß schon in Gang gekommen war („produktiv-exsudative" Fälle nach der alten Nomenclatur). Wiederholt kam es zu bösen Überraschungen, z. B. während einer längere Zeit reaktionslos vertragenen Goldbehandlung nach einer nur geringen Steigerung der Dosis plötzlich zu einer schweren Reaktion mit Fieber über 39 Grad und einer Tuberkelaussaat im Kehlkopf. Aber auch die Meinung, daß man diese unheilvolle Entwicklung verhindern könne, wenn man diese Fälle nur frühzeitig genug in Behandlung nehme, erwies sich als irrig. An der Klinik bekam ich seinerzeit einige Fälle außergewöhnlich früh zur Behandlung. Diese Patienten fühlten sich noch gar nicht krank, die Lungentuberkulose war nur gelegentlich einer Röntgenuntersuchung entdeckt worden. Das Röntgenbild zeigte erst wenige Fleckschatten in den Obergeschossen. Trotz einer über mehrere Jahre sich erstreckenden Behandlung mit Tuberkulin und mit Gold, unterstützt durch eine roborierende Therapie (es war damals Friedenszeit und die Ernährungsverhältnisse gut), konnten diese Fälle nicht gerettet werden. Die Zahl der fleckförmigen Schatten nahm von Jahr zu Jahr zu, schließlich kam es zur Konfluenz der Herde, zur Einschmelzung und zum Exitus. Weder durch Tuberkulin noch durch Gold kann bei der apikokaudal progredienten Tuberkulose eine Heilung erreicht werden.

Zu dem gleichen Ergebnis ist E. W e s s e l y [54] auf Grund mehrjähriger klinischer Versuche bei der Kehlkopftuberkulose gekommen. Die Goldtherapie ist an der Kehlkopfklinik wegen durchaus negativer Ergebnisse wieder aufgegeben worden. Da W e s s e l y „bei mehreren, von kundiger Hand eingeleiteten Tuberkulinkuren bei hämatogener, aber nicht ungünstiger Tuberkulose ohne gleichzeitige lokale Behandlung des Kehlkopfes eine so auffallende Verschlimmerung, bzw. rasch zum Tode führende Exacerbation erlebte", stellte er die Regel auf, daß „bei einer Kehlkopftuberkulose keine Tuberkulinkur zu riskieren" sei.

Zusammenfassend ist über die bisher übliche Therapie zu sagen, daß sie bei der apikokaudal progredienten Form durchaus unbefriedigend ist. Die Kollapstherapie versagt, eine Strahlenbehandlung ist kontraindiziert; durch Tuberkulin und Gold wird mehr geschadet als genützt. Das Weiterschreiten der Krankheit läßt sich auch bei den Kranken, welche schon in den frühesten Stadien der Krankheit in eine Heilstätte gebracht werden, nicht verhindern. Als Heilstättenerfolge verbuchte Remissionen gehen bald wieder vorüber. Man muß zusehen, wie es allmählich immer schlechter wird. Schließlich wird der Kranke auch von seiner Heilstätte zurückgewiesen mit der Begründung, daß er „nicht mehr heilstättenfähig" sei. Bei

---

[54] Vgl. S. 299!

einem solchen Fall ist alles kontraindiziert, von der Heilstättenbehandlung angefangen bis zur Thorakoplastik. Der Kranke merkt
es sehr bald selbst, daß sich niemand mehr für seinen Fall interessiert, und er geht dann entweder zu Hause oder in einem Asylie-
rungsheim zugrunde. Für keine Form der Tuberkulose paßt so
gut wie für diese das Wort: Lange Krankheit, sicherer Tod!'

Diese fast unmerklich beginnende Krankheitsform ist weitaus
heimtückischer und mehr zu fürchten als die Fälle, welche dramatisch mit einer großen Hämoptoe oder mit hohem Fieber einsetzen,
und bei welchen schon die erste Untersuchung eine große Kaverne
oder eine käsige Pneumonie, also eine unizentrisch beginnende
Tuberkulose aufdeckt, denn die unizentrische Tuberkulose kann
durch chirurgische Maßnahmen, welche den einzigen Krankheitsherd ruhig stellen, beherrscht werden, was bei der multizentrischen
Tuberkulose nicht möglich ist.

d) Chemotherapie.

Über die Wirksamkeit des Streptomycins ist derzeit ein
abschließendes Urteil noch nicht möglich. Nach den bisher vorliegenden Berichten scheint es für multizentrische Tuberkuloseformen besonders geeignet zu sein (Baggenstoss, Feldmann und
Hinshaw [55]). Erst die Zukunft wird lehren, ob durch das Streptomycin eine dauernde Heilung oder nur eine vorübergehende Besserung mit Übergang in chronisches Siechtum zu erzielen ist. Im übrigen wird bezüglich der Chemotherapie auf S. 266 verwiesen.

Die geringe therapeutische Beeinflußbarkeit der apikokaudal
progredienten Tuberkulose ist im Rahmen des gesamten Tuber-
kuloseproblems von großer Bedeutung, weil die Mehrzahl der
Tuberkulösen, welche in den Krankenhäusern und Heilstätten Hilfe
suchen, gerade diesem Formenkreise der Tuberkulose angehören.
Im Tuberkulosekrankenhaus der deutschen Wehrmacht in Wien,
durch welches in den Jahren 1939 bis 1945 mehr als 10.000 tuberkulöse Soldaten passierten, waren die multizentrischen Formen in
der Überzahl. Unter der zivilen Bevölkerung ist das Verhältnis ein
ähnliches. Es ist daher der Mühe wert, sich näher mit der Frage
zu beschäftigen, ob und in welcher Weise auch diesen Kranken eine
Hilfe gebracht werden könnte.

Die progrediente multizentrische Tuberkulose entsteht, wie wir
bei der Besprechung der Pathogenese dieser Krankheitsform gesehen
haben (vgl. S. 51), auf dem Boden einer zu geringen Allergie. Die Reaktionsfähigkeit gegenüber den eingedrungenen Tuberkelbazillen ist zu schwach, und es kommt auch nicht zur Ausbildung

---

[55] Americ. Rev. of Tbc. 55, 54, 1947.

einer allergischen Immunität. Deshalb halten sich infektionstüchtige Tuberkelbazillen in den Lymphknoten und im Blute, deshalb entstehen immer neue hämatogene Herdchen. Dieser verhängnisvollen Entwicklung kann nur dann ein Ende gesetzt werden, wenn es gelingt, die Allergie, insbesondere die allergische Immunität zu steigern.

In Verfolgung ähnlicher Gedankengänge hat man sich seinerzeit bemüht, die Tuberkulinempfindlichkeit, welche bei diesen Fällen entsprechend ihrer geringen Allergie oft nur schwach entwickelt ist, zu steigern. Zu diesem Zwecke wurde die sogenannte „allergisierende" Therapie empfohlen, d. h. eine Behandlung mit oft wiederholten sehr kleinen Tuberkulindosen (E s c h e r i c h[56]). Es hat sich aber gezeigt, daß durch eine solche Behandlung lediglich die Tuberkulinempfindlichkeit, nicht aber die Resistenz (Immunität) gegen Tuberkulose gesteigert werden kann, kurz, daß die Patienten keinen Nutzen von einer solchen nur gegen Tuberkulin allergisierenden Behandlung hatten.

Die Erfahrung hat gelehrt, daß es möglich ist, die an sich zu schwach ausgeprägte Allergie der multizentrischen Tuberkulose zu steigern, und zwar durch eine planmäßige Immunotherapie.

Dieselbe wird in einem besonderen, hier eingeschalteten Kapitel ausführlicher besprochen.

Die Immunotherapie der Tuberkulose.

A. Die theoretischen Grundlagen der Immunotherapie.

I. Die spontane Entstehung von Immunität bei der Tuberkulose.

Im Kapitel Allergie (S. 8) haben wir gesehen, daß Immunität gegen Tuberkulose von selbst entstehen kann, und zwar immer im Anschluß an die Bildung eines tuberkulösen Krankheitsherdes, sowohl nach der Primärinfektion („p o s t p r i m ä r e I m m u n i t ä t") als auch nach späteren Herdbildungen („p o s t f o k a l e I m m u n i t ä t"). Der Grad der entstehenden Immunität hängt einerseits von der individuellen Reaktionsfähigkeit, anderseits von der Größe und Aktivität des die Immunreaktion auslösenden tuberkulösen Herdes ab.

Experimentell ist nachgewiesen worden, daß sowohl die postprimäre als auch die postfokale Immunität die Resistenz gegen die Bildung neuer exogener oder endogener Herde steigert. Im Zustande der postfokalen Immunität ist außerdem eine Hemmung und Rückbildung der bestehenden älteren tuberkulösen Herde zu beobachten.

Mit diesem letzteren Punkte, der heilsamen Wirkung neuer tuberkulöser Herde auf eine bestehende Tuberkulose, müssen wir uns

---

[56] Wien. klin. Wschr. 1911, H. 2.

etwas näher befassen. Es ist schon auf Seite 15 darauf hingewiesen worden, daß die therapeutische Wirkung neuer tuberkulöser Herde praktisch nur dann zur Geltung kommen kann, wenn dieser neue Herd an sich das Leben des Kranken nicht gefährdet. Solche relativ harmlose allergisierende und immunisierende, daher auf eine bestehende Tuberkulose hemmend und heilsam einwirkende Herde sind tuberkulöse Herde in der H a u t. Drei charakteristische Beispiele dieser Art sind folgende:

1. Schon R o b e r t K o c h beobachtete eine schwere Lungen- und Kehlkopftuberkulose, welche plötzlich zum Stillstand kam, als nach einer Laryngotomie im Operationsgebiet eine Hauttuberkulose entstanden war. K o c h deutete diese Erscheinung und die dann erfolgende Heilung der Lungen- und Kehlkopftuberkulose als Immunitätsreaktion. Die Kenntnis von dieser Beobachtung verdanke ich Professor B r u n o L a n g e, Abteilungsleiter im Robert-Koch-Institut in Berlin.

2. Eine zweite Beobachtung dieser Art wurde von W i c h - m a n n [57] veröffentlicht. Es handelte sich um ein 23jähriges Mädchen, welches schon längere Zeit an einer bilateralen progredienten Lungentuberkulose gelitten hatte. Im eitrigen Auswurf massenhaft Tuberkelbazillen. Im Jahre 1903 mußte wegen einer gleichzeitig bestehenden ulcerösen Kehlkopftuberkulose und Dyspnoe eine Trachealfistel angelegt werden. Nach der Beschreibung W i c h - m a n n s handelte es sich um einen desolaten Fall.

Nun entwickelte sich aber, von der Tracheotomiewunde ausgehend, ein serpiginöser Lupus, der langsam gegen das Sternum, das Kinn und die Nackenhaargrenze fortschritt. Es war demnach zu einer Superinfektion der Haut mit virulenten, aus dem Kehlkopf stammenden Tuberkelbazillen gekommen. Unmittelbar nach der Bildung dieser neuen tuberkulösen Herde in der Haut war eine wesentliche Besserung der Lungen- und Kehlkopftuberkulose zu beobachten: Aufhören des Hustens, Auswurf nur mehr frühmorgens, im Sputum auch nach Anreicherung keine Bazillen mehr nachweisbar, Kehlkopfgeschwüre abgeheilt, Allgemeinzustand „außerordentlich gehoben“.

W i c h m a n n bemerkte hierzu: „Dieser Umschwung bei der jahrelang vorher bestehenden progredienten Lungentuberkulose ist von dem Zeitpunkt an zu verzeichnen gewesen, an welchem die endogene Infektion der Haut mit Tuberkelbazillen erfolgte. Die Kranke hat durch Selbstimpfung mit lebenden Tuberkelbazillen eigenen Stammes eine Antikörperproduktion in ihrer Haut hervorgerufen, welche die dargelegten Heilwirkungen zur Folge hatte.“

Diese wunderbare Besserung hielt mehr als zwölf Jahre an, und

---

[57] Berl. klin. Wschr. 1917, 557, und Arch. Dermat. 139, 10, 1922.

erst während des ersten Weltkrieges kam es bei ganz desolaten Ernährungsverhältnissen zu einem Rezidiv.

Die 3. Beobachtung über eine heilsam wirkende Superinfektion der Haut wurde von mir gemacht und im Jahre 1931 veröffentlicht. Die Daten dieses Falles sind folgende:

Gr. J., geboren 1880, im 35. Lebensjahr (1915) an Lungentuberkulose erkrankt, langsam progredienter Verlauf, 1928 Hinzutreten einer Kehlkopftuberkulose, allmählich Gewichtsabnahme von 68 bis 55 kg. Im Juni 1929 Aufnahme im Rudolfspital in Wien. Röntgenbefund: R e c h t s dichte inhomogene Verschattung des Spitzenfeldes, subapikal dichte groß- und mittelgroßfleckige Herdschatten mit dazwischen liegenden kleinen Aufhellungen. L i n k s : Inhomogene Verschleierung des Spitzenfeldes, subapikal neben reichlich streifigen einige kleinfleckige Herdschatten. Das Sputum war positiv.

Es handelte sich demnach um eine langsam progrediente multizentrische Tuberkulose beider Lungen und des Kehlkopfes mit Zerfall (nach der alten Nomenclatur hämatogene produktiv-exsudative bilaterale Lungen- und Kehlkopftuberkulose mit beginnender Ulceration).

Im Sommer 1929 mußte wegen zunehmender Verschlechterung der Kehlkopftuberkulose, die zu einer hochgradigen Stenose und schweren Dyspnoe geführt hatte, eine Trachealfistel angelegt werden. Patient wurde daher auf die Universitäts-Kehlkopfklinik und von dort an die I. Medizinische Klinik in Wien verlegt, wo ich Gelegenheit hatte, den Patienten zu untersuchen. Das Urteil lautete „Asylierungsfall". Irgendeine aktive Therapie kam bei dem elenden Zustand nicht mehr in Betracht. Da der Schwerkranke die Überstellung in das städtische Asyl für Unheilbare ablehnte, wurde er in häusliche Pflege abgegeben und wir erwarteten seinen baldigen Exitus.

Zu unserer Überraschung erschien der Kranke aber im nächsten Jahr, im Juni 1930 wieder an der Klinik und es war nun eine wesentliche, zunächst unerklärliche Besserung festzustellen, obwohl bei diesem hoffnungslosen Asylierungsfall daheim vom Kassenarzt keine Therapie mehr durchgeführt worden war. Der Mann, den wir schon längst gestorben wähnten, hatte 18 kg an Gewicht zugenommen, das Sputum war nur mehr sehr spärlich und enthielt keine Tuberkelbazillen mehr! Das Röntgenbild zeigte im Juni rechts noch eine größere Kaverne, die aber im September bei weiterer Besserung des Allgemeinzustandes nicht mehr nachzuweisen war. An Stelle der fleckigen Herdschatten fanden sich nunmehr dichte streifige Schatten. Auch bei der physikalischen Untersuchung waren keine Nebengeräusche mehr nachweisbar. Der Kehlkopf wurde wieder wegsam. Die Verschwellung ging nach dem Befund von Professor W e s s e l y [58] „allmählich soweit zurück, daß bloß nur noch Spuren der Infiltration zurückblieben". Die Trachealkanüle konnte daher dauernd entfernt werden. Diese durchgreifende Besserung war deshalb besonders bemerkenswert, weil die Krankheit vorher 15 Jahre lang u n a u f h a l t s a m p r o g r e d i e n t gewesen war und in ein Stadium eingetreten war, in welchem niemals mehr spontane Besserungen mit Schließung der Kavernen auftreten.

D i e U r s a c h e d i e s e r w u n d e r b a r e n B e s s e r u n g war auch in diesem Falle ebenso wie in den Fällen R o b e r t

---

[58] Monatsschr. f. Ohrenhlk. und Laryngo-Rhinologie 71, 913, 1937.

K o c h s und W i c h m a n n s eine S u p e r i n f e k t i o n d e r H a u t m i t d e n e i g e n e n h o c h v i r u l e n t e n T u b e r k e l - b a z i l l e n .

Der Schwerkranke pflegte täglich seine mit tuberkulösem Eiter verschmierte Trachealkanüle zu reinigen und benützte dazu eine harte Bürste. Bei dem Abbürsten der Kanüle verletzte er sich eines Tages am linken kleinen Finger und impfte hier unabsichtlich seine virulenten Tuberkelbazillen ein. Es entstand an dieser Stelle eine Hauttuberkulose, welche auch auf die Lymphgefäße des linken Armes übergriff. Dieser neuentstandene Tuberkuloseherd war demnach in Anbetracht der Entstehung durch eine Superinfektion ungewöhnlich aktiv. Dementsprechend war die immunisierende und heilende Wirkung eine ungewöhnlich starke. Es trat gleichzeitig eine schlagartige Besserung des Befindens ein, der Appetit kehrte zurück und im Laufe der nächsten Monate war die vermehrte Heilungstendenz auch objektiv in den Lungen und im Kehlkopf nachzuweisen.

Die ursächliche Bedeutung der Hauttuberkulose für die eingetretene Besserung der Lungen- und Kehlkopftuberkulose war in diesem Falle auch daran zu erkennen, daß nach der Heilung der Hauttuberkulose, welche (entgegen meinem Wunsch!) auswärts durch Höhensonnenbestrahlungen herbeigeführt worden war, wieder eine Verschlechterung des Lungenbefundes eintrat.

Bemerkenswert ist das Gemeinsame dieser drei Fälle: Es handelte sich in allen drei Fällen um eine seit Jahren progrediente hoffnungslose Lungen- und Kehlkopftuberkulose, welche nach den vorliegenden Daten als apikokaudal progrediente Form der multizentrischen Tuberkulose (nach der alten Nomenclatur als „produktiv-exsudative" Form) zu klassifizieren ist. In allen drei Fällen kam es nach der Bildung der neuen Tuberkuloseherde in der Haut plötzlich zu einem völligen Umschwung. Die bis dahin unaufhaltsam fortschreitende Krankheit der Lungen und des Kehlkopfes kam ohne die Anwendung irgendwelcher anderer Heilverfahren zum Stillstand und zur Rückbildung. Diese drei unter völlig gleichen Begleitumständen verlaufenen Fälle sind weitere Belege für die schon experimentell nachgewiesene (S. 15) a l l e r g i s i e r e n d e u n d i m m u n i s i e - r e n d e W i r k u n g n e u e r T u b e r k u l o s e h e r d e , insbesondere solcher in der H a u t .

II. Die künstliche Immunisierung.

Bei der künstlichen Immunisierung sind zwei Methoden grundsätzlich voneinander zu unterscheiden:

1. Die p r o p h y l a k t i s c h e Immunisierung Gesunder; ihr Zweck ist die Erzeugung eines Schutzes gegen die Entstehung der Krankheit.

2. Die t h e r a p e u t i s c h e Immunisierung; ihr Zweck ist die Heilung einer bereits bestehenden Tuberkulose.

1. Die prophylaktische Immunisierung.

a) Die prophylaktische Immunisierung gesunder Versuchstiere.

Die ersten Versuche über die prophylaktische Immunisierung lehnten sich an den K o c h schen Grundversuch an, welcher in mannigfacher Weise variiert wurde. Es ist vor allem den jahrelangen Forschungen von P. R ö m e r, F. H a m b u r g e r, Br. L a n g e und S e l t e r zu danken, daß wir heute wissen, unter welchen Bedingungen Immunität gegen Tuberkulose entsteht. Die Versuche der genannten Forscher haben folgendes gelehrt:

1. Jeder tuberkulöse Herd vermag einen gewissen Grad von Immunität zu erzeugen, solange der Organismus noch reaktionsfähig ist.

2. Der Grad der entstehenden Immunität hängt von der Intensität der vorhergehenden Tuberkulose ab. Große aktive Tuberkuloseherde erzeugen einen starken, kleine oder nur wenig aktive Herde dagegen nur einen geringen Schutz.

3. Selbst unter den günstigsten Bedingungen kann kein absoluter Schutz gegen Superinfektionen erreicht werden, sondern die immunisierten Tiere sind bestenfalls gegen subkutane und kutane Superinfektionen mit mäßigen sowie gegen intrapulmonale und intravenöse Superinfektionen mit sehr kleinen Dosen, nicht aber gegen intrapulmonale oder intravenöse Superinfektionen mit größeren Dosen geschützt.

4. Die Immunität und damit auch der Schutz gegen Superinfektionen erlischt, wenn entweder der die Immunität erzeugende tuberkulöse Herd wieder abheilt (K r a u s und V o l k [59]), oder wenn bei weit fortgeschrittener Krankheit die Abwehrkräfte zusammenbrechen und aus der Allergie eine A n e r g i e geworden ist.

Durch die Studien über den K o c h schen Grundversuch ist es zwar bekannt geworden, in welcher Weise Immunität gegen Tuberkulose erzeugt werden kann. Eine praktisch brauchbare Methode zur prophylaktischen Immunisierung konnte aber auf Grund dieser Erkenntnis nicht entwickelt werden, weil die Versuchstiere in der Regel an ihrer Impftuberkulose zugrunde gehen und daher keinen Nutzen davon haben, daß sie gegen weitere Infektionen immun gemacht worden sind. Man war daher bemüht, eine ähnliche Schutzwirkung durch die Einimpfung schwachvirulenter, avirulenter oder abgetöteter Tuberkelbazillen oder durch Tuberkulin zu erzeugen. Der Grad der auf diese Weise erzeugten Immunität wurde im Tierversuch durch Superinfektionen mit abgestuften Dosen vollvirulenter Tuberkelbazillen geprüft. Bei diesen Versuchen hat sich folgendes ergeben:

---

[59] Wien. klin. Wschr. 1910, 699.

1. Immunität gegen Tuberkulose kann n u r d u r c h l e b e n d e Tuberkelbazillen erzeugt werden.

2. Der Grad der entstehenden Immunität geht der Virulenz der zur Schutzimpfung verwendeten Tuberkelbazillen parallel: Vollvirulente Tuberkelbazillen haben die stärkste Wirkung, Bazillen mit abgeschwächter Virulenz haben eine abgeschwächte und avirulente Bazillen haben gar keine immunisierende Wirkung.

3. Selbst nach der intensivsten Vorbehandlung mit abgetöteten Tuberkelbazillen oder mit irgendeinem Tuberkulin ist keine Immunität nachzuweisen.

Bezüglich der sehr umfangreichen Literatur über diese Versuche wird auf die zusammenfassenden Darstellungen von E. B e r g e r [60] und von K l i m m e r [61] verwiesen. Hier genügt es, als Beleg nur die Urteile einiger auf diesem Gebiet besonders erfahrener Forscher kurz anzuführen:

„Abgetötete Tuberkelbazillen, lebende, aber avirulente Tuberkelbazillen vermochten nach unseren bisherigen Versuchen keinen nachweisbaren Schutz zu erzeugen" (R ö m e r [62]). „Wenn überhaupt, vermögen nur lebende, echte Tuberkelbazillen einen relativen Schutz gegen Tuberkulose zu erzeugen" (U h l e n h u t h [63]). „Ein erhöhter Widerstand wird erzielt, falls die Tuberkelbazillen lebend sind, abgestorbene oder abgetötete dagegen sind wirkungslos" (A s c o l i [64]). „Eine Tuberkuloseimmunität kann einzig und allein durch lebende, genügend virulente, am besten arteigene Tuberkelbazillen erreicht werden" (S e l t e r [65]). Es besteht „nicht der geringste Anhaltspunkt", daß durch eine Vorbehandlung mit abgetöteten Tuberkelbazillen die natürliche Infektion verhindert werden kann, während es „hinreichend sichergestellt ist, daß eine Infektion mit lebenden virulenten Erregern gegen eine zweite auf natürlichem Wege erfolgende Infektion Schutz gewährt". „Man kann die Virulenz eines Tuberkelbazillenstammes nicht abschwächen, ohne damit zugleich seine immunisierenden Fähigkeiten zu vermindern" (Br. L a n g e [66]).

b) Die prophylaktische Immunisierung gesunder Menschen.

Wie nach den Ergebnissen unzähliger Tierversuche nicht anders zu erwarten war, sind alle Versuche, d e n g e s u n d e n M e n s c h e n durch Tuberkulin oder durch abgetötete Tuberkelbazillen zu immunisieren, gescheitert. An Immunisierungsversuche mit lebenden

---

[60] Erg. Hyg. **12**, 43, 1931.
[61] Erg. Hyg. **14**, 1, 1933.
[62] Beitr. Klin. Tbk. **13**, 1, 1909.
[63] Verhdlg.. dtsch. Kongr. Inn. Med. **33**, 50, 1921.
[64] Wien. klin. Wschr. 1934, 929.
[65] Dtsch. Med. Wschr. 1922, 1195.
[66] Beitr. Klin. Tbk. **67**, 307, 1927 und Med. Klin. 1930, 949.

Tuberkelbazillen ist man aber nur zögernd herangegangen, denn prophylaktische Impfungen müssen beim Menschen, wenn sie nicht zu spät kommen sollen, schon im Säuglingsalter durchgeführt werden, und der Säugling ist gegen tuberkulöse Infektionen bekanntlich besonders empfindlich. Schutzimpfungen mit dem wirksamsten Immunisierungsmittel, nämlich mit vollvirulenten Tuberkelbazillen, können hier nicht in Frage kommen, denn prophylaktische Impfungen Gesunder sind nichts anderes als P r i m ä r i n f e k t i o n e n, und diese können beim gesunden Versuchstier und ebenso natürlich auch beim gesunden Säugling eine progrediente Tuberkulose auslösen, selbst wenn kleinste Dosen verwendet werden.

Bei prophylaktischen Impfungen ist man daher gezwungen, auf Stämme mit abgeschwächter Virulenz zurückzugreifen. Damit muß man allerdings auch eine Abschwächung der immunisierenden Wirkung mit in Kauf nehmen. Ein solcher Stamm ist der BCG (Bacillus C a l m e t t e - G u e r i n).

C a l m e t t e erzielte die Abschwächung von vorher virulenten Tuberkelbazillen durch eine viele Jahre lang fortgesetzte Züchtung auf Rindergalle-Kartoffeln mit Zusatz von 5 % Glyzerin.

Eine immunisierende Wirksamkeit kann bei der Schutzimpfung mit BCG nur dann erwartet werden, wenn nach der Impfung Allergie eintritt, was an dem Positivwerden der Tuberkulinprobe zu erkennen ist. Das ist nach subkutanen, intrakutanen oder kutanen Impfungen regelmäßiger der Fall als nach oraler Zufuhr, welche ursprünglich von C a l m e t t e als genügend erachtet worden ist.

Der tatsächlich erreichte Grad der Immunität wird beim Versuchstier durch eine virulente Superinfektion, beim Menschen durch die Erkrankungsstatistik überprüft. Mit BCG geimpfte Rinder sind 15 bis 18 Monate gegen virulente Superinfektionen geschützt, über die Dauer der Schutzwirkung beim Kinde gehen die Meinungen der Autoren noch auseinander. Nach den Untersuchungen von N e u f e l d[67], U h l e n h u t[68], K i r c h n e r[69] und Mitarbeitern ist die Virulenz des BCG so gering, daß er für Gesunde ungefährlich ist, aber auch nur eine geringe immunisierende Wirksamkeit entfaltet.

Schutzimpfungen mit BCG in Tuberkulosekrankenhäusern haben sich jedoch als Schutz des Krankenpflegepersonals dort, wo alle tuberkulinnegativen Krankenschwestern schon beim Eintritt geimpft wurden, bestens bewährt. F r e g u s o n[70] hat berichtet, daß seit Einführung der BCG-Schutzimpfung die Erkrankungsziffer in amerikanischen Sanatorien auf ein Viertel bis ein Fünftel absank. Analoge Erfolge erzielte H e i m b e c k[71] in Norwegen. Tuberkulinnegative Krankenschwestern erkrankten in 15,29 %, wenn sie aber

---

[67] Dtsch. Med. Wschr. 1930, 1599.
[68] Dtsch. Med. Wschr. 1930, 1769.
[69] Beitr. Klin. Tbk. **72**, 97 und 109, 1929.
[70] Americ. Rev. tbc. **54**, 325, 1946.
[71] Tubercle **18**, 3, 1936.

mit BCG geimpft werden, nur in 2,61 % an Tuberkulose. Diese
Zahl erniedrigte sich bis auf 0,83 %, wenn die BCG-Impfungen
bis zur Erreichung einer positiven Tuberkulinreaktion fortgesetzt
worden waren. Schwestern, welche schon beim Dienstantritt aller-
gisch gewesen waren, erkrankten in 0,85 %. Auf Grund dieser Erfahrungen ist die BCG-Schutzimpfung bei tuberkulinnegativem
Pflegepersonal in Norwegen obligatorisch.

Die Schutzwirkung der BCG-Impfungen wird ferner durch die
Beobachtungen von S. R. R o s e n t h a l [72] sowie von A r o n s o n [73]
bewiesen. Folgende Tabelle gibt darüber eine Übersicht:

Art der beobachteten Fälle		Zahl	erkrankt	an Tbc gestorben	Beobachtungs- dauer
Neugeborene	geimpft	1568	13	1	10 Jahre
Neugeborene	ungeimpft	1519	44	11	
Indianer	geimpft	1500	40	4	6 Jahre
Indianer	ungeimpft	1500	185	28	

Besonders bemerkenswert ist die bei diesen Versuchen beobachtete l a n g e D a u e r des Impfschutzes. Dieses lange Anhalten der
Schutzwirkung ist wohl darauf zurückzuführen, daß die geimpften
Personen im tuberkulösen Milieu verblieben, dort dauernd virulenten Superinfektionen ausgesetzt waren, welche dank des Impfschutzes ohne Schaden überwunden wurden, ihrerseits aber den vorhandenen Impfschutz verstärkten und verlängerten.

Nach diesem Zahlenmaterial kann die Wirksamkeit der BCG-
Schutzimpfung in der jetzt angewendeten Form (kutane oder intrakutane Impfungen bis zur Erzielung einer Tuberkulinallergie) nicht
mehr bezweifelt werden. Wir kommen auf die Bedeutung der Methode C a l m e t t e s im Kapitel Seuchenbekämpfung noch einmal
zurück (S. 295).

Schließlich sind hier noch die Versuche von S a l v i o l i und
P e t r a g n a n i [74] zu erwähnen, welche durch die Verimpfung von
mit Formol behandelten Tuberkelbazillen tuberkulöse Herde in der
Haut erzeugten und dadurch eine dauernde Allergie bewirkten.
Diese Methode hat sich bei 5000 Kindern bewährt. Über Nachprü-
fungen liegen bisher noch keine Berichte vor.

2. Die therapeutische Immunisierung Tuberkulöser.

Über die spärlichen Erfahrungen bezüglich einer therapeutischen
Immunisierung tuberkulöser Versuchstiere wurde bereits berichtet
(S. 15). Viel zahlreicher sind die therapeutischen Immunisierungs-
versuche beim tuberkulösen Menschen. Bezüglich der Wirksamkeit

---

[72] Journ. Americ. Med. Ass. **136**, 73, 1948.
[73] Zitiert nach E. S t r a n s k y, Ars Medici 1948, S. 302.
[74] Helvetic. Pädiatric., Acta 1947, 2; referiert Ars Medici 1947, S. 605.

der Impfstoffe gilt für die therapeutische Immunisierung das gleiche wie für die prophylaktische. Abgetöteten und avirulenten Tuberkelbazillen kommt bei der therapeutischen Immunisierung naturgemäß ebensowenig eine immunisierende Wirksamkeit zu wie bei der prophylaktischen. Das gleiche gilt für das Tuberkulin. Deshalb können die zahllosen therapeutischen Immunisierungsversuche mit diesem untauglichen Material hier übergangen werden.

a) Die therapeutische Immunisierung mit schwach virulenten Tuberkelbazillen.

Obwohl die experimentelle Erfahrung gelehrt hat, daß man „die Virulenz eines Tuberkelbazillenstammes nicht abschwächen kann, ohne damit zugleich seine immunisierenden Fähigkeiten zu vermindern" (B r . L a n g e), hat man sich davor gescheut, vollvirulente Tuberkelbazillen beim Menschen anzuwenden, und lieber versucht, mit abgeschwächten oder gar mit avirulenten Tuberkelbazillen etwas zu erreichen. In dieses Kapitel gehören die therapeutischen Immunisierungsversuche mit den Stämmen von F r i e d m a n n , A r i m a , C a l m e t t e , S e l t e r und B ö h m e .

F r i e d m a n n [75] verwendete zu seiner Superinfektionstherapie einen aus Schildkröten gezüchteten Stamm. Derselbe ist nach D i e t - r i c h [76] von humanen Tuberkelbazillen noch weiter entfernt als Blindschleichen- oder Froschbazillen. Weitere bakteriologische Daten wurden von K o l l e , S c h l o ß b e r g e r und P f a n n e n s t i e l [77] gegeben. F r i e d m a n n erzeugte bei Tuberkulösen durch subkutane Injektion seines Stammes Abszesse, welche sich alsbald nach außen entleerten. Eine immunisierende Wirkung konnte mit diesem Verfahren nicht erzielt werden, wie zahlreiche Nachprüfungen ergeben haben. Es sei hier nur auf die Berichte bei der Tagung in Weimar hingewiesen[78]. Das Friedmann-Mittel wird trotz seiner sowohl experimentell als auch klinisch nachgewiesenen Wirkungslosigkeit unter dem Namen „ U t i l i n " noch weiter zur Behandlung tuberkulöser Menschen empfohlen.

A r i m a , A o y a m a und O h n a w a [79] haben durch fortgesetzte Kultur humaner Tuberkelbazillen auf saponinhaltigen Nährböden einen Stamm gewonnen, dessen Virulenz beträchtlich abgeschwächt war. Sie nannten diesen schwachvirulenten Stamm „ A O ". Die japanischen Forscher haben über glänzende Immunisierungserfolge mit diesem Mittel berichtet. Schwere Lungenveränderungen

---

[75] Berl. klin. Wschr. 1912, 2214 und 1920, 701.

[76] Dtsch. med. Wschr. 1922, 381.

[77] Dtsch. med. Wschr. 1920, 1213 und 1381.

[78] Beitr. Klin. Tbk. **48**, 250, 1922.

[79] Zeitschr. Tbk. **41**, **42**, **43**, **47** (1924 bis 1927), Beitr. Klin. Tbk. **90**, 7, 1937 und **97**, 3, 1942.

bildeten sich zurück, Gewichtszunahmen von mehr als 30 % des Körpergewichtes wurden wiederholt beobachtet. Die Zahl der mit AO behandelten Fälle hat drei Millionen überschritten. In der europäischen Literatur liegen aber bisher keine beweiskräftigen, mit entsprechenden Röntgenserien belegte Erfolgsberichte vor. Nachprüfungen von R i t s c h e l [80] sowie von P a p a n i k o l a u und J o a n n i d e s [81] haben die aus Japan gemeldeten Erfolge nicht bestätigen können.

A O ist unmittelbar nach der Herstellung für Meerschweinchen noch schwach virulent, nach längerem Lagern wird es avirulent. Die japanischen Forscher sind anscheinend von den mit dem schwachvirulenten A O erzielten Erfolgen nicht befriedigt gewesen, denn das Präparat wurde noch weiter modifiziert. Jetzt wird das A O erst nach zweijähriger Lagerung abgegeben und ist infolge dieser langen im Eisschrank durchgeführten Ablagerung völlig a v i r u l e n t .

Nach allen sonst bezüglich der immunisierenden Wirksamkeit von Tuberkelbazillen bekannt gewordenen experimentellen Daten müßte das A O infolge des Verlustes seiner Virulenz auch seine immunisierende Wirksamkeit völlig eingebüßt haben. Auffallend sind die sowohl von A r i m a selbst als auch von den Nachprüfern wiederholt beobachteten fieberhaften Allgemeinreaktionen und Herdreaktionen. Dieselben deuten darauf hin, daß das A O nicht nur intakte Keime, sondern auch Tuberkulin enthält.

Das Calmettesche Verfahren wird fast ausschließlich zu prophylaktischen Immunisierungsversuchen verwendet (vgl. S. 159). Über eine therapeutische Verwendung haben nur wenige Autoren berichtet. S o r g o [82] injizierte B C G in Mengen von 0,6—2,4 Millionen Keimen und in Intervallen von 2 bis 4 Wochen intrakutan bei „fast durchwegs schweren ein- oder beiderseitigen, klinisch und röntgenologisch festgestellten kavernösen Phthisen" und hat bei 38 Fällen eine günstige Beeinflussung (Gewichtszunahme, Entfieberung, Verminderung von Husten, Auswurf und Rasselgeräuschen, Verlangsamung der Blutsenkung) erzielt. Ähnliche Erfolge hatte G o m e z [83] in zehn Fällen nach subkutanen Impfungen mit 0,005 — 0,5 B C G .

S e l t e r [84] hat sich viele Jahre lang mit dem Problem sowohl der prophylaktischen als auch der therapeutischen Immunisierung beschäftigt. Sein „V i t a l t u b e r k u l i n" beruht auf der Idee, „artspezifischen lebenden Impfstoff, in seinem eigenen Tuberkulin suspendiert", zu verwenden. Das „V i t a l t u b e r k u l i n" wird durch die stundenlange Verreibung lebender Tuberkelbazillen in feuchter Form im Achatmörser gewonnen. Das fertige Präparat ent-

---

[80] Zeitschr. Tbk. **86**, 325, 1941.
[81] Zeitschr. Tbk. **84**, H. 4, 1940.
[82] Med. Klin. 1927, 1252.
[83] Referat Zbl. Tbkforschg. **33**, 488, 1930.
[84] Dtsch. med. Wschr. 1921, 525 und 1922, 1195, Münch. med. Wschr. 1929, 1498.

hält nur mehr wenige noch erhaltene und „eventuell lebensfähige" Tuberkelbazillen. Mit diesem Präparat wurden schon im Tierversuch recht unregelmäßige Ergebnisse erzielt, weil der Gehalt an lebenden Bazillen stark schwankte (B r. L a n g e [85]). In einem Selbstversuch beobachtete S e l t e r nach der subkutanen Injektion von 2 mg, also einer sehr hohen Dosis, vorübergehendes Fieber bis 39,5 und die Bildung eines Infiltrates, welches nach zwei Wochen abscedierte. S e l t e r berichtete über 3686 Injektionen seines Mittels bei 25 Ärzten und 352 Patienten, welche vertragen wurden, „ohne daß eine Schädigung beobachtet wurde". Bei Nachprüfungen wurden allerdings „ganz unvermutet starke Reaktionen", und zwar Fieber bis 40 Grad und protrahierte Herdreaktionen beobachtet (T a n - c r é [86], E. M e y e r [87], M e i n e r s [88]. Es entstanden Abszesse an der Injektionsstelle, welche zuweilen monatelang fistelten. Die an Schwerkranken beobachteten unangenehmen und gefährlichen Herd- reaktionen sind ebenso wie die Schädigungen, welche von S e l t e r selbst „bei stärker erkrankten Tieren" gesehen wurden, sicherlich auf den Tuberkulingehalt des Vitaltuberkulins zurückzuführen, wel- ches infolge der Zerreibung der Tuberkelbazillen ähnlich wie K o c h s Neutuberkulin auch „aufgeschlossenes Bakterienproto- plasma", also auch Endotoxine enthält. Die Versuche mit Vitaltuber- kulin sind später wieder aufgegeben worden, offenbar wegen der gefährlichen Tuberkulin-Herdreaktionen. Die negativen Erfahrungen mit dem Vitaltuberkulin lehren, daß man sich bei einer Verwen- dung lebender Tuberkelbazillen zu therapeutischen Zwecken vor einer Vermischung derselben mit Tuberkulin hüten muß, weil sonst die für Schwerkranke äußerst gefährliche Tuberkulinwirkung allzu sehr hervortritt.

Die Gedankengänge S e l t e r s wurden von B ö h m e [89] weiter- verfolgt. Auch B ö h m e empfahl zunächst „ein Vaccin C, bestehend aus intakten, in ihrem eigenen Tuberkulin quasi als Mantelstoff feinst emulgierten schwachvirulenten und artgleichen lebenden Tuberkelbazillen". Später ist B ö h m e dazu übergegangen, voll- virulente Tuberkelbazillen zu verwenden, und stellte Aufschwem- mungen derselben in 0,2 %iger Kochsalzlösung her. Diese Auf- schwemmungen wurden als „ T u b e r k u l o s e l y m p h e " be- zeichnet, ein irreführender Name, weil das Präparat keine Spur von Lymphflüssigkeit enthält.

Diese sogenannte Lymphe wurde vom Sächsischen Serumwerk hergestellt. Nach Angabe der Fabrik wird die Kultur bei der Bereitung der Aufschwemmung „intensiv verrieben" und enthält 0,01 mg fließpapiertrockener Tuberkelbazillen

[85] Z. Hyg. **110**, 197, 1929.
[86] Dtsch. med. Wschr. 1922, 184.
[87] Dtsch. med. Wschr. 1922, 935.
[88] Beitr. Klin. Tkb. **51**, 58, 1922.
[89] Beitr. Klin. Tbk. **53**, 410, 1922, Z. Tbk. **48**, 383, 1927, Münch. med. Wschr. 1922, 306, Wien. klin. Wschr. 1926, 273.

pro ccm in gleichmäßiger Verteilung. Wenn B ö h m e auch nicht wie S e l t e r darauf ausging, die Tuberkelbazillen durch Zerreiben zu zerstören, so war es doch nicht zu vermeiden, daß sie bei dem „intensiven Verreiben wenigstens zum Teil zerrieben wurden. Demgemäß mußte auch die Lymphe ähnlich wie S e l t e r s Vitaltuberkulin und K o c h s Bazillenemulsion Stoffe mit Tuberkulinwirkung enthalten. Die Virulenz wurde von mir im Meerschweinchenversuch nachgeprüft und relativ gering gefunden. Die Tiere, welche 1 ccm der Lymphe intraperitoneal erhalten hatten, gingen erst nach sechs bis acht Monaten ein, und zwar um so später, je länger die Lymphe abgelagert war. Nach acht Wochen Lagerung war die Lymphe für das Meerschweinchen nicht mehr pathogen. Diese merkwürdige Beobachtung, daß humane Tuberkelbazillen durch einfache Aufbewahrung in Kochsalzlösung ihre Virulenz völlig einbüßen, wurde schon von B ö h m e gemacht. Die Tuberkuloselymphe ist demnach ein Präparat, welches bis fünf Wochen nach der Herstellung schwachvirulente Tuberkelbazillen und Tuberkulin enthält. Nach längerer Lagerung entspricht es etwa K o c h s Neutuberkulin und enthält keine lebenden Keime mehr.

B ö h m e hat empfohlen, die Lymphe nur intrakutan anzuwenden, weil das Hauptorgan für Immunisierungszwecke besonders wertvoll sei. Die Lymphe wurde von mehreren Autoren klinisch erprobt (M ö l l e r [90], K o o p m a n n [91], W i c h m a n n [92], K r e t s c h m e r [93], K u t s c h e r a - A i c h b e r g e n A d o l f [94] und H. v. H a y e k [95]. Aus den Berichten dieser Autoren ergibt sich übereinstimmend folgendes: Die lokalen Impffolgen bestehen bei intrakutaner Anwendung in der Bildung eines kleinen Infiltrates, welches zuweilen exulceriert. Die Reaktion ist bei leichten Fällen heftiger als bei schweren. Die regionären Lymphknoten bleiben unbeteiligt. Ein Schaden ist in keinem der behandelten Fälle aufgetreten. Die histologische Untersuchung eines Impfinfiltrates, welche auf Veranlassung K r e t s c h m e r s von G. G r u b e r vorgenommen wurde, ergab ein tuberkuloides Gewebe, in welchem k e i n e i n t a k t e n B a z i l l e n m e h r nachzuweisen waren. Dieses Ergebnis deckt sich mit den Befunden von K l e m p e r e r , S e l t e r und S o r g o , welche in Superinfektionsherden der Haut ebenfalls keine Tuberkelbazillen mehr nachweisen konnten. Die Impfungen mit der Tb-Lymphe wurden in Abständen von ein bis vier Wochen wiederholt und ein günstiger Erfolg sowohl bei Lungentuberkulose als auch bei Hauttuberkulosen beobachtet, zuweilen allerdings erst nach monatelanger Behandlung.

In eigenen Versuchen sah ich bei 19 durchwegs schweren Fällen von Lungentuberkulose 13mal Besserungen, welche bei sechs Fällen mit großer Wahrscheinlichkeit auf die angewendeten Lymphe-Imp-

---

[90] Dtsch. med. Wschr. 1926, 1647 und Zeitschr. Tbk. 47, 8, 1927.

[91] Dtsch. med. Wschr. 1927, 880.

[92] Dtsch. med. Wschr. 1927, 110.

[93] Zeitschr. physik. Ther. 35, 154, 1928.

[94] Wien. klin. Wschr. 1929, 197, Wien. med. Wschr. 1930, 113, Beitr. Klin. Tbk. 84, 609, 1934, 87, 104, 1935.

[95] Med. Klin. 1936, 1363.

fungen zurückzuführen waren. Es wurde darüber im Jahre 1931 berichtet [96]. Da durch die Lymphe-Behandlung aber in keinem einzigen Falle eine dauerhafte Heilung zu erzielen war und zuweilen recht unangenehme, auf den Tuberkulingehalt des Präparats zurückzuführende Herdreaktionen zu beobachten waren, habe ich dieses Verfahren wieder aufgegeben.

b) Die therapeutische Immunisierung mit vollvirulenten Tuberkelbazillen.

Während virulente Tuberkelbazillen bei der prophylaktischen Immunisierung des gesunden Säuglings wegen ihrer großen Gefährlichkeit nicht verwendet werden dürfen, besteht kein Bedenken, die stärkere immunisierende Wirksamkeit der vollvirulenten Bazillen bei der therapeutischen Immunisierung des tuberkulösen Menschen voll auszunützen, denn therapeutische Impfungen von bereits tuberkulösen Menschen mit lebenden Bazillen sind nichts anderes als tuberkulöse S u p e r i n f e k t i o n e n , und wir haben gesehen, daß Superinfektionen dank der bestehenden Allergie selbst bei der Einwirkung vollvirulenter Tuberkelbazillen ohne Schaden vertragen werden, wenn sie in der H a u t erfolgen und wenn die Dosis nicht allzu groß ist (vgl. S. 12). Unter den zahllosen Superinfektionsversuchen an tuberkulösen Versuchstieren, über welche bisher in der Weltliteratur berichtet worden ist, gibt es keinen einzigen, bei welchem eine in die Haut erfolgte Superinfektion progredient geworden wäre. Trotz dieser ausgedehnten Erfahrungen über die Harmlosigkeit von Superinfektionsimpfungen mit virulenten Tuberkelbazillen hatte man eine Scheu, virulente Bazillen bei therapeutischen Impfungen des Menschen anzuwenden und die diesbezüglichen Versuche sind sehr spärlich. Das liegt daran, daß bisher noch nirgends der grundsätzliche Unterschied zwischen prophylaktischen und therapeutischen Impfungen entsprechend hervorgehoben worden ist.

A . M ö l l e r [97] war der erste Forscher, welcher sich virulente Tuberkelbazillen vom typus humanus intravenös einspritzen ließ, um die Wirkung derselben kennenzulernen. Er hatte bei diesem Selbstversuch Glück und verlor lediglich 15 Pfund an Gewicht, kam aber mit dem Leben davon. Durch die Versuche von B r . L a n g e wissen wir, daß intravenöse Einspritzungen auch bei Superinfektionen sehr gefährlich sind, besonders dann, wenn keine manifeste Tuberkulose vorliegt und die Allergie infolgedessen schwach ist. Es führte z. B. die intravenöse Superinfektion eines tuberkulinpositiven Schafes mit 0,5 mg virulenter Tuberkelbazillen nach 25 Tagen zum Tode des Versuchstieres, eine tuberkulinpositive Kuh erkrankte nach der intravenösen Superinfektion an Miliartuberkulose.

---

[96] Beitr. Klin. Tbk. 77, 121 und 140, 1931.
[97] Zeitschr. Tbk. 5, 206, 1904 und Berl. klin. Wschr. 1921, 79.

Zwei Schwertuberkulöse vertrugen die intravenöse Behandlung mit virulenten Tuberkelbazillen dank ihrer manifesten Tuberkulose und stärkeren Allergie besser als M ö l l e r , der beim Beginne seines Selbstversuches klinisch gesund war. M ö l l e r hatte überdies bei ihnen die Behandlung nicht wie bei sich selbst mit 0,02 Oesen, sondern mit kleinsten Mengen begonnen, welche dann stufenweise gesteigert wurden, und er erzielte auf diese Weise einen guten therapeutischen Erfolg. Trotzdem setzte er diese Versuche nicht fort. Später hat M ö l l e r [98] selbst die intrakutane Behandlung als Methode der Wahl bezeichnet und die Theorie, daß die Haut für diesen Zweck besonders geeignet sei, eingehend begründet. Eine Wiederaufnahme von Behandlungsversuchen mit intravenösen Superinfektionen ist wegen der vorliegenden experimentellen Erfahrungen dringend zu widerraten.

Ein Selbstversuch mit vollvirulenten, und zwar bovinen Tuberkelbazillen wurde einige Jahre später von K l e m p e r e r [99] gemacht. K l e m p e r e r wählte den subkutanen Weg und vertrug diese virulente Superinfektion ohne Störung des Allgemeinbefindens. An der Injektionsstelle bildete sich ein Knoten. Eine zehn Monate nach der Impfung vorgenommene Probeexzision ergab Granulationsgewebe mit Riesenzellen. Tuberkelbazillen waren in diesem Granulom nicht mehr nachweisbar. Fünf Patienten wurden von K l e m p e r e r mit dem gleichen virulenten Stamm behandelt. Sie erhielten 4 bis 16 Injektionen in Abständen von einer halben Woche. Es bildeten sich Abszesse an den Injektionsstellen. Eine Schädigung ist bei dieser Behandlung nicht eingetreten, sondern es wurden im Gegenteil klinische Besserungen erzielt. Nähere Daten darüber liegen leider nicht vor.

Die Versuche mit virulenten Bazillen des typus humanus wurden im Jahre 1922 von W i c h m a n n [100] fortgesetzt. W i c h m a n n bereitete aus Herden von menschlicher Hauttuberkulose Aufschwemmungen lebender Bazillen und verimpfte diese auf eine handtellergroße skarifizierte Hautfläche. Unter 22 so behandelten „zum Teil recht trostlosen ungünstigen Fällen" hat W i c h m a n n bei 15 Fällen „eine deutliche, zum Teil sehr hervorragende Beeinflussung" festgestellt, welche von ihm als „ein bemerkenswerter Fortschritt im Vergleich zu den spärlichen, eindeutigen Resultaten der bisher üblichen spezifischen Therapie" bezeichnet wurde.

Trotz dieser guten, wie W i c h m a n n sagte, „hervorragenden" Erfolge wurden diese Versuche nicht fortgesetzt. Als dann im Jahre 1929 das Unglück in Lübeck eintrat, hörten die Versuche mit lebenden Tuberkelbazillen ganz auf.

---

[98] Beitr. Klin. Tbk. **69**, 141, 1928.
[99] Zeitschr. klin. Med. **56**, 241, 1905.
[100] Arch. Derm. **139**, 10, 1922.

In Lübeck sollten gesunde Säuglinge prophylaktisch mit BCG immunisiert werden. Infolge einer Verwechslung erhielten sie anstatt des abgeschwächten BCG vollvirulente Tuberkelbazillen und erkrankten infolgedessen schwer. 68 Säuglinge starben an den Folgen dieser Impfung.

Daraufhin wurde das Arbeiten mit lebenden Tuberkelbazillen in Deutschland amtlich verboten. Bei diesem Verbot blieb der fundamentale Unterschied zwischen prophylaktischen und therapeutischen Impfungen unberücksichtigt. Es war selbstverständlich, daß die gesunden Säuglinge auf die Einimpfung virulenter Bazillen verheerend reagiert hatten. Die verhängnisvolle Verwechslung, welche in Lübeck passiert ist, ist aber noch kein ausreichender Grund dafür, daß der Mensch nun auf das einzige Mittel verzichtet, welches Immunkräfte gegen die Tuberkulose auszulösen vermag, um so weniger, als es durch unzählige Experimente sichergestellt ist, daß lebende Tuberkelbazillen bei Superinfektionsimpfungen der Haut ungefährlich sind.

III. Die besondere Bedeutung der Haut bei der Immunisierung.

Wir haben gesehen, daß bei der Tuberkulose die Entstehung von Immunität an die Entstehung tuberkulöser Herde gebunden ist. Bei der künstlichen Immunisierung kommt tuberkulösen Herden in der Haut eine besondere Bedeutung zu, weil die Haut das einzige Organ ist, in welchem tuberkulöse Superinfektionsherde erzeugt werden können, ohne daß das Leben des Kranken durch diese neuen Herde gefährdet würde. Für die therapeutische Immunisierung kann daher nur die Haut in Betracht kommen.

Abgesehen von der allergisierenden Wirkung, welche tuberkulösen Herden auch sonst zukommt, scheint von tuberkulösen Herden in der Haut eine besondere hemmende Wirkung auf die Lungen- und Kehlkopftuberkulose ausgeübt zu werden. Dafür sprechen besonders die drei Beobachtungen von plötzlicher Heilung schwerer Lungen- und Kehlkopftuberkulosen, über welche auf Seite 154, 155 berichtet worden ist.

Die Richtigkeit unserer Erklärung, daß die plötzliche Besserung der Lungentuberkulose in diesen drei Fällen auf eine allergieverstärkende, immunisiernde Wirkung der unmittelbar vorher entstandenen frischen tuberkulösen Herde in der Haut zurückzuführen sei, ist kürzlich in Zweifel gezogen worden. Kalkoff[101] hat darauf hingewiesen, daß in den von mir angeführten Beispielen nach seiner Meinung nicht die tuberkulösen Herde in der Haut eine Verstärkung der allergischen Immunität und dadurch eine Besserung der Lungentuberkulose herbeigeführt hätten, sondern daß umgekehrt eine spontane (d. h. aus unbekannter Ursache einge-

---

[101] Arch. Dermat. **181**, 194, 1941 und Med. Klin. 1947, 715

tretene!) Besserung der Reaktionslage die Ursache des plötzlichen Übergreifens der Tuberkulose auf die Haut und gleichzeitig auch die Ursache der plötzlichen Besserung der Lungen- und Kehlkopftuberkulose gewesen sei. Diesen Einwänden gegenüber, welchen sich auch H a c k e r [102] angeschlossen hat, ist auf folgendes hinzuweisen:

1. Es ist überflüssig, mit K a l k o f f eine unbekannte „spontane" Ursache für die Entstehung der Hauttuberkulose anzunehmen, denn der Entstehungsmechanismus der Hauttuberkulose war in allen drei Fällen klar. Es handelte sich um die unabsichtliche Einimpfung virulenter Tuberkelbazillen in frische Hautwunden.

2. Die Beweise für den ursächlichen Zusammenhang zwischen der Entstehung der Hauttuberkulose und der Besserung der Lungentuberkulose waren nicht nur die plötzlichen Besserungen der Lungentuberkulose nach der Entstehung der Hauttuberkulose, sondern auch die plötzlichen Verschlechterungen der Lungentuberkulose nach Beseitigung der Hauttuberkulose (vgl. Fall 3, S. 156, Fall 1, S. 188 und Fall 8, S. 199). Schließlich ist darauf hinzuweisen, daß die Lungentuberkulose zuweilen sogar ein zweites Mal wieder zurückgedrängt werden konnte, wenn es gelang, die Hauttuberkulose durch Einimpfung virulenter Tuberkelbazillen zu erneuern (S. 156 und 188). Man kann doch nicht mit K a l k o f f annehmen, daß es auf einen Zufall zurückzuführen war, daß die Reaktionslage immer gerade dann besser wurde, wenn durch die Einimpfung von Tuberkelbazillen eine Hauttuberkulose erzeugt wurde, oder daß die Reaktionslage ganz zufällig immer gerade in dem Zeitpunkt wieder schlechter wurde, wenn die Hauttuberkulose durch eine lokale Behandlung beseitigt worden war!

3. Superinfektionen führen nicht nur in der Haut, sondern auch sonst in der Regel zu einer Verstärkung der Allergie und damit auch zu einer Verstärkung der allergischen Immunität. Die diesbezüglichen experimentellen Beweise sind bereits besprochen worden. (S. 13 bis 15).

IV. Der Antagonismus zwischen Hauttuberkulose und Lungentuberkulose.

Die Beobachtungen über die plötzliche Besserung einer vorher bösartigen progredienten Lungentuberkulose nach der Entstehung einer Hauttuberkulose lenkte von neuem die Aufmerksamkeit auf die schon im Jahre 1886 von M a r f a n aufgestellte und seither wiederholt bestätigte (M e m m e s h e i m e r [103], S t e r n b e r g [104], J e s i o n e k [105]) These, daß eine f l o r i d e H a u t t u b e r k u l o s e

---

[102] Die Reiztherapie der Lungentuberkulose, Stuttgart 1943.
[103] Arch. Dermat. **174**, 5, 1936.
[104] Beitr. Klin. Tbk. **63**, 106, 1926.
[105] Tuberkulose und Haut, Gießen 1929.

e i n e n   r e l a t i v e n   S c h u t z   g e g e n   L u n g e n t u b e r k u -
l o s e   bilde. Kürzlich hat R ö d i g e r [106] gewichtige Argumente
gegen diese These vorgebracht.

R ö d i g e r   wies auf folgendes hin: Hauttuberkulose kommt
zwar bei Lungentuberkulose nur selten (0,1 %), umgekehrt aber
Lungentuberkulose bei Hauttuberkulose viel häufiger vor, wenn sie
auch zumeist inaktiv verläuft. Eine „aktive" Lungentuberkulose ist
bei Lupuskranken nach den vorliegenden Statistiken immerhin in
4,8 bis 11 % zu verzeichnen. Aktive Lungentuberkulosen erreichen
ein viel höheres Alter, wenn sie gleichzeitig auch an Lupus leiden,
als wenn sie frei von Lupus sind, und zwar nach B u s c h   im Durchschnitt 61 Jahre. S t ü m p k e   fand zwar bei Lupuskranken mit
aktiver Lungentuberkulose nur ein Durchschnittsalter von 53 und
S c h o n e b o o m   von 48 Jahren, aber auch diese Zahlen sind noch
weit höher als das Durchschnittsalter der lupusfreien aktiven Lungentuberkulosen, welches zwischen 20 bis 30 Jahren liegt. Die Hauttuberkulose schiebt demnach den tödlichen Ausgang einer Lungentuberkulose um mehrere Jahrzehnte hinaus! Merkwürdig ist nur,
daß troß der relativen Seltenheit aktiver Lungentuberkulose bei
Lupuskranken und troß der an der Erhöhung der durchschnittlichen
Lebensdauer erkennbaren Schußwirkung des Lupus doch 18 bis 25 %
der Lupuskranken schließlich doch an Lungentuberkulose sterben.
Diese hohe Mortalität, auf welche R ö d i g e r   nachdrücklich hingewiesen hat, scheint gegen die Richtigkeit der M a r f a n schen These
zu sprechen. Eine Aufklärung dieses scheinbaren Widerspruches ergibt sich aus einer genaueren Analyse des Krankheitsverlaufes der
tödlich endigenden Lupusfälle.

In eigenen Untersuchungen mit G. W e r n e r   überzeugte ich
mich an dem Material der Wiener Lupusheilstätte, daß tatsächlich
viele Lupuskranke an Lungentuberkulose sterben. Unter 15 in den
Jahren 1941 bis 1943 verstorbenen Insassen der Lupusheilstätte
waren acht Todesfälle an Lungentuberkulose. Die Mortalität an
Lungentuberkulose beträgt nach dieser kleinen Statistik 53 %, ist
demnach sogar noch höher als die von R ö d i g e r   angeführten
Zahlen.

Aus den Krankengeschichten und Sektionsprotokollen dieser
acht Fälle suchten wir eine Beantwortung folgender Fragen zu er-
langen:

1. Wie verhält sich der Lupus, wenn die Lungentuberkulose progredient wird?

2. Wird die Lungentuberkulose durch Hauttuberkulose gehemmt
oder etwa gefördert?

Es zeigte sich bei dieser Untersuchung folgendes: Sowohl der
Lupus als auch die Lungentuberkulose reichte bei den meisten Kranken viele Jahre, bei einigen mehr als 20 Jahre zurück. Die Lungen-

---

[106] Med. Klin. 1947, 452.

tuberkulose hatte aber in der ganzen langen Krankheitszeit bei keinem einzigen dieser Fälle Beschwerden gemacht. Besonders auffallend war, daß bei sechs von den acht Todesfällen die Lungentuberkulose erst dann progredient geworden war, als es nach jahrelangem Bemühen endlich gelungen war, die Hauttuberkulose zu unterdrücken. Bei drei von diesen sechs Fällen brach die Lungentuberkulose erst los, nachdem der Lupus „weitgehend gebessert" oder zur Ruhe gebracht worden war. Bei den drei übrigen Fällen war ausdrücklich die völlige Heilung des Lupus (in einem dieser Fälle durch operative Exzision) vermerkt.

Diese Beobachtungen schließen sich den von K a l k o f f zitierten Fällen von Z i e l e r sowie von S t ü m p k e an. Diese beiden Autoren berichteten über den Ausbruch von Miliartuberkulose unmittelbar nach der radikalen Beseitigung eines Lupus vulgaris. K a l k o f f bemerkte hierzu: „Der völligen Entfernung des Lupus wurde in diesen Fällen eine ursächliche Rolle für den Ausbruch der Miliartuberkulose zugeschrieben."

Nur bei zwei unserer acht Fälle bestand bis zuletzt ein florider Lupus. In diesen beiden Fällen handelte es sich um eine Generalisation im kachektischen Endstadium.

Fall 1. Lupus seit 20 Jahren ohne die geringsten Beschwerden von seiten der Lungen. Im Alter von 38 Jahren entwickelte sich nach zwei vorzeitig beendeten Schwangerschaften eine verkäsende Mesenterialdrüsentuberkulose, eine Miliartuberkulose und in den letzten Lebenswochen eine acinöse Lungentuberkulose.

Fall 2. Knochentuberkulose. Bei der 66jährigen Frau erfolgte, ausgehend von einem Gesichtslupus, eine Knötchenaussaat über den ganzen Körper. Bei zunehmender Kachexie griff die Tuberkulose schließlich auch auf den Darm und die Lungen über.

Einige ähnliche Fälle von Generalisation sind auch von K a l k o f f beschrieben worden.

Der spontan entstehende Lupus vulgaris ist hämatogenen Ursprungs, d. h. er entsteht durch die Aussaat von Tuberkelbazillen auf dem Blutwege. Bei solchen Blutinfektionen können immer Tuberkelbazillen auch in die Lungen gelangen. Der höhere Prozentsatz tuberkulöser Lungenherde bei Lupuskranken im Vergleich zur Gesamtbevölkerung ist daher eine Selbstverständlichkeit. Solange aber ein aktiver Lupus besteht, bleibt die Krankheit in den Lungen regelmäßig unterdrückt. Die Lungentuberkulose wird durch einen floriden Lupus jahrzehntelang in Schach gehalten. Infolgedessen ist das Erlebensalter der lupösen Lungenkranken um 20 bis 30 Jahre höher als das Erlebensalter der nichtlupösen Lungenkranken. Die erhöhte Resistenz der Lupuskranken gegen Lungentuberkulose erklärt auch die relativ niedrige Erkrankungsziffer Lupöser an „aktiver" Lungentuberkulose und die noch weit niedrigere Ziffer der progredienten bösartigen Lungentuberkulosen bei bestehendem floridem Lupus.

Alle diese Beobachtungen bestätigen die Richtigkeit der M a r -

f a n schen These, daß der Lupus eine Schutzwirkung gegen Lungentuberkulose ausübt. Diese These wird durch die statistische Feststellung, daß viele Lupuskranke schließlich doch an Lungentuberkulose sterben, nicht umgestoßen, sondern vielmehr bestätigt und weiter erhärtet, denn die Lungentuberkulose der Lupuskranken wird in der Regel e r s t d a n n p r o g r e d i e n t , w e n n d e r L u p u s z u r R u h e g e k o m m e n o d e r g ä n z l i c h a u s g e h e i l t i s t . Die seltenen Ausnahmen von dieser Regel, z. B. unsere beiden Beobachtungen über Fälle, welche unter besonders ungünstigen Umständen trotz eines aktiven Lupus schließlich auch an schwerer Lungentuberkulose erkrankten, sind Beispiele von Generalisation bei negativer Anergie, aber keineswegs eine Widerlegung der sonst gültigen Regel, daß eine L u n g e n t u b e r k u l o s e d u r c h e i n e f l o r i d e H a u t t u b e r k u l o s e g e h e m m t w i r d , und „daß eine tuberkulöse Affektion der Hautdecke anscheinend die inneren Organe vor schwerer Erkrankung schützt" (V o l k [107]).

Im übrigen wird auf die Artikel „Hauttuberkulose und Lungentuberkulose" von K u t s c h e r a - A i c h b e r g e n und von W. B e r d e l [108] hingewiesen.

Die Beobachtung, daß diese Hemmung mit der Beseitigung der floriden Tuberkuloseherde in der Haut wegfällt und dann der jahrelang unter der Oberfläche glimmende Krankheitsprozeß auch in der Lunge losbricht, mahnt dazu, bei der Behandlung von Lupuskranken, deren Lungen miterkrankt sind, Zurückhaltung zu üben, selbst dann, wenn der Lungenprozeß zu ruhen scheint. Es ist das kleinere Übel, wenn man bei solchen Fällen einige Lupusherdchen in der Haut als Schutz gegen die Lungenkrankheit weiter bestehen läßt, als wenn man, wie das bisher allgemein üblich war, auf eine möglichst radikale Beseitigung auch der letzten Tuberkuloseherdchen in der Haut bedacht ist und dann, wenn diese Bemühungen endlich von Erfolg gekrönt sind und die hemmende Wirkung der Hauttuberkulose mit der Heilung derselben ausgeschaltet worden ist, jeder zweite bis dritte ehemalige Lupuskranke der nun losbrechenden und hemmungslos fortschreitenden Lungentuberkulose zum Opfer fällt.

Der Haut kommt auch bei andern Krankheiten eine Schutzwirkung zu. Hier sei nur auf die Syphilis hingewiesen. Bei den Fällen, bei welchen die Hautlues unbehandelt bleibt, was bei Negern öfters zutrifft, kommt es niemals zur Paralyse (W. G ä r t n e r , Zschr. f. Hyg. 92). N i s s l e hat daher empfohlen, bei Paralytikern „größere Hautbezirke durch intrakutane Impfung mit frischem syphilitischem Reizserum technisch in analoger Weise zu infizieren, wie dies zur Gewinnung von Pockenlymphe bei Rindern geschieht". (Arch. Hyg. 93, 258, 1923). Nach L a n d s t e i n e r und F i n g e r (zitiert nach N i s s l e) wäre eine Superinfektion mit Spirochäten auf diese Weise in allen Stadien der Lues möglich, ebenso, wie tuberkulöse Superinfektionen der skarifizierten Haut in allen Stadien der Tuberkulose, abgesehen vom anergischen Endstadium, möglich sind.

---

[107] Vhdlg. 11. internat. Dermatolog. Kongreß 1936.
[108] Med. Klin. 1948, 710.

V. Zusammenfassung über Immunität und Immunisierungsversuche.

I. Allgemeine Regeln.

1. Immunkräfte gegen die Tuberkulose können nur durch tuberkulöse Herde erzeugt werden.

2. Zur Immunisierung gegen Tuberkulose sind l e b e n d e Tuberkelbazillen erforderlich, da nur lebende Bazillen tuberkulöse Herde hervorzurufen vermögen.

3. Die immunisierende Wirksamkeit der Tuberkelbazillen geht ihrer Virulenz parallel. Je geringer die Virulenz, desto geringer die Wirksamkeit. Avirulente Bazillen sind wirkungslos.

II. Regeln für die prophylaktische Impfung des Gesunden.

Prophylaktische Impfungen mit lebenden Bazillen sind P r i m ä r - i n f e k t i o n e n. Vollvirulente Tuberkelbazillen dürfen daher nicht angewendet werden, sondern man muß sich bei prophylaktischen Impfungen mit schwach virulenten Bazillen und demgemäß auch mit einer schwachen immunisierenden Wirkung begnügen.

III. Regeln für die therapeutische Immunisierung.

1. Therapeutische Impfungen mit lebenden Bazillen sind S u p e r - i n f e k t i o n e n.

2. Intrakutane Superinfektionen sind selbst bei der Verwendung vollvirulenter Tuberkelbazillen ungefährlich. Bei therapeutischen Impfungen dürfen daher auch virulente Stämme verwendet werden, wenn intrakutan geimpft wird.

3. Virulente Bazillen sind bei therapeutischen Impfungen wegen ihrer stärkeren immunisierenden Wirksamkeit vorzuziehen.

IV. Bisherige Erfahrungen mit der therapeutischen Immunisierung des Menschen.

1. Avirulente Tuberkelbazillen erwiesen sich als unwirksam.

2. Schwach virulente Tuberkelbazillen erwiesen sich als schwach wirksam.

3. Vollvirulente Tuberkelbazillen erwiesen sich sowohl bei planmäßigen Impfungen als auch bei zufällig spontan erfolgenden Superinfektionen der Haut als sehr wirksam.

4. Am besten werden i n t r a k u t a n e Impfungen vertragen. Intravenöse Impfungen erwiesen sich als gefährlich, intrapulmonale Impfungen kommen beim Menschen nicht in Betracht.

5. Tuberkulöse Herde in der Haut hemmen die Tuberkulose in den Lungen und im Kehlkopf. Nach Beseitigung einer Hauttuberkulose wird die Tuberkulose in den Lungen relativ häufig progredient.

6. Lebende Tuberkelbazillen, welche in die Haut eines bereits Tuberkulösen verimpft werden, verschwinden sehr rasch aus diesen Superinfektionsherden.

7. Bei therapeutischen Impfungen können störende Tuberkulinreaktionen auftreten, wenn nicht nur intakte lebende Keime, sondern auch zerriebene Tuberkelbazillen oder andere tuberkulinartig wirkende Begleitstoffe mit verimpft werden.

8. Bisher sind der Immunotherapie entscheidende Erfolge versagt geblieben, weil von wenigen Ausnahmen abgesehen, bisher immer nur Tuberkelbazillen abgeschwächter Virulenz, also ein Material mit abgeschwächter immunisierender Wirkung, verwendet worden ist, und die mit diesem minderwertigen Impfstoff erzielte Wirkung daher zu schwach gewesen ist.

B) Die praktische Durchführung der Immunotherapie.

I. Folgerungen aus den experimentellen Erfahrungen.

Aus den bis 1930 vorliegenden Erfahrungen ergaben sich für die weitere Ausgestaltung der Immunotherapie folgende Schlußfolgerungen:

1. Wenn man die bestmögliche immunisierende Wirkung erzielen will, muß man vollvirulente Tuberkelbazillen verwenden.

2. Impfungen in die Haut sind allen andern Methoden vorzuziehen.

3. Man muß sich bemühen, wirkliche Krankheitsherde in der Haut zu erzeugen, um durch diese eine Hemmung der Lungentuberkulose zu erzielen.

4. Man darf nur völlig intakte Tuberkelbazillen verwenden, um unerwünschte Nebenwirkungen durch tuberkulinartige Begleit- und Zerfallsprodukte zu vermeiden.

Es ist hiezu noch folgendes zu bemerken:

Ad 1. Die höchste Virulenz haben Bakterien, welche direkt aus einem Krankheitsherd kommen; sie verlieren an Virulenz, sobald sie über eine Kultur geschickt werden. Es ist aber kaum möglich, Tuberkelbazillen ohne Zwischenschaltung einer Kultur zu verimpfen, weil tuberkulöses Sputum wegen seines Gehaltes an Eitererregern und Mucin dafür ungeeignet ist. Man muß sich daher mit einer Kultur begnügen. Stämme, welche frisch aus tuberkulösem Sputum oder Eiter gezüchtet worden sind, sind virulenter als Stämme, welche jahrelang im Laboratorium weitergezüchtet wurden.

Ad 3. Die Erzeugung wirklicher Krankheitsherde ist beim Tuberkulösen gar nicht leicht, weil Superinfektionen, wie schon der K o c h sche Grundversuch gezeigt hat, infolge der vorhandenen Allergie sehr bald wieder ausgestoßen werden. Es gelingt aber doch bei den meisten Fällen, die allergische Immunität durch entsprechend große Dosen virulenter Tuberkelbazillen soweit zu durchbrechen, daß die Superinfektion wenigstens einige Wochen bis Monate lang haftet. Die auf diese Weise erzeugten tuberkulösen Krankheitsherde können durch häufig wiederholte virulente Superinfektionen jahrelang erhalten werden. Die allergische Immunität kommt aber insofern stets zur Geltung, als die Impftuberkulose niemals weiterschreitet. Die gleiche Beobachtung wurde übrigens auch bei allen Superinfektionsversuchen an manifest tuberkulösen Tieren gemacht.

Ad 4. Um zu erreichen, daß ausschließlich i n t a k t e Tuberkelbazillen zur Verimpfung gelangen, wurde auf die sonst übliche Herstellung von Bazillenaufschwemmungen verzichtet und von der Kultur weg direkt auf die Haut geimpft.

Aus diesen Überlegungen heraus wurde folgende Methode der Immunotherapie entwickelt:

Virulente lebende Tuberkelbazillen werden von frisch bewachsenen Kulturen mit der Platinöse entnommen und direkt auf die skarifizierte Haut des Kranken verimpft. Im einzelnen gestaltet sich das Verfahren folgendermaßen:

II. Methodik.

1. Technik der Impfung.

Eine Reinigung der Haut mit warmem Wasser und Seife (am besten im Bad) ist empfehlenswert, aber nicht unbedingt erforderlich. Von der früher geübten Reinigung mit Äther sind wir wegen der unerwünschten Entfettung der Haut wieder abgekommen. Die Impfung erfolgt in der Hüft-Gluteal-Region in einer handtellergroßen Fläche, welche vorerst mit der Lanzette oberflächlich skarifiziert wird, ohne daß es zu einer Blutung kommt. Auf dieses Skarifikationsfeld werden drei Tropfen steriler physiologischer Kochsalzlösung aufgetragen. Der Patient muß dabei so gelagert sein, daß nichts herunterfließt. Nun wird etwa ein Zehntel Öse von der Kultur entnommen und direkt in diese Kochsalztropfen übertragen. Hierauf werden die Bakterienbröckelchen mit der Kochsalzlösung verrührt, bis eine gleichmäßige Emulsion entstanden ist, welche über das ganze Skarifikationsfeld verteilt und mit einem Metallspatel in die Haut eingerieben wird, bis die Impffläche trocken ist. Bei allen Hantierungen ist die jedem bakteriologisch Geschulten selbstverständliche Vorsicht zu beachten. Die verwendeten Geräte sind sofort nach Gebrauch zu sterilisieren. Es ist daher im gleichen Raum kochendes Wasser bereit zu halten.

Das Impffeld wird nun mit Mastisol umrandet und mit einem sterilen Verband bedeckt, der nach fünf Tagen entfernt und durch Verbrennen beseitigt wird. Eine Erneuerung des Verbandes ist nur ausnahmsweise notwendig, nämlich dann, wenn die Wunde näßt. Eine Woche lang darf die Impfstelle nicht gewaschen werden.

2. Dosierung.

Die Stärke der Impfwirkung wird durch die folgenden Faktoren bestimmt:

1. Die Zahl, Länge und Tiefe der Skarifikationen. Man beginnt mit 1 bis 2 Impfstrichen in der Länge von 3 cm und kann bis zu etwa 40 Impfstrichen von der Länge bis zu 10 cm steigern.

2. Die Beschaffenheit der Haut. Die Impfungen gehen besser in einer weichen, gut durchbluteten Haut an als in einer spröden, trockenen, schlecht durchbluteten.

3. Die Intensität der Verreibung.

4. Die Menge der verimpften Bakterien. Sie beträgt etwa $^1/_{10}$ Öse. Kontrollwägungen auf der Mikrowaage zeigten, daß dies 0,1 bis 0,2 mg (= 100 bis 200 Millionen Keime) entspricht.

5. Das Alter und die Beschaffenheit der Kultur. Frische und dünn bewachsene Kulturen enthalten mehr lebende Keime als ältere und dick bewachsene. Je jünger die Kultur, desto geringer die Zahl der abgestorbenen Bazillen und desto geringer auch die tuberkulinartige Nebenwirkung.

3. Zeitangaben.

Die Impfungen werden je nach der Reaktionsstärke in Abständen von zwei bis acht Wochen wiederholt. Die Behandlung dauert solange, bis eine stabile Heilung eingetreten ist, d. h. das Sputum dauernd negativ, die Blutsenkung normal ist und die Heilung auch morphologisch nachweisbar ist. Das dauert durchschnittlich zwei bis drei Jahre. Dann wird eine zweijährige Sicherungskur mit ein bis zwei Impfungen pro Jahr angeschlossen.

4. Die Bereitung der Kulturen.

Tuberkulöses Sputum wird mit der doppelten Menge einer 15%igen Schwefelsäure gut gemischt und nach fünf Minuten entweder durch wiederholtes Waschen mit steriler physiologischer Kochsalzlösung oder durch Neutralisation mit steriler Natronlauge von der überschüssigen Säure befreit, dann scharf zentrifugiert und das Sediment auf den Nährboden überimpft.

Nährböden.

Am besten geeignet sind die eierhaltigen Nährböden. Die frischen Hühnereier werden mit warmem Wasser und Seife gewaschen, dann unter sterilen Bedingungen mit einer 5 %igen Sodalösung abgebürstet und in folgender Weise entleert: Die Schale wird an einem Ende mit abgeglühter Pinzette an umschriebener Stelle abgetragen und dann über der Öffnung eines weiten Trichters am entgegengesetzten Ende mit der Pinzette durchlocht, worauf der Inhalt des Eies in den Trichter abfließt.

Nährboden nach P e t r a g n a n i [109]: 150 ccm Milch, 6 g Kartoffelmehl, 1 g Pepton und eine eigroße zerschnittene Kartoffel werden unter Schütteln zehn Minuten im kochenden Wasserbad gehalten und dann eine Stunde heißgestellt. Nach Abkühlung auf 50 ° C werden 4 Eier, 1 Eigelb, 12 ccm Glyzerin und 10 ccm einer 2 %igen Malachitgrünlösung zugesetzt, kräftig geschüttelt, bis eine gleichmäßige Verteilung eingetreten ist, durch Gaze filtriert und auf Röhrchen abgefüllt, die am ersten Tag 20 Minuten bei 80 °, am zweiten und dritten Tag je 15 Minuten bei 75 ° sterilisiert werden.

Nährboden nach L ö w e n s t e i n [110]: 1 g Dikaliumphosphat, 1 g Magnesiumsulfat, 1 g Magnesiumzitrat, 3 g Asparagin, 30 ccm Glyzerin werden mit Wasser zu 1000 ccm aufgefüllt. Zu 600 ccm dieser Lösung werden 10 ccm einer 50%igen, schon vorher sterilisierten Kartoffelzuckerlösung und 60 ccm Tomatensaft [111] hinzugefügt. Nach zweistündiger Sterilisierung im Wasserbad und Abkühlung auf 50 ° werden 16 Eier, 4 Eigelb und 20 ccm steriler 2%iger Malachitgrünlösung hinzugefügt. Filtration durch Gaze, Abfüllung in Röhrchen, welche nach Schräglegung an zwei aufeinander folgenden Tagen je zwei Stunden im strömenden Wasserdampf bei 75 bis 80 ° sterilisiert werden.

Nährboden nach H o h n [112]: In 500 ccm Wasser von 80 ° werden der Reihe nach gelöst: 1,5 g Natrium phosphoricum, 2 g Kalium phosphoricum, 0,3 g Magnesiumsulfat, 1,25 g Magnesiumzitrat, 2 g Alanin, 2 g Asparagin. Nach Zufügung von 60 ccm Glyzerin und Abkühlung wird zu je 50 ccm in Kölbchen abgefüllt, die zweimal je 35 Minuten im Dampftopf bei 100 ° sterilisiert werden. Zu je 50 ccm dieser Mischung werden 5 ccm einer 0,7 %igen Lösung von Malachitgrün und 165 ccm Eimischung hinzugefügt. Nach dem Abfüllen in schräggelegte Reagensgläser und Koagulieren wird natursaure Bouillon als Kondensflüssigkeit zugesetzt.

III. Lokale Impffolgen.

Es ist eine Frühreaktion und eine Spätreaktion zu unterscheiden.

Die a l l e r g i s c h e F r ü h r e a k t i o n tritt sehr rasch ein. Schon nach einigen Stunden kommt es zu einer Rötung der Impfstelle und gleichzeitig zuweilen auch zu einer leicht schmerzhaften Anschwellung der regionären Lymphknoten in der Leistenbeuge. Diese Frühreaktion klingt schon in der ersten Woche wieder ab. Bei einem Verstorbenen, der wiederholt geimpft worden war, wurden die regionären Lymphknoten in Stufenserien untersucht (Professor W i e s n e r) und tuberkulosefrei befunden. Eine fortschreitende tuberkulöse Erkrankung der Lymphknoten wurde nach Super-

---

[109] Zbl. ges. Tbkforschg. **71**, 295, 1929.
[110] Beitr. Klin. Tbk. **82**, 697, 1933.
[111] Nach einer älteren Vorschrift L ö w e n s t e i n s wurden anstatt des Tomatensaftes 48 ccm Glyzerin zugesetzt.
[112] Zbl. Bakt. Origin. **127**, Beiheft, S. 69, 1932.

infektionsimpfungen bei Erwachsenen, an manifester Tuberkulose leidenden Personen [113] bisher ebensowenig wie im Tierversuch beobachtet.

Die S p ä t r e a k t i o n wird erst in der zweiten Woche bemerkbar. Es bilden sich entweder lupoide Knötchen oder es entwickelt sich eine Tuberculosis verrucosa cutis.

Die l u p o i d e n Knötchen bleiben im ersten Monat im Niveau der Haut (Abb. 17) und verschwinden dann allmählich wieder, ohne Spuren zu hinterlassen, oder sie überschreiten das Niveau der Haut und bleiben dann monatelang bestehen (Abb. 18). Nach der Heilung hinterlassen sie zarte, zuweilen leicht pigmentierte Narben. Eine noch längere Persistenz wurde nur selten beobachtet. Auch bei jahrelangem Bestehen bleibt der Impflupus genau auf das ursprüngliche Impffeld beschränkt. Die einzelnen Impfstriche werden nicht um

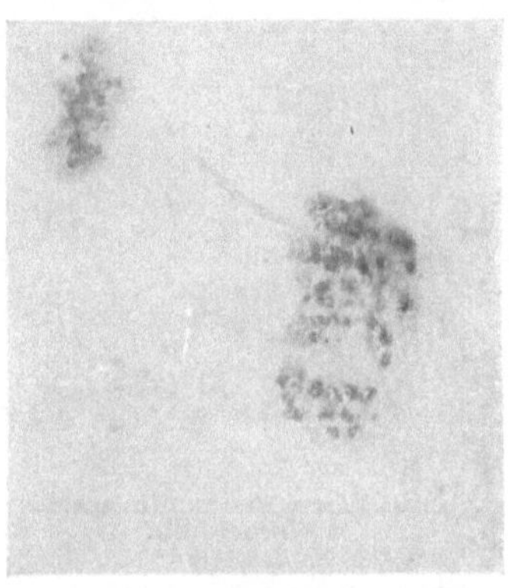

Abb. 17. Lupoide Impftuberkulose. 2 Monate alt.

einen Millimeter überschritten und sind bei solchen Fällen selbst nach mehreren Jahren noch zu erkennen (Abb. 19). Nekrosen, Ver-

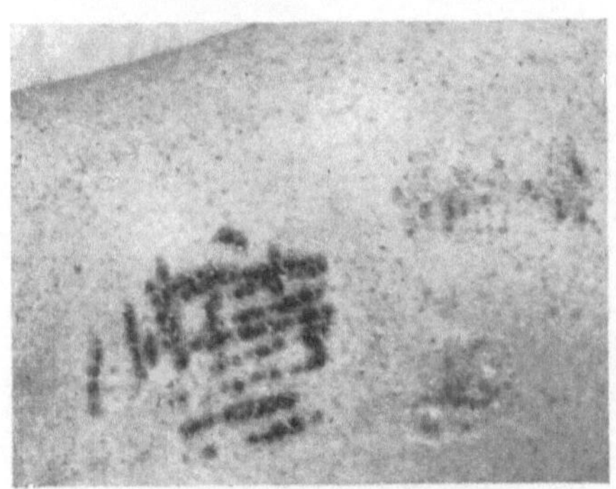

Abb. 18. Lupoide Impftuberkulose, 7 Monate alt.

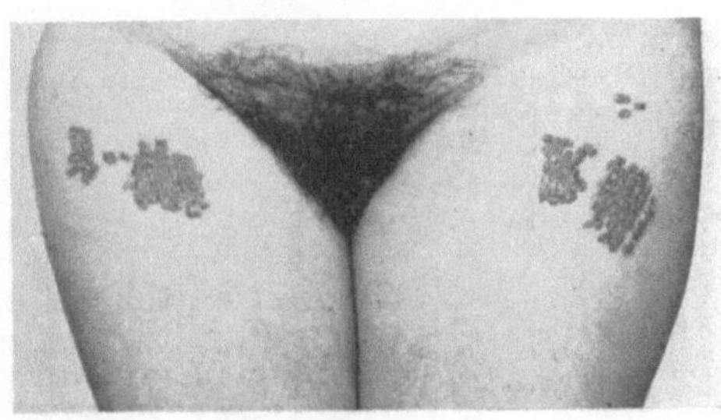

Abb. 19. Lupoide Impftuberkulose, 4 und 5 Jahre alt.

käsung oder Ulceration wurden beim Impflupus noch niemals beobachtet.

Bei der verrukösen Impftuberkulose kommt es zu einer beträchtlichen Verdickung der Hornschicht (Abb. 20 und 21) und zuweilen unter der Hornschicht zu einer Eiterung. Dieser Eiter erwies sich

---

[113] Unsere Erfahrungen erstrecken sich nur auf Europäer und Erwachsene. Ob Neger oder Kinder ebenso reagieren, wäre erst zu prüfen.

bei wiederholten diesbezüglichen Untersuchungen mikroskopisch und kulturell frei von Tuberkelbazillen.

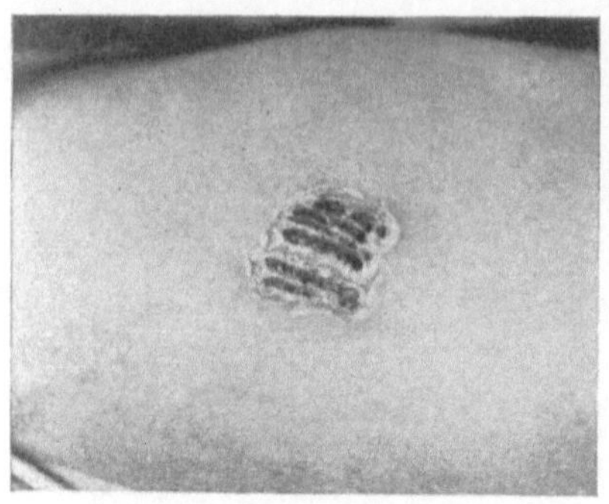

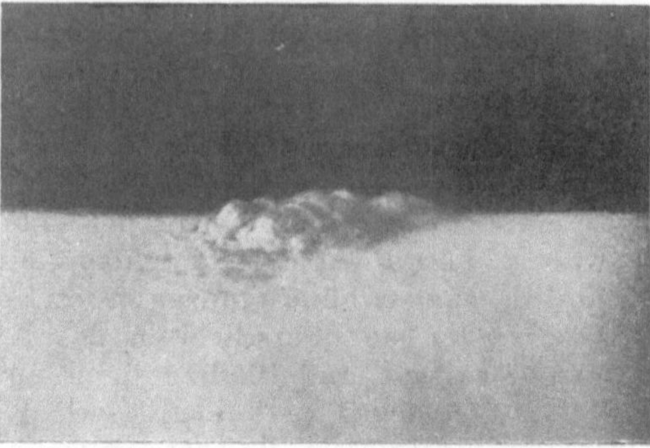

Abb. 20. Verruköse Impftuberkulose, 6 Wochen alt.

Abb. 21. Verruköse Impftuberkulose im Profil.

Eine besondere B e h a n d l u n g der Impftuberkulose ist meist überflüssig. Heftige Frühreaktionen werden durch feuchte Umschläge gemildert. Wenn die Wunde näßt, wird sie mit Marfanil-Prontalbin-

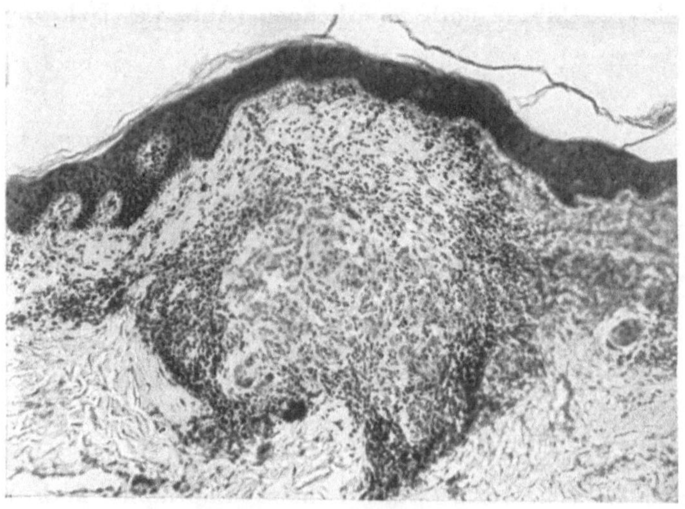

Abb. 22. Impflupus, 5 Monate alt.

Puder bestreut, um die Sekundärinfektion zurückzudrängen. Eine Behandlung der Impftuberkulose selbst, etwa durch Finsenbestrahlung, ist nach unseren Erfahrungen zu widerraten (vgl. S. 200).

Eine zu starke Intensität der Impftuberkulose hat uns noch in keinem Falle Sorgen gemacht, sondern eher das Gegenteil, eine zu

schwache Reaktion. Deshalb sind wir immer auf der Suche nach
möglichst virulenten Stämmen. Die Sputa der bösartigsten Fälle sind
dafür das geeignetste Ausgangsmaterial. Unser Bestreben ist demnach den Bestrebungen, welche man sonst überall in der Welt bei
Impfungen gegen Tuberkulose antrifft, diametral entgegengesetzt.
Während sonst alle Welt, z. B. C a l m e t t e , bemüht ist, die Virulenz möglichst abzuschwächen, kann sie uns gar nicht hoch genug
sein. Die Erklärung für diesen Gegensatz liegt darin, daß man p r o -
p h y l a k t i s c h e Impfungen bei Gesunden nur mit schwachvirulenten Stämmen wagen darf, während für t h e r a - p e u t i s c h e Impfungen bei Kranken hochvirulente Stämme deshalb nötig sind, weil schwachvirulente Stämme in dem Organismus Tuberkulöser gar keinen Impflupus hervorzurufen vermöchten. Bei manchen, besonders bei sehr schweren Fällen, waren alle Bemühungen, eine Hauterkrankung durch Impfungen zu erzeugen, vergeblich. Schon nach einer Woche war von den Impfstrichen nichts mehr zu sehen. Es bestand demnach eine volle Immunität der Haut gegen die Impfungen. Diese Hautimmunität geht der Tuberkulinallergie der Haut nicht parallel, son-

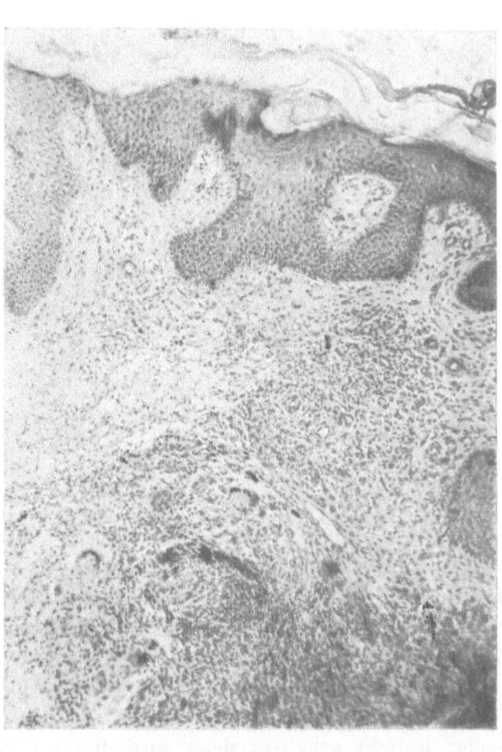

Abb. 23. Impflupus, 8 Monate alt.

dern sie wurde zuweilen bei solchen Fällen gefunden, welche noch
eine hohe Tuberkulinempfindlichkeit der Haut (Infiltratbildung auf
0,001 mg Alttuberkulin!) zeigten.

Wir haben die Impfherde wiederholt auch mikroskopisch untersucht. Die Präparate können unschwer durch Stanzung gewonnen
werden. Mikroskopisch zeigte sich eine leukozytäre Frühreaktion nach
24 Stunden, welche am zweiten Tag durch eine lymphozytäre Reaktion abgelöst wird. Die Lymphozyten finden sich besonders entlang
der Gefäße. Erst später kommt es zur Bildung tuberkuloiden Gewebes mit Epitheloid- und Riesenzellen (vgl. Abb. 22 und 23). Bei

Impflupus haben wir niemals ein Fortschreiten der Veränderungen bis zu Zellnekrose gesehen. In älteren Impfherden findet man Narbengewebe und Rundzellinfiltration (Abb. 24). In Übereinstimmung mit früheren Untersuchern (vgl. S. 164) fanden auch wir, daß die Tuberkelbazillen auffallend rasch aus den Impfherden verschwinden. Schon nach vier Wochen, also zu einer Zeit, in welcher das tuber-

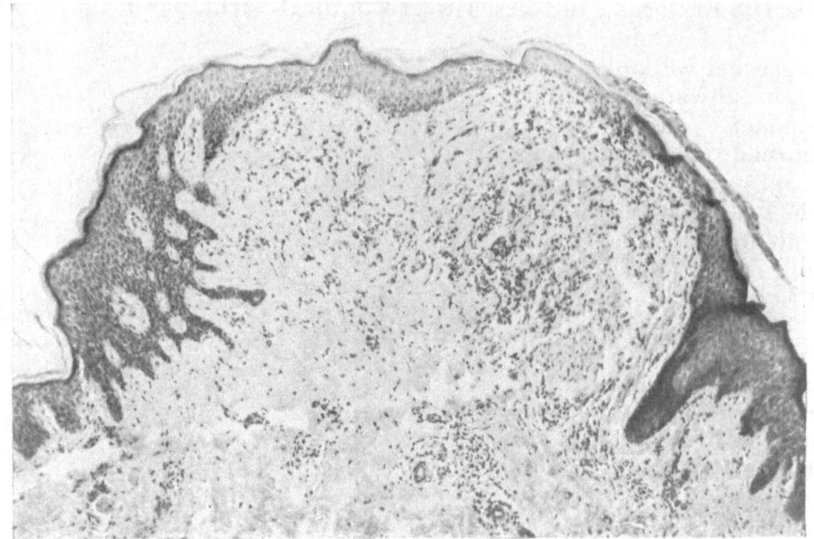

Abb. 24. Impflupus, 2 Jahre alt.

kuloide Gewebe entwickelt ist, sind keine intakten Bazillen mehr in der Haut nachzuweisen. Praktisch wichtig ist es, daß die Tuberkelbazillen auch von der Oberfläche sehr rasch verschwinden. Br. Lange hat das in folgender Weise nachgewiesen:

Die Impffläche wird eine Stunde lang mit einem feuchten sterilen Filtrierpapier bedeckt gehalten; dann wird dieses Filtrierpapier fein zerschnitten, mit steriler physiologischer Kochsalzlösung verrieben und die auf diese Weise gewonnene Aufschwemmung wird Meerschweinchen intraperitoneal injiziert. Auf diese Weise konnten eine Woche nach der Impfung keine lebenden Tuberkelbazillen mehr nachgewiesen werden.

IV. Allgemeine Impffolgen.

Fieberhafte Reaktionen treten nicht auf, wenn die Skarifikation so oberflächlich erfolgt, daß keine Blutungen und keine störende Sekundärinfektion der Wundfläche erfolgt. Zumeist sind nicht einmal geringfügige Temperatursteigerungen zu beobachten, so daß der Zeitpunkt der Impfung an der Temperaturkurve nicht merklich hervortritt. Temperaturreaktionen scheinen am ehesten zustande zu kommen, wenn alte, dick bewachsene Kulturen verwendet werden, die sicherlich schon einen höheren Prozentsatz abgestorbener Bazillen enthalten. Am mildesten wirken junge, zarte Kulturen des eigenen Stammes (Autovaccins).

Besonders eindrucksvoll ist die Verschiedenheit **des Verhaltens gegenüber Tuberkulin und gegenüber den lebenden Keimen.** Wir fanden bei Fällen, welche eine Tuberkulininjektion von nur 0,000001 mg (ein Millionstel Milligramm) mit Fieber von über 39 Grad beantwortet hatten, auf die Einimpfung von ein Zehntel Öse (das entspricht etwa 0,1 mg) lebender Tuberkelbazillen nur eine Temperatursteigerung von $^1/_2$ Grad.

Auch **Herdreaktionen fehlen,** wenn man lediglich intakte, lebende Tuberkelbazillen verimpft. Dieses Verhalten steht in Einklang mit der tausendfältig bestätigten Erfahrung, daß ältere tuberkulöse Krankheitsherde weder bei der Entstehung endogener Metastasen, noch bei exogenen Superinfektionen eine Mitreaktion zeigen, sondern im Gegenteil zurückgehen (vgl. S. 14 bis 16!).

Zur entgegengesetzten Meinung ist S e l t e r bei den Versuchen mit seinem Vitaltuberkulin gelangt, und zwar deshalb, weil dieses Präparat eine Beimischung von Tuberkulin enthält. Die Meinung Selters, daß Reinfektionen an sich einen schädlichen Einfluß auf ältere Herde ausüben werden, ist von B r. L a n g e [114] widerlegt worden. Damit fällt auch die Theorie von einer angeblichen „exogenen Stimulation der endogenen Reinfektion", die von R e d e k e r [115] und G r ä f f [116] propagiert worden ist.

Das Fehlen einer Herdreaktion in älteren tuberkulösen Herden bei Superinfektionen ist nicht nur durch zahlreiche Tierversuche erwiesen (vgl. S. 15), sondern nunmehr auch durch Tausende von Impfungen beim tuberkulösen Menschen bestätigt. Der beste Prüfstein waren diesbezüglich Kranke, welche an Hämoptysen litten. Wir hatten wiederholt Gelegenheit, uns davon zu überzeugen, daß die Hämoptysen durch unsere Superinfektionsimpfungen keineswegs verstärkt wurden, sondern aufhörten. In dieser Beziehung wirken lebende, intakte Tuberkelbazillen ganz anders wie Tuberkulin, und sie sind aus diesem Grunde beim Schwertuberkulösen auch **viel weniger gefährlich als Tuberkulin oder Gold.**

Die **immunbiologischen Wirkungen** der Impfungen sind, abgesehen von den Heilungsvorgängen, an den alten Herden und der Besserung des Allgemeinbefindens an einer Vermehrung der komplementbindenden Antikörper, einer Steigerung der Tuberkulinempfindlichkeit, einer Verlangsamung der Blutkörperchensinkgeschwindigkeit und einer Verlängerung des **Weltmann**schen Koagulationsbandes zu erkennen. Die **komplementbindenden Antikörper** fehlen gerade bei der apikokaudal

---

[114] Z. Hyg. **110**, 197, 1929 und Zeitschr. Tbk. **77**, 249, 1937.

[115] Dtsch. med. Wschr. 1924, 204.

[116] Beitr. Klin. Tbk. **70**, 173, 1928.

progredienten, hämatogen streuenden Tuberkulose häufig gänzlich. Wenn die Impftuberkulose angeht, stellen sie sich immer ein und n e h m e n z u , wenn die Impfbehandlung weitergeführt wird.

Recht interessant ist auch die l e u k o z y t ä r e F r ü h r e a k t i o n des Blutes, auf welche schon T a k e u c h i [117] und Y o s h i d a [118] aufmerksam gemacht haben. Schon innerhalb der ersten beiden Stunden nach der Impfung kommt es zu einer Steigerung der Leukozyten um 1000 bis 4000 Zellen. Ich habe dieses Verhalten an zwölf Fällen verfolgt, und es hat sich gezeigt, daß die Blutleukozytose in der Regel eintritt. Nur bei kachektischen Phthisen im Endstadium sahen wir das Gegenteil, einen Leukozytensturz. Kontrollen zeigten, daß die Skarifikation und das Einreiben von physiologischer Kochsalzlösung allein keinen Einfluß auf die Leukozytenkurve ausübt. Zwei Beispiele typischer postvakzinaler Leukozytose seien kurz angeführt:

1. Vor der Impfung	7500	Leukozyten
Nach 30 Minuten	7000	Leukozyten
Nach einer Stunde	7000	Leukozyten
Nach eineinhalb Stunden	7250	Leukozyten
Nach zwei Stunden	9900	Leukozyten
2. Vor der Impfung	6400	Leukozyten
Nach einer Stunde	10400	Leukozyten
Nach zwei Stunden	9200	Leukozyten

V. Die Gefährlichkeit der Immunotherapie.

Es ist mir von verschiedenen Seiten, z. B. von K l i m m e r [119] in seiner zusammenfassenden Arbeit, der Vorwurf gemacht worden, daß die von mir zur Behandlung von Schwertuberkulösen empfohlenen Impfungen mit lebenden Tuberkelbazillen „sehr gefährlich" und daher „strikte abzulehnen" seien, denn der Arzt müsse das Prinzip „non nocere" allem anderen voranstellen. Es ist daher notwendig, die Frage der Gefährlichkeit, die schon in früheren Kapiteln berührt worden ist (vgl. S. 12, 165, 166, 172), hier noch einmal zusammenfassend zu besprechen.

Es handelt sich um die Gefahren, welche einerseits für den Kranken selbst, anderseits für seine Umgebung entstehen. Was die ersteren anbelangt, wird gewöhnlich auf „das warnende Beispiel der Katastrophe in Lübeck" hingewiesen. Dabei wird gänzlich außer acht gelassen, daß es sich in Lübeck um E r s t infektionen gesunder Säuglinge, bei der Impftherapie dagegen um S u p e r infektionen schwerkranker Erwachsener handelt. Es ist durch sehr zahlreiche systematische Tierversuche mit Sicherheit nachgewiesen worden, daß Superinfektionen der Haut niemals zu einer progredienten Tuberkulose führen. Dieses Gesetz wird durch die schlimmen Folgen der

---

[117] Beitr. Klin. Tbk. **88**, 577, 1936.
[118] Zitiert nach A r i m a s Broschüre über das AO.
[119] Erg. Hyg. **14**, 1, 1933.

Primärinfektionen gesunder Säuglinge in Lübeck nicht im geringsten erschüttert, und es zeugt von wenig Verständnis, wenn die Lübecker Katastrophe als Gegenargument gegen planmäßige kutane Superinfektionsimpfungen schwertuberkulöser Erwachsener angeführt wird! Nicht nur unzählige Tierversuche (die Literatur wurde schon in früheren Kapiteln besprochen), sondern auch mehrere tausend Superinfektionsimpfungen tuberkulöser Menschen haben bewiesen, daß die Gefahr der Entstehung einer progredienten Tuberkulose aus kutanen Superinfektionsherden nicht existiert. Die einzige Gefahr, welche bei der Impfbehandlung überhaupt in Betracht kommt, ist die Gefahr einer unerwünschten tuberkulinartigen Nebenwirkung. Dieser Gefahr kann durch die Verwendung junger Stämme und Beschränkung der Skarifikation auf die obersten Hautschichten wirksam begegnet werden. Die Gefahr einer Herdreaktion ist bei der Verwendung lebender Tuberkelbazillen viel geringer als bei der Verwendung von Tuberkulin oder Gold, oder bei der Bestrahlung der kranken Lungen mit der Höhensonne oder gar mit Röntgenstrahlen. Die Behandlung mit lebenden Tuberkelbazillen ist für den Kranken daher viel weniger gefährlich als alle diese Behandlungsverfahren. Sie ist natürlich auch viel weniger gefährlich als alle operativen Verfahren einschließlich des Pneumothorax, von den großen Operationen ganz zu schweigen, deren Gefährlichkeit man nüchtern in Prozenten als „Operationsmortalität" zu registrieren pflegt. Wenn man das Prinzip „non nocere" tatsächlich allem anderen voranstellen wollte, dann müßte man viel eher auf alle diese bewährten und überall geübten Behandlungsverfahren verzichten als auf die immunisierende Behandlung mit lebenden Tuberkelbazillen. Die Immunotherapie ist auch weniger gefährlich als die Chemotherapie, bei welcher man Schädigungen des Blutes, der Leber, der Hirnnerven etc. riskiert.

Gegner der immunisierenden Therapie, welche, ohne mit einem Wort auf die theoretischen und experimentellen Grundlagen dieses Verfahrens einzugehen und ohne eigene Erfahrung diese neue Methode von vornherein ablehnen, pflegen auf Fälle hinzuweisen, welche trotz der Impftherapie schlechter geworden oder gestorben sind. Die Wirksamkeit der Impftherapie ist ebenso wie die Wirksamkeit aller anderen therapeutischen Verfahren eine begrenzte. Die Sterblichkeit der offenen Tuberkulose beträgt nach Bräuning und Neisen[120] 80 %, nach Steinmeyer[121] bei zehnjähriger Beobachtungszeit 88,7 %. Dabei sind die prognostisch viel günstigeren einer Kollapstherapie zugänglichen Fälle mit eingerechnet. Die Impftherapie wird bei den prognostisch viel ungünstigeren, einer Kollapstherapie nicht oder nicht mehr zugänglichen Fällen

---

[120] Zeitschr. Tbk. 75, 305, 1936.
[121] Beitr. Klin. Tbk. 97, 437, 1942.

angewendet, deren Mortalität ohne Impftherapie fast 100 % erreicht. Bei einem solchen Krankenmaterial kann von einem 100 %-igen Behandlungserfolg natürlich keine Rede sein, und es ist leicht, Fälle zu finden, bei welchen auch die immunisierende Therapie versagt. Wir können zufrieden sein, wenn es gelingt, jeden zweiten dieser verlorenen Fälle dem Leben wieder zuzuführen, und müssen es in Kauf nehmen, daß uns jeder Fall, um dessen Rettung wir uns vergeblich bemüht haben, zum Vorwurf gemacht wird. Wir kommen auf diesen Punkt bei der Besprechung der Indikation und Statistik noch zurück.

Eine Gefährdung der Umgebung des Kranken ist theoretisch im Bereiche der Möglichkeit, da große Mengen lebender Tuberkelbazillen auf die Haut gebracht werden. Praktisch kann diese Gefahr auf folgende Weise ausgeschaltet werden: Alle bei der Impfung verwendeten Gerätschaften werden sofort sterilisiert. Der erste Verband wird beim Abnehmen zusammengefaltet und sofort verbrannt. Die in der ersten Woche nach der Impfung getragene Leibwäsche wird ausgekocht. Eine spätere Verstreuung von Tuberkelbazillen kommt nicht mehr in Betracht, da schon eine Woche nach der Impfung keine lebenden Tuberkelbazillen mehr auf der Oberfläche des Impffeldes nachweisbar sind, wie Br. Lange gezeigt hat. Wenn man absolut sicher gehen will, kann man die Impffläche und deren Umgebung nach der Abnahme des Verbandes mit Lysol oder Sagrotan abwaschen. Im übrigen ist zu bedenken, daß die gleichen Kranken beim Husten sehr viele Bazillen verstreuen, welche die Umgebung mehr gefährden als die unter einem sterilen Verband fixierten Bazillen, und daß diese gefährliche Streuung durch die Behandlung eingedämmt und schließlich beseitigt wird.

VI. Die Indikationen der Immunotherapie.

Die Impftherapie wurde in dem Kapitel der apikokaudal progredienten Tuberkulose eingereiht, weil gerade diese Krankheitsform die Hauptindikation für diese Behandlung darstellt. Bevor wir auf die Indikation im einzelnen eingehen, muß darauf hingewiesen werden, daß die Diagnose „Tuberkulose" vor Beginn jeder Impfbehandlung mit absoluter Sicherheit festgestellt sein muß, weil Impfungen Nichttuberkulöser mit lebenden Tuberkelbazillen höchst gefährlich wären und unter allen Umständen vermieden werden müssen.

Dieser Hinweis ist deshalb notwendig, weil gar nicht so selten Patienten, welche nicht an Tuberkulose, sondern an einer kongenitalen Wabenlunge oder an Bronchiektasien leiden, jahrelang irrtümlich als Tuberkulose behandelt werden. Wenn diese Fehldiagnose einmal in einem Krankenhaus oder in einer Heilstätte gestellt worden ist, erfolgt später meist keine Korrektur mehr, und der Kranke wird automatisch überall weiter als Tuberkulose geführt. Ich habe selbst schon mehrere Fälle dieser Art gesehen. Einer davon war schon fünfzehnmal in Lungenheilstätten und Krankenhäusern gewesen, ohne daß die Fehldiagnose Tuberkulose korrigiert worden wäre. Es handelte sich um einen Fall von infizierter Wabenlunge mit seit Jahren bestehendem eitrigem Sputum, bei welchem alle Tuberkulosereaktionen negativ waren.

1. Die Hauptindikation

für die Impftherapie bildet aus den schon im vorhergehenden erörterten Gründen d i e a p i k o k a u d a l p r o g r e d i e n t e T u b e r - k u l o s e. Im folgenden werden die verschiedenen Formen und Stadien derselben in der Reihenfolge aufgezählt, daß die für die Impftherapie am besten geeigneten Fälle zuerst und dann von Punkt zu Punkt die weniger geeigneten Fälle gereiht werden.

1. Die langsam progredienten Fälle
    a) afebrile Fälle ohne Zerfall, welche das obere Drittel der Lungenfelder noch nicht überschritten haben;
    b) afebrile oder subfebrile Fälle mit beginnendem Zerfall;
    c) Fälle mit deutlichen, aber noch kleinen Kavernen;
    d) Fälle, welche das obere Lungendrittel bereits überschritten haben.
2. Die rasch progredienten Fälle
    a) afebrile oder subfebrile Fälle, welche sich noch auf das obere Lungendrittel beschränken, mit beginnender Kavernenbildung;
    b) subfebrile Fälle, welche das obere Lungendrittel überschritten haben.

3. Ungeeignet für die Impftherapie sind jene Fälle, welche bereits mehr als zwei Drittel der Lungen ergriffen haben oder bei welchen größere Kavernen entstanden sind. Auch akute exsudative Schübe mit Fieber über 38 Grad müssen abgewartet werden, bevor mit der Impftherapie begonnen wird.

4. Kontraindiziert ist die Immunotherapie bei hohem Fieber oder bei Kachexie.

Die prozentuell besten Behandlungsergebnisse sind bei den Gruppen 1 a und 1 b zu erzielen. Dieselben sind daher für die ersten Behandlungsversuche mit der Impftherapie am besten geeignet. Später ist die Behandlung aber auch auf die prognostisch ungünstigeren Fälle, welche unter 1 c, d und 2 a, b zusammengefaßt sind, zu erstrecken. Der prozentuelle Gesamterfolg wird dadurch zwar niedriger und die Erfolgsstatistik weniger schön. Ein Teil dieser Fälle, die sonst alle dem sicheren Tode verfallen wären, kann auf diese Weise aber doch noch gerettet werden. Ein Behandlungsversuch ist bei diesen hoffnungslosen Fällen um so eher gerechtfertigt, als man dabei nichts riskiert, da die Impfreaktionen bei diesen Schwerkranken immer sehr schwach, manchmal sogar völlig negativ sind. Behandlungsversuche bei Fällen, welche den Punkten 3 und 4 entsprechen, sind dagegen nach den vorliegenden Erfahrungen vergeblich und daher zu unterlassen.

2. Nebenindikationen.

Außer der apikokaudal progredienten Tuberkulose kommen alle Tuberkuloseformen für die Impftherapie in Betracht, welche wegen einer unzulänglichen Entwicklung der allergischen Immunität ungünstig verlaufen, vor allem solche, bei welchen es immer wieder zu hämatogenen Streuungen kommt. Ein Erfolg kann bei diesen Fällen aber nur solange erzielt werden, als der Organismus noch reaktionsfähig ist und noch genügende Reste funktionsfähigen Lungengewebes erhalten sind. Kachexie und negative Anergie sowie hohes Fieber bilden auch hier Kontraindikationen. Hochgradige Abmagerung allein ist aber noch kein Gegengrund gegen einen Behandlungsversuch, wenn die Reaktionsfähigkeit noch erhalten und der morphologische Befund noch nicht allzu schlecht ist, denn die Erfahrung hat gelehrt, daß es im Verlaufe der Impftherapie zu sehr beträchtlichen Gewichtszunahmen (beobachtet wurden Zunahmen bis zu 33 kg) kommen kann. Größere Kavernen müssen, wenn irgend möglich, chirurgisch behandelt werden, da sie durch die Impftherapie allein in der Regel nicht zur Heilung gebracht werden können. Im einzelnen kommen folgende Krankheitsformen in Betracht:

1. Miliartuberkulose; geeignet sind in erster Linie die langsamer verlaufenden Fälle, ungeeignet die akuten Formen mit meningealen Reizerscheinungen.

2. Unizentrisch beginnende Formen, welche durch die Kollapstherapie allein nicht beherrscht werden können, sondern immer wieder streuen oder recidivieren. Als Regel gilt für diese Krankheitsform jedoch, daß e i n e I m p f t h e r a p i e e r s t d a n n z u - l ä s s i g i s t , w e n n a l l e M ö g l i c h k e i t e n d e r K o l l a p s - t h e r a p i e e r s c h ö p f t s i n d . Immuntherapie und Kollapstherapie sind keine Gegensätze, sondern Ergänzungen.

3. Mischformen.

4. Tuberkulose des Urogenitaltraktes.

Dagegen scheint die Knochentuberkulose nach den bisher vorliegenden, allerdings noch spärlichen Erfahrungen durch Impfungen in die Haut kaum beeinflußbar zu sein. Ein Antagonismus ist nur zwischen Hauttuberkulose einerseits und Tuberkulose der Lungen, des Kehlkopfes, des Darmes, des Urogenitaltraktes anderseits und in ähnlicher Weise auch zwischen Knochentuberkulose einerseits und Lungentuberkulose anderseits zu erkennen. Dagegen scheint kein ausgesprochener Antagonismus zwischen Haut- und Knochentuberkulose zu bestehen.

VII. Die Heilwirkung der Immunotherapie.

Die S t ä r k e d e r H e i l w i r k u n g hängt von folgenden Faktoren ab:

1. Von der Virulenz der verwendeten Kultur. Die virulentesten Stämme haben die stärkste Heilwirkung. Deshalb war die Heilwir-

kung bei den drei beschriebenen Fällen von spontan entstandener Hauttuberkulose, bei welcher hochvirulente Bazillen aus einem tuberkulösen Krankheitsherd (Kehlkopf) direkt auf die Haut gelangten und dort einen Lupus erzeugten, am stärksten.

2. Von der Schwere der vorliegenden Lungenkrankheit. Je schwerer die Krankheit, desto schwächer die Impftuberkulose und desto geringer auch die Heilwirkung derselben.

3. Von der Reaktionsweise der Haut. Voll ausgeprägte tuberkulöse Herde der Haut haben eine stärkere Wirkung als Herde, die nur rudimentär zur Entwicklung gelangten; lupoide Herde wirken besser als verruköse. Eine gut durchblutete Haut mit normalem Turgor vermag bessere Reaktionen aufzubringen als eine schlaffe, trockene, atrophische Haut.

4. Von der allgemeinen Reaktionsfähigkeit des Organismus gegenüber extrapulmonalen Herdbildungen. Bei manchen Patienten kommt die hemmende Wirkung extrapulmonaler Herde stärker, bei andern schwächer zur Geltung. Patienten, welche auf extrapulmonale Herde stärker reagieren, sprechen auch auf die Immunotherapie besser an.

Die Heilwirkung der Impftuberkulose ist schon sehr bald, bei manchen Fällen schon nach einigen Wochen daran zu erkennen, daß die toxischen Störungen, welche von einer bösartigen Lungentuberkulose ausgehen, abnehmen. Mattigkeit und Fieber schwinden, der Appetit stellt sich wieder ein, das Körpergewicht steigt an. Dann nimmt auch die Sputummenge allmählich ab und es kommt zu den bereits besprochenen (S. 181) Reaktionen des Blutes. Viel länger, und zwar meist länger als ein Jahr dauert es, bis das Sputum negativ wird und die Kavernen verschwinden.

Die Dauer der Heilwirkung ist auf die Dauer der Impftuberkulose beschränkt. Da, dieselbe meist verhältnismäßig rasch wieder abheilt, müssen die Impfungen in Abständen von einigen Wochen bis Monaten solange wiederholt werden, bis die Heilung stabilisiert ist und die hemmende Wirkung der Hauttuberkulose wieder entbehrt werden kann. Wenn die Impfbehandlung vorzeitig abgebrochen wird und die hemmende Wirkung der Impftuberkulose damit wieder wegfällt, kommt es zu einem Wiederaufflackern des Krankheitsprozesses in den Lungen. Wir haben das leider wiederholt gesehen, weil die Patienten oft ausgeblieben sind, sobald sie sich wieder wohl und frisch fühlten, und weil das subjektive Wohlbefinden sich schon vor der endgültigen Ausheilung einzustellen pflegt.

Bei einem Ausbleiben der Heilwirkung ist in der Regel auch die Impfreaktion in der Haut eine äußerst geringe oder negative. In diesem Falle kann die Impfung mit virulenteren Stämmen und einer intensiveren Skarifikation, eventuell auch mit einem Autovaccin noch zwei- bis dreimal wiederholt werden. Wenn die Impfung auch dann negativ bleibt, ist diese Therapie endgültig aufzugeben.

Im folgenden werden aus jeder Indikationsgruppe einige kasuistische Beispiele kurz angeführt, welche die Wirkungsweise der Impftherapie im einzelnen demonstrieren. An erster Stelle soll ein Fall ausführlicher geschildert werden, da derselbe die u r s ä c h - l i c h e Bedeutung der Impftuberkulose für die erzielte Heilung besonders deutlich erkennen läßt und daher von grundsätzlicher Bedeutung für die Beurteilung des Wertes dieser Therapie ist.

VIII. Kasuistik.

1. Apikokaudal progrediente Tuberkulosen.

1. Walter Sp., 30 Jahre alt, erkrankte im Januar 1943 an einer offenen Lungentuberkulose. Behandlung in verschiedenen Lazaretten, vorerst rein konservativ, da das Röntgenbild nur weiche Fleckschatten in beiden Oberfeldern zeigte (Abb. 25). Im Herbst kam es zu Zerfallserscheinungen, daher wurde am 29. September ein Pneumothorax rechts (Abb. 26) und am 21. Oktober links angelegt. Zwei dünne Stränge, welche die rechte Lungenspitze an der Pleurakuppe fixierten, wurden am 26. November durchtrennt. Nach der Kaustik, die technisch besonders leicht war (Operationsdauer sieben Minuten) und komplikationslos verlief, war der Kollaps mechanisch einwandfrei. Trotz all dieser Bemühungen trat keine Besserung ein. Das Körpergewicht, welches bei Beginn der Heilstättenkur von 61 auf 63 kg angestiegen war, blieb dann das ganze Jahr hindurch unverändert bei 63 kg. Die Temperatur blieb, eine kurze Remission im Oktober ausgenommen, subfebril.

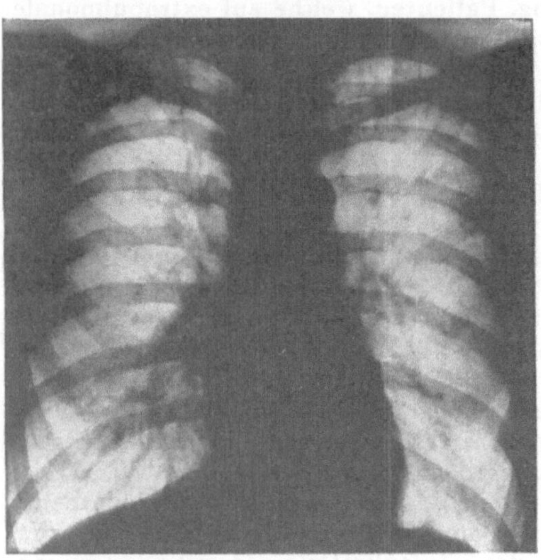

Abb. 25.   13. VII. 1943, Kaverne rechts in der Höhe der zweiten vorderen Rippe.

Die Blutsenkung stieg trotz strenger Liegekur, guter Ernährung, Calcium und Cantan und trotz des mechanisch vollbefriedigenden Kollapses der kranken Lungen allmählich von 34/73 auf 45/71 (Westergren) an und die Verschattungen nahmen in beiden Lungen trotz des Kollapses noch weiter zu. Außer der langsam, aber unaufhaltsam apikokaudal progredienten Lungentuberkulose bestand eine Weichteiltuberkulose am linken Unterarm, welche wahrscheinlich vom Periost ausging (das Röntgenbild des Knochens war normal) und zur Bildung einer tuberkulösen Fistel geführt hatte, die zehn Monate lang floß.

Anfang Dezember 1943 kam die extrapulmonale Tuberkulose am linken Unterarm unter lokaler Therapie (Bestrahlungen) zur Heilung

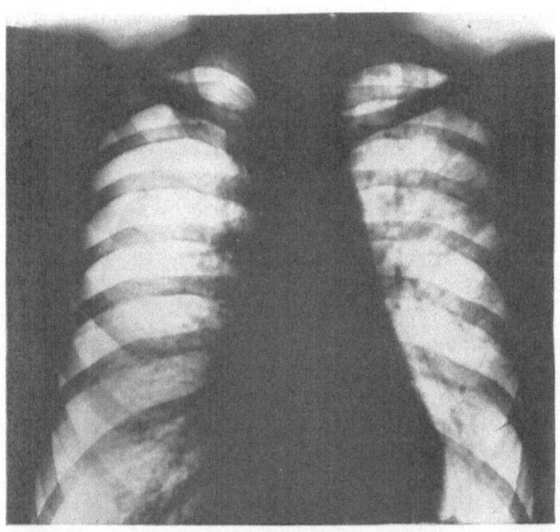

Abb. 26. 27. IX. 1943, Pneumothorax rechts, Zunahme der weichen Verschattung links infraklavikular.

und im gleichen Zeitpunkt änderte die Lungenkrankheit plötzlich ihren Charakter. Aus der langsam progredienten wurde eine rasch progrediente Krankheit. Unter Ansteigen des Fiebers und der Blutsenkung stürzte das Körpergewicht binnen zwei Monaten auf 53 kg ab, was bei der Körpergröße von 1,76 m einer hochgradigen Abmagerung entsprach. Im Februar 1944 stellte sich Bluthusten ein, das Fieber stieg über 39 Grad, die Blutsenkung auf 60/93, in beiden Sinus phrenicocostales bildete sich Exsudat. Der Zustand war in diesem Stadium absolut hoffnungslos (Abb. 27).

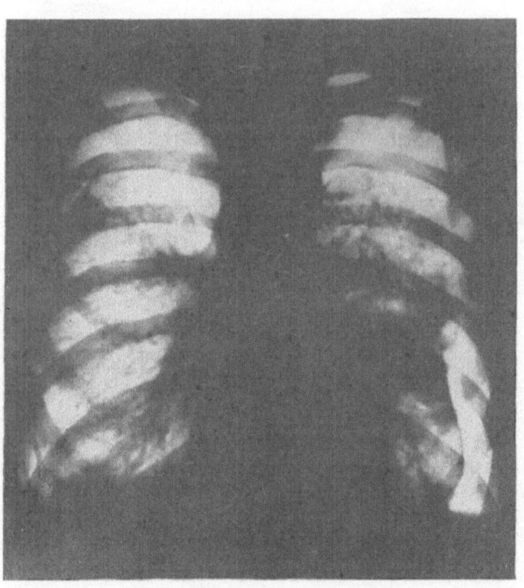

Abb. 27. 14. III. 1944. Bilateraler mantelförmiger Pneumothorax, weitere Zunahme der Infiltration links, Exsudat beiderseits im Sinus.

Die gleichzeitig mit dem Ausheilen der extrapulmonalen Tuberkulose eingetretene Änderung des Krankheitsverlaufes tritt bei kurvenmäßiger Darstellung auffallend hervor. Die Kurven wurden durch eine Verbindung der wöchentlichen Wägungen sowie der wöchentlichen Höchsttemperaturen gewonnen (S. Abb. 28). Vom Jahre 1943 wurde nur die Zeit vom Juli bis Dezember in die Abbildung aufgenommen und die Zeit Januar bis Juli weggelassen, weil die Kurven in der ersten Jahreshälfte ebenso verliefen wie in der zweiten.

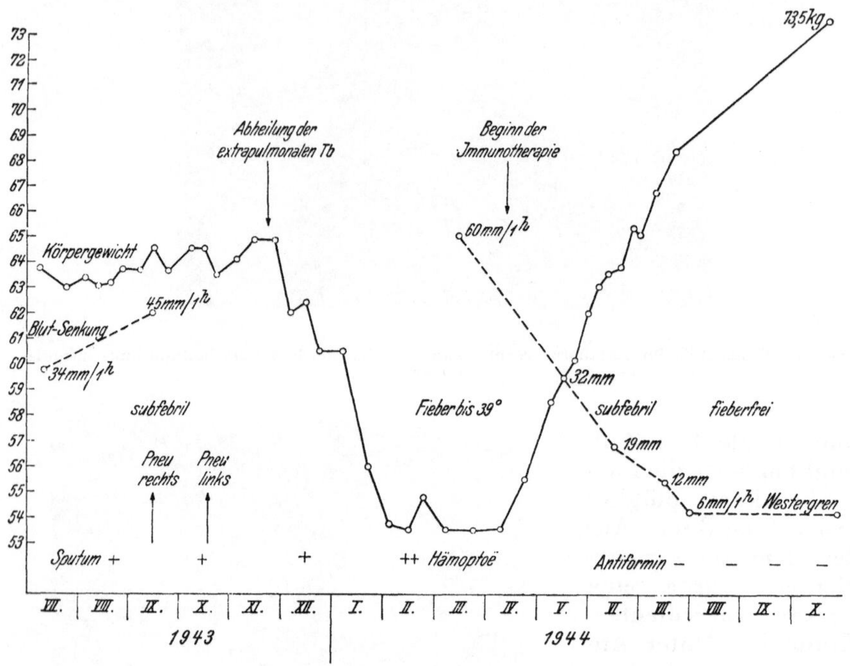

Abb. 28. Der Krankheitsverlauf des Falles 1.

——— Gewichtskurve
– – – Stundenwert der Blutsenkung (Westergren).

In der Gewichtskurve, welche ein Jahr lang annähernd horizontal verlaufen war, ist Anfang Dezember ein d e u t l i c h e r K n i c k zu erkennen.

Ich vermutete, daß dieser Knick, welcher die plötzliche Änderung des Krankheitscharakters markiert, mit der im gleichen Zeitpunkt erfolgten Ausheilung der extrapulmonalen Tuberkulose in ursächlichem Zusammenhang stand. Die nächstliegende Erklärung war folgende: Die extrapulmonale Tuberkulose hatte ein Jahr lang eine hemmende Wirkung auf die Lungentuberkulose ausgeübt; deshalb war der Zustand ein Jahr lang annähernd stationär geblieben. Mit dem Ausheilen der extrapulmonalen Tuberkulose fiel diese Hemmung weg, und deshalb ging es nun rapid bergab.

Wenn diese Erklärung zutreffend war, handelte es sich hier um einen Fall mit einer besonders starken Reaktionsfähigkeit auf extrapulmonale Herde. Diese Überlegungen brachten mich auf den Gedanken, daß bei diesem Kranken, den wir schon längst verloren gegeben hatten, doch noch eine Chance bestand. Lag hier wirklich eine besonders starke immunbiologische Reaktionsfähigkeit auf extrapulmonale Herde vor, dann konnten wir eine neuerliche Abbremsung der rapid progredienten Lungentuberkulose erwarten, wenn es gelang, neuerlich eine extrapulmonale Tuberkulose zu erzeugen. Der Fall war daher ein besonders geeignetes Testobjekt für die Prüfung des Wertes der Impftherapie.

Um möglichst einfache klare Versuchsbedingungen zu schaffen, verzichteten wir auf jede andere therapeutische Einwirkung. Deshalb wurde vorerst die Pneumothoraxtherapie völlig aufgegeben (letzte Füllung links am 6., rechts am 10. März). Diese Auflassung des Pneus trotz mechanisch einwandfreien Kollapses der kranken Lungenpartien war zwar ein Verstoß gegen die in Fachkreisen derzeit herrschende und vielfach als Dogma geltende Lehre, daß bei Lungentuberkulosen, sobald Zerfallserscheinungen bemerkbar geworden sind, alles Heil in der Kollapstherapie zu suchen sei und alles unternommen werden müsse, um einen mechanisch ausreichenden Kollaps der kranken Lungenpartien herbeizuführen, bzw. aufrechtzuerhalten. Nach meinen Erfahrungen ist aber die Kollapstherapie bei allen hämatogenen multizentrischen Lungentuberkulosen wertlos, und dieser Kranke hatte so katastrophal auf die Kollapstherapie reagiert, daß der Verzicht auf das Kollapsprinzip gerechtfertigt war. Es konnte nicht der geringste Zweifel darüber bestehen, daß der Kranke verloren war, wenn die Kollapstherapie in der schulgemäßen Weise fortgesetzt würde. Es kam relativ rasch zur Resorption der Luft und zur Wiederentfaltung der Lungen.

Nun wurde mit der Impftherapie begonnen. Am 13. April erfolgte die erste Verimpfung virulenter Tuberkelbazillen in die Haut, und diese Impfungen wurden alle 14 Tage wiederholt, um eine möglichst intensive Wirkung zu erzielen, denn es war klar, daß ein Umschwung bei diesem desolaten Fall nur von dem Einsatz der stärksten Mittel erhofft werden konnte. So schwere Fälle sind sonst im allgemeinen für keinerlei Therapie mehr geeignet, und ich hätte auch hier keine Impfbehandlung mehr riskiert, wenn nicht in der Vorgeschichte die stark hemmende Wirkung einer extrapulmonalen Tuberkulose nachweisbar gewesen wäre.

Die Reaktionsfähigkeit war glücklicherweise trotz des elenden, fast kachektischen Zustandes noch nicht verlorengegangen und es gelang, in rascher Folge lupoide Herde in der Haut zu erzeugen. Und jetzt kam tatsächlich die erwartete bremsende Wirkung der extrapulmonalen Tuberkulose neuerlich voll zur Geltung! Das Fieber sank, der Appetit kehrte zurück, die Blutsenkung ging von 60/93 über 32/68, 19/42 und 12/38 binnen drei Monaten auf 6/24 zurück und das Sputum wurde negativ. Es war zum zweitenmal ein völliger Umschwung eingetreten, diesmal im positiven Sinne! In diesem Falle konnte keineswegs von einer zufälligen Entstehung einer Hauttuberkulose auf dem Boden einer von vorneherein günstigen Konstitution die Rede sein, wie K a l k o f f und H a c k e r meinten, sondern die Konstitution war eine denkbar schlechte, und der Kranke wurde in letzter Stunde vor dem sonst sicheren Tode gerettet dadurch, daß

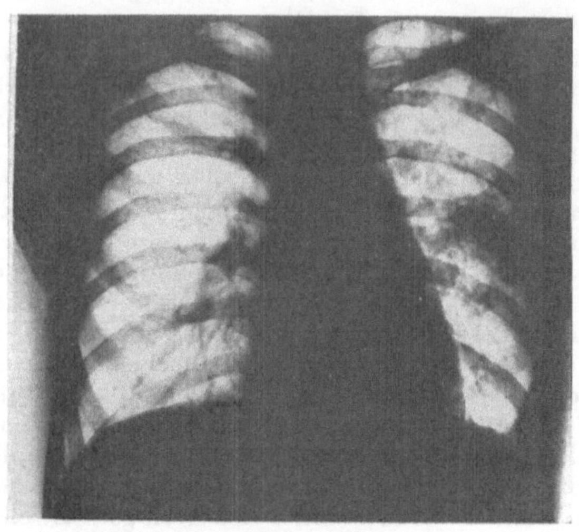

Abb. 29.   9. V. 1944. Pneuresorbiert, Reste der wolkigen Verschattung links.

gewaltsam eine Hauttuberkulose erzeugt worden ist. Die mit den Impfungen schlagartig einsetzende Umkehr des Krankheitsverlaufes ist in den Kurven der Abb. an einem neuerlichen Knick, diesmal in umgekehrter Richtung, deutlich zu erkennen.

Das Körpergewicht stieg vom April bis Juli von 53 auf 68 kg und bis Oktober weiter bis 73,5 kg und blieb bis April 1945 dann annähernd auf gleicher Höhe. Im Röntgenbild war eine Abnahme der Verschattungen nachweisbar (Abb. 29). Trotz völliger Wiederentfaltung der Lungen war keine Kaverne mehr zu sehen. Links bestand noch einige Monate eine wolkige Verschattung. Aber während sonst derartige wolkige Schatten nach dem vorzeitigen Eingehen eines Pneumothorax einzuschmelzen pflegen, ging diese Verschattung zurück und die Begrenzungen wurden schärfer (s. Abb. 30!). Diese durchgreifende Besserung hat bei Fortsetzung der Impfungen ein ganzes Jahr angehalten. Der Patient überstand auch die befohlene überstürzte Räumung der Wiener Lazarette (60 km Fußmarsch bis

St. Pölten) und die Wirren der ersten Nachkriegszeit, ohne rückfällig zu werden. Stabsarzt Dr. Sporrer berichtete mir am 22. August 1945 aus dem Reservelazarett Englburg-Tittling, Bayern, daß der Patient auch im August weder röntgenologisch noch klinisch Aktivitätszeichen erkennen ließ und „arbeitsfähig" nach Hause entlassen werden konnte. Dieser Fall zeigte folgende drei Phasen:

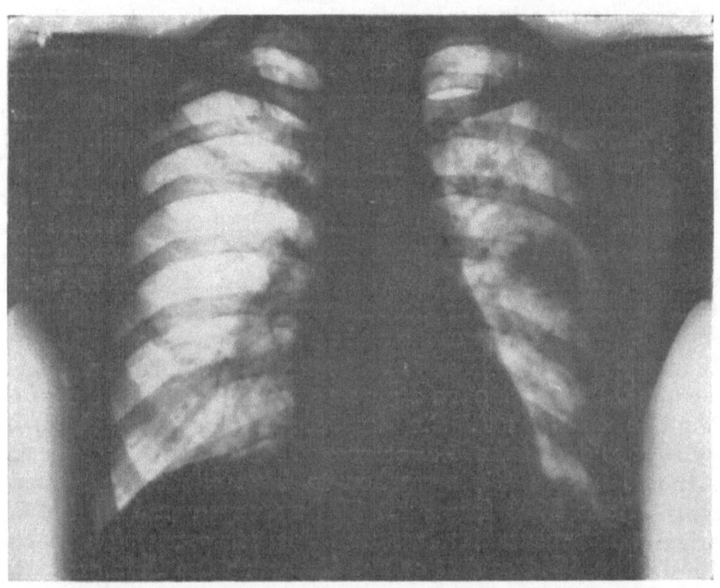

Abb. 30. 25. IX. 1944. Die wolkigen Schatten links sind dichter geworden, zum Teil kalkdicht, die Begrenzung tritt schärfer hervor.

1. Phase (ein Jahr): Hemmung der Lungentuberkulose durch eine extrapulmonale Tuberkulose, Lungentuberkulose stationär.

2. Phase (drei Monate): Rapide Progredienz der Lungentuberkulose nach Ausschaltung der extrapulmonalen Tuberkulose.

3. Phase (ein Jahr, vier Monate): Neuerliche Hemmung der Lungentuberkulose nach Erzeugung einer neuerlichen extrapulmonalen Tuberkulose durch Verimpfung lebender Tuberkelbazillen in die Haut.

Dieser Fall lehrt, daß die Bremswirkung extrapulmonaler Herde von entscheidendem Einfluß auf den Verlauf einer Lungentuberkulose sein kann, und daß dieser Einfluß unter Umständen stärker ist als die Wirkung der Kollapstherapie.

2. Sch. Richard, 34 Jahre. Erkrankt 1924 (im Alter von 19 Jahren) mit einer Pleuritis links, 1925 Pleuritis rechts. Ab Mai 1938 heiser, im Oktober 1938 Fieber bis 39⁰. Das Röntgenbild zeigte eine fleckige Verschattung beider Oberfelder, links mehr wie rechts und ein bohnengroßes Cavum rechts. Das Sputum war positiv. Temperatur subfebril. 15. XII. 1938 bis 27. VI. 1939 Heilstättenkur in Grimmenstein. Da dort die Blutsenkung trotz strenger Liege- und Mastkur von Monat zu Monat schneller wurde und von 6 bis auf 15 mm nach Poindecker (entspricht nach Westergren den Stundenwerten von 10 bis 35 mm) anstieg und schließlich eine Streuung in die Lingula erfolgte, und da in der Heilstätte auch zwei Pneuversuche wegen der bestehenden Verwachsungen scheiterten, gab der Chefarzt Dr. S c h u b e r t seine Einwilligung zum Beginn einer Impfbehandlung.

Der Kranke erhielt vom 31. III. bis 5. XII. 1939 ambulatorisch acht Impfungen, Reaktion lupoid. Mit dem Einsetzen der Impftherapie trat eine Wendung im Krankheitsverlauf ein: Die Blutsenkung ging von 15 mm Poindecker bis auf 4 mm, also den Normalwert, zurück, die wolkigen Schatten am linken Herzrand wurden streifig, das Cavum verschwand und das Sputum wurde negativ. Das Körpergewicht stieg in dieser Zeit von 72 auf 79 kg. Diese wesentliche Besserung war deshalb besonders bemerkenswert, weil v o r h e r   e i n e   m e h r m o n a t l i c h e   k o n s e r v a t i v e   B e h a n d l u n g   i n   d e r   H e i l s t ä t t e   v o l l k o m m e n   v e r s a g t   h a t t e u n d d i e W e n d u n g e r s t m i t B e g i n n d e r I m p f - t h e r a p i e   e i n t r a t. Die Impfungen wurden auch nach der Entlassung aus der Heilstätte fortgesetzt. Anfang 1940 konnte Patient seine Arbeit in den Göringwerken in Linz wieder aufnehmen. Er erhielt bis Ende 1943 insgesamt 25 Impfungen und blieb trotz der ungünstigen Lebensverhältnisse und der anstrengenden Arbeit gesund. Im Jahre 1944 erhielt er zur Sicherung des Erfolges noch drei Impfungen. Das Röntgenbild zeigte jetzt nur mehr indurative Veränderungen in beiden Spitzenfeldern und eine Verdickung der Pleurakuppe. Auch bei einer Kontrolluntersuchung im Jahre 1946 konnte die stabile Heilung bestätigt werden.

Zusammenfassung: B i l a t e r a l e   o f f e n e   L u n g e n t u b e r - k u l o s e m i t K a v e r n e n b i l d u n g, zehn Monate andauernde, auf Tuberkulose suspekte Laryngitis. T r o t z   H e i l s t ä t t e n - k u r   u n a u f h a l t s a m e   P r o g r e d i e n z. B e i   d e m   E i n - s e t z e n   d e r   I m p f t h e r a p i e   p l ö t z l i c h e r   U m - s c h w u n g, Besserung und Heilung. Beobachtungszeit sieben Jahre.

3. Feldwebel Li., 27 Jahre, erkrankte im Juli 1941 mit einer „produktiven" Tuberkulose des rechten Oberlappens und Kehlkopftuberkulose. Nach fast einjähriger Heilstätten- und Lazarettbehandlung wurde er im Mai 1942 wegen „Kehlkopftuberkulose und fortschreitender Lungentuberkulose" und „nicht mehr heilstättenfähig" von der Heilstätte nach Wien ins Reservelazarett VII b verlegt. Der Patient machte vorerst den Eindruck eines Asylierungsfalles: starke Abmagerung, Blutsenkung 62 mm nach Westergren, Sputum positiv, wolkige Verschattung und eine $2 \times 3 \times 1{,}5$ cm große (tomographisch gemessen) Kaverne im rechten Oberlappen (Abb. 31), produktive Kehlkopftuberkulose, nicht operationsfähig.

Daher wurde eine intensive Impftherapie mit Impfungen in 14tägigen Abständen eingeleitet. Ein Jahr später, im Juli 1943 hatte er 31 kg an Körpergewicht zugenommen, die Blutsenkung war normal, das Sputum auch nach Anreicherung negativ, der Kehlkopf ausgeheilt, die Kaverne auf $1 \times 2 \times 1,5$ cm (tomographisch gemessen) geschrumpft (Abb. 32). Im Herbst 1943 konnte der Patient, ein aktiver Unteroffizier, seinen Dienst auf dem Flugplatz Aspern bei Wien wieder aufnehmen. Die Impfungen wurden fortgesetzt. Im

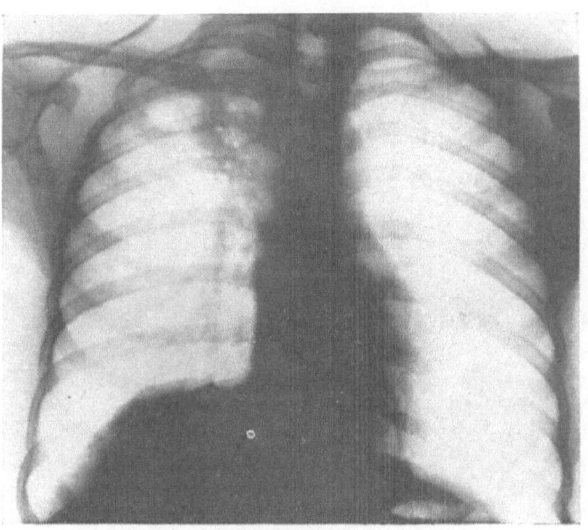

Abb. 31. 22. X. 1941. Kirschgroße Kaverne rechts infraklavikular.

März 1944 war von der Kaverne nichts mehr nachweisbar. Bei einer Kontrolluntersuchung im März 1945 konnte die Heilung bestätigt werden.

Zusammenfassung: Produktiv-exsudative Oberlappentuberkulose mit Kavernenbildung und Kehlkopftuberkulose. Nach einjähriger vergeblicher Heilstättenbehandlung als Asylierungsfall in einem elenden Allgemeinzustand eingewiesen. In der Großstadt konnte nun durch eine intensive Impftherapie die Heilung erzwungen werden, welche draußen in der Waldluft nicht zu erreichen gewesen war. Die Gesundheit blieb auch bei eineinhalbjähriger militärischer Dienstleistung unter den schlechten Lebensverhältnissen in den letzten Kriegsjahren erhalten. Beobachtungszeit drei Jahre.

4. Hö., 32jähriger Soldat. Auch hier bestand eine produktive Tuberkulose (im Röntgenbild fleckige Verschattung des rechten Oberlappens und eine kirschgroße Kaverne. Blutsenkung 62 (Westergren), Sputum positiv. Er erhielt vom

Mai bis November 1943 in vierzehntägigen Abständen 13 Impfungen. Das Körpergewicht stieg um 20 kg (von 68 auf 88), die Blutsenkung ging von 62 auf 20 zurück, das Sputum wurde negativ. Im Röntgenbild waren Schrumpfungsvorgänge nachweisbar. Nun wurde Patient in die Heilstätte Grimmenstein verlegt. Dort machte er lediglich eine Liegekur in bester Waldluft (Höhenlage 800 m). Das Sputum wurde drei Monate lang in elf Untersuchungen (auch Kehlkopfabstrichen) negativ befunden. Dann wurde es wieder positiv und auch die Blutsenkung stieg wieder an. Die Krankheit ging infolge des vorzeitigen Abbruches der Impftherapie wieder weiter!

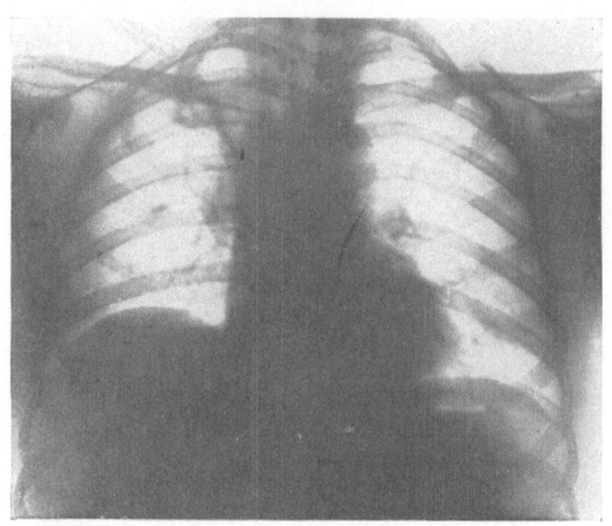

Abb. 32.   9. V. 1943, Kaverne wesentlich verkleinert.

Dieser Fall ist gewissermaßen ein Kontrollfall zu Nr. 3. Beide Kranke hatten fast den gleichen Befund, beide hatten sich unter der Impftherapie sehr wesentlich gebessert. Fall 3 blieb in der Großstadt, und wurde hier unter Fortsetzung der Impfungen gesund, Fall 4 genoß die gute Waldluft und die Heilstättenbehandlung, erlitt aber drei Monate nach dem vorzeitigen Abbruch der Impftherapie einen Rückfall.

Zusammenfassung: **Produktiv-exsudative Oberlappentuberkulose mit Kavernenbildung.** Wesentliche Besserung nach halbjähriger Impftherapie. Recidiv drei Monate nach vorzeitigem Abbruch der Impftherapie.

5. N. Theodor, geboren 1904. Seit 1931 Husten und Mattigkeit, Anfang 1935 zunehmende Schwäche, Nachtschweiße, Brustschmerzen und Sputum. Die Röntgenuntersuchung im Wilhelminenspital zeigte in beiden Oberfeldern mäßig weiche, fleckig-streifige Schatten und beiderseits in Schlüsselbeinhöhe sowie infraklavikular mehrere kirschgroße dünnwandige Kavernen. Körpergewicht 58 kg, Sputum positiv, Blutsenkung mäßig beschleunigt.

In der Zeit vom März 1935 bis März 1937 wurden elf Impfungen vorgenommen. 1935 und 1936 machte Patient je drei Monate Liegekur in der Heilstätte Grimmenstein. Röntgenbefund am 15. Jänner 1937 [122]: Größere Kavernen nicht mehr nachweisbar. Rechts in Claviculahöhe ein kaum haselnußgroßes Cavum, links infraclavicular zwei überbohnengroße Kavernen. Die Streifen- und Fleckschatten schärfer konturiert. Das Sputum war bei wiederholter Untersuchung negativ, das Körpergewicht um 16 kg (von 58 auf 74) angestiegen.

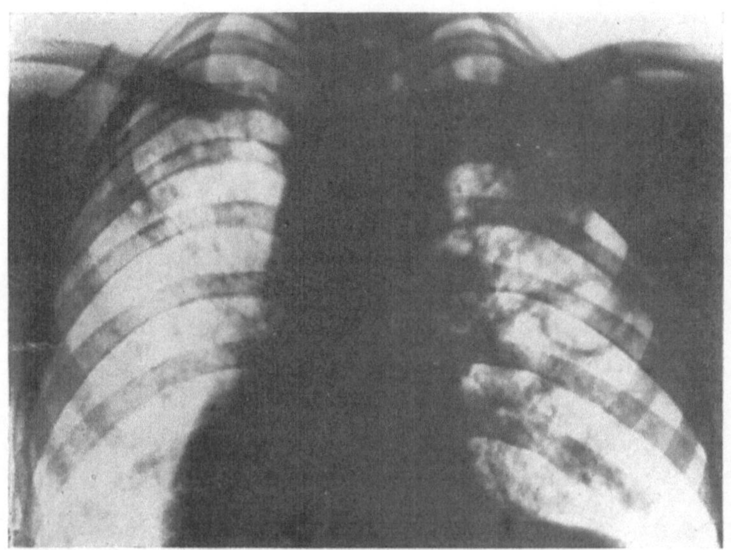

Abb. 33.   8. VI. 1935 (seitenverkehrt).

Subjektiv beschwerdefrei. Die Impftherapie wurde 1938 fortgesetzt. Die Kavernen schwanden nun völlig und Patient konnte im Februar 1939 seinen Dienst als Telegrafenbeamter wieder aufnehmen und den ganzen Krieg hindurch weiter versehen. 1943 zerfallendes Infiltrat rechts, welches sich nach Wiederaufnahme der Immunotherapie wieder zurückbildete. 1944 arbeitsfähig, kein Sputum.

Zusammenfassung: Schwere, r a s c h p r o g r e d i e n t e p r o d u k t i v - e x s u d a t i v e T u b e r k u l o s e m i t K a v e r n e n b i l d u n g b e i d e r s e i t s. Heilung nach dreijähriger Impftherapie. Ein Recidiv wird rasch unterdrückt. Beobachtungszeit seit Beginn der Impfungen zehn Jahre.

6. Gr. Matthias, geboren 1918. Im März 1935 mit Husten ohne Fieber erkrankt. Sputum positiv, Blutsenkung beträchtlich beschleunigt. Leichte Heiserkeit, am linken Stimmband ein entzündliches Knötchen. Röntgenbefund am

---

[122] Die Röntgenbefunde verdanke ich Prof. P a l u g y a y.

8. Juni 1935 (Wilhelminenspital): Links das Oberfeld flächig homogen, das Mittel-feld weich kleinfleckig verschattet, mehrere kirschkerngroße Aufhellungen infra-clavicular. Rechts das Oberfeld inhomogen flächig, das Mittel- und Unterfeld kleinfleckig, mehr weich verschattet. Infraclavicular eine undeutliche Aufhellung, in Mittelhöhe eine fast walnußgroße, ziemlich scharf konturierte Kaverne (Abb. 33).

Es handelte sich demnach um einen sehr schweren aussichtslosen Fall einer rasch progredienten apikokaudalen Tuberkulose mit aus-gedehnter Kavernisierung. Da keine andere Therapie in Betracht

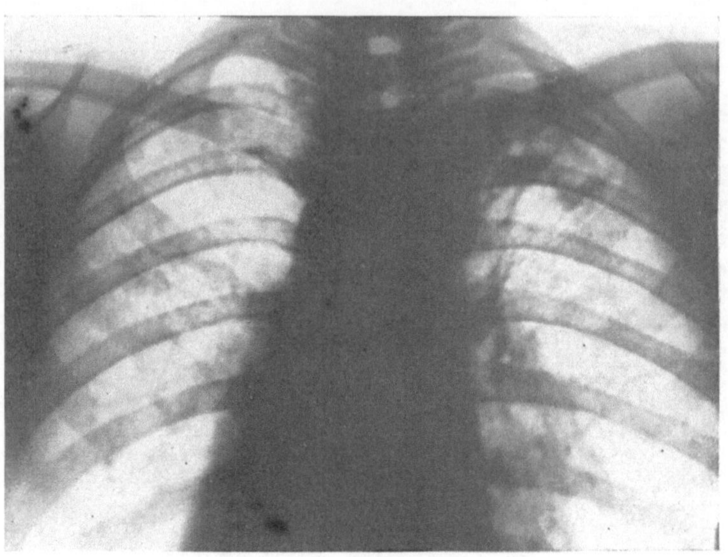

Abb. 34.   2. XI. 1936 (seitenverkehrt).

kam, wurde aber doch noch ein Versuch einer Impfbehandlung ge-macht. Patient reagierte auf zwei, im Juni und Juli 1935 vorgenom-mene Impfungen überraschend gut mit kräftigen lupoiden Herden und einer Gewichtszunahme von 11 kg. Anschließend vier Monate in Heilstätte, weitere Gewichtszunahme, dann Fortsetzung der Impf-therapie bis Ende 1936, unterbrochen von einem neuerlichen zwei-monatlichen Heilstättenaufenthalt. Schließlich ergab sich Ende No-vember 1936 folgender Befund: Subjektiv beschwerdefrei, afebril, kein Sputum, Blutsenkung normal, Kehlkopf geheilt, insgesamt 23 kg Gewichtszunahme. Röntgenbefund: Links im Oberfeld eine h a r t e fleckige Verschattung, infraclavicular einige kleine undeut-liche Aufhellungen. Rechts im Oberfeld h a r t e Streifen und Fleck-chen sowie zwei überkirschgroße Aufhellungen, im Mittelfeld meh-rere weiche Fleckchen und eine dattelgroße querovale Aufhellung mit Flüssigkeitsspiegel (Abb. 34). Die Impfungen wurden 1937 bei bestem Befinden noch fortgesetzt. Dann entzog Patient sich leider

der weiteren Behandlung, weil er sich gesund fühlte. Von einer Heilung konnte natürlich noch keine Rede sein! 1939 erfuhr ich von seinem Bruder, daß er noch immer beschwerdefrei sei und in Arbeit stehe. 1942 kam aber der bei dem vorzeitigen Abbruch der Behandlung unausweichliche Rückfall, welchem der Patient erlag.

Zusammenfassung: Sehr schwere, rasch progrediente bilaterale produktiv-exsudative Tuberkulose mit ausgedehnter Kavernisierung. Weitgehende Erholung nach Einleiten der Impfbehandlung, Recidiv sechs Jahre später, da die Behandlung im 3. Jahr noch vor Erreichung der Heilung abgebrochen werden mußte.

2. Unizentrisch beginnende Tuberkulosen.

7. Kl., 18 Jahre, erkrankte im Herbst 1940 an einer käsigen Pneumonie des rechten Oberlappens. Nach Abklingen des hohen Fiebers wurde vergeblich ein Pneumothorax versucht. Es bestanden flächige Verwachsungen. Das Röntgenbild zeigte eine inhomogene Verschattung des ganzen rechten Oberlappens, das Sputum enthielt Tuberkelbazillen. Blutsenkung 44 mm (Westergren). Da Patient, der Offizier werden wollte, die vorgeschlagene Thorakoplastik kategorisch ablehnte, wurde eine Impftherapie eingeleitet. Neun Impfungen von Dezember 1940 bis November 1941. Es trat völlige Erholung ein. Das Sputum hörte auf, die Verschattung bildete sich bis auf einige Streifenschatten zurück, die Blutsenkung wurde normal (6 mm) und das Körpergewicht stieg um 10 kg. Patient ist gesund geworden und, wie ich zwei Jahre später von seinem Vater erfuhr, gesund geblieben.

Zusammenfassung: Käsige Pneumonie. Heilung nach einjähriger Impftherapie.

8. Je. Josefa, geboren 1921, nach Masern im Jahre 1937 mit hohem Fieber an Tuberkulose erkrankt. Kaverne im rechten Oberlappen, Pneumothorax rechts ab 17. Juni 1937. Mehrmonatliche Heilstättenkur. Trotzdem weitere Verschlechterung, Gewichtsabnahme von 49 bis auf 43 kg, Heiserkeit, daher neuerliche Krankenhausaufnahme. Die Röntgenuntersuchung zeigte im April 1938 einen gekämmerten Pneu rechts mit zwei Exsudatspiegeln, breitflächige Anwachsung des Oberlappens. In diesem Bereich klingendes Rasseln, Sputum positiv, Laryngitis der Hinterwand (wahrscheinlich auf tuberkulöser Grundlage!).

Wegen des elenden Allgemeinzustandes und der Kehlkopfsymptome konnte eine Operation nicht in Frage kommen. Daher wurde der Versuch einer Impftherapie gemacht. In der Zeit vom Mai 1938 bis Februar 1939 erhielt Patientin elf Impfungen. Mit dem Einsetzen der Impftherapie kam es zu einem plötzlichen Umschwung. Das Sputum hörte auf, der Appetit stellte sich wieder ein und das Körpergewicht stieg bis auf 55 kg an. Der insuffiziente Pneumothorax war unterdessen aufgelassen worden. Am 1. IV. 1939 war im Röntgenbild nur mehr eine dichte streifige Verschattung und eine kleine Aufhellung, jedoch keine deutliche Kaverne mehr im rechten Oberfeld nachzuweisen.

Der Fall bot aber eine unangenehme Überraschung, welche wir

sonst noch nie beobachtet hatten. Die Patientin hatte sich wiederholt an den Impfstellen gekraßt und liebte es, auch an ihrer Nase „zu klezeln“, wie sie sich ausdrückte (gemeint war damit bohren und kraßen). Wahrscheinlich waren dabei Tuberkelbazillen von der Impfstelle auf die Nase übertragen worden, denn es entstand an dieser Stelle ein Lupus. Auf meine Bitte wurde derselbe sofort in der Lupusheilstätte in Wien in Behandlung genommen und binnen vier Monaten restlos zur Heilung gebracht. Gleichzeitig waren aber auch (ohne meine Zustimmung) die von den Impfungen herrührenden

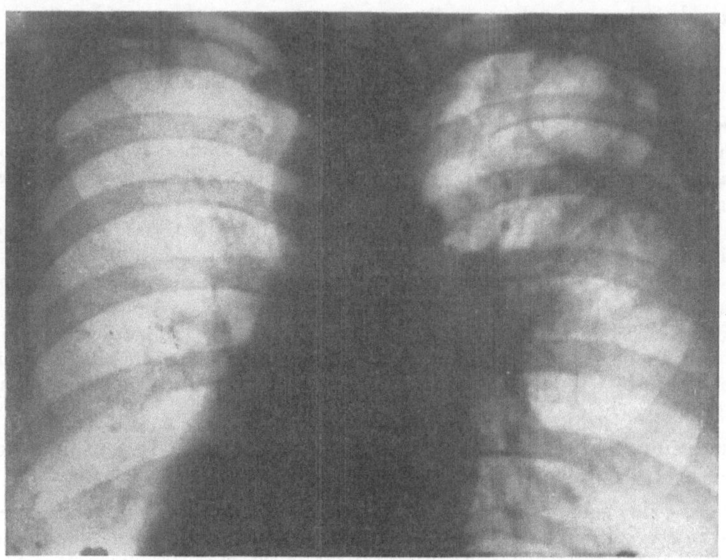

Abb. 35.   21. VIII. 1935 (seitenverkehrt).

lupoiden Herde in der Haut behandelt und ebenfalls beseitigt worden. Die Impfungen wurden wegen der Miterkrankung der Nase, die uns große Sorge gemacht hatte, nicht mehr fortgeseßt.

Mit der völligen Ausheilung der Hauttuberkulose fiel auch die hemmende Wirkung auf die Lungentuberkulose weg, und diese flackerte unmittelbar nach der Beseitigung der Hautherde wieder auf. Schon Ende Juli 1939 war rechts wieder eine walnußgroße Kaverne nachweisbar, die Blutsenkung wurde wieder rascher, der Appetit schwand und das Körpergewicht ging beträchtlich zurück. Patientin kam nicht mehr zur Behandlung. Ich hatte erst im Frühjahr 1941 Gelegenheit zu einer Nachuntersuchung. Es war unterdessen eine schwere kavernöse Phthise mit mehreren bis hühnereigroßen Kavernen entstanden, welcher die Kranke zwei Jahre später erlag.

Dieser Fall ist ebenso wie Fall 1 und wie die auf S. 154 bis 156 besprochenen Fälle ein weiterer Beleg dafür, daß die hemmende und heilende Wirkung tatsächlich von den tuberkulösen Herden in der Haut ausgeht.

Zusammenfassung: **Kavernöse Tuberkulose mit Kehlkopfbeteiligung.** Versagen der Pneumothoraxbehandlung und Heilstättenkur. **Plötzliche durchgreifende Besserung nach** der teils absichtlich erzeugten, teils ungewollten **Entstehung einer Hauttuberkulose. Ebenso plötzliche**

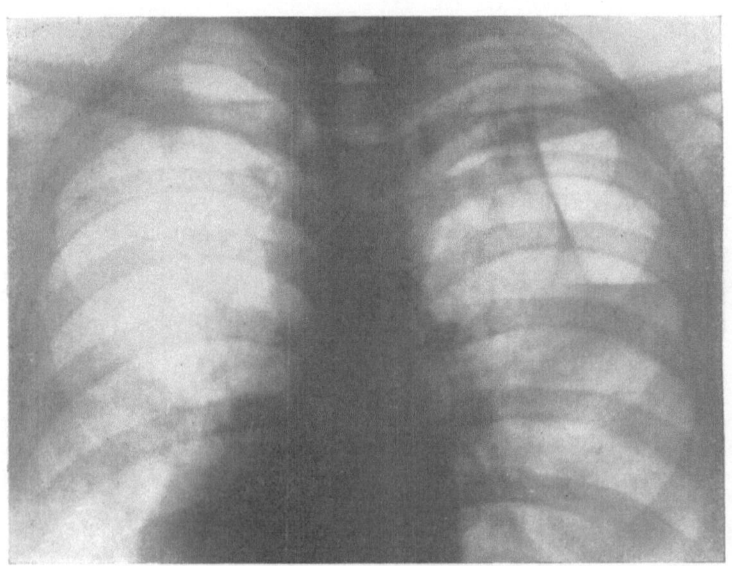

Abb. 36. 4. I. 1936 (seitenverkehrt).

katastrophale Verschlechterung der Lungentuberkulose nach Beseitigung der tuberkulösen Herde in der Haut.

9. W. Friedrich, geboren 1913. Im Juni 1935 mit Fieber und stechenden Schmerzen rechts erkrankt, im Juli bis 40 Grad, Blutsenkung 45 mm (Stundenwert nach Westergren), Weltmannsches Koagulationsband auf ein Röhrchen verkürzt. Röntgenbefund: In einer flächig inhomogenen Verschattung des rechten Oberfeldes eine schillinggroße Kaverne (Abb. 35).

Es handelte sich demnach um eine käsige Pneumonie des rechten Oberlappens mit kavernöser Einschmelzung. Alle Versuche einer Kollapstherapie schlugen fehl. Der Pneumothorax rechts blieb wegen breiter Verwachsungen ohne Nutzen, im Gegenteil, es kam darauf zu einer massiven Aspirationsaussaat in den linken Unterlappen. Ein Pneumothoraxversuch links mußte wegen Verwachsungen wieder aufgegeben werden. Röntgenbefund am 4. Jänner 1936: Kaverne und Infiltration im rechten Oberlappen seit August 1935 unverändert, inkompletter Pneumothorax rechts, mandarinengroßer Aspirationsherd im linken Unterlappen (Abb. 36).

Einleitung einer Impftherapie. Zwei Impfungen am 7. und 25. Jänner 1936. Darauf Entfieberung und 5 kg Gewichtszunahme. Anschließend vier Monate Heilstätte. Dort kam es auch links zur Bildung einer walnußgroßen Kaverne, im übrigen aber machte die Besserung Fortschritte. Fortsetzung der Impfungen nach der Rückkehr aus der Heilstätte. Im Laufe der nächsten Monate hörte das Sputum auf, Blutsenkung und Koagulationsband wurden normal. Das Röntgenbild zeigte im Jänner 1937, ein Jahr nach Beginn der

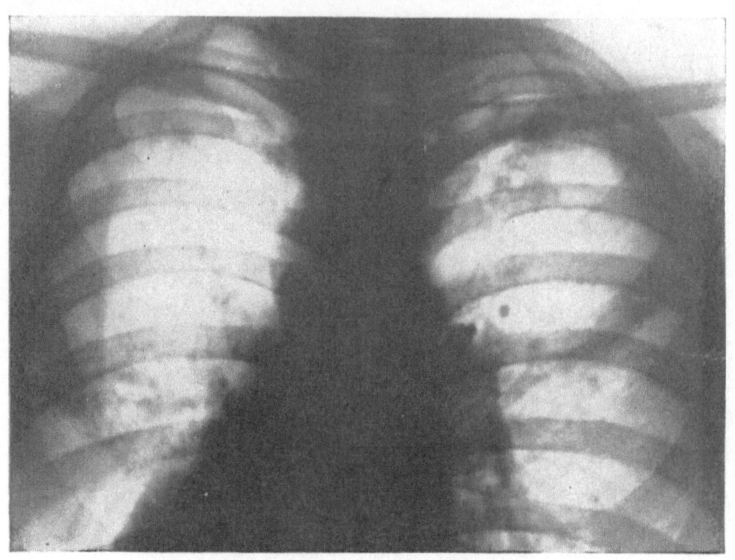

Abb. 37. 22. I. 1937 (seitenverkehrt).

Impftherapie, rechts eine härtere streifige Verschattung. Die Kaverne rechts war nicht mehr sichtbar, links beträchtlich verkleinert (Abb. 37).

Im Jahre 1939 wurde W. bei der Musterung militärdiensttauglich befunden. Die Lungenveränderungen waren nun völlig ausgeheilt. Mit Rücksicht auf die Vorgeschichte erreichte ich seine Freigabe vom Militärdienst. Die erreichte Heilung bewährte sich auch weiterhin als stabil. Der Mann war auch 1946 klinisch gesund und arbeitsfähig.

Zusammenfassung: K a v e r n ö s e P h t h i s e m i t S t r e u u n g a u f d i e a n d e r e S e i t e. Versagen der Pneumothoraxtherapie. H e i l u n g nach zweijähriger Impftherapie. Beobachtungszeit seit Einleitung der Impfbehandlung zehn Jahre.

10. P. Johanna, geboren 1905. Erkrankte 1923 mit Hämoptoe, sechs erfolglose Heilstättenkuren 1923 bis 1931. Status 1931: Vier große Kavernen rechts, daher zweizeitige Plastik rechts im Herbst 1931 (Prof. D e n k). Anschließend fünfmonatliche Heilstättenkur. Trotzdem blieb das Sputum positiv, daher Phreni-

cusexhairese und radikale Korrekturplastik am 17. November 1932, anschließend wieder eine mehrmonatliche Heilstättenkur. Das Sputum blieb aber noch immer positiv und der Prozeß griff nun auch auf die linke Seite über. Im Jänner 1933 wolkige Schatten im linken Oberfeld, im Herbst daselbst kavernenverdächtige Aufhellungen. Nun schien alles verloren zu sein. Trotzdem blieb ein kleiner Spielraum für den Versuch einer aktiven Immunisierung, da der Verlauf ein relativ langsamer war und stürmische Begleiterscheinungen fehlten.

Beginn der Impftherapie am 26. Oktober 1933. Nun kam der Prozeß endlich zum Stillstand. Das Sputum wurde weiß, die Blutsenkung wurde endlich normal. Die Kaverne links war ab Herbst 1935 nicht mehr nachweisbar. Es dauerte aber immerhin drei Jahre (bis 1936), bis das Sputum negativ wurde und negativ blieb. Bei Kontrolluntersuchungen im Jahre 1939 und 1943 war Patientin beschwerdefrei.

Zusammenfassung: S c h w e r e , l a n g s a m p r o g r e d i e n t e k a v e r n ö s e P h t h i s e d e r g a n z e n r e c h t e n L u n g e . Nach T h o r a k o p l a s t i k Übergreifen auf die andere Seite. N a c h z e h n j ä h r i g e r e r f o l g l o s e r V o r b e h a n d l u n g b r i n g t e i n e d r e i j ä h r i g e I m p f t h e r a p i e d i e e n d · g ü l t i g e H e i l u n g . Beobachtungsdauer seit Beginn der Impftherapie zehn Jahre.

3. Mischformen.

11. J. Franz, geboren 1904. Ab 1925 Husten, 1933 bis 1935 Durchfälle, zeitweise hohes Fieber, 21 kg Gewichtsverlust (von 76 auf 55). Wegen einer kavernösen Lungentuberkulose wurde 1935 ein Pneumothorax links angelegt, aber wegen Verwachsungen und Exsudat schon nach drei Monaten wieder aufgegeben.

Befund am 30. Jänner 1936: Fieber und Durchfall, 80 ccm Sputum täglich, Tuberkelbazillen positiv. Röntgenbefund: Pneumothoraxrest links, der Oberlappen nicht kollabiert, sondern breitflächig angewachsen, basal Exsudat. Schillinggroße Kaverne im linken Oberlappen. Auf der andern Seite im rechten Oberlappen weiche kleinfleckige Verschattung.

Es handelte sich demnach um eine ältere kavernöse Tuberkulose der linken Lunge und eine hämatogene Streuung rechts. Verdacht auf Darmtuberkulose. Beginn der immunisierenden Therapie am 31. Jänner 1936. In den Jahren 1936 bis 1938 erfolgten 21 Impfungen, anfangs verruköse, später lupoide Reaktionen. Aufhören des Sputums nach der fünften, des Durchfalls nach der neunten Impfung. 11 kg Gewichtszunahme. Röntgenbefund am 8. April 1937: Die linke Lunge kleinfleckig-streifig verschattet, die Kaverne nicht mehr mit Sicherheit nachweisbar. Verziehung des Herzens und des Mediastinums nach links. Rechts eine starke derbe Streifung und einzelne scharfgezeichnete Flecken. Bei einer Nachuntersuchung am 25. April 1939 war der klinische Befund, abgesehen von den narbigen Veränderungen der Oberlappen, normal. Der Mann hatte auch sein Normalgewicht von 75,8 kg wieder erreicht.

Zusammenfassung: Kavernöse Tuberkulose links, hämatogene Streuung rechts, Versagen der Pneumothoraxbehandlung. Darmtuberkulose. Heilung nach dreijähriger Impftherapie.

12. N. Erich, geboren 1914, im Jahre 1934 Pleuritis exsudativa links, wiederholte Punktionen, Heilstättenkur. Im Dezember 1936 Fieber um 38 Grad, positives Sputum, starke Gewichtsabnahme. Röntgenbefund: Das ganze linke Oberfeld ist verhältnismäßig weichstreifig fleckig verschattet, die Flecke konfluieren

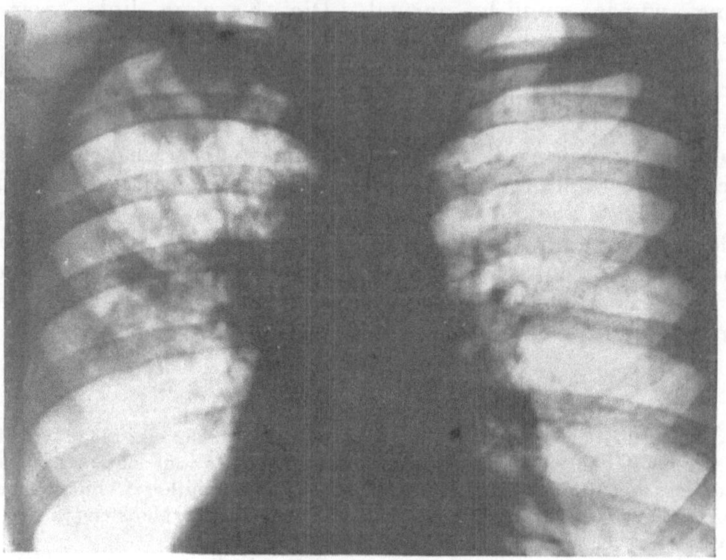

Abb. 38.   22. XII. 1936 (seitenverkehrt).

in der Lingula zu größeren flächigen Verschattungen, in denen einige kleine zerfallverdächtige Aufhellungen zu erkennen sind, einige kleine weiche Flecke auch im Unterfeld. Links infraclavicular eine unregelmäßig begrenzte, gut pflaumengroße Kaverne mit breitem Randwall, an ihrem lateral-kaudalen Randwall ein kirschkerngroßes Cavum. Zarte Pleurakappe links, der linke Sinus nicht frei entfaltbar, das Herz eine Spur nach links verlagert. Auf der rechten Seite nur vereinzelt härtere kleine Fleckchen (Abb. 38).

Es handelt sich demnach um eine Tuberkulose mit vielen kleinen Einzelherdchen, vorwiegend in der linken Lunge und einem kompakten kavernisierten Herd im linken Oberlappen. Die vorhergehende Pleuritis spricht für einen multizentrischen Beginn, das Auftreten hohen Fiebers und positiven Sputums erst im Dezember 1936 für eine sekundäre exsudative Exacerbation.

Da ein Pneumothoraxversuch wegen flächiger postpleuritischer Verwachsungen mißlang und eine Thorakoplastik vom Kranken

kategorisch abgelehnt wurde, wurde am 25. Dezember 1936 eine
Impfbehandlung eingeleitet. 20 Impfungen bis November 1938, anfangs schwache, später stärkere, teils lupoide, teils verruköse Hautveränderungen. Im März und im Oktober 1937 Hämoptoen. Troßdem wurden die Impfungen fortgesezt und gut vertragen. Die
Komplement bindenden Antikörper im Blutserum nahmen zu, die
früher subfebrile Temperatur wurde normal, ebenso die Blutsen-

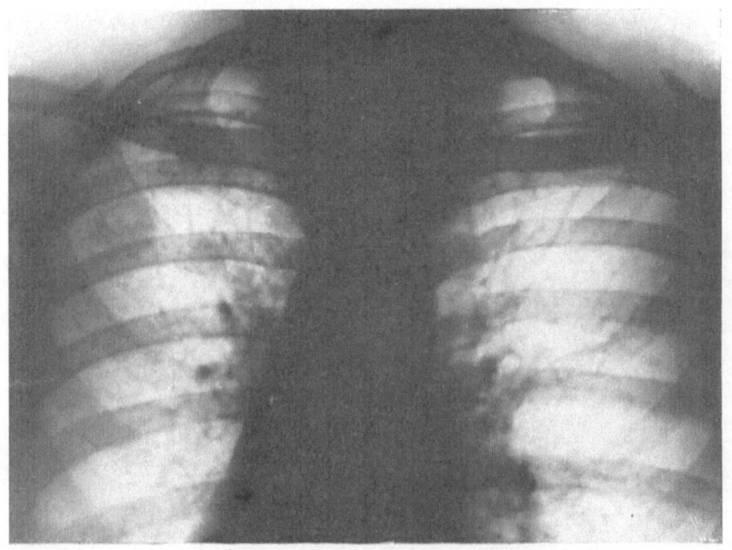

Abb. 39. 27. I. 1938. Die Kaverne links oben nicht mehr nachweisbar. Neues Infiltrat mit
zentraler Aufhellung in der Höhe der 2. vorderen Rippe links (seitenverkehrt).

kung. Anderthalb Jahre nach Beginn der Impftherapie hörte das
Sputum auf. Die Kavernen waren seit 1938 nicht mehr nachweisbar. Jedoch am 27. Jänner 1938 weiches rundes Infiltrat mit zentraler Aufhellung in der Höhe der linken vorderen Rippe (Abb. 39),
welches unter fortgesezter Immunotherapie nach mehreren Monaten
wieder verschwand. Gewichtszunahme von 57 auf 73 kg. Die Impftherapie wurde durch in der Heilstätte Grimmenstein durchgeführte
Liegekuren unterstüßt. 1939 konnte mit den Impfungen aufgehört
werden. Die Heilung erwies sich als stabil. N. wurde bei einer 1943
erfolgten Nachuntersuchung (Abb. 40) klinisch gesund und arbeitsfähig befunden. Ebenso 1944.

E p i k r i s e : Gewiß war in diesem Fall mit Rücksicht auf die
große Kaverne in erster Linie eine chirurgische Therapie zu be-
fürworten gewesen. Da aber doch manches für eine ursprünglich
multizentrische Krankheitsform sprach, die auf chirurgische Eingriffe jeder Art schlecht zu reagieren pflegt, und da ein größerer

chirurgischer Eingriff bei dem elenden Zustande des Patienten im Jahre 1936 ein ziemliches Risiko bedeutet hätte, wurde der Operationsvorschlag nicht forciert, sondern vorerst ein Versuch mit der Impfbehandlung gemacht. Als der Kranke darauf sehr günstig reagierte, wollte er begreiflicherweise erst recht nichts mehr von einer Operation hören.

Zusammenfassung: M u l t i z e n t r i s c h e   T u b e r k u l o s e

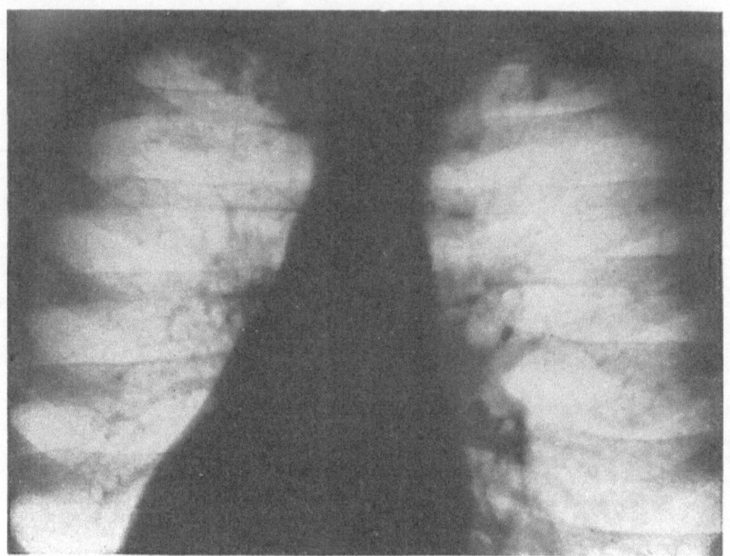

Abb. 40. 28. X. 1943 Heilung, streifige Vernarbung der Spitzenfelder; auch das Infiltrat links geschwunden (seitenverkehrt).

m i t   e i n e m   g r o ß e n   e x s u d a t i v - k a v e r n ö s e n   H e r d. H e i l u n g   nach dreijähriger Impftherapie. Beobachtungszeit seit Beginn der Immunotherapie acht Jahre.

4. Miliartuberkulosen.

13. L. Helene, geboren 1900. 1923 Pleuritis exsudativa, 1924 Beginn der multizentrischen Lungentuberkulose, 1929 Beginn einer rezidivierenden Knochen- und Lymphknotentuberkulose mit kalten Abszessen. Fünf Heilstättenkuren, wiederholte Behandlungen mit Höhensonne, Tuberkulin und Gold. Trotz all dieser therapeutischen Bemühungen unaufhaltsames Weiterschreiten der Krankheit, Gewichtsabnahme von 56 auf 45 kg.

Zustand im September 1936: M i l i a r t u b e r k u l o s e   der Lungen, Röntgenbefund: In beiden Lungenfeldern diffus verstreut sehr zahlreiche kleine mittelharte und harte Fleckschatten. L y m p h k n o t e n t u b e r k u l o s e : rechts am Halse frische Fistel nach Einschmelzung eines großen Pakets miteinander verbackener tuberkulöser Lymphknoten, links am Halse eine seit eineinhalb Jahren offene Fistel nach Drüseneiterung, K n o c h e n t u b e r k u l o s e : kalter Abszeß über der rechten zweiten Rippe und am Rücken (im Röntgenbild Aufhellungsherd im sechsten Halswirbel). Temperatur subfebril, Blutsenkung beträchtlich beschleunigt.

Beginn der Impfungen am 15. September 1936. Zuerst schwache, später deutliche lupoide Reaktion der Haut, allmähliche Besserung. Die Blutsenkung wird normal, der Herd im 6. Halswirbel ist nicht mehr nachweisbar, das Körpergewicht steigt um 7 kg auf 52 kg. Die Impfungen wurden bis Ende 1937 allmonatlich wiederholt. Auch im Jahre 1938 Wohlbefinden. Die Patientin kam deshalb nur mehr viermal zur Impfung. 1939 im allgemeinen stationär, aber Entstehung eines neuen Knochenherdes in der 5. Rippe links.

Zusammenfassung: N a c h 1 3 j ä h r i g e r e r f o l g l o s e r V o r b e h a n d l u n g e i n e r u n a u f h a l t s a m p r o g r e - d i e n t e n c h r o n i s c h e n M i l i a r t u b e r k u l o s e d e r L u n g e n u n d s c h w e r e r , j a h r e l a n g f i s t e l n d e r L y m p h k n o t e n - u n d K n o c h e n t u b e r k u l o s e t r i t t n a c h z w e i j ä h r i g e r I m p f t h e r a p i e e i n e w e s e n t - l i c h e B e s s e r u n g e i n . Die Entstehung eines neuen Knochenherdes konnte jedoch nicht verhindert werden.

14. Dr. W. Erich, 31 Jahre. Im April 1938 aus voller Gesundheit mit hohem Fieber erkrankt, welches zwei Monate lang anhielt. Täglich über 39 Grad. Das Röntgenbild zeigte eine dichte miliare Aussaat in beiden Lungen. Trotz des hohen Fiebers wurde im Mai eine Impfbehandlung versucht und, als das Fieber etwas zurückging, in intensiver Weise fortgesetzt. Entfieberung im Juni. Eine Röntgenkontrolle im Herbst zeigte, daß die miliaren Herde restlos zurückgebildet waren, beide Lungenfelder waren bis auf eine streifige Verschattung der Spitzenfelder frei! Im Winter konnte Patient wieder seine Arbeit aufnehmen. Die Impfbehandlung konnte jedoch nicht das Weiterschreiten eines zur Zeit der miliaren Aussaat entstandenen Knochenherdes in der Brustwirbelsäule verhindern, der 1939 bis 1940 eine neuerliche Liegekur und orthopädische Behandlung erforderte. Nach Ausheilung der Wirbeltuberkulose blieb Patient bis 1947 gesund und arbeitsfähig. Dann nach langer Kerkerhaft Recidiv der Wirbeltuberkulose, nicht aber der Lungentuberkulose.

Zusammenfassung: A k u t e M i l i a r t u b e r k u l o s e , H e i - l u n g derselben nach Impftherapie, jedoch W e i t e r s c h r e i t e n e i n e s K n o c h e n h e r d e s , der vorerst abheilte, im Kerker aber recidivierte.

5. Tuberkulose des Urogenitaltraktes.

15. E. Sebastian, geboren 1903. Im Herbst 1934 Erkrankung an Nierentuberkulose (im Harn Tuberkelbazillen). Am 7. Jänner 1935 Nephrektomie rechts. Im oberen Pol der rechten Niere fand sich eine nußgroße tuberkulöse Kaverne und außerdem eine „disseminierte Tuberkulose" der rechten Niere. Nach der Operation kam es nicht zur Heilung, sondern es entwickelte sich ein chronisches Siechtum, welches zwei Jahre lang beobachtet wurde. Vom Urologen (Dozent Dr. C h w a l l a) wurde eine „schwere ulzeröse hämaturische Blasentuberkulose

und eine Prostatatuberkulose" festgestellt. Der Kranke mußte alle zwei Stunden urinieren, im Harn wurden wieder Tuberkelbazillen nachgewiesen. Wiederholt erfolgten Fieberschübe, dazwischen war die Temperatur meist subfebril. Außerdem bestand eine chronische Diarrhoe, unterbrochen von Perioden mit Obstipation, welche durch die übliche Therapie weder daheim noch während eines zweimonatlichen Aufenthaltes auf meiner Abteilung beeinflußt werden konnte. Der Stuhl enthielt Blutspuren. Bei der Röntgenuntersuchung zeigte das druckempfindliche Coecum eine unregelmäßige Wandkonturierung. Der Lungenbefund war abgesehen von einer Verdickung der Spitzenpleura o. B. Der Patient war in einer elenden Allgemeinverfassung und hatte jede Hoffnung verloren. Die Allergie war trotz der schweren Tuberkulose relativ gering, der kutane Schwellenwert der Tuberkulinallergie wurde mit 0,01 mg bestimmt. Komplementbindende Antikörper fehlten im Serum, wie bei sechs aufeinanderfolgenden Untersuchungen festgestellt wurde. Dies war ein besonders übles Zeichen von Resistenzlosigkeit.

Beginn der Impftherapie am 5. Dezember 1936, also fast zwei Jahre nach der Nephrectomie. Die Hautreaktion war nur schwach. Die zweite Impfung (15. Jänner 1937) ging schon besser auf, es entwickelte sich ein lupoider Ausschlag, und nun gingen die Harnbeschwerden deutlich zurück. Der Appetit stellte sich wieder ein und das Körpergewicht stieg an. Die Komplementbindungsreaktion wurde erst nach der 4. Impfung positiv, und nun trat volle Erholung mit Rückgang aller krankhaften Störungen ein. Ausheilung der Blasentuberkulose und der Prostatatuberkulose, Aufhören der Durchfälle, 12 kg Gewichtszunahme. Ab 1938 war Patient wieder arbeitsfähig, 1940 konnte die immunisierende Therapie nach 26 Impfungen abgeschlossen und der Patient endgültig geheilt entlassen werden. Er ist den ganzen Krieg hindurch gesund geblieben.

Zusammenfassung: Eine disseminierte Urogenitaltuberkulose schreitet trotz Entfernung der schwerer veränderten rechten Niere zwei Jahre lang weiter fort. Außerdem Darmtuberkulose. Die Krankheit kommt durch eine vier Jahre lang fortgesetzte Impftherapie zur Heilung. Beobachtungsdauer seit Beginn der Impfungen acht Jahre.

16. G. A., geboren 1896, im Jahre 1936 an Nierentuberkulose erkrankt. Nephrectomie links am 8. November 1937 (Prof. Hryntschak). Trotz der Operation schritt die Krankheit weiter. Es wurde auch die rechte Niere ergriffen. 1938 wiederholt schwere Nierenkoliken rechts, außerdem ulzeröse Blasentuberkulose, dauernder Harndrang. Der Zustand wurde im Oktober 1938, also ein Jahr nach der Operation, vom Urologen als hoffnungslos bezeichnet.

Beginn der Impftherapie am 20. Oktober 1938. Vorerst reagierte die Patientin kaum und ich war nahe daran, die Behandlung abzubrechen. Die Kranke selbst, welche vollkommen darüber orientiert war, daß es sonst keine Rettung für sie gebe, drängte zu einer Fortsetzung der Impfungen. Allmählich wurden die Hautreaktionen stärker und es entwickelten sich lupoide Veränderungen. Im vierten Behandlungsjahr war die klinische Besserung offensichtlich. Unter einer acht Jahre lang fortgesetzten Behandlung kam der ursprünglich äußerst bösartige Krankheitsprozeß zum Stillstand und Patientin wurde wieder arbeitsfähig. Die Blase ist narbig geschrumpft.

Zusammenfassung: N i e r e n t u b e r k u l o s e l i n k s , Nephrectomie, E r k r a n k u n g d e r r e c h t e n N i e r e und u l z e r ö s e B l a s e n t u b e r k u l o s e ein Jahr nach der Operation. Stillstand der Krankheit bei achtjähriger Impftherapie.

Auch ein dritter Fall von Urogenitaltuberkulose, der nach der Nephrectomie noch monatelang weitergefiebert hatte, wurde nach der Impfbehandlung beschwerdefrei.

Die Impfbehandlung versagt jedoch bei den Fällen von Urogenitaltuberkulose, bei welchen auch die zweite erhaltene Niere in ihrer Funktion beträchtlich gestört ist. Bei solchen Fällen kann mit einer immunisierenden Therapie nichts mehr erreicht werden, denn es handelt sich, wie die Obduktion zeigt, um massive, käsig-kavernöse Zerstörungen der zweiten Niere, welche selbstverständlich irreparabel sind.

6. Übersicht über die Kasuistik und Statistik.

Aus der Kasuistik ist zu ersehen, daß der Erfolg der Impftherapie oft erst nach einer langen, vergeblichen Vorbehandlung mit anderen Methoden (Kollapstherapie, Heilstättenkuren usw.) erzielt worden ist (Fälle 1 bis 4, 13, 15, 16) und daß nach jahrelangem progredientem Verlauf m i t d e m E i n s e t z e n d e r I m p f b e h a n d l u n g p l ö t z l i c h e i n U m s c h w u n g eingetreten ist. Die ursächliche Bedeutung der Impftuberkulose für die günstige Beeinflussung der Lungentuberkulose ist ferner auch daran zu erkennen, daß die erzielte Heilwirkung wieder verlorengegangen ist, wenn die Impfungen vorzeitig abgebrochen wurden (Fall 4), oder wenn die tuberkulösen Herde in der Haut vorzeitig zur Heilung gebracht wurden (Fall 8). Im übrigen wird diesbezüglich besonders auf den Fall 1 hingewiesen, welcher zweimal eine plötzliche, mit der Heilung bzw. Wiedererzeugung einer extrapulmonalen Tuberkulose zusammenfallende Änderung des Krankheitsverlaufes gezeigt hat.

Über die zahlenmäßige Verteilung der behandelten Kranken gibt die hier vorgelegte Kasuistik keine zutreffende Vorstellung, da aus instruktiven Gründen Beispiele aus allen Krankheitsgruppen angeführt worden sind. Es ist daher notwendig, auf folgendes hinzuweisen: Weitaus die Mehrzahl der erfolgreich behandelten Fälle gehörte der multizentrisch beginnenden, apikokaudal progredienten Krankheitsform an, eine viel geringere Zahl der Miliartuberkulose und der Urogenitaltuberkulose. Unizentrisch beginnende Fälle sind nur ausnahmsweise geimpft worden, weil hier aus den ausführlich erörterten Gründen (vgl. S. 88) in erster Linie eine Kollapstherapie angezeigt ist. Bei den ersten Versuchen mit der Impftherapie wurden seinerzeit, als noch keine genügenden Erfahrungen über die Ungefährlichkeit der Methode vorlagen, verhältnismäßig viele bila-

terale, kavernöse Phthisen, lauter absolut hoffnungslose Asylierungsfälle behandelt, weil es nur bei diesen Fällen, bei welchen nichts
mehr zu verlieren war, verantwortet werden konnte, eine neue
Methode zu erproben. Ein Schaden ist bei diesen Fällen niemals
entstanden. Die Impfreaktionen waren immer nur schwach oder
negativ, eine Heilung konnte jedoch bei keinem dieser Fälle erzielt
werden. Deshalb sind solche Fälle später gar nicht mehr zur Impfbehandlung herangezogen worden.

Eine S t a t i s t i k über alle behandelten Fälle (etwa 400 Fälle
und mehr als 4000 Impfungen) kann aus kriegsbedingten Gründen
nicht gegeben werden. Es soll hier daher nur ein Bericht Platz finden,
welcher die in den Jahren 1941 bis 1944 im Reservelazarett VII b
in Wien behandelten Soldaten betrifft [123].

Es handelt sich um 193 Fälle und 2359 Impfungen, durchwegs
Insassen des Lazarettes, die in jeder Beziehung genau untersucht
worden waren. Die Behandlung wurde bei einem Teil dieser Fälle
auch nach der Entlassung aus dem Lazarett ambulatorisch weitergeführt. Fünf dieser Fälle (1, 3, 4, 7, 9) sind bereits in der vor-
stehenden Kasuistik enthalten. In die Statistik wurden nur solche
Fälle aufgenommen, welche Ende 1944 mindestens ein halbes Jahr
lang mit den Impfungen behandelt worden waren. 153 Fälle waren
offen, 40 Fälle geschlossen. Aber auch diese letzteren waren schwere
Fälle, zum Teil Miliartuberkulosen und Kehlkopftuberkulosen.
Nach Erkrankungsformen gliedert sich das Material in folgende
Gruppen:

1. Multizentrische, apikokaudal progrediente Tuberkulosen (nach
der alten Nomenclatur „produktiv-exsudativ") 173 Fälle, davon
152 bilateral, 21 unilateral, 19 Fälle Lungen- und Kehlkopftuberkulose.

2. Miliartuberkulosen: 12 Fälle, davon 4 miliare Polyserositis.

3. Unizentrisch beginnende („exsudative") Tuberkulosen: 7 Fälle.

4. Knochentuberkulose: 1 Fall.

Es gelangten demnach in weit überwiegender Zahl apikokaudal
progrediente Fälle zur Impfbehandlung. Wegen des offensichtlichen
Wohlbefindens der Impfpatienten drängten sich die Kranken zu
dieser Behandlung. Vor allem die Kranken, bei welchen keine operative Behandlung möglich war, begehrten die Impfung, weil sie
sich davon noch eine Rettung erhofften. Es wurden daher zuweilen
auch Fälle zugelassen, welche wegen der großen Ausdehnung des
Krankheitsprozesses nicht mehr geeignet und prognostisch infaust
zu beurteilen waren. Bei diesen Fällen waren die Impfungen nur
ein letzter Rettungsversuch. Die Statistik ist durch die Zulassung
dieser Grenzfälle ungünstig beeinflußt worden.

---

[123] Dieser Bericht wurde am 18. II. 1945 der Heeressanitätsinspektion mit
einem Namenverzeichnis vorgelegt, so daß alle Angaben auf Grund der Kranken-
blätter kontrolliert werden konnten.

Die **Mortalität** war in Anbetracht dieser Auswahl nur gering. Sie betrug in einem Zeitraum von drei Jahren nur sieben, also $3\frac{1}{2}\%$. Von diesen sieben Todesfällen betrafen drei die erwähnten schweren Phthisen, zwei Miliartuberkulosen, ein Fall starb an einem interkurrenten Magencarcinom, und nur ein Fall einer ursprünglich aussichtsreich erscheinenden apikokaudalen Tuberkulose ging nach siebenmonatiger, anscheinend erfolgreicher Behandlung, Besserung des Röntgenbefundes und der Blutsenkung unerwartet an einer Hämoptoe akut zugrunde. Eine Mortalität von $3\frac{1}{2}\%$ ist bei Schwertuberkulösen bemerkenswert gering und beweist, daß die Behandlungsmethode an sich kein erhöhtes Risiko bedeutet.

Der **Behandlungserfolg** wird um so besser, je länger die Behandlung fortgesetzt wird. Eine Übersicht geben die Tab. 1 und 2. Bemerkenswert ist, daß von zwölf Miliartuberkulosen sechs gebessert werden konnten. Es handelte sich durchwegs um protrahiert verlaufende Fälle.

Tab. 1. Behandlungserfolge insgesamt.

Alle Fälle	gebessert	stationär	schlechter	gestorben
$193 = 100\%$	$100 = 52\%$	$70 = 36\%$	$16 = 8\%$	$7 = 4\%$
mindestens 1 Jahr behandelt $75 = 100\%$	$59 = 79\%$	$10 = 13\%$	$6 = 8\%$	0

Tab. 2. Behandlungserfolge der offenen Fälle.

Alle offenen Fälle	negativ geworden	positiv geblieben	Behandlung noch nicht abgeschlossen
$153 = 100\%$	$50 = 32\%$	$53 = 36\%$	$50 = 32\%$
mindestens 1 Jahr behandelt $64 = 100\%$	$36 = 57\%$	$19 = 30\%$	$9 = 13\%$

IX. Nachprüfungen.

Aus mehreren Städten Österreichs und Deutschlands erhielt ich Nachrichten über die Anwendung von lebenden Tuberkelbazillen zu therapeutischen Zwecken in der von mir vorgeschlagenen Form. Veröffentlichungen darüber sind bisher nur wenige erfolgt. B e r d e l und S a n d e r [124] behandelten in Berlin 40 Fälle mit günsti-

---

[124] Münch. med. Wschr. 1939, 341.

gem Erfolge. Sie verfolgten speziell das Verhalten der serologisch nachweisbaren Antikörper mit Hilfe der Meinicke-Tuberkulosereaktion und konnten meine Angabe, daß der Titer der Antikörper nach der Impfung regelmäßig ansteigt, vollinhaltlich bestätigen. Vorher negative Fälle wurden positiv, bei schwach positiven Fällen trat nach der Impfung eine Erhöhung des Titers ein. „Diese Steigerung hielt bei einigen Kranken sehr lange an, bei einigen anderen ließ sie schneller wieder nach, jedoch stieg der Titer bei diesen bei erneuter Impfung ebenso schnell wieder an, und zwar auch wiederholt und mit Sicherheit." „Mit steigendem Reaktionstiter gingen die späteren Impfungen bei demselben Kranken entsprechend auch stärker an, ein Zeichen dafür, daß nicht nur eine serologische Reaktion in vitro stärker geworden war, sondern auch die immunbiologische Abwehrreaktion des Gesamtorganismus gegen den Erreger." Auch diese Beobachtungen der Autoren stehen im Einklang mit unseren Erfahrungen, und sie zeigen, daß es angezeigt ist, die Impfungen zu wiederholen. Die beiden Autoren haben nicht nur Schwerstkranke, sondern auch leichtere Fälle mit gutem Erfolg behandelt, „bei denen entweder eine Kollapstherapie nicht möglich war oder nicht ausreichte". Diese Auswahl entspricht auch den hier aufgestellten Indikationen.

Sander[125] bestätigte neuerdings bei 180 Impfungen an 77 Patienten die Unschädlichkeit der Methode. Er fand, „daß der durch künstliche Hauttuberkulose gesetzte Reiz stärker zur Bildung von Antikörpern anregte als die gleichzeitig bestehende Lungentuberkulose; daß die durch die Hauttuberkulose angeregte Neubildung von Antikörpern größer ist als der durch den frischen Herd verursachte Verbrauch von Antikörpern".

Klimesch[126] hat über Mißerfolge bei schweren kavernösen Phthisen berichtet. Bei kachektischen großkavernösen Phthisen ist ein Erfolg auch nach unseren Erfahrungen nicht zu erwarten. Eine ähnliche Methode wurde von Lisi und Bruno[127] angewendet, welche Kranke behandelten, die so schwer und so anergisch waren, daß eine Reaktion der Haut nur unter dem gleichzeitigen Reiz von Kanthariden erzielt werden konnte. Das Ergebnis war bei diesen anergischen Schwerkranken selbstverständlich ein allgemeiner Mißerfolg. Befriedigende Erfolge können nur dann erzielt werden, wenn die Indikationen berücksichtigt werden, welche sich uns auf Grund theoretischer Überlegungen und langjähriger praktischer Erfahrungen ergeben haben und über welche schon wieder-

---

[125] Untersuchungen über das Verhalten der Meinicke-Tuberkulosereaktion nach Impfung mit Hauttuberkulose. Zeitschr. f. d. gesamte Innere Medizin und ihre Grenzgebiete **2**, 565, 1947.

[126] Wien. med. Wschr. 1940, 241.

[127] Giorn. ital. Dermat. **83**, 1942.

holt berichtet worden ist. (Kutschera-Aichbergen[128], [129], [130].)

X. Zusammenfassung über Immunisierung gegen Tuberkulose.

1. Eine Immunisierung gegen Tuberkulose kann nur durch lebende Tuberkelbazillen erreicht werden. Die immunisierende Wirkung derselben geht ihrer Virulenz parallel.

2. Man unterscheidet zweierlei Arten von Immunisierung: die prophylaktische Immunisierung Gesunder und die therapeutische Immunisierung Kranker.

3. Zur prophylaktischen Immunisierung dürfen nur Tuberkelbazillen abgeschwächter Virulenz verwendet werden, weil die Verimpfung lebender Tuberkelbazillen auf Gesunde einer Primärinfektion entspricht und daher die Gefahr eines Weiterschreitens der Impftuberkulose besteht.

4. Zur therapeutischen Immunisierung bereits tuberkulös Erkrankter müssen vollvirulente Tuberkelbazillen verwendet werden, weil die immunisierende Wirksamkeit schwachvirulenter Bazillen, wie die Erfahrung gelehrt hat, in diesem Falle zu gering ist.

5. Die therapeutische Immunisierung erfolgt durch die wiederholte Verimpfung lebender Tuberkelbazillen in die skarifizierte Haut. Die Gefahr eines Weiterschreitens dieser Impftuberkulose ist trotz der Verwendung vollvirulenter Tuberkelbazillen ausgeschlossen, da es sich um Superinfektionen handelt. Superinfektionen der Haut schreiten weder beim tuberkulösen Versuchstier noch beim tuberkulösen Menschen weiter, sondern sie führen lediglich zur Entstehung einer auf die Impfstelle beschränkten Hauttuberkulose.

6. Diese Impftuberkulose der Haut übt eine hemmende Wirkung auf die Tuberkulose der innern Organe aus. Die immunisierende Wirkung dieser Impfungen kommt u. a. in einer Vermehrung der Tuberkulose-Antikörper im Blute zum Ausdruck.

7. Eine therapeutische Immunisierung ist bei den Fällen angezeigt, bei welchen im Zustande der Allergie trotz florider Tuberkulose keine Tuberkulose-Antikörper gebildet werden und keine entsprechende Immunität entwickelt wird, so daß andauernd neue tuberkulöse Herde aufschießen. Hierher gehört in erster Linie die multizentrisch beginnende apikokaudal progrediente Lungentuberkulose. Außerdem kommen unter bestimmten Umständen auch andere Tuberkuloseformen für die immunisierende Behandlung in Betracht.

---

[128] Wien. klin. Wschr. **1931**, 1556 und **1937**, S. 549, 1544, 1582 —, Beitr. Klin. Tbk. **77**, 121, 1931 und **89**, 708, 1937 —.

[129] Med. Welt 1939, 345, Klin. Wschr. 1943, 566, Ars Medici 1947, S. 226 und 620.

[130] M. Zimmer, Wehrmedizin, Wien, Deuticke, 1944, Band 3, S. 171.

8. Die therapeutische Wirkung der immunisierenden Behandlung ist bei diesen Krankheitsformen, welche sonst therapeutisch unbeeinflußbar sind und in fast 100 % zum Tode führen, befriedigend. Wenn die Behandlung frühzeitig genug eingeleitet und lange genug fortgesetzt wird, kann in etwa 80 % der Fälle ein Stillstand des tuberkulösen Krankheitsprozesses erreicht werden.

9. Die ursächliche Bedeutung der immunisierenden Therapie ist bei den Fällen besonders in die Augen springend, welche vorher lange Zeit unaufhaltsam progredient verlaufen sind und bei welchen erst mit dem Einsetzen der Impftherapie ein p l ö t z l i c h e r U m - s c h w u n g eintritt. Die hemmende und heilsame Wirkung der künstlich erzeugten Hauttuberkulose ist auch daran zu erkennen, daß bei einer vorzeitigen Unterbrechung der Impfungen oder nach einer Beseitigung der tuberkulösen Hautherde, also einem Wegfall dieser hemmenden Wirkung, die Lungentuberkulose sofort wieder aufflammt und neuerlich progredient wird.

10. Die Erfahrungen über die hemmende Wirkung einer sekundär entstandenen Hauttuberkulose auf eine progrediente Lungentuberkulose gehen bis auf R. K o c h zurück. Die Erfahrungen über die hemmende und immunisierende Wirkung einer künstlich erzeugten Hauttuberkulose erstrecken sich auf einen Zeitraum von 20 Jahren und rund 4000 Impfungen bei 400 Patienten.

Nach Abschluß des Kapitels über die Immunotherapie fahren wir mit der Besprechung der Klinik der multizentrischen Tuberkulose fort.

3. Die maligne multizentrisch-exsudative Form.

Diese Krankheitsform beginnt mit hohem Fieber und katarrhalischen Erscheinungen und wird daher in der ersten Krankheitswoche meist für eine gewöhnliche Grippe gehalten. Wenn das Fieber jedoch auf die gewöhnliche Therapie nicht reagiert, sondern auch in der 2. und 3. Woche unverändert anhält und die Auswurfmenge eher zu- als abnimmt, entsteht der Verdacht, daß eine Tuberkulose dahinter steckt. Die Blutsenkung ist beträchtlich beschleunigt, das Koagulationsband verkürzt, die Vitalkapazität deutlich vermindert. Man denkt an eine Pneumonie; es ist jedoch kein kompakter pneumonischer Herd nachweisbar. Schon jetzt kann die Diagnose durch eine Sputumuntersuchung mit einem Schlage aufgeklärt werden, denn das Sputum enthält nicht selten schon in diesem Stadium Tuberkelbazillen.

Das Röntgenbild zeigt eine weiche grobfleckige Verschattung vorerst der oberen Hälfte beider Lungenfelder. Dort, wo die weichen Fleckschatten sehr nahe beieinanderstehen oder konfluieren, entstehen größere inhomogene Verschattungen. Später breitet die Krankheit sich in kaudaler Richtung weiter aus, so daß schließlich die ganze Lunge ergriffen wird. Sehr bald sind Zerfallserscheinungen erkennbar: Im Sputum treten elastische Fasern auf, das Röntgenbild zeigt Aufhellungen inmitten der Fleckschatten, bei der physikalischen Untersuchung findet man umschriebene Bronchophonie, klingende Rasselgeräusche und knarrende Kavernengeräusche.

Gewöhnlich pflegt man nun eine Pneumothoraxtherapie zu versuchen. Die Anlage des Pneumothorax, der bei dieser Krankheitsform ein bilateraler sein muß, gelingt in der Regel ohne Schwierigkeit. Ein Nutzen wird damit aber nicht erzielt. Im Gegenteil, es kommt früher oder später zur Exsudatbildung und es stellt sich Kurzatmigkeit ein. Diese Kranken sind noch schlechter daran als andere, bei welchen man von vornherein auf alle chirurgischen Behandlungsversuche verzichtet hat.

Da auch alle andern kausalen therapeutischen Methoden bei dieser Krankheitsform versagen, muß man sich mit einer symptomatischen Therapie begnügen. Die Krankheit führt binnen weniger Monate zum Tode. Vielleicht wird in Zukunft die Chemotherapie hier eine Wendung herbeiführen können.

Bei der Sektion ergibt sich das Bild einer gelatinös-käsigen Lobulärpneumonie mit mehrfachen Einschmelzungsherden. Wenn die Krankheit sich im unmittelbaren Anschluß an die Primärinfektion entwickelt hat, also der Frühperiode angehört (vgl. S. 74), findet man die für die Primärperiode charakteristische Verkäsung der Lymphknoten am Lungenhilus. Bei multizentrisch-exsudativen Tuberkulosen der Spätperiode dagegen fehlen diese massiven Lymphknotenverkäsungen.

4. Die Miliartuberkulose.

Die Miliartuberkulose tritt beim Erwachsenen in folgenden drei Formen auf: 1. Die akute Miliartuberkulose — 2. die chronische Miliartuberkulose — 3. die miliare Polyserositis.

Die akute Miliartuberkulose verläuft mit wochenlang anhaltendem hohem Fieber. Die Kurve ist eine Continua, die Temperaturen liegen meist zwischen 39 und 40° C. Wenn das Fieber zwei bis drei Wochen gedauert hat, ohne daß es möglich war, einen bestimmten Krankheitsherd nachzuweisen, denkt man an Miliartuberkulose und an Typhus. Der letztere ist auszuschließen, wenn die bakteriologische Untersuchung negativ bleibt. Das Blutbild zeigt bei der Miliartuberkulose nicht die für den Typhus von der zweiten Woche an charakteristische Lymphozytose, sondern eine Lymphopenie. Von der kryptogenen Sepsis unterscheidet die Miliartuberkulose sich durch die auffallend geringe Zahl der Gesamtleukocyten, welche meist beträchtlich unter 6000 liegt. Das weiße Blutbild zeigt eine Linksverschiebung. Die Untersuchung der Lungen ergibt ein volumen pulmonum auctum, kenntlich an der Einengung der absoluten Herzdämpfung und dem Tiefstand der unteren Lungengrenze. Die Milz ist vergrößert und am Rippenbogen tastbar. Die Konsistenz der Milz ist derber als beim Typhus.

Die Röntgenuntersuchung der Lungen ist vorerst negativ. Die miliaren Knötchen erreichen erst nach einigen Wochen eine hinreichende Größe, welche im Röntgenbild als kleinfleckige Verschattung beider Lungen in Erscheinung tritt.

Sehr häufig kommt es sub finem auch zu einer meningealen Beteiligung. Die Meningitis tuberculosa kündigt sich durch heftige Kopfschmerzen an. Wenn sich eine Nackensteifigkeit eingestellt hat, findet man im Liquor bereits eine Vermehrung der Globuline (positive Reaktion nach Pandy und Nonne-Apelt), Spinnwebengerinnsel, jedoch im Gegensatz zur Meningococcen- und Pneumococcen-Meningitis keine Vermehrung der polymorphkernigen Leukocyten. Wenig bekannt, aber speziell für die tuberkulöse Meningitis charakteristisch ist die Verminderung der Chloride im Liquor unter 600 mg% (als Kochsalz berechnet). Der normale Wert liegt im Liquor höher als im Blut, nämlich bei 700 mg%. Die tuberkulöse Meningitis ist immer die Teilerscheinung einer Miliartuberkulose. Zuweilen lenken erst die meningealen Erscheinungen die Aufmerksamkeit auf das Grundleiden.

Vor der Entdeckung des Streptomycins war das Schicksal des Kranken mit dem Auftreten der Meningitis besiegelt. Wiederholte Lumbalpunktionen brachten vorübergehend Erleichterung. Schließlich war man aber gezwungen, hohe Dosen von Alkaloid zu geben, um die Schmerzen zu lindern. Seit 1947 konnten zahlreiche Fälle von Miliartb und Meningitis durch Streptomycin geheilt werden. Näheres darüber im Kapitel Chemotherapie. Ein Erfolg ist nur bei einem frühzeitigen Beginn der Chemotherapie zu erwarten.

Die chronische Miliartuberkulose verläuft unter viel weniger stürmischen Erscheinungen. Die Diagnose wird zuerst bei der Röntgenuntersuchung gestellt, welche eine dichte, mittelweiche bis harte kleinfleckige Verschattung aufdeckt. Je älter der Krankheitsprozeß ist, desto härter sind die Schatten und desto deutlicher heben sich die einzelnen Schattenfleckchen von der Umgebung ab, weil mit zunehmendem Alter der Knötchen die stark schattengebende perifokale Bindegewebswucherung zunimmt.

Das subjektive Befinden ist verhältnismäßig wenig gestört, und zwar um so weniger, je langsamer die Krankheit verläuft. Zuweilen zieht sich die Krankheit über viele Monate, ja sogar über mehrere Jahre hin. In diesen Fällen kann Fieber zeitweilig völlig fehlen. Zumeist ist die Temperatur aber doch subfebril. Auch die Blutsenkung ist beschleunigt.

Die chronische Miliartuberkulose entwickelt sich in der Regel als Begleiterscheinung einer hämatogenen Tuberkulose. Oft bestehen schon jahrelang hämatogene Herde, z. B. in den Knochen, den Lymphknoten, im Urogenitaltrakt oder in den Lungen in der im Vorhergehenden geschilderten apikokaudalen Form und die Miliartuberkulose bildet den Abschluß.

Therapeutisch sind die Aussichten bei der chronischen und auch bei der subakuten Miliartuberkulose nicht so schlecht wie bei der akuten Form. Durch eine immunisierende Behandlung kann ein Stillstand der Krankheit und ein Schwinden der klinischen Krankheitserscheinungen gar nicht so selten (in dem eigenen Material bisher in 15 Fällen) erreicht werden. Es ist bemerkenswert, daß die miliaren Lungenherde durch die von der Haut aus eingeleitete Immunisierung leichter zu beeinflussen sind als die hämatogenen Herde im Skelettsystem. Es kann daher vorkommen, daß sich nach der Abheilung der pulmonalen Miliartuberkulose einzelne Knochenherde noch weiter entwickeln (vgl. Beispiel 14, S. 207). Die gleiche Beobachtung ist auch bei mit Streptomycin geheilten Fällen von Miliartb gemacht worden.

Bei der miliaren Polyserositis kommt es zu einer dichten Knötchenaussaat auf der Serosa. Am häufigsten ist die Pleura betroffen. Dabei ist meist auch das Perikard mitbeteiligt. Etwas seltener ist die miliare Peritonitis, welche entweder isoliert oder als Begleiterscheinung einer miliaren Pleuritis auftritt. Die miliare Polyserositis ist oft ausschließlich auf die serösen Häute beschränkt. Bei der Sektion tritt diese Beschränkung besonders auffallend hervor: Während die Pleura und das Peritoneum von stecknadelkopfgroßen Knötchen dicht übersät ist, werden die Lungen und der Darm frei von tuberkulösen Veränderungen befunden. Oft sind nicht einmal die narbigen Reste des Primärkomplexes mehr nachzuweisen. Es ist merkwürdig, daß gerade bei dieser schwersten Form der Serosatuberkulose die inneren Organe oft eine völlige Immunität gegen Tuberkulose zeigen.

Die miliare Polyserositis ist im Gegensatz zu der relativ gutartigen einfachen Polyserositis (vgl. S. 232) therapeutisch schwer zu beeinflussen. Tuberkulin wird ebensowenig vertragen wie Röntgenbestrahlungen. Am besten bewährt hat sich uns die Behandlung mit lebenden Tuberkelbazillen. Es konnte dadurch bei einigen Fällen ein Stillstand erreicht werden. Da große Mengen eines stark getrübten, eiweißreichen, nicht selten hämorrhagischen Exsudates gebildet werden, sind wiederholte Punktionen notwendig, welche vorübergehend eine Erleichterung bringen. Auch bei der Polyserositis wird in Zukunft die Chemotherapie zu versuchen sein.

III. Mischformen.

Wie schon erwähnt, sind folgende drei Gruppen zu unterscheiden (vgl. S. 41):

1. Multizentrischer Beginn, später exsudative Exacerbation eines Einzelherdes — 2. die verkäsende Bronchitis — 3. unizentrischer Beginn, später hämatogene Streuung.

1. Gruppe 1: Multizentrischer Beginn, sekundäre exsudative Exacerbation.

Der multizentrische Beginn verläuft in der Regel ohne merkliche Störung des subjektiven Wohlbefindens, und die Tuberkulose tritt klinisch erst dann in Erscheinung, wenn einer der multiplen produktiven Einzelherde plötzlich wächst und sich exsudativ umwandelt. Die Krankheitserscheinungen sind in diesem Stadium der Bildung eines größeren exsudativen Einzelherdes die gleichen wie bei einer von vorneherein unizentrisch-exsudativen Tuberkulose. Der multizentrische Beginn ist daher bei diesen Fällen lediglich von theoretischem Interesse und kann nur durch eine spezielle, besonders genaue Röntgenuntersuchung nachgewiesen werden. Eine Ausnahme machen diesbezüglich nur jene Fälle, welche in der für viele multizentrische Tuberkulosen charakteristischen Weise mit einer exsudativen Pleuritis begonnen haben, denn diese Pleuritis pflegt mit mehrtägigem, manchmal wochenlang anhaltendem hohem Fieber zu verlaufen und heilt mit flächigen Verwachsungen der Pleurablätter ab. Nach diesem ersten multizentrisch-hämatogenen Schub pflegt die Krankheit wieder zur Ruhe zu kommen. Sie tritt klinisch erst dann wieder in Erscheinung, wenn es nach einem monate- oder jahrelangen Intervall scheinbarer Gesundheit zur Exacerbation eines Lungenherdes kommt. Ein Pneumothorax ist in diesen Fällen wegen der Verwachsungen nicht möglich. Im übrigen ist die Therapie und die Prognose die gleiche wie bei der reinen unizentrischen Form. An erster Stelle steht die chirurgische Kollapstherapie. Bei einem Versagen der Kollapstherapie kann u. U. durch die immunisierende Therapie noch ein befriedigender Erfolg erzielt werden. Es wird diesbezüglich auf das Krankenbeispiel Nr. 12 (S. 204) hingewiesen.

2. Gruppe 2: Die verkäsende Bronchitis.

Durch die Untersuchung von Löschcke und Kremer[131] ist in letzter Zeit die Aufmerksamkeit auf die verkäsende Bronchitis gelenkt worden. Pathologisch-anatomisch fand Löschcke eine käsige Zerstörung der Bronchialschleimhaut und zahlreiche

---

[131] Beitr. Klin. Tbk. 97, 443 und 451, 1942.

kleine und größere Streuherde in dem Verzweigungsgebiete des erkrankten Bronchus. Zuweilen war einer dieser bronchogenen Streuherde beträchtlich größer als die übrigen, so daß Bilder entstanden, welche an das Frühlingsfiltrat erinnerten, sich von diesem aber durch die Vielzahl der Herde unterschieden. Kremer konnte bei derartigen Fällen die erkrankten Bronchien in Schichtaufnahmen als gewellte Doppellinien zur Ansicht bringen. Löschcke und Kremer hatten ihre Untersuchungen auf Bronchialerkrankungen im Oberlappen beschränkt. Schubert[132] wies darauf hin, daß analoge Bilder auch in den Unterlappen vorkommen und daß die Bronchialtuberkulose zuweilen plötzlich zu einer ausgedehnten Atelektase führt.

In welcher Weise entsteht die verkäsende Bronchitis? Eine direkte Entstehung durch Bazillenaspiration von außen kommt kaum in Betracht. Nach Aschoff haften aspirierte Tuberkelbazillen, wie schon besprochen wurde (vgl. S. 48), an den „engsten Wegstrecken“ des Atmungsorganes. Das sind nicht die im Röntgenbild darstellbaren verhältnismäßig großen Bronchialäste, sondern Stellen hinter den Bronchioli respiratorii. Man muß daher in der Regel eine sekundäre Entstehung der Bronchialtuberkulose durch im Lumen stagnierendes tuberkelbazillenhaltiges Sputum, das aus weiter peripherwärts gelegenen Zerfallsherden stammt, annehmen. Das bekannte Bild des „ableitenden Bronchus“ bei Kavernen gehört hierher. Auf einen weiteren Entstehungsmodus, den Einbruch tuberkulöser Lymphknoten in den Bronchus haben Fleischner[133] und Arnstein[134] aufmerksam gemacht.

Bei voll ausgebildeter verkäsender Bronchialtuberkulose ist der Entstehungsmechanismus der schweren Bronchialerkrankung oft nicht mehr zu erkennen, denn nun kommt es zur Bildung zahlreicher Streuherde im ganzen Verzweigungsgebiete. Diese bronchogenen Streuherde können sowohl produktiver als exsudativ-pneumonischer Art sein, das hängt ganz von der Allergie und Widerstandskraft des Patienten ab. Bei alten Leuten ist infolge ihrer geringeren Widerstandskraft die Bildung käsig-pneumonischer Streuherde häufiger (Arnstein). Wenn diese Herde zum Teil einschmelzen, entstehen bunte Bilder und es kann nicht mehr entschieden werden, welcher der Zerfallsherde der ursprüngliche Ausgangspunkt des ganzen Prozesses gewesen ist.

Die Diagnose einer verkäsenden Bronchialtuberkulose wird immer dann in Betracht zu ziehen sein, wenn zahlreiche Streuherde im Gebiet eines bestimmten Bronchus auftreten. Sie kann durch die Tomografie gesichert werden, welche die verdickten

---

[132] Beitr. Klin. Tbk. **97**, 476, 1942.
[133] Beitr. Klin. Tbk. **86**, 72, 1935.
[134] Wien. klin. Wschr. 1934, 1345, und 1383.

wellenförmigen Konturen der entzündeten Bronchialwand zur Ansicht bringt. Auch plötzlich auftretende Atelektasen sind immer auf eine Bronchialerkrankung verdächtig.

Die klinischen Symptome sind, wenn nur ein kleiner Bronchialast befallen ist, uncharakteristisch. Bei ausgedehnter Bronchialtuberkulose ist die große Menge (zuweilen mehr als 500 ccm täglich!) und die schaumige Beschaffenheit des Sputums besonders bemerkenswert. Bei den schwersten Fällen besteht eine ulceröse Bronchial- und Trachealtuberkulose neben einer ulcerösen Kehlkopftuberkulose.

Die Therapie der Bronchialtuberkulose.

Die wichtigste therapeutische Maßnahme ist die Kollapstherapie. Nach S c h u b e r t h werden gerade bei der Bronchialtuberkulose mit der Thorakoplastik bessere Erfolge erzielt als mit dem Pneumothorax. Außerdem ist selbstverständlich eine roborierende Allgemeinbehandlung geboten. Bei jenen Fällen, bei welchen die Kollapstherapie unzureichend ist, kann ein Versuch mit der immunisierenden Therapie gemacht werden, der aber nur solange Aussicht auf Erfolg hat, als die Sputummengen 200 ccm noch nicht überschritten haben und noch keine größeren Zerfallshöhlen entstanden sind. Bei frischen Fällen ist eine Chemotherapie indiziert.

3. Gruppe 3: Unizentrischer Beginn, später hämatogene Streuung.

Diese Form unterscheidet sich von der gewöhnlichen unizentrischen Tuberkulose dadurch, daß nach der Entstehung des kompakten exsudativen Initialherdes nicht die hohe Allergie erreicht wird, welche sonst für die unizentrische Tuberkulose charakteristisch ist (vgl. S. 49). Infolge des Ausbleibens der allergischen Immunität kommt es zu kleinherdigen hämatogenen Streuungen in beiden Obergeschossen ähnlich, wie bei der multizentrisch beginnenden Tuberkulose. Nicht selten ist auch der Kehlkopf an diesen hämatogenen Streuungen beteiligt. Auch pleuritische Komplikationen sind bei dieser Mischform ebenso wie bei der multizentrischen Tuberkulose häufig, besonders dann, wenn ein Pneumothorax versucht wird (vgl. S. 149). Ein typisches Beispiel dieser Art ist unter Nr. 11 auf Seite 203 beschrieben worden.

Die T h e r a p i e muß die Pathogenese dieser Mischform berücksichtigen. Eine Kollapstherapie ist indiziert, denn es ist notwendig, den großen Initialherd, der in der Regel kavernös zerfallen ist, aus der Atmung auszuschalten und die bestehenden Kavernen auf mechanischem Wege zu verkleinern. Die Kollapstherapie allein genügt in diesem Falle jedoch nicht, um die Krankheit zum Stillstand zu bringen, sondern es ist notwendig, die mechanisch wirksame Therapie durch eine Chemotherapie und bei chronischem Verlauf durch eine Immunotherapie zu ergänzen. Nur auf diese Weise kann eine Steigerung der Tuberkuloseresistenz erzielt werden, welche den hämatogenen Streuungen ein Ende setzt.

C. Die Kehlkopftuberkulose.

Die Kehlkopftuberkulose ist eine häufige Begleiterscheinung der Lungentuberkulose. Sie kommt sowohl bei der unizentrischen als bei der multizentrischen Form vor. Bei der unizentrischen Form ist sie, abgesehen von den subjektiven Beschwerden für das Schicksal des Kranken, ohne Bedeutung, weil sie sich erst in einem vorgeschrittenen Stadium der Lungenkrankheit entwickelt und ebenso wie die Darmtuberkulose der schweren Phthise lediglich eine Begleiterscheinung der Anergie und Kachexie darstellt. Bei der multizentrischen Lungentuberkulose kann der Kehlkopf dagegen schon in einem früheren Stadium der Krankheit befallen werden, in einer Zeit, in welcher von seiten der Lunge noch gar keine Beschwerden bestehen, und die Kehlkopfkrankheit beherrscht das klinische Bild. Im folgenden wollen wir uns in erster Linie mit dieser Form der Kehlkopftuberkulose beschäftigen.

Bei der multizentrischen Lungentuberkulose beginnt die Tuberkulose auch im Kehlkopf multizentrisch, d. h. mit der gleichzeitigen Bildung mehrerer Knötchen. Diese Knötchen liegen nicht an der Oberfläche, sondern, wie E. Wessely[135] gezeigt hat, in der Tiefe. Sie entstehen nicht durch Sputuminfektion, sondern hämatogen, oft schon in einer Zeit, in welcher die Lungentuberkulose noch geschlossen ist und daher noch gar keine Gelegenheit zu einer Schleimhautinfektion von der Oberfläche her gegeben ist.

Die ersten klinischen Beschwerden sind oft uncharakteristisch: Halsschmerzen, Schmerzen beim Schlucken, Fremdkörpergefühl, denn der Prozeß beginnt in vielen Fällen nicht an den Stimmbändern, sondern an der Hinterwand des Kehlkopfes, an der Epiglottis, der Uvula oder den Taschenbändern. Auch wenn die Stimmbänder selbst befallen sind, besteht oft keine ausgesprochene Heiserkeit, sondern die Stimme ist nur leicht belegt. Gerade diese geringe, jedoch monatelang anhaltende Störung ist für Tuberkulose charakteristisch.

Bei der Inspektion findet man im Anfangsstadium der Krankheit lediglich eine Schwellung an umschriebener Stelle, welche durch

---

[135] Monatsschr. f. Ohrenheilkd. und Laryngo-Rhinologie 71, 641, 831, 897 (1937).

das kollaterale Ödem bedingt ist. Die in der Tiefe gelegenen Knötchen sind noch nicht sichtbar. Die laryngologische Diagnose lautet daher in der Regel: „akute Laryngitis“. Die Diagnose einer Kehlkopftuberkulose kann aber schon in diesem Stadium gestellt werden, wenn diese Laryngitis monatelang anhält, auf die gewöhnliche Therapie nicht reagiert, und wenn gleichzeitig eine multizentrische Lungentuberkulose besteht. Laryngoskopisch ist die tuberkulöse Natur der Laryngitis erst dann zu erkennen, wenn auch in den subepithelialen Schichten Knötchen entstehen und wenn es schließlich zur Ulceration kommt. Bezüglich weiterer Einzelheiten wird auf die erwähnte, mit farbigen Tafeln ausgestattete Arbeit von W e s s e l y verwiesen.

Nach erfolgter Ulceration nehmen die Schmerzen zu und können so heftig werden, daß die Nahrungsaufnahme wegen der unerträglichen Schluckbeschwerden leidet. Ähnlich wie in der Lunge verläuft die multizentrisch beginnende hämatogene Tuberkulose auch im Kehlkopf in Schüben, die durch Intervalle von vielen Monaten voneinander getrennt sein können. Diese Schübe erstrekken sich auch auf die Umgebung des Kehlkopfes. Nach einer von E. W e s s e l y über 1045 Fälle von Tuberkulose des oberen Atmungs- und Verdauungstraktes aufgestellten Statistik entfallen 91 % auf den Kehlkopf und 9 % auf den Gaumen, die Zunge, die Mundschleimhaut (Wangen und Zahnfleisch) und den Pharynx. Zuweilen kommt es zu einer so beträchtlichen Wucherung tuberkulösen Granulationsgewebes, daß tumorähnliche Bilder entstehen und wegen Stenose und Erstickungsgefahr eine Tracheotomie notwendig wird.

Die P r o g n o s e der Kehlkopftuberkulose hängt von dem Charakter der tuberkulösen Allgemeinerkrankung ab. Bei gutartiger allgemeiner Tuberkulose, z. B. bei der „rudimentären“ Form der Lungentuberkulose, kann die Kehlkopftuberkulose durch lokale Maßnahmen unschwer beherrscht werden, bei bösartiger progredienter Allgemeintuberkulose sind dagegen alle Bemühungen vergeblich, es erfolgen immer neue Schübe und die Ulceration ist unaufhaltsam.

T h e r a p e u t i s c h ist die Chemotherapie am erfolgreichsten. Außerdem hat sich uns neben einer roborierenden Therapie die immunisierende Therapie bewährt. Eine floride, entweder spontan entstandene oder durch Impfungen mit virulenten Tuberkelbazillen erzeugte Hauttuberkulose übt eine stark hemmende Wirkung auf die Kehlkopftuberkulose aus (vgl. S. 154 und 195). Tuberkulin und Gold haben sich dagegen bei der Kehlkopftuberkulose nicht bewährt (W e s s e l y).

Bei der l o k a l e n T h e r a p i e der Kehlkopftuberkulose ist die B e s t r a h l u n g an erster Stelle zu nennen. Die besten Er-

folge sahen wir in Wien bei Bestrahlungen mit dem von E. W e s -
s e l y angegebenen Apparat, bei welchem eine Bogenlampe verwendet wird, deren Elektroden mit Metallsalzen imprägniert sind.
Das Licht der W e s s e l y -Lampe entspricht qualitativ dem Sonnenlicht. Die Lichtintensität ist so groß, daß eine Bestrahlungsdauer
von 7 bis 15 Minuten pro Sitzung genügt. Die Bestrahlung erfolgt
indirekt mit Hilfe eines Kehlkopfspiegels. Der Patient ist in der
Lage, die Bestrahlung selbst in einem Vergrößerungsspiegel zu
kontrollieren.

Auch das Sonnenlicht selbst kann an schönen Tagen zur Bestrahlung herangezogen werden. S o r g o hat eine einfache Apparatur entworfen, mit welcher intelligente Patienten die Bestrahlungen
selbst durchführen können. Die künstliche Höhensonne hat sich
weniger bewährt, weil sie zu wenig sichtbares Licht enthält, eine
Kontrolle während der Bestrahlung daher kaum möglich ist.

Dort, wo die W e s s e l y -Lampe, von welcher wir die besten
therapeutischen Wirkungen gesehen haben, nicht bekannt ist,
pflegt man R ö n t g e n b e s t r a h l u n g e n anzuwenden. Eine vorsichtige Dosierung ist zu empfehlen, um Röntgenschäden zu vermeiden. Nach B a c m e i s t e r [136] werden pro Sitzung 5 bis 20 %
der HED bei 4 mm Aluminiumfilter und 24 cm Fokusabstand gegeben. Es werden zwei seitliche Felder und ein mittleres Feld am
Halse bestrahlt, bei jeder Sitzung ein Feld, zwei bis drei Sitzungen
pro Woche. Nach drei bis sechs Sitzungen, also ein bis zwei Bestrahlungen pro Feld wird eine Pause von drei Wochen eingelegt
und dann dieselbe Bestrahlungsserie, eventuell mit kleineren Dosen,
wiederholt.

Kleine Geschwüre können durch Ätzungen mit Milchsäure
(manche Autoren verwenden 20 bis 80 %ige Lösungen, andere konzentrierte Milchsäure) oder mit der an die Kehlkopfsonde ange-
schmolzenen Chromsäureperle zum Verschwinden gebracht werden.
Die galvanokaustische oder operative Behandlung größerer Infiltrate ist nicht zu empfehlen.

Die Schmerzen sind durch das Einstäuben von Orthoform- oder
Anästhesinpulver, durch Pinselung oder Besprayung mit Anästheticis
zu bekämpfen. Das hochgiftige Cocain sollte zu diesem Zwecke nicht
mehr verwendet werden, sondern immer durch das weniger giftige
und besser wirksame Pantocain ersetzt werden, von welchem 1- bis
2 %ige Lösungen genügen. Bei sehr heftigen Schmerzen bringt die
Unterbrechung des Nervus laryngeus superior durch intraneurale
Alkoholinjektion vorübergehende, die Resektion des Nerven
dauernde Erleichterung.

---

[136] Handbuch der ges. Strahlenhlkd. von L a z a r u s , II, 870, Berlin 1930.

D. Die Tuberkulose der serösen Häute.

I. Pleuritis.

Die Pleuritis kommt bei der Tuberkulose in dreierlei Formen vor:
1. Als selbständige Erkrankung — 2. als Begleiterscheinung pulmonaler Tuberkulose — 3. als Komplikation bei der Pneumothoraxbehandlung.

1. Die Pleuritis als selbständige Erkrankung.

Aus voller Gesundheit kommt es nach einem kurzen schmerzhaften Vorstadium zur Bildung eines großen Exsudates. Der Beginn der Exsudation kann, noch bevor die Röntgenuntersuchung einen Exsudatschatten zeigt, durch eine sorgfältige leise Perkussion entlang der unteren Lungengrenzen und die Probepunktion nachgewiesen werden.

Das Exsudat ist klar, hat ein spezifisches Gewicht, welches nur wenig oberhalb des Grenzwertes zwischen Trans- und Exsudaten (1015) liegt, und einen Eiweißgehalt von 2,5 bis 3 %. Im spärlichen Sediment findet man fast ausschließlich lymphoide Zellen. Die tuberkulöse Ätiologie dieser Exsudate konnte durch bakteriologische Untersuchungen einwandfrei nachgewiesen werden (vgl. S. 194!).

Die Störung des Allgemeinbefindens ist recht verschieden. In der Regel besteht zu Beginn ein fieberhaftes Stadium in der Dauer von einigen Wochen. Anfangs erreicht das Fieber meist Temperaturen von 39⁰ C. Zuweilen zieht das Fieber sich monatelang hin. In andern Fällen führt die Krankheit den Patienten erst dann zum Arzt, wenn sich bereits Atembeschwerden infolge der starken Exsudation eingestellt haben. Die Exsudatmenge kann bei solchen Fällen zwei Liter überschreiten. Relativ selten erfolgt eine Exsudation auf beiden Seiten gleichzeitig. Während des Krieges wurden Sonderlazarette für Pleuritis eingerichtet, durch welche Tausende von Pleuritiskranken passierten. In einem solchen Lazarett fanden Reichel und Zimmerl[137] 1,1 % bilaterale Pleuritiden.

Zur Zeit des Auftretens dieser sogenannten „idiopathischen" Pleuritis pflegen die Lungen noch frei von tuberkulösen Veränderungen zu sein. Es ist aber bekannt, daß gerade diese Form der Pleuritis sehr oft[138] als Vorläufer einer multizentrischen Tuber-

---

[137] Zimmer, Wehrmedizin, Wien 1944, Band III, S. 160.

[138] Nach einer Statistik über 1000 Tb-Fälle des Res.-Lazarettes VII b in Wien wurden bei 138 Fällen (= 13,8 %) Pleuritiden als Vorläufer der Lungentb verzeichnet. Auf die multizentrischen Fälle allein berechnet wäre der Prozentsatz der Pleuritiden nach unseren Erfahrungen etwa doppelt so hoch (W. Görz, Doktordissertation. Wien 1944).

kulose auftritt, welche sich erst einige Jahre später entwickelt. Auch diese pleuritische Vorkrankheit entspricht wahrscheinlich einem hämatogenen Schub, denn ebenso wie bei andern hämatogenen Schüben verschwinden die komplementbindenden Antikörper zur Zeit der Exsudation aus dem Blute, um nachher in vermehrter Menge wieder aufzutreten. Die bösartigen, monatelang fiebernden Fälle gehen manchmal unmittelbar in eine Miliartuberkulose über, wobei zuweilen nur die serösen Häute befallen sind. Die überwiegende Mehrzahl der Fälle heilt jedoch nach einigen Wochen unter Resorption des Exsudates mit einer totalen Verwachsung beider Pleurablätter wieder ab. Eine eitrige Umwandlung des Exsudates pflegt bei dieser Form der Pleuritis nicht einzutreten. (Vgl. auch S. 135 und 62!)

Die Therapie der Pleuritis exsudativa simplex. Im fieberhaften Stadium pflegen die Ärzte, von der irrigen Vorstellung einer „rheumatischen" Ätiologie der Krankheit ausgehend, Natrium salicylicum in Dosen von 6 bis 8 g täglich zu empfehlen. Außerdem wurden warme Packungen, schweißtreibende Tees, Aspirin, Pyramidon u. dgl. angewendet. Da das Fieber bei der einfachen exsudativen Pleuritis in der Regel nach wenigen Wochen spontan wieder zurückgeht, waren die „Erfolge" mit allen diesen Mitteln befriedigend. Es ist jedoch mehr als zweifelhaft, ob der tuberkulöse Krankheitsprozeß, welcher der exsudativen Pleuritis zugrunde liegt, durch diese Maßnahmen beeinflußt werden kann. Schwere Fälle reagieren auf die Salicyltherapie, Schwitzprozeduren und Pyramidon nicht im geringsten, sondern fiebern monatelang weiter. Das einzige Mittel, welches sich bei diesen Fällen bewährt hat, ist die Autoserumtherapie in folgender Form: 20 ccm des Exsudates werden aspiriert und beim Zurückziehen der Nadel sogleich unter die Rückenhaut injiziert. Diese Injektionen können in Abständen von drei Tagen wiederholt werden.

Nach Abklingen des hohen Fiebers ist eine Tuberkulinkur angezeigt. Wenn es sich um eine einfache Pleuritis ohne Lungenbeteiligung handelt, kann man rascher vorgehen als sonst. Man beginnt mit der intrakutan ermittelten Schwellendosis, welche subkutan oder intravenös injiziert wird, und spritzt jeden 4. Tag, wobei die Dosis jedesmal verdoppelt wird. Kleine Temperaturreaktionen können dabei unberücksichtigt bleiben. Die Angabe von W. Neumann, daß das Tuberkulin bei diesen Fällen als Diureticum zu wirken pflegt, ist zu bestätigen. Die Harnmenge steigt am Tage nach der Injektion erheblich an und das Exsudat wird ausgeschwemmt. Diese spezifische Wirkung kleinster Tuberkulindosen ist gleichzeitig ein Beweis für die tuberkulöse Natur des Leidens.

Die spezifische Therapie ist selbstverständlich durch eine entsprechende Allgemeinbehandlung, welche unter dem Schlagwort „roborierende Schonkur" bereits besprochen worden ist (vgl. S. 124), zu ergänzen. Die Zufuhr von C-Vitamin ist ebenso wie bei allen

Infektionskrankheiten indiziert. Wir sahen aber keinen besonderen Vorteil davon, wenn dasselbe, wie H. W e b e r vorgeschlagen hat, intrapleural injiziert wurde.

R. B o l l e r[139] vermochte exsudative Pleuritiden durch die Anlegung eines Hautemphysems auf der kranken Brustseite günstig zu beeinflussen. Es wurden 100 bis 400 ccm Luft subkutan eingespritzt und diese Behandlung in viertägigen Intervallen bis zur Heilung fortgesetzt.

Eine Entleerung des Exsudates durch P u n k t i o n kommt nur dann in Frage, wenn sich soviel Flüssigkeit angesammelt hat, daß starke Verdrängungserscheinungen und Atembeschwerden entstehen, oder wenn das Exsudat nach zwei Monaten noch keine Tendenz zur Resorption zeigt. Bezüglich der Punktion gilt im allgemeinen die Regel: Je weniger punktiert wird, desto glatter der Verlauf. Wenn eine Punktion nicht mehr zu umgehen ist, ist es besser, geschlossen zu punktieren und jedesmal nur geringe Flüssigkeitsmengen (bis etwa 500 ccm) abzulassen, als in einer Sitzung das ganze Exsudat zu entleeren, weil in letzterem Falle ein Teil der entleerten Flüssigkeit durch Luft ersetzt werden muß, um brüsken, lebensgefährlichen Druckveränderungen im Brustraum vorzubeugen, und weil der Eintritt von Luft in die Pleurahöhle den Resorptionsvorgang hemmt und die Umwandlung des Exsudates in ein Empyem begünstigt.

Wir haben gesehen, daß die hämatogene multizentrische Tuberkulose mit der Pleuritis exsudativa simplex gewissermaßen ihre Voranmeldung abgibt. Nach der Heilung der Pleuritis ist daher die Arbeit des Arztes noch keineswegs beendet. Im Gegenteil, es ist jetzt die viel schwerere Aufgabe zu lösen, den Ausbruch der multizentrischen Lungentuberkulose zu verhindern. Leider wird dieser wichtigen Aufgabe von den Ärzten zu wenig Beachtung geschenkt. Wenn irgend möglich, sollte nach Heilung der Pleuritis eine roborierende Reiztherapie (s. S. 126) angeschlossen werden. Auch die Durchführung einer Tuberkulinkur in Etappen nach P e t r u s c h k y (s. S. 130) ist zu empfehlen. Durch fünf Jahre ist die Lunge zweimal jährlich zu kontrollieren, so daß bei den ersten Anzeichen einer Lungenerkrankung mit einer entsprechenden Therapie eingesetzt werden kann.

2. Die Pleuritis als Begleiterscheinung pulmonaler Tuberkulosen.

Pleuritische Veränderungen stellen sich regelmäßig ein, wenn tuberkulöse Lungenherde nahe an die Lungenoberfläche heranrücken. Da diese Herde meist im Obergeschoß liegen, sind hier die

---

[139] Klin. Wschr. 1942, 587.

Begleitpleuritiden am häufigsten. Es handelt sich durchwegs um trockene Pleuritiden, welche sich im akuten Stadium durch stechende Schmerzen bemerkbar machen und ohne stärkere Exsudation unter der Bildung umschriebener Verwachsungen wieder abheilen. Diesen Pleuritiden müssen nicht unbedingt tuberkulöse Herde in der Pleura selbst zugrunde liegen, sondern zum Teil sind es lediglich kollaterale Entzündungen mit fibrinöser Exsudation. Es ist bemerkenswert, daß auch größere Lungenherde, Frühinfiltrate und Lappeninfiltrate, in der Regel nur trockene Pleuritiden nach sich ziehen und auf diese Weise nur selten ein Exsudat von merklicher Größe entsteht. Die Folgen dieser Pleuritiden machen sich bei der Anlage eines Pneumothorax in Form von Verwachsungen unangenehm bemerkbar. Da diese Verwachsungen in der Regel nur auf umschriebene, relativ kleine Pleurabezirke beschränkt sind, machen sie nach der Füllung der Pleurahöhle mit Luft den Eindruck von Strängen.

Die Begleitpleuritis der Lungentuberkulose ist in erster Linie von diagnostischem Interesse. Die stechenden Schmerzen — am häufigsten sind sie in der Schultergegend — führen den Kranken zum Arzt und veranlassen eine genaue Untersuchung des betreffenden Lungenabschnittes. Die Schmerzen an sich sind selten so heftig, daß sie eine besondere Behandlung erfordern. Der Arzt pflegt in solchen Fällen Hautreizmittel, z. B. Senfpflaster, Schmierseifenumschläge, Schröpfköpfe u. dgl., zu verordnen. Diese Mittel sind ohne Einfluß auf den tuberkulösen Krankheitsprozeß. Der weitere Verlauf hängt durchaus von dem Verlaufe der Lungentuberkulose ab.

3. Die Pleuritis als Komplikation des Pneumothorax.

Die Pleuritis bei Pneumothorax hat unter den Pleuraerkrankungen bei Tuberkulose praktisch die größte Bedeutung, denn sie ist die Hauptursache der bereits besprochenen (s. S. 121) Tatsache, daß der Pneumothoraxbildung in der weit überwiegenden Mehrzahl der Fälle ein Dauererfolg versagt bleibt. Eine Übersicht über die Häufigkeit der Exsudatbildung bei Pneumothorax hat M ä n d l in seinem Buche gegeben. Die referierten Zahlen gehen bis zu 80 % (bei M ä n d l s eigenen Fällen 73 %). Diese Exsudate haben zwei Ursachen: erstens die mechanische Reizung, zweitens die Infektion der Pleura. R e i z e x s u d a t e entstehen dann, wenn die Pleura stärker gereizt wird. Diese Form ist bereits im Kapitel Pneumothorax besprochen worden (S. 96). Zu einer I n f e k t i o n d e r P l e u r a kommt es nach der Anlage eines Pneumothorax viel leichter als vorher, weil die gewaltsame Druckveränderung im Pleuraraum einen locus minoris resistentiae schafft, der zu Infektionen aller Art stärker disponiert ist.

Am häufigsten ist die t u b e r k u l ö s e Infektion der Pleura. Wir haben gesehen, daß die multizentrische Tuberkulose schon von vorneherein, d. h. noch vor der Anlage eines Pneumothorax, besonders stark zu exsudativen Pleuritiden neigt. Wenn zu dieser durch die Krankheitsform bedingten erhöhten Pleuritisdisposition noch das Trauma eines Pneumothorax kommt, entsteht regelmäßig eine Pleuritis exsudativa. Aber auch sonst kommt es bei der Pneumothoraxbehandlung relativ oft zu einer tuberkulösen Erkrankung der Pleura, die eine Exsudation im Gefolge hat. Seit die Thorakoskopie eine alltäglich angewendete Untersuchungsmethode geworden ist, ist man darüber sehr genau informiert. Bei der Endoskopie kann man deutlich die einzelnen Pleuratuberkel unterscheiden, die mit Vorliebe auf den Verwachsungssträngen sitzen. Bei einer solchen sichtbaren nodulären Pleuratuberkulose besteht die große Gefahr, daß das Exsudat sich in ein tuberkulöses Empyem umwandelt. Diese Gefahr wird durch Kaustiken an knötchenbesetzten Strängen noch erhöht.

Die Exsudatbildung an sich ist noch kein so großes Unglück. Im Gegenteil, man sieht nicht selten, daß die Krankheit nach der Exsudatbildung einen günstigeren Verlauf nimmt als vorher. Von vielen Autoren ist darüber berichtet worden. Die beobachteten Besserungen wurden auf eine „immunisierende Wirkung" des Exsudates zurückgeführt. Wenn das Exsudat sich jedoch in ein Empyem umwandelt, was bei einer allzu geschäftigen Therapie nicht selten der Fall ist, dann ist der Kranke in der Regel verloren.

Die Therapie der tuberkulösen Pleuritis bei Pneumothorax. In erster Linie sind alle mechanischen Reizungen der Pleura auf ein Mindestmaß einzuschränken. Besondere Behutsamkeit ist bei Kaustiken geboten. Stränge, welche durch Zerrung bei jeder Atembewegung dauernd die Pleura reizen, sind jedoch nach Möglichkeit zu beseitigen. Im übrigen ist bei einfachen Exsudaten die gleiche Therapie angezeigt wie bei der Pleuritis exsudativa simplex. Aber noch mehr wie dort gilt das Gebot: Das Exsudat soll möglichst in Ruhe gelassen werden! In vielen derartigen Fällen ist es gar nicht mehr notwendig, den Pneumothorax nachzufüllen, weil die Pleurahöhle durch das ansteigende Exsudat ausgefüllt wird und weil die Luftresorption bei Entzündung der Pleura wesentlich verlangsamt ist. Man sieht dann nicht selten, daß die Lungentuberkulose unter dem Exsudatmantel besser abheilt als zuvor unter dem Luftmantel.

Eine aktivere Therapie ist jedoch notwendig, wenn es zu einer Vereiterung kommt. Unberücksichtigt bleiben können lediglich kleine afebrile Empyeme. Große fiebernde Empyeme müssen mit allen verfügbaren Mitteln binnen längstens drei Monaten beseitigt werden, weil sonst eine unheilbare Kachexie, nicht selten auch eine Amyloidose entsteht. Vorerst versucht man es, eine Sanierung durch einfache, in Abständen von einigen Tagen wiederholte Punktionen zu erreichen.

Man geht nicht an der tiefsten Stelle des eitrigen Ergusses rückwärts, sondern besser ein wenig höher und seitwärts ein, um zu vermeiden, daß beim liegenden Patienten Eiter durch den Stichkanal nachsickert und eine Fistel entsteht. Das Kaliber der Punktionsnadel richtet sich nach der Beschaffenheit des Eiters. Bei dickem Eiter sind weitere Kanülen notwendig. Sonst wählt man besser ein kleineres Kaliber, um das Trauma der Punktion zu verkleinern und die Gefahr einer Fistelbildung zu vermindern. Nach der möglichst vollständigen Entleerung des Eiters wird wiederholt mit je 200 ccm warmer steriler physiologischer Kochsalzlösung nachgespült, und zwar solange und so gründlich, bis die Flüssigkeit fast klar wieder abfließt. Mit der Kochsalzlösung darf nicht gespart werden. Zwei bis drei Liter sind pro Spülung erforderlich. Für eine bequeme Lagerung des Patienten während der Spülung ist Sorge zu tragen. Reine Kochsalzlösung hat sich uns besser bewährt als Preglsche Jodlösung oder Rivanol. Man wird mit diesen Spülungen am raschesten fertig, wenn man dazu eine Rotandaspritze zu 50 ccm verwendet. Das Arbeiten mit dem Potainschen Apparat ist viel umständlicher. An eine seitliche Öffnung des Punktions-Troicarts wird ein Pneumothoraxapparat angeschlossen, mit Hilfe dessen man den Druck im Pleuraraum nach Bedarf reguliert. Nach der Entleerung von etwa einem Liter Eiter ist es angezeigt, 500 ccm Luft einzulassen und die Punktion erst dann weiter fortzusetzen. Wenn die Punktionsnadel sich verlegt, wird sie mit ein wenig Kochsalzlösung wieder frei gespült. Nach Beendigung der Spülung wird 4 %iges Gomenolöl eingefüllt, das erstemal 20 ccm, später allmählich steigende Mengen, bis schließlich 300 ccm Gomenolöl erreicht sind. Das Gomenolöl wird nach folgendem Rezept bereitet:

Oleum niaouli   32,—

Oleum Eucalypti   8,—

Oleum olivarum sterilisatum ad 1000,—

Das Gomenolöl wird nur bei rein tuberkulösen Empyemen angewendet.

Neuerdings hat sich bei tuberkulösen Empyemen das Streptomycin in Dosen von 0,25 bis 1,0 g intrapleural bestens bewährt. Es wird in Abständen von ein bis vier Wochen gegeben (G a b l e r , Wien, med. Wschr., 1948, S. 528). Auch die Paraaminosalicylsäure wurde zu dem gleichen Zweck in 10 %iger Lösung 1,5 bis 3 g wöchentlich mit gutem Erfolg intrapleural gegeben (D e m p s e y und L o g g , Lancet 1947, S. 871).

Wenn es sich um ein K o k k e n e m p y e m handelt, wird die Spülung nicht mit Gomenol, sondern mit der intrapleuralen Deponierung von 40 ccm Cibazol- oder Albucidlösung abgeschlossen (8 Ampullen zu 5 ccm). Rein tuberkulöse Empyeme können zuweilen, reine Kokkenempyeme können, wenn sie noch nicht zu alt sind, in der Regel auf diese Weise durch einige geschlossene Punktionen zur Heilung gebracht werden. Bei Kokkenempyemen hat sich die Deponierung von Sulfonamidlösung besser bewährt als die von B o l l e r [140] empfohlene Füllung mit Jodipin oder Lipojodol ascendens und descendens. Es wird daher auf diese letztere Methode, bei welcher der Eiter zwischen den beiden Schichten des leichten und des schweren Jodöls eingeschlossen wird, nicht näher eingegangen. Auch die gleichzeitige Verwendung von zwei Punktionsnadeln zu einer Spülung, die von B o l l e r und andern emp-

---

[140] Wien. Arch. f. innere Mediz. 23, 37, 1932.

fohlen wurde, ist überflüssig. Bei Gebrauch einer Rotandaspritze kommt man ebensogut mit einer Nadel aus. Dagegen hat sich Penicillin intrapleural bestens bewährt (H e a l y , K a t z , R u d e n s k y , H i r s c h f e l d)[141].

Die w e i t e r e B e h a n d l u n g ist verschieden, je nachdem, ob es sich um ein tuberkulöses oder ein Kokkenempyem handelt. Bei t u b e r k u l ö s e n E m p y e m e n kommt außer der konservativen Therapie nur eine Thorakoplastik in Frage. Da die letztere jedoch wegen der Schwäche des Kranken in der Regel nicht durchgeführt werden kann und eine offene Drainage wegen der Gefahr einer Mischinfektion des Empyems kontraidiziert ist, bleibt meist nichts anderes übrig, als die konservative Therapie mit Streptomycin oder Pas fortzusetzen. Vor der Einführung der Chemotherapie war die Prognose dieser Fälle schlecht. Bei einigen desolaten, aber noch nicht kachektischen Fällen sahen wir eine auffallende Besserung des Lungenbefundes nach der Bildung eines kalten Brustwandabszesses im Stichkanal eintreten. Derartige Besserungen sind wohl als Effekt einer Auto-Immunisierung zu deuten. Fälle, welche bereits das anergische Endstadium erreicht haben, haben von extrapulmonalen Abszessen keinen Nutzen mehr, im Gegenteil, das Ende wird dadurch noch beschleunigt.

Anders ist das Vorgehen bei r e i n e n K o k k e n e m p y e m e n . Hier darf mit der chirurgischen Behandlung nicht länger zugewartet werden, sondern, wenn die geschlossenen Punktionen und Spülungen nicht binnen weniger Wochen zur Entfieberung und zum Aufhören der Eiterung führen, muß unverzüglich eine Heberdrainage nach B ü l a u oder nach I s e l i n - G r a f angelegt werden. Bezüglich der technischen Einzelheiten dieser Operationsverfahren wird auf die chirurgischen Handbücher verwiesen. Hier sollen nur einige auch für den Internisten wichtige Punkte erörtert werden. Der wichtigste Punkt bei jeder Thoraxdrainage ist die richtige Auswahl der Einstichstelle. Es muß unbedingt der t i e f s t e Punkt des Empyems ermittelt werden. Dies kann zuverlässig nur durch eine Röntgenuntersuchung erfolgen. Wenn der tiefste Punkt der Empyemhöhle wegen bestehender Verschwartung bei der gewöhnlichen Untersuchung nicht mit genügender Deutlichkeit zur Ansicht gebracht werden kann, ist es notwendig, einige ccm eines 40%igen Jodipins in die Empyemhöhle einzuspritzen. Das Jodipin senkt sich zu Boden und gibt einen so intensiven Kontrastschatten, daß nunmehr die untere Grenze der Höhle deutlich zu erkennen ist. Die Einstichstelle wird bei der Röntgenuntersuchung auf der Haut markiert. Wenn der Eiter dünnflüssig ist, genügt eine interkostale Drainage (meist im 9. Interkostalraum). Bei dickem, fibrinreichem Eiter hält man sich besser nicht mit den von H e r m a n n s d o r f e r empfohlenen intrapleuralen Verdauungsversuchen (intra-

---

[141] Journ. Americ. Medic. Ass. **128**, 568 bis 578, 1945.

pleurale Injektion von Pepsin-Salzsäure) auf, sondern reseziert ein
mehrere cm langes Rippenstück, so daß es möglich ist, ein genügend starkes Drainrohr einzuführen. Das Drainrohr wird mit
einem Heberschlauch verbunden, der in ein am Fußboden stehen-
des, mit Sublimatlösung gefülltes Gefäß eintaucht.

Wenn die Drainage gut sitzt, fließt der Eiter kontinuierlich ab,
und es erfolgt unmittelbar nach der Operation Entfieberung. Die
Ursachen eines Versagens der Heberdrainage sind entweder eine
unrichtige zu hohe Lage oder eine ungenügende Weite des Drains.
Wenn das Drain sich später im Laufe der Behandlung verstopft
oder wenn nach Retraktion der Wundränder Eiter neben dem
Drain herausquillt (diese Gefahr besteht besonders bei sehr
mageren Patienten!), muß das Drain entweder durch Spülungen
wieder durchgängig gemacht oder durch ein stärkeres ersetzt werden. Die richtige Lage des Drains muß regelmäßig röntgenologisch
kontrolliert werden. Stockungen im Eiterabfluß müssen augenblicklich behoben werden, denn sie verzögern die Heilung. Je länger
aber das Empyem besteht, desto starrer werden seine Wandungen
und desto größer wird die Gefahr, daß schließlich eine Resthöhle
übrig bleibt, welche nur durch eine eingreifende Operation behoben werden kann.

Die Heilung des Empyems kann wesentlich abgekürzt werden,
wenn bei der Absaugung stärkere negative Drucke angewendet
werden. Es wird dabei entweder eine Wasserstrahlpumpe oder eine
Motorpumpe und ein Druckregler nach I s e l i n verwendet, welcher
es gestattet, den auf die Pleurahöhle wirkenden Unterdruck nach
Bedarf einzustellen. Bei jüngeren Empyemen genügt ein Unterdruck von 12 cm Wasser, bei älteren starrwandigen Fällen muß
man bis zu Unterdrucken von 30 bis 50 cm Wasser gehen. Dieses
Verfahren wurde von D e n k [142] während des Krieges mit bestem
Erfolge in großem Maßstabe angewendet. Kleinere Resthöhlen konnten auf diese Weise in vier bis sechs Wochen, größere in zwei bis
drei Monaten zum Verschwinden gebracht werden. Je früher mit
der Aspirationsdrainage begonnen wird, desto kürzer die Heilungs-
dauer. Frisch operierte Fälle sind jedoch in den ersten vier Wochen
nach der Operation für dieses Verfahren nicht geeignet. Bei Anwendung der Saugdrainage sind im ganzen System dickwandigere
Gummischläuche als bei der einfachen Heberdrainage notwendig.

Die Drainage ist beendigt, wenn die Empyemhöhle restlos ver-
schwunden ist. Erst dann darf das Drain endgültig entfernt werden. Das gilt sowohl für die gewöhnliche als auch für die Saugdrainage. Um ein Übersehen einer kleinen Resthöhle mit Sicherheit zu vermeiden, wird nach einem Vorschlage von D e n k der
Fistelgang nach Füllung mit einigen ccm Jodipin röntgenologisch
untersucht.

---

[142] Z i m m e r, Wehrmedizin, Wien 1944, Band II, S. 49 bis 54.

Bei der Empyembehandlung verfolgt der Arzt das entgegengeſeßte mechanische Prinzip wie bei der Kollapstherapie. Während er bei der leßteren bemüht ist, einen möglichst weitgehenden Kollaps der Lunge zu erzielen, ist sein Bestreben bei der Empyembehandlung darauf gerichtet, die Wiederausdehnung der Lunge zu fördern, damit die Empyemhöhle zum Verschwinden gebracht wird. Es ist klar, daß die Wiederausdehnung der Lungen große Gefahren mit sich bringt, wenn noch eine offene Tuberkulose besteht. Bei der Absaugung eitriger Ergüsse ist in Fällen von Lungentuberkulose daher größere Zurückhaltung geboten als bei der Behandlung postpneumonischer oder posttraumatischer Empyeme. Wenn die Tuberkulose sich infolge der verfrühten Wiederausdehnung der Pneumothoraxlunge wieder zu rühren beginnt, ist es besser, die Drainagebehandlung aufzugeben und durch ein Verfahren zu erseßen, welches eine Beseitigung des Empyems bei gleichzeitiger Aufrechterhaltung, ja sogar Verstärkung des Lungenkollapses ermöglicht: die Thorakoplastik. Die Thorakoplastik wäre bei offener Lungentuberkulose das ideale Verfahren, da sie sowohl auf das Empyem als auch auf die Lungentuberkulose günstig einwirkt. Leider kann sie nur in sehr beschränktem Umfange zur Anwendung kommen, da sie einen guten Kräftezustand des Patienten und Beschränkung der Tuberkulose auf eine Seite vorausseßt, diese Vorausseßungen aber sehr oft nicht gegeben sind.

II. Die Pericarditis und Peritonitis tuberculosa.

Die Serosatuberkulose ist nicht auf die Pleura allein beschränkt, sondern sie erstreckt sich nicht selten auch auf die Serosa anderer Regionen, das Perikard, das Peritoneum und die Gelenkserosa. Alle diese Formen der Serosatuberkulose gehören in das Kapitel der multizentrischen hämatogenen Tuberkulose. Als Quelle der in Schüben erfolgenden hämatogenen Streuungen kann oft eine chronische Tuberkulose der Lymphknoten nachgewiesen werden. Nicht selten alternieren verschiedene Regionen bei der Erkrankung derart, daß z. B. auf eine Serositis im Brustraum eine Serositis in den Gelenken oder im Bauchraum folgt oder umgekehrt. Wenn mehrere Regionen gleichzeitig befallen sind, spricht man von **Polyserositis.** Bemerkenswert ist es gerade bei den schweren Fällen von Serosatuberkulose, daß die Krankheit sich häufig auf die serösen Häute und die Lymphknoten beschränkt, Lungen, Kehlkopf und Darm aber im Gegensaß zur schweren Serosatuberkulose völlig frei von tuberkulösen Veränderungen befunden werden. Wenn die Lungen befallen sind, handelt es sich in der Regel um eine multizentrische Form. Am häufigsten ist bei Serosatuberkulose der rudimentäre Typus der multizentrischen Lungentuberkulose (vgl. S. 135) anzutreffen.

Die Pericarditis tuberculosa beginnt ebenso wie die

Pleuritis tuberculosa mit einer fibrinösen Exsudation und Schmerzen. Auskultatorisch sind schabende, nicht mit der Atmung, sondern mit der Herzaktion synchrone Geräusche nachzuweisen, meist zuerst über dem Brustbein. Mit der Bildung eines flüssigen Exsudates verschwinden die Schmerzen und die Geräusche. Große Ergüsse führen zu einer Verbreiterung der Herzdämpfung nach beiden Seiten und zum Verschwinden auch der Herztöne („stummes Herz"). Auch der Spitzenstoß ist nun nicht mehr nachweisbar. Selten wird der Erguß so groß, daß es wegen der Störung der Herztätigkeit (Stauungserscheinungen, besonders Leberstauung!) notwendig wird, zu punktieren. Die Heilung erfolgt unter totaler Verwachsung des Herzens mit dem Herzbeutel. Aus der Tatsache, daß bei Sektionen relativ häufig solche Verwachsungen gefunden werden, ohne daß bei Lebzeiten etwas von einer Pericarditis bekannt geworden wäre, geht hervor, daß die Pericarditis oft unbemerkt verläuft.

Die Peritonitis tuberculosa entsteht unter uncharakteristischen abdominellen Beschwerden. Eine Diagnose ist erst nach der Bildung eines größeren Exsudates möglich, welches zu Beginn am leichtesten in Knie-Ellenbogenlage nachzuweisen ist. Probepunktionen werden im linken unteren Bauchquadranten vorgenommen. Man hat die Erfahrung gemacht, daß die tuberkulöse Peritonitis nach einer Probelaparatomie rascher zurückzugehen pflegt. Im übrigen ist die Therapie die gleiche wie bei der Pleuritis exsudativa. Nach Abklingen des akuten Stadiums haben sich Sonnen- oder Quarzlichtbestrahlungen sowie Röntgenbestrahlungen (Dosierung 10 bis 30 % der HED auf vier Felder) bewährt (Bacmeister [143]).

III. Die Tuberkulose der Gelenkserosa.
1. Einleitung.

Die Synoviitis tuberculosa exsudativa nimmt unter den tuberkulösen exsudativen Serositiden eine Sonderstellung ein. Sie wird gewöhnlich mit den Infektarthritiden anderer Ätiologie und mit allen möglichen nichtinfektiösen Gelenkerkrankungen unter der Bezeichnung „Rheumatismus" in einen Topf geworfen. Ein ansehnlicher Teil dieser Fälle wird auf ein besonderes, bisher allerdings rein hypothetisches „Rheumavirus" zurückgeführt. Dieser mysteriöse Rheumatismuserreger hat früher auch bei einer andern Form der Serositis, der Pleuritis exsudativa simplex, eine große Rolle gespielt. Gegenwärtig ist die Mär von der Pleuritis „rheumatica" verstummt, denn man hat erkannt, daß die Pleuritis exsudativa simplex immer auf einer Tuberkulose beruht. Nur bei der Serositis exsudativa der Gelenke hat sich die Lehre von einer besonderen „rheumatischen" Ätiologie behauptet, und noch heute

---

[143] Handbuch der Strahlenhlkd. von Lazarus, Berlin 1930, Band II, S. 871.

pflegt man die meisten Fälle von Synoviitis exsudativa simplex im Gegensatz zur Pleuritis exsudativa simplex nicht auf eine Tuberkulose, sondern auf das Zusammenwirken eines hypothetischen Rheumaerregers mit Streptokokken zurückzuführen. Nur für eine sehr kleine Zahl von Fällen, welche gewissermaßen als Kuriositäten betrachtet werden, läßt man eine tuberkulöse Ätiologie gelten, seit P o n c e t und L e r i c h e [144] auf die Zusammenhänge mit der Tuberkulose hingewiesen haben.

Es ist hier nicht der Ort, um das ganze Rheumatismusproblem aufzurollen, sondern es soll lediglich die Synoviitis exsudativa tuberculosa im Rahmen der multizentrischen hämatogenen Erwachsenentuberkulose besprochen werden. „Rheumatische" Gelenkerkrankungen sind gar nicht so selten die Vorläufer einer Lungentuberkulose. Wir fanden bei einer Zählung von 5656 Lungentuberkulosen im Res.-Lazarett VII b in Wien 117mal (= 2,1 %) sogenannte „rheumatische" Vorkrankheiten. Auf die Frage, wie groß die Zahl der Fälle von Synoviitis exsudativa ist, die ebenso wie die Pleuritis exsudativa auf einer Tuberkulose beruht, wird erst nach der Anführung einiger charakteristischer Beispiele eingegangen werden.

2. Kasuistik.

1. Als erstes Beispiel soll ein Fall von v. D o m a r u s [145] angeführt werden. Ein 55jähriger Kaufmann, der, abgesehen von einer Kriegsverletzung und einer dreiwöchigen Grippe, immer gesund gewesen war, erkrankte im Juni 1935 an einer Angina und anschließend an einem Gelenkrheumatismus mit Schwellungen in den Arm- und Fußgelenken. Nach sechs Wochen beschwerdefrei. Im August Rezidiv der Angina und des Gelenkrheumatismus mit Fieber bis 40 °. Nach Salicyl und Pyramidon kurze Zeit beschwerdefrei. Im Oktober neuerliches Rezidiv mit Schwellungen beider Hand- und Ellenbogengelenke und Fieber bis 39,8. In den nächsten Monaten wechselndes geringeres Fieber, im Januar 1936 Bronchopneumonie und Exitus am 11. Jänner 1936.

Bei der Sektion fand Professor B ü c h n e r eine ausgebreitete Tuberkulose der Lymphknoten im Brust- und Bauchraum, eine Tuberkulose des Peritoneums und der Milz. Verwachsung des Herzbeutels. In den Lungen keine Tuberkulose, sondern lediglich eine unspezifische Bronchopneumonie. Schwellung der Gelenke ohne Usuren der Knorpel und Knochen. Die histologische Untersuchung des linken Kniegelenkes zeigte zunächst ein entzündlich infiltriertes junges Bindegewebe ohne tuberkuloide Veränderungen und zellarme hyaline Massen an der Gelenkoberfläche. Außer diesen unspezifischen Veränderungen fanden sich aber bei der Untersuchung in Stufenserien „in einzelnen Stufen typische Tuberkel mit zentraler Verkäsung und typischen Langhansschen Riesenzellen". In einem solchen Tuberkel ließen sich typische säurefeste Stäbchen nachweisen.

Zusammenfassung: Klinisch typische akut beginnende, rezidivierende postanginöse Polyarthritis rheumatica.

---

[144] P o n c e t e t L e r i c h e, Le Rhumatisme tuberculeux, Paris 1909, Verlag Doin et fils.
[145] Münchn. Med. Wschr. 1938, 1442.

Histologisch: Gelenktuberkulose. Diagnose demnach: Serositis tuberculosa im Peritoneum, Pericard und in der Gelenkserosa, Lymphknotentuberkulose.

Besprechung: Der Fall wäre ohne Sektion als Rheumatismus und nicht als Tuberkulose geführt worden. Bei einer weniger eingehenden histologischen Untersuchung wäre die Gelenkerkrankung aber auch bei der Sektion noch für einen Rheumatismus gehalten worden. Erst die Untersuchung in Stufenserien enthüllte die tuberkulöse Natur der Polyarthritis. Bemerkenswert die klinisch unerkannt gebliebene schwere Tuberkulose der Lymphknoten, die sicherlich der Ausgangspunkt der hämatogenen Tuberkulose der Gelenke, des Peritoneums, des Pericards und der Milz gewesen ist. Bemerkenswert auch das Freibleiben der Lungen trotz dieser ausgedehnten hämatogenen Tuberkulose der serösen Häute.

2. Das zweite Beispiel ist ein Fall von chronischer Polyarthritis „rheumatica", welcher von W. Berger[146] veröffentlicht wurde. Dieser Fall kann als Musterbeispiel der Beweisführung für die tuberkulöse Ätiologie eines sogenannten Rheumatismus gelten. Im folgenden werden nur die wichtigsten Daten angeführt. Bezüglich der Einzelheiten wird auf die besonders ausführliche Darstellung Bergers verwiesen.

Vorgeschichte: Mit 17 Jahren „Lungenspitzenkatarrh", Heilung nach Landaufenthalt, mit 18 Jahren Blinddarmentzündung, anschließend langwierige Eiterung, mit 20 Jahren rheumatische Beschwerden mit schmerzhaften Knöpfen in der Haut, mit 23 Jahren Paratyphus. In den nächsten Jahren drei Partus, nachher Abmagerung und Anämie, aber mit 30 Jahren wieder ganz gesund, viel Sport (Turnen, Schwimmen, Tennis). Mit 35 Jahren nach einer Angina wiederholt Venenentzündung.

Schleichender Beginn einer Polyarthritis mit 37 Jahren; vorerst nur Schmerzen, nach einigen Monaten auch mächtige Schwellung zahlreicher kleiner und großer Gelenke. Im zweiten Krankheitsjahr dauernd bettlägerig, konnte nicht einmal ein Wasserglas in die Hand nehmen. Vorübergehende Besserung der Gelenke, jedoch Rezidiv der Angina nach Ponndorf-Tuberkulin-Impfung. Im dritten Krankheitsjahr kurzdauernde Besserung nach Tonsillektomie, schon zehn Tage später aber wieder „ganz schlecht". Anhaltende, auch auf das vierte Krankheitsjahr sich erstreckende Besserung nach neuerlichen Ponndorf-Serie- und Friedmann-Impfungen. Im fünften Krankheitsjahr (1935) schweres Rezidiv mit beträchtlicher Schwellung, besonders der Finger-, der Knie- und der Sprunggelenke, das Röntgenbild zeigte Weichteilschwellungen und Atrophie, jedoch keine Usuren. Temperatur subfebril, Blutsenkung stark beschleunigt. Röntgenbefund der Lungen: Hilär und perihilär kalkdichte und fibröse Flecken und Streifen und vermehrte Strangzeichnung gegen die Spitzen. Im linken Spitzenfeld zahlreiche dichte Flecken. Extrem hohe Überempfindlichkeit gegen Tuberkulin, Schwellendosis bei 0,1 ccm einer Verdünnung von 10^{-15}, also bei ein Milliardstel Gamma! Im Blute wurden in verschiedenen Laboratorien in Graz und in Wien (Patholog. anatom. Institut der Universität und Laboratorium Löwenstein) bei wiederholten Untersuchungen übereinstimmend säurefeste Stäbchen nachgewiesen,

---

[146] Beitr. Klin. Tbk. **88**, 539, 1936.

welche durch die Prüfung im Tierversuch als Tuberkelbazillen bestätigt werden konnten.

Bei der Patientin, der Frau eines Arztes, wurde vier Jahre lang eine antirheumatische Therapie mit den sonst üblichen Mitteln versucht (Wärme, Salicyl, Pyramidon, Atophan, Ichthyol, verschiedene Jodpräparate, Radium, Trypaflavin, Collargol, Streptokokkenvaccin aus den exstirpierten Tonsillen, Milch, Aolan, Ovarialhormon, salzlose Diät und noch viele andere Mittel). Alle diese Mittel versagten. Nach dem schweren Rückfall im fünften Krankheitsjahr schien die Patientin unheilbarem Siechtum verfallen. Länger anhaltende Besserungen waren bis dahin n u r durch Tuberkulin (Ponndorf) und durch Gold (Solganal) zu erreichen gewesen. Es wurde daher im fünften Krankheitsjahr eine intensive Behandlung mit Tuberkulin und mit einem aus der Blutkultur bereiteten Tuberkelbazillen-Autovaccin viele Monate lang durchgeführt und dadurch eine völlige H e i l u n g der chronischen Polyarthritis erzielt. Patientin wurde gesund und ist nunmehr schon zwölf Jahre lang gesund geblieben.

Zusammenfassung: P r i m ä r c h r o n i s c h e schwere P o l y - a r t h r i t i s , multizentrische Lungentuberkulose (rudimentärer Typus), e n o r m e Ü b e r e m p f i n d l i c h k e i t g e g e n T u b e r - k u l i n , im B l u t T u b e r k e l b a z i l l e n . Nach Versagen einer jahrelangen antirheumatischen Therapie f ü h r t e i n e a n t i t u b e r k u l ö s e T h e r a p i e mit Tuberkulin und Tuberkel- bazillenvaccin zur H e i l u n g .

Besprechung: Nach dem klinischen Bilde handelt es sich um einen typischen Rheumatismus. Auch hier schienen vorhergehende Anginen ebenso wie im Beispiel 1 von Bedeutung zu sein. Nur der sorgfältigen Analyse B e r g e r s war es zu danken, daß die tuberkulöse Natur des Leidens aufgedeckt wurde. Besonders beweiskräftig war der neunmal erbrachte Tuberkelbazillennachweis im Blute, die hohe Tuberkulinempfindlichkeit und die prompte Heilung durch eine antituberkulöse Therapie.

Die folgenden Beispiele betreffen eigene Beobachtungen.

3. K. Cäcilie, 28 Jahre. Vorgeschichte: Im Januar 1936 nach Partus mit Fieber erkrankt. Die Röntgenuntersuchung deckte eine Lymphknotentuberkulose (polycyklisch begrenzte Vergrößerung des Hilusschattens) und eine multizentrische Lungentuberkulose mit zwei rundlichen Herden im rechten Oberlappen auf. Erfolglose Heilstättenkur. Im Juli 1936 Verlegung an meine Abteilung wegen hohen Fiebers. Lungenbefund stationär, Erythema, exsudativum multiforme, vorübergehend halbseitige motorische Reizerscheinungen. In den folgenden Monaten wiederholte Fieberschübe mit beträchtlicher Beschleunigung der Blutsenkung, begleitet von verschiedenartigen Störungen: neuerliche Attacken von Erythema exsudativum oder Erythema nodosum, Blepharitis, Pleuritis exsudativa, Milzschwellung und zahlreichen Gelenkschüben. Bei diesen Gelenkschüben standen die Schmerzen im Vordergrund, Schwellungen waren nur hie und da nachzuweisen. Große Dosen Salicyl brachten Erleichterung, konnten es aber nicht verhindern, daß ein Schub den andern ablöste. Der Lungenbefund blieb, abgesehen von der Pleuritis, andauernd stationär. Sputum nur einmal positiv.

Bei dieser Kranken war es durch wiederholte (im ganzen 22) Untersuchungen der Tuberkuloseantikörper im Serum und durch eine wiederholte Prüfung der Tuberkulinempfindlichkeit möglich,

tiefere Einblicke in das immunbiologische Geschehen zu machen.
Die mittelmäßige Tuberkulinempfindlichkeit (intrakutaner Schwellenwert
0,01 mg) blieb im Jahre 1936 unverändert. Die Tuberkulose-Antikörper, welche
sonst bei aktiver Tuberkulose dauernd positiv bleiben[147], zeigten dagegen auffallende Schwankungen, die erst nachträglich eine Erklärung fanden. Es zeigte
sich, daß jeder Schub von Serositis, sei es in der Pleura oder in den Gelenken,
durch eine negative Phase eingeleitet wurde. Im folgenden ein gekürzter Aus-
zug aus dem Protokoll:

Datum	Tb-Antikörper	Klinische Störungen
22. IX.	+	Pleuritis exsudativa am 3. X.
22. X.	++	
3. XI.	—	Gelenkschub am 10. XI.
10. XI.	++	
2. XII.	—	Gelenkschub und Erythema nodosum am 7. XII.
16. XII.	+++	
12. I.	—	Gelenkschub am 37. I.
20. I.	—	Gelenkschub am 30. I. und 23. II., Angina 19. II.
24. II.	—	Schwerer Gelenkrheumatismus ab 3. III.
11. III.	—	
31. III.	+++	

Besonders auffallend war das völlige Verschwinden der Antikörper aus dem
Serum im Januar bis März 1937 und die gleichzeitige sehr beträchtliche Steigerung der Tuberkulinempfindlichkeit. Die intrakutane Schwellendosis, welche 1936
bei wiederholter Prüfung 0,01 mg betragen hatte, ging am 3. III. auf 1 Millionstel und am 22. III. auf 0,1 Millionstel mg zurück. Das entspricht einer
Steigerung der Tuberkulinempfindlichkeit auf das 10.000fache, bzw. das
100.000fache! In dieser eigenartigen immunbiologischen Phase der chronischen
multizentrischen Tuberkulose und gewissermaßen als Abschluß der zahlreichen
vorangegangenen leichten Gelenkschübe kam es nun zum Ausbruch eines schweren
Gelenkrheumatismus mit sehr schmerzhaften beträchtlichen Schwellungen der
Fingergelenke, des linken Hand- und Schultergelenkes und beider Kniegelenke.

Diese akute postanginöse Polyarthritis wäre ohne Kenntnis der
Vorgeschichte von jedem für einen typischen Gelenkrheumatismus
gehalten worden. Die tuberkulöse Natur der Synoviitis war nur
aus dem einer tuberkulösen Serositis entsprechenden Verhalten der
Serumreaktionen (vgl. S. 62 und S. 225) und aus dem 100.000fachen
Anstieg der Tuberkulinempfindlichkeit zu erkennen.

Die Salicyltherapie versagte. Auch drei Versuche, durch Tuberkulinkuren
mit Injektion der Schwellendosis in mehrtägigen Abständen etwas zu erreichen,
schlugen sowohl in der Vorperiode wie nach dem Ausbruch der schweren Ge-
lenkkrankheit fehl. Die Kranke wurde immer schwächer, verweigerte die Nahrungsaufnahme, das Körpergewicht ging auf 42 kg zurück, die Blutsenkung stieg
auf 120 mm Stundenwert an, die Kranke konnte sich wegen der argen Gelenkschmerzen im Bett nicht rühren. Daher wurde am 27. III. eine planmäßige desen-

---

[147] Geprüft wurden die Komplement bindenden Antikörper mit dem Antigen
von Witebski-Kuhn-Klingenstein und die Ballungsreaktion. Die
Untersuchungen wurden von R. Brandt im Rahmen einer größeren Serie von
7000 Einzeluntersuchungen durchgeführt (Beitr. Klin. Tbk. 89, 411, 1937).

sibilisierende Behandlung mit täglichen intramuskulären Tuberkulininjektionen eingeleitet. Beginn mit 1 Millionstel mg; unter täglicher Steigerung der Dosis wurde nach 82 Injektionen am 16. VI. das Hundertmillionenfache (100 mg) dei Anfangsdosis erreicht und gut vertragen.

Parallel mit der fortschreitenden Desensibilisierung gingen allmählich alle Krankheitserscheinungen zurück. Die Patientin begann wieder zu essen, die Gelenke schwollen ab, am 8. IV. konnte sie das erstemal auf einen Lehnstuhl gesetzt werden und am 24. IV. die ersten Schritte machen. Am 30. IV. konnte sie schon allein durch den Saal gehen. Temperatur und Senkung fielen zur Norm, das Körpergewicht stieg von 42 auf 52 kg, und die Serumreaktionen auf Tuberkulose wurden positiv und blieben auch im Juni, Oktober und Dezember noch positiv. Die Intensität der Reaktion ging nach der Heilung zurück. Die Tuberkulinempfindlichkeit, welche durch die desensibilisierende Behandlung vorübergehend fast ganz unterdrückt worden war, stellte sich im Juni 1937 bei einem intrakutanen Schwellenwert von 0,1 mg und im Oktober bei 0,01 mg wieder ein.

Mit der Beendigung der Tuberkulinkur war das einjährige Siechtum wie abgeschnitten. Es erfolgte kein Rückfall mehr wie in den vorangegangenen Monaten, weder in den Gelenken, noch in der Pleura, noch in der Haut. Die Lungenherde ließen im Röntgenbild eine narbige Ausheilung (Umwandlung in harte, scharf begrenzte Schattenflecke) erkennen. Diese Heilung erwies sich als dauerhaft. Frau K. ist den ganzen Krieg hindurch gesund geblieben.

Zusammenfassung: Multizentrische Tuberkulose: Lungenherde, Pleuritis exsudativa, recidivierende Synoviitis exsudativa, recidivierendes Erythema exsudativum. Nach einjährigem progredientem Verlauf stabile Heilung durch Tuberkulin. Seither in achtjähriger Beobachtung kein Rückfall mehr weder in den Gelenken, noch in der Pleura, noch in den Lungen.

Besprechung: Die postanginöse Polyarthritis wäre bei der sonst üblichen Untersuchungsweise zweifellos für einen akuten Gelenkrheumatismus gehalten worden. Die Beobachtung aller Teilsymptome der multizentrischen Tuberkulose und des Verhaltens der Tuberkulose-Antikörper sowie der Tuberkulinempfindlichkeit leitete auf die richtige Diagnose: „tuberkulöse Synoviitis exsudativa". Diese Diagnose veranlaßte die Durchführung einer energischen, bis zur 100,000.000fachen Anfangdosis vorgetriebenen Tuberkulinkur, welcher die Patientin ihre Heilung verdankte. Besonders bemerkenswert, daß vor jeder Attacke von Serositis (sowohl Pleuritis als auch Synoviitis!) die Tuberkulose-Antikörper ebenso aus dem Blute verschwanden, wie das bei hämatogenen Tuberkuloseschüben der Fall zu sein pflegt (vgl. S. 62 und S. 225).

4. M. Franziska, 34 Jahre. Vorgeschichte: 1922 im 18. Lebensjahr und 1931 im 27. Lebensjahr Polyarthritis, beide Male nach Schwitzkuren „geheilt". Anfang September 1938 eitrige Angina, Ende September dritter Schub der Polyarthritis, hohes Fieber, daher Aufnahme im Krankenhaus.

Gelenkbefund: Beide Handgelenke und Handrücken geschwollen, Faustschluß nicht möglich, Knie-, Schulter- und Ellbogengelenke schmerzhaft und in der Beweglichkeit eingeschränkt.

Herz: Beträchtlich verbreitert, hebender Spitzenstoß, präsystolisches Geräusch und paukender erster Ton, im Röntgenbild Dilatation des linken Vorhofes und Lungenstauung, demnach Mitralstenose. EKG normal.

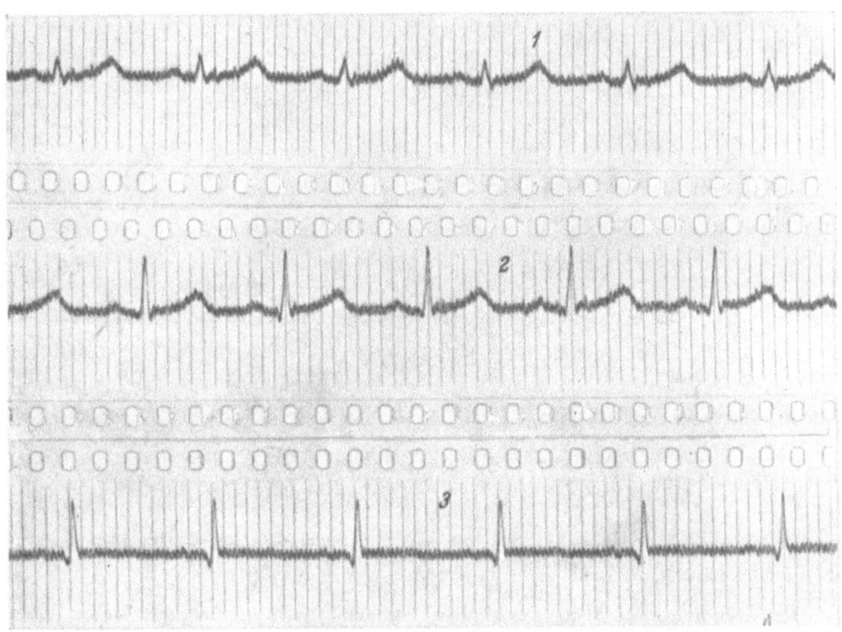

Abb. 41. M. Franziska. EKG am 9. XI. 1938, normale Kurve.

Im Oktober und November wechselndes Fieber bis 39 Grad. Blutsenkung auf 75 mm Stundenwert beschleunigt. Die Krankheit mußte auf Grund dieser Vorgeschichte und Befunde für eine „rheumatische" recidivierende postanginöse Polyarthritis und Endokarditis angesehen werden. Es wurde daher vorerst eine Salicyltherapie mit Dosen bis zu 12 g täglich eingeleitet. Darauf vorübergehende Besserung, nach Aussetzen des Salicyls jedoch neuer Gelenkschub! Auch therapeutische Bemühungen mit Pyramidon, Causyth und Prontosil führten nicht weiter, im Gegenteil, der Patientin ging es allmählich immer schlechter. Ende November erfolgte auch im Endokard ein neuer Schub und es bildete sich beiderseits ein Hydrothorax. Gleichzeitig stieg die Blutsenkung noch höher (auf 125 mm Stundenwert) an.

Da die antirheumatische Therapie versagt hatte, fahndete ich trotz des typisch rheumatischen Symptomenkomplexes nach einer Tuberkulose. Die Lunge zeigte zwar, abgesehen von dem verkalkten Primärkomplex keine tuberkulösen

Herde, aber die Prüfung mit Tuberkulin erregte den Verdacht, daß doch eine
Tuberkulose im Spiele sei. Die Kranke reagierte schon auf 0,1 Millionstel mg,
also auf eine minimale Dosis, mit hohem Fieber und Herdreaktionen sowohl
in den Gelenken als auch im Myokard! Auf der Höhe der Tuberkulinreaktion
war im EKG eine deutliche Abflachung der T-Zacke in Ableitung I und II nachweisbar [148] (s. Abb. 41 u. 42).

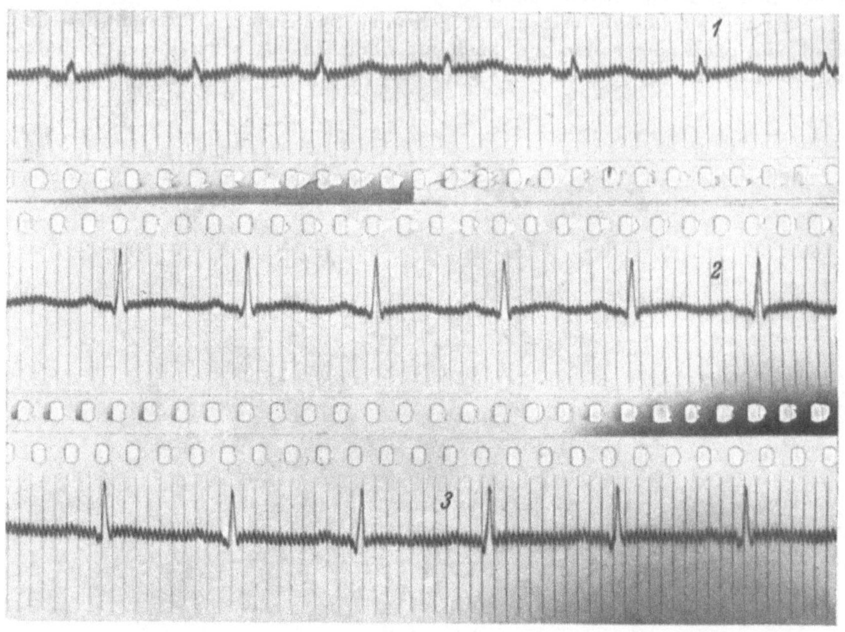

Abb. 42. M. Franziska. EKG am 11. XI. 1938 nach 0·15 Millionstel mg (= 0·00015 Gamma) Tuberkulin, Abflachung der T-Zacke in Ableitung I und II.

Im Serum waren trotz der hohen Tuberkulinallergie vorerst keine Komplement ablenkenden Tuberkulose-Antikörper nachzuweisen. Es wurde bereits
darauf hingewiesen, daß dieses Verhalten bei der Tuberkulose während hämatogener Streuungen häufig angetroffen wird. In diesem Falle konnte die hämatogene Streuung auch durch die direkte bakteriologische Untersuchung nachgewiesen werden. Das Blut enthielt nicht dauernd Tuberkelbazillen, z. B. nicht
am 20. X. zur Zeit einer Remission, dagegen am 22. XI. zur Zeit eines endokarditischen Schubes! Alle drei mit Blut beimpften Röhrchen zeigten schon nach
drei Wochen gelblichweiße Kolonien, welche mikroskopisch aus säurefesten Stäbchen bestanden, die sich im Tierversuch als v i r u l e n t e T u b e r k e l b a z i l -
l e n erwiesen. Beide mit einer Aufschwemmung dieser Kolonien subkutan
infizierten Meerschweinchen gingen binnen zwei Monaten an Miliartuberkulose
ein. Die bakteriologischen Untersuchungen wurden bei allen meinen Fällen von
Professor C o r o n i n i im Laboratorium des pathologischen Institutes der
Universität Wien durchgeführt.

---

[148] Die Kurven wurden in der Wiener medizin. Gesellschaft demonstriert,
Bericht in der Wien. klin. Wschr. 1935, 635.

Da die Kranke bei einer Fortseßung der üblichen antirheumatischen Therapie wie alle Fälle rasch recidivierender Polyarthritis und Endokarditis mit Sicherheit verloren gewesen wäre, wurden nun alle bei hämatogener Tuberkulose verfügbaren Mittel eingeseßt: **Tuberkulin und Impfungen mit lebenden Tuberkelbazillen.**

Die Tuberkulinkur wurde am 5. Dezember 1938 mit 0,1 Millionstel mg begonnen und ebenso wie beim vorhergehenden Fall mit täglichen Injektionen fortgeseßt. Um gegen Dosierungsfehler, welche bei so niedrigen Dosen durch die geringsten Spuren von Tuberkulinresten entstehen, gesichert zu sein, wurden alle benüßten Glasspritzen und Geräte vorher tagelang mit Chromschwefelsäure gereinigt und dann gewässert. Durch vorsichtige kontinuierliche Steigerung der Dosis gelang es im Verlaufe von drei Monaten, die Tuberkulinüberempfindlichkeit zu überwinden und eine Desensibilisierung zu erreichen, so daß die Tuberkulinkur am 17. März 1939 mit einer Dosis von 100 mg abgeschlossen werden konnte. Diese Schlußdosis, welche das Milliardenfache der Anfangsdosis darstellt, wurde glatt vertragen.

Hautimpfungen mit virulenten, aus dem Sputum eines Tuberkulösen gezüchteten Tuberkelbazillen wurden am 12. und 21. XII. 1938 sowie am 16 I., 10. II. und 18. III. 1939 vorgenommen. Es war auffallend, daß diese Impfungen mit verhältnismäßig großen Mengen (etwa 0,1 mg) lebender Tuberkelbazillen viel besser vertragen wurden als die Injektionen wesentlich kleinerer Tuberkulinmengen (0,0000005 mg), die mit heftigen Fieber-, Gelenk- und Herzreaktionen beantwortet worden waren. Nach der ersten Lebendimpfung kam es nicht zur geringsten Fieberreaktion, im Gegenteil, am Tage nach der Impfung waren die Temperaturen nach einer 57tägigen im Krankenhaus beobachteten Fieberperiode zum erstenmal wieder normal (36,8). Auch die folgenden Impfungen verliefen ohne Fieberreaktionen und führten lediglich zu lupoiden Hautveränderungen an den Impfstellen.

Nach der Einleitung dieser kombinierten antituberkulösen Therapie gingen alle Krankheitserscheinungen allmählich zurück. Die Temperatur ging vorerst auf subfebrile Werte zurück und wurde nach Beendigung der Tuberkulinkur normal, ebenso die Blutsenkung. Die Schwellungen und die Schmerzen in den Gelenken verschwanden und am Herz blieb nach Abklingen der akuten entzündlichen Störungen nur mehr eine ruhende, gut kompensierte Mitralstenose zurück. Erst jeßt, nach dem Sistieren der rheumatischen Schübe, wurde auch die serologische Tuberkulose-Reaktion positiv (am 15. III. +++), welche in den vorhergehenden vier Monaten bei sechs Untersuchungen negativ befunden worden war. Besonders bemerkenswert war, daß die Krankheit nach der Durchführung der antituberkulösen Therapie wie abgeschnitten war und kein Recidiv mehr erfolgte. Patientin wurde im April 1944 nachuntersucht und, abgesehen von dem stationären Mitralfehler, gesund befunden. Sie gab an, seit der Spitalsentlassung 1939 dauernd gesund gewesen zu sein. Ein solches plötzliches Aufhören weiterer Schübe ist bei der recidivierenden Polyarthritis und Endokarditis ein ganz ungewöhnliches Ereignis.

Zusammenfassung: Postanginöse recidivierende

**Polyarthritis und Endokarditis. Überempfind-
lichkeit gegen Tuberkulin, auf 0,1 Millionstel mg Herdreaktionen in den Gelenken und im Herzmuskel. Während
eines endokarditischen Schubes Tuberkelbazillen im Blute. Vorübergehende Besserung auf
Salicyl, endgültige Heilung nach Impfungen mit
lebenden Tuberkelbazillen und einer desensibilisierenden Tuberkulinbehandlung. Seither dauernd
recidivfrei! Beobachtungsdauer bisher fünf Jahre.**

Besprechung: Es handelte sich hier um eine Krankheitsform,
welche allgemein als typischer Vertreter des „echten", durch ein
hypothetisches Rheumavirus hervorgerufenen Rheumatismus gilt.
Die Herdreaktionen auf minimale Tuberkulindosen, der Nachweis
virulenter Tuberkelbazillen im Blutstrom während eines „rheumatischen" Schubes und die prompte dauerhafte Heilung nach Durchführung einer antituberkulösen Behandlung beweisen aber, daß
tatsächlich eine **tuberkulöse** Erkrankung vorlag. Bemerkenswert war die verhältnismäßig schwache Reaktion auf lebende
Tuberkelbazillen trotz der enorm hohen Tuberkulinallergie.

5. St. Marie, 22 Jahre. Vorgeschichte: Im 12. Lebensjahr Gelenkrheumatismus
mit Schwellung der rechten Hand und Finger und Schmerzen auch im linken
Ellbogen- und Schultergelenk; im 20. Lebensjahr zweiter Gelenkschub, 10 kg
Gewichtsverlust (von 54 auf 44 kg), gleichzeitig Lymphknotenschwellung am
Halse links. Am 5. Juni 1935, im 21. Lebensjahr, wurde eine multizentrische
Lungentuberkulose festgestellt. Im Röntgenbild fleckige, vorwiegend harte Schatten
in beiden Oberlappen und eine walnußgroße Kaverne rechts. Über dem Herzen
ein systolisches Geräusch und Akzentuierung des zweiten Pulmonaltones, jedoch
noch keine Vergrößerung des linken Vorhofes.

Im folgenden Jahr, im Juni 1936, kam Patientin wegen eines dritten Ge-
lenkschubes wieder zur Aufnahme. Die fleckige Verschattung in den Lungen
hatte unterdessen zugenommen, die Kaverne war jedoch auf Pflaumenkerngröße
zurückgegangen. Kein Sputum. Lymphknotenschwellung links am Hals wie im
Jahre 1934, außerdem am rechten Hilus. Röntgenbestrahlungen der Lymphknoten
wurden mit Fieber beantwortet. Am Herzen nunmehr auch der paukende erste
Ton auffallend.

Im November 1936 Erythema nodosum, starke (einem Rheumatismus entsprechende!) Beschleunigung der Blutsenkung (130 mm Stundenwert).

Im Januar 1937 wesentliche Verschlechterung, Zunahme der Verschattungen
in den Lungen, Durchfälle und Amyloidose (Albuminurie und positive Probe
nach Benhold). Nunmehr war auch die Endokarditis deutlich ausgeprägt, typische
Mitralstenose und Erweiterung des linken Vorhofes. In diesem Stadium ergab
die Blutuntersuchung kulturell und im anschließenden Tierversuch Tuberkelbazillen (Coronini).

Ein Versuch, durch Impfungen noch eine Wendung herbeizuführen, mißlang.
Exitus am 19. Mai 1937. Die Autopsie (Prosektor Dr. Paul) ergab folgendes:
Hochgradige Vergrößerung und Verkäsung der Lymphknoten im Mediastinum
und entlang der Trachea bis zum Hals, zerstreute, erbsen- bis haselnußgroße,
bindegewebig umsäumte Verkäsungsherdchen in beiden Oberlappen, Verwachsung
beider Pleuraräume, recrudescierende Endokarditis mit frischen verrukösen Auf-
lagerungen auf Mitralis, Tricuspidalis und Aortenklappen, kleinstfleckige, an-

scheinend postmyokarditische Schwielenbildung im Herzmuskel, Amyloidose der Milz, Nebennieren und Nieren, Ascites, Anasarka.

Zusammenfassung: Recidivierende Polyarthritis, Endo- und Myokarditis, schwere Tuberkulose der Lymphknoten und multizentrische Lungentuberkulose. Amyloidose. Im Blut während eines endokarditischen Schubes Tuberkelbazillen.

Besprechung: Man könnte hier ein zufälliges Zusammentreffen einer durch das hypothetische Rheumavirus verursachten Erkrankung mit einer multizentrischen Tuberkulose annehmen. Ein Vergleich mit Fall 1 und 4 zeigt jedoch, daß die Polyarthritis und Endokarditis wahrscheinlich ebenso wie die Lungenerkrankung auf eine hämatogen streuende Tuberkulose zurückzuführen ist. Dafür spricht auch das Auftreten von Tuberkelbazillen im Blutstrom gerade zur Zeit eines endokarditischen Schubes. Eine histologische Untersuchung der Gelenke wurde leider nicht vorgenommen.

6. H. Maximilian, geboren 1896. Vorgeschichte: 1921 Lungenleiden und Hämoptoe, Krankenhausbehandlung, 1928 Gelenkentzündung, auch in den folgenden Jahren wiederholt Gelenkschmerzen, daher 1932 Tonsillektomie, 1933 Lungenheilstätte Hochzirl. Ende April 1938 neuerlich Gelenkentzündung und Fieber.

Befund am 12. Mai 1938: Fieber 38,8, Senkung 24 Poindecker (= 66 mm Stundenwert), Weltmannsches Koagulationsband auf 1 verkürzt, heftige Schmerzen in Knie- und Ellbogengelenken, kann ab 15. Mai nicht mehr gehen, Ende Mai Schmerzen auch in Schulter- und Handgelenken, Schwellung der Fingergelenke. Das Herz mitralkonfiguriert, Vergrößerung des linken Vorhofes und Lungenstauung, keine Geräusche: stumme Mitralstenose. In beiden Lungenfeldern einige kleine kalkdichte Fleckschatten. Tuberkulinempfindlichkeit mittelmäßig, Schwellenwert 0,1 mg, Tuberkulose-Antikörper +++, im strömenden Blut Tuberkelbazillen, durch Tierversuch verifiziert (Coronini).

Nach 19tägiger Behandlung mit Salicyl und Novalgin keine Besserung. Daher wurde nun eine antituberkulöse Behandlung eingeleitet. Tuberkulinkur vom 31. Mai bis 15. Juli intravenös, Beginn mit 0,001 mg, beendigt mit 100 mg. Gleichzeitig Impftherapie mit lebenden Tuberkelbazillen. Am 28. Juni Autovaccin, keine Hautreaktion, Temperatur geht um einige Zehntel zurück. Am 7. Juli Impfung mit Sputumstamm, darauf keine Fieberreaktion, aber lupoide Hautreaktion.

Während dieser antituberkulösen Kur gingen alle Gelenkschwellungen zurück, Temperatur und Blutsenkung wurden normal. In den nächsten Jahren kein Rediciv mehr.

Zusammenfassung: Recidivierende Polyarthritis, Mitralstenose, multizentrische Lungentuberkulose (rudimentärer Typus). Im Blut während eines rheumatischen Schubes Tuberkelbazillen. Heilung nach Tuberkulinbehandlung und Impfungen mit dem eigenen Stamm und mit einem Sputumstamm. Kein Recidiv mehr.

Besprechung: Bei einer gutartigen hämatogenen Lungentuberkulose, welche schon vor 17 Jahren zu einer Anstaltsbehandlung geführt hatte, entwickelte sich ein Gelenkrheumatismus, dessen tuberkulöse Ätiologie durch die positive Blutkultur und die prompte Wirkung der antituberkulösen Therapie bewiesen werden konnte. Bemerkenswert die geringe Empfindlichkeit auf den eigenen Stamm.

7. K. Hermine, 31 Jahre. Vorgeschichte: Mit sechs Jahren Tonsillenoperation, mit neun Jahren Pleuritis, Mitte März 1938 Halsschmerzen, vierzehn Tage später fieberhafte Polyarthritis, nach vier Tagen Salicyl entfiebert. Am 9. Mai nach 0,01 Millionstel mg Tuberkulin zweiter Schub, nach drei Tagen Salicyl entfiebert, am 28. Mai dritter Schub auf 0,1 Millionstel mg Tuberkulin mit Fieber bis 39,1, am 12. Juni vierter Schub der Polyarthritis auf 0,004 Millionstel mg (= 4 Millionstel Gamma!). Bei diesen Schüben waren besonders die Sprunggelenke, Ellbogen- und Kniegelenke mit Schwellungen und heftigen Schmerzen beteiligt.

Besonders auffallend war in diesem Falle die enorme Überempfindlichkeit auf Tuberkulin. Schon bei geringer Überschreitung des Schwellenwertes, der hier bei 1 Millionstel Gamma (= 0,000000001 mg) lag, kam es immer wieder zu heftigen Gelenk- und Fieberreaktionen. Die Serumreaktionen zeigten auch hier anfangs, d. h. bei Untersuchungen am 14. und 28. April eine negative Phase und wurden erst am 5. Mai +++.

In den Lungen fand sich eine multizentrische Tuberkulose (rudimentärer Typus, das Röntgenbild zeigte in beiden Lungenfeldern kleine mittelharte bis harte Fleckchen), am Herzen systolisches Geräusch, paukender erster Ton, mitrale Konfiguration, Lungenstauung, demnach Mitralstenose.

Da wiederholte Versuche, mit Tuberkulin zu desensibilisieren, mißlangen und immer wieder mit schweren Gelenkreaktionen beantwortet wurden, versuchten wir eine Therapie mit Lebendimpfungen.

Am 6. Juli wurde der aus dem Blute des Falles 6 gezüchtete Stamm auf die Haut verimpft, lupoide Hautreaktion, jedoch keine Fieberreaktion, Besserung der Gelenkschmerzen. Am 23. Juli Impfung mit einem virulenten Sputumstamm lupoide Reaktion der Haut. An dem der Impfung folgenden Tage akute Periostitis des rechten Oberkiefers, ausgehend von einem Wurzelgranulom des Eckzahnes. Extraktion am 28., aus dem Granulom wurden hämolytische Streptokokken gezüchtet.

Am 4. August 1938 konnte Patientin beschwerdefrei entlassen werden. Bei einer Kontrolluntersuchung am 6. März 1939 wurde Patientin völlig gesund befunden, Vaccinationen kaum mehr sichtbar, über dem Herzen kein Geräusch mehr (Heilung der Endokarditis). Patientin hat seit ihrer Entlassung keinen Nachschub mehr gehabt.

Zusammenfassung: Recidivierende Polyarthritis und Endokarditis, multizentrische Lungentuberkulose, enorme Überempfindlichkeit auf Tuberkulin. Rasch vorübergehende Besserung auf Salicyl, endgültige Heilung nach zwei Impfungen mit lebenden Tuberkelbazillen (einem Rheumastamm und einem Sputumstamm) und nach Zahnextraktion.

Besprechung: Die Herdreaktionen in den Gelenken auf minimalste Tuberkulindosen, das charakteristische serologische Verhalten mit der vorhergehenden negativen Phase und der später stark positiven Reaktion auf Tuberkulose-Antikörper und die prompte Heilung auf Impfungen mit lebenden Tuberkelbazillen sprechen dafür, daß auch hier die Synoviitis ebenso wie die Lungen- und Pleuraerkrankung tuberkulösen Ursprungs war. Auch hier war die im Gegensatz zur Unverträglichkeit äußerst kleiner Tuberkulindosen gute Verträglichkeit der Lebendimpfungen bemerkenswert. Zwischen der Wirkung des verimpften Rheumastammes und des Sputumstammes bestand kein Unterschied.

Es war wahrscheinlich, daß für die Heilung ebenso wie bei den Fällen 2, 4 und 6 auch hier die antituberkulöse Therapie und nicht etwa die Zahnextraktion von ausschlaggebender Bedeutung gewesen ist, denn Zahnbeschwerden haben sonst in der Krankengeschichte keine Rolle gespielt.

8. Als letztes Beispiel sei ein Fall kurz angeführt, der von K. Menzel[149] in der Vereinigung der pathologischen Anatomen in Wien am 28. X. 1935 vorgestellt worden ist.

Eine 45jährige Frau erkrankte drei Wochen nach einer Angina lacunaris an einer typischen Polyarthritis rheumatica mit Beteiligung der Hand-, Finger- und Sprunggelenke. 14 Tage lang hohes Fieber zwischen 38 bis 40°, dann Tonsillektomie. Im frischen Abstrich der Tonsillen wurden Tuberkelbazillen in großen Mengen gefunden. Auch das mikroskopische Präparat der Tonsillen, das in der Sitzung demonstriert wurde, enthielt Tuberkelbazillen. Von sonstigen tuberkulösen Herden war in diesem Falle nichts bekannt. Da eine weitere bakteriologisch-serologische Analyse fehlt, ist ein Urteil über die Ätiologie nicht möglich.

Der Fall wurde hier deshalb angeführt, weil der Nachweis von Tuberkelbazillen in den Tonsillen eines akuten Falles von Gelenkrheumatismus mit Rücksicht auf die häufige Verknüpfung von Tonsillitis mit sicher tuberkulösen Polyarthritiden (z. B. Fall 1 und 4) besonderes Interesse verdient.

3. Die Symptome der tuberkulösen Polyarthritis exsudativa.

Schon diese wenigen Beispiele zeigen, daß sich bei typischen Fällen von Gelenkrheumatismus Anhaltspunkte für eine tuberkulöse Ätiologie ergeben können. Die wichtigsten dieser Punkte sind folgende:

1. Bei Polyarthritis besteht oft gleichzeitig eine Tuberkulose. Immer handelt es sich um eine multizentrische, niemals um eine unizentrische Form. Darauf hat schon Reitter[150] aufmerksam gemacht, als er bei einer Prüfung von 307 Polyarthritiden feststellte, daß diese Krankheit auf das „Generalisationsstadium" Rankes beschränkt ist und niemals bei der „isolierten Organphthise" vorkommt. Unter „Generalisationsstadium" verstand Reitter die zerstreutherdige hämatogene Tuberkulose, also die gleiche Form, welche wir als „multizentrische Form" defi-

---

[149] Zentralbl. f. Pathol. u. pathol. Anat. 64, 318, 1935.
[150] Wien. klin. Wschr. 1928, Nr. 14.

niert haben. R e i t t e r hat auch darauf hingewiesen, daß hämatogene Herdchen auch in andern Organen nachzuweisen sind, wenn man danach sucht. Hierher gehört die Beobachtung von P i l l a t [151], welcher bei allen akuten Polyarthritiden R e i t t e r s den Augenhintergrund untersuchte und dabei in 60 % (!) chorioiditische Veränderungen festgestellt hat.

In der Lunge ist bei der Polyarthritis am häufigsten der rudimentäre Typus der multizentrischen Formenreihe vertreten (vgl. S. 135).

Als Grundlage der multizentrischen Tuberkulose und Ausgangspunkt der wiederholten hämatogenen Streuungen ist oft eine Tuberkulose der Lymphknoten nachweisbar (vgl. Beispiel 1, 3 und 5).

Bei der multizentrischen Tuberkulose der Rheumatiker wechseln nicht selten Serositiden in andern Regionen (Pleura, Perikard, Peritoneum) mit Schüben in der Gelenkserosa ab. H. M a y r h o f e r [152], welcher in allen Fällen von Polyarthritis planmäßig nach Pleuraveränderungen fahndete, fand die Pleura in 60 % beteiligt. Es wäre gezwungen, bei diesen Fällen multipler Serositis eine tuberkulöse Ätiologie nur für die Serositis im Brust- und Bauch-. raum, nicht aber für die Serositis im Gelenkbereich gelten zu lassen, denn alle diese Serositiden des Tuberkulösen zeigen immunbiologisch ein gleiches Verhalten (vgl. Punkt 3 und 5!).

Bei schwerer tuberkulöser Polyserositis werden die Lungen zuweilen völlig frei von Tuberkulose befunden. Dieser Gegensatz ist bei der Sektion besonders auffällig, wenn die Serosa von unzähligen miliaren Tuberkeln übersät ist, Lungen und Darm aber völlig normal erscheinen. Auch bei der Polyarthritis können tuberkulöse Lungenherde fehlen.

2. B e i d e r P o l y a r t h r i t i s r h e u m a t i c a k ö n n e n i n e i n e m e r h e b l i c h e n P r o z e n t s a t z T u b e r k e l b a z i l l e n a u s d e m B l u t e g e z ü c h t e t w e r d e n, wenn das Blut zur Zeit eines rheumatischen Schubes untersucht wird (vgl. Beispiel 2, 4 und 6!). Damit wird der „rheumatische“ Schub als hämatogener Tuberkuloseschub verifiziert.

Das Problem der Tuberkelbazillämie ist durch die eingehenden klinischen Untersuchungen R e i t t e r s [153] und die an dem Material R e i t t e r s durchgeführten, viel angefochtenen bakteriologischen Untersuchungen L ö w e n s t e i n s [154] eine Zeitlang in den Mittelpunkt des Interesses gerückt worden. Es kann hier nicht im einzelnen auf die damals entfesselte Diskussion und auf die Ursachen

---

[151] Wien. klin. Wschr. 1934, Nr. 26 und 1936, 385.

[152] Beitr. Klin. Tbk. **85**, 139, 1934.

[153] Wien. klin. Wschr. 1930, 19; 1932, 10; 1934, 52, Med. Klin. 1934, 52., Zschr. Tbk. 71, 1934, Wien. Med. Wschr. 1929, 41; 1930, 42; 1932, 29; 1933, 40.

[154] Dtsch. med. Wschr. 1930, 1010; 1933, Nr. 38, Münch. Med. Wschr. 1930, 1662; 1931, 261, 1078, 1080, Med. Klin. 1931, 1669, Zbl. Bakt. **120**, 1931.

der Verschiedenheit der Ergebnisse bei der bakteriologischen Blutuntersuchung eingegangen werden, sondern es muß diesbezüglich auf die ausführliche Darstellung von W. Berger[155] verwiesen werden. Bei der Anlage von Blutkulturen sind die von Coronini[156] bekanntgegebenen technischen Einzelheiten zu berücksichtigen.

An der Tatsache einer Tuberkelbazillämie bei Polyarthritis kann nach den Paralleluntersuchungen in verschiedenen Laboratorien, über welche W. Berger[157] berichtet hat, nicht mehr gezweifelt werden, ebensowenig daran, daß es sich bei den aus dem Blute gezüchteten Stämmen um echte Tuberkelbazillen handelt, denn die Prüfung im Tierversuch, welche von W. Berger und von Coronini bei zahlreichen aus Rheumatikerblut und Rheumatikerorganen gezüchteten Stämmen durchgeführt wurde, hat dieselben als Tuberkelbazillen bestätigt.

Als seltener Nebenbefund ergab sich zuweilen, daß die Virulenz der Rheuma-Tuberkel-Stämme für das Meerschweinchen vorübergehend sehr gering war und diese Stämme erst nach mehreren Tierpassagen ihre volle Tierpathogenität wieder zurückgewannen (W. Berger[158]).

3. Auch in den Gelenken selbst sind von verschiedenen Autoren Tuberkelbazillen nachgewiesen worden, und zwar sowohl mikroskopisch als auch kulturell und in Tierversuchen mit Gelenkexsudat (Arloing, Dor, W. Berger, Poncet, Reitter). Histologisch ist die Gelenktuberkulose in der Regel eine „Tuberculose inflammatoire“ (Poncet) ohne Ausprägung knötchenförmiger Strukturen. Die letzteren können nur ausnahmsweise nachgewiesen werden (vgl. Beispiel 1).

4. Die Tuberkulose-Antikörper des Blutes verhalten sich bei der tuberkulösen Serositis der Gelenke ebenso wie bei der tuberkulösen Pleuritis (vgl. Beispiel 3). Bei einer größeren Untersuchungsreihe fand ich mit Brandt[159] unter 100 „rheumatischen“ Polyarthritiden 62, also 62 % serologisch auf Tuberkulose positiv. Ein Teil dieser Fälle wurde fortlaufend untersucht (wöchentlich eine Blutprobe während der ganzen Krankheitsdauer) und dabei zeigte sich, daß die akute Polyarthritis rheumatica zur Zeit des rheumatischen Schubes regelmäßig eine negative Phase durchläuft. Sie gleicht in dieser Beziehung der Pleuritis tuberculosa.

Zu ähnlichen Ergebnissen sind Manteufel und Demmer[160] gekommen. Da sie ihre Fälle nicht fortlaufend untersuchten, ist

---

[155] Ergebnisse der innern Medizin **53**, 1937.

[156] Dtsch. med. Wschr. 1936, 913.

[157] Ergebnisse der innern Medizin **53**, 1937, Klin. Wschr. 1936, 23.

[158] Beitr. Klin. Tbk. **89**, 574, 1937.

[159] Beitr. Klin. Tbk. **89**, 411, 1937. Verhldg. Dtsch. Ges. innere Med. **49**, 54, 1937.

[160] Zeitschr. Immunfschg. **89**, 372, 1936.

bei ihnen der Prozentsaß der positiven Fälle etwas niedriger. Die Autoren berichteten, daß 26 von 66 Fällen rheumatischer Erkrankungen und 9 von 17 Fällen deformierender Arthritis sich serologisch so verhielten, „als läge eine aktive Tuberkulose vor". Ähnlich waren die Ergebnisse von Leuchtenberger:[161] 39 von 71 Arthritiden (= 55 %) reagierten serologisch positiv auf Tuberkulose.

5. Die hohe Überempfindlichkeit der Polyarthritis tuberculosa gegen Tuberkulin ist schon von Poncet hervorgehoben und von Reitter, W. Berger, W. Neumann[162] und andern bestätigt worden. Auch unsere Fälle 2, 3, 4, 7 sind Beispiele dafür.

Die Tuberkulinempfindlichkeit ist nicht stets in gleichem Maße entwickelt, sondern es bestehen diesbezüglich auch bei tuberkulösen Polyarthritiden große Unterschiede. Besonders bemerkenswert ist die Veränderlichkeit der Tuberkulinallergie in den verschiedenen Phasen des gleichen Falles. Zeitweise kann geradezu von einer „negativen Phase" der Tuberkulinempfindlichkeit gesprochen werden. W. Berger hat darauf aufmerksam gemacht, daß „die für die akute Erkrankung und die Exacerbationen beinahe gesetzmäßig zu treffende negative Allergiephase bei kurvenmäßiger Verfolgung der Allergielage in eine, in Anbetracht der vorhergegangenen Anergie ganz besonders bedeutsame, hohe Allergielage umschlägt". Über analoge Beobachtungen hat H. Mayrhofer (l. c.) berichtet. Auch wir konnten zuweilen ein sprungartiges Hinaufschnellen der Tuberkulinempfindlichkeit beobachten (vgl. Beispiel 3).

Bei der Polyarthritis des Kindes wurde der Gedanke einer tuberkulösen Ätiologie von manchen Autoren gänzlich abgelehnt, weil bis zu 40 % der rheumatischen Kinder auf das gewöhnliche Tuberkulin nicht reagieren (Chiari und Hässler[163]). Glanzmann[164] zeigte jedoch an drei Beispielen, daß auch bei Kindern „eine Tuberkulose eine rheumatische Infektion täuschend nachahmen kann". Er machte auch darauf aufmerksam, daß tuberkulöse Kinder nicht selten nur auf bovines, nicht aber auf das gewöhnliche humane Tuberkulin reagieren.

Wie vorsichtig man bei der Bewertung einer negativen Tuberkulinreaktion beim rheumatischen Kinde sein muß, zeigt ein von Lang und Priesel[165] beschriebener Fall. Es handelte sich um ein fünfjähriges Kind, welches 1911 und 1912 an einer recidivierenden, auf Salicyl vorübergehend günstig reagierenden Polyarthritis gelitten hatte, und am 16. Februar 1913 an einer „chronischen Tuberkulose" der Lymphknoten, Lungen und Knochen starb. Die Sektion deckte zahlreiche Verkäsungsherdchen in den gelenknahen Diaphysenenden auf. Die wiederholt geprüfte Pirquet-Reaktion war troß der „chronischen" Tuberkulose

---

[161] Klin. Wschr. 1931, 976.
[162] Zit. nach Mayrhofer l. c.
[163] Mschr. Khkde. 75, 97, 1938.
[164] Zschrft. Rheumafschg. 4, 169, 1941.
[165] Zeitschr. f. Rheumaforschg. 3, 413, 1940.

zur Zeit des floriden Gelenkrheumatismus negativ und wurde erst positiv, als die Gelenkschwellungen eine „deutliche Rückbildung“ zeigten. Der Umschlag der negativen in eine plötzlich „stark positive“ Reaktion trat erst zwei Monate vor dem Tode, im Dezember 1912, ein. Die „chronische“ Tuberkulose bestand sicher schon viel länger, wahrscheinlich schon jahrelang. Dieser Fall verdient als Beispiel einer **negativen Phase der Tuberkulinallergie beim rheumatischen Kinde** besondere Beachtung.

Noch wichtiger als die allgemeine Tuberkulinreaktion ist die besondere Empfindlichkeit tuberkulöser Herde, die „**Herdreaktion**“ für die Beurteilung der Ätiologie. Wir sahen ebenso wie **Reitter**, W. **Berger** und W. **Neumann** wiederholt, daß die Gelenke bei einer sogenannten „rheumatischen“ Polyarthritis schon auf äußerst geringe Tuberkulindosen (weniger als ein Millionstel Milligramm!) mit einer heftigen Entzündung antworteten (vgl. Beispiel 4 und 7!). **Herde, welche auf derartig niedrige Tuberkulindosen in dieser Weise reagieren, deklarieren sich dadurch als tuberkulöse Herde!**

Nach alledem gestattet das Verhalten gegenüber dem Tuberkulin nur dann ein Urteil bezüglich der Ätiologie, wenn die Tuberkulinempfindlichkeit wiederholt und in verschiedenen Phasen der Krankheit geprüft und auch das Verhalten der Herde dabei beachtet wird. Gegen eine tuberkulöse Ätiologie spricht bei Kindern das Fehlen einer Empfindlichkeit gegen bovines und gegen humanes Tuberkulin, bei Erwachsenen eine in allen Phasen der Krankheit gleichbleibende mittelmäßige oder geringe Tuberkulinempfindlichkeit. Für eine tuberkulöse Ätiologie spricht ein plötzliches Ansteigen der Tuberkulinempfindlichkeit in bestimmten Phasen der Krankheit und das Auftreten von Herdreaktionen in den Gelenken (vgl. Beispiel 2 bis 4 und 7!)

6. Schließlich ist die **Reaktion auf die Therapie** ein wichtiges Kriterium. Polyarthritiden, welche nach jahrelanger sachgemäßer vergeblicher antirheumatischer Behandlung während und unmittelbar nach einer antituberkulösen Behandlung mit Tuberkulin oder mit Tuberkuloseimpfungen zur Heilung gelangen, sind **als tuberkulöse Polyarthritiden** anzuerkennen (vgl. Beispiel 2, 3, 4!). Das gilt besonders für jene Fälle, bei welchen die antituberkulöse Therapie nach jahrelangem recidivierendem Verlaufe den Recidiven ein für allemal ein Ende setzt.

Poncet meinte, daß die tuberkulöse Polyarthritis nicht auf Salicyl anspreche. Diese Meinung kann nach den Beobachtungen Reitters und Bergers nicht mehr aufrechterhalten werden. Die günstige Wirkung des Salicyls pflegt nach unseren Beobachtungen allerdings rasch vorüberzugehen. Salicyl vermag auch nicht, Recidive zu verhindern (vgl. Beispiel 7!).

Arthritiden, welche sich in allen oder in der Mehrzahl dieser sechs Punkte wie eine Tuberkulose verhalten, müssen als tuberkulöse Arthritiden angesehen werden. Ein bloß zufälliges Zusammentreffen von zwei verschiedenen Krankheiten, mit welchem manche Autoren das Zusammentreffen tuberkulöser und rheumatischer Symptome erklären wollen, kann nicht angenommen werden, wenn die Gelenkherde sich durch eine hohe Überempfindlichkeit gegen Tuberkulin und durch ihre prompte Reaktion auf eine antituberkulöse Therapie als tuberkulöse Herde legitimieren.

Nach dieser Feststellung ergibt sich die Frage nach der H ä u f i g - k e i t der tuberkulösen Gelenkentzündungen. Im allgemeinen gilt der Poncetsche Rheumatismus als Seltenheit. Wenn man aber planmäßig bei jedem Fall von sogenanntem Rheumatismus unter Berücksichtigung der im vorhergehenden besprochenen sechs Punkte auf Tuberkulose fahndet, dann rückt die Tuberkulose unter den Ursachen der Polyarthritis an die erste Stelle.

Mein eigenes nach dem Sechs-Punkte-Schema untersuchtes Rheumatismusmaterial ist noch zu klein, um eine Statistik über die Häufigkeit aufstellen zu können, da diese Untersuchungen durch die politischen Ereignisse und den Krieg unterbrochen worden sind. Größere Zahlenreihen liegen bisher nur über zwei von diesen sechs Punkten, die Serologie und die Bakteriologie beim Gelenkrheumatismus vor. Diese Zahlen geben gewisse Anhaltspunkte über die Häufigkeit der tuberkulösen Arthritiden. S e r o l o g i s c h verhielten sich nach M a n t e u f e l und D e m m e r 40 %, nach L e u c h t e n - b e r g e r 55 %, nach B r a n d t und K u t s c h e r a 62 % ebenso wie aktive Tuberkulosen. Im strömenden Blut fanden P o p p e r, B o d a r t und S c h i n d l e r [166] in 23 % der Rheumatiker alkoholsäurefeste Stäbchen. Die etwas höheren Zahlen von B e r g e r und L u d e w i g [167] (50 %) sowie von L ö w e n s t e i n (68 %) können hier nicht verwertet werden, weil die ersteren dieser Statistik nur chronische Polyarthritiden mit tuberkuloseverdächtigen Symptomen zugrunde legten und weil gegen die Untersuchungen L ö w e n s t e i n s technische Bedenken erhoben worden sind. Dagegen verdienen die Ergebnisse von C o r o n i n i und P o p p e r [168] Beachtung, welche in 25 % von 161 an rheumatischen Erkrankungen Verstorbener teils aus dem Blute, teils aus den Organen, und zwar am häufigsten aus den Tonsillen und dem Myokard Tuberkelbazillen züchten konnten.

Nach den vorliegenden serologischen und bakteriologischen Daten ist damit zu rechnen, daß die Tuberkulose bei mindestens 25 % der rheumatischen Erkrankungen eine Rolle spielt. Es ist aber auch möglich, daß die prozentuelle Beteiligung der Tuberkulose noch wesentlich höher ist.

Wie sehr die Aufdeckung der Tuberkulosebeteiligung von der Art der Untersuchung abhängt, das lehrt die folgende Beobachtung:

W., Friedrich, 43 Jahre. Vorgeschichte: Seit vier Jahren langsam progrediente

---

[166] Virch. Archiv **286**, 615, 1932.
[167] Wien. klin. Wschr. 1936, Nr. 9.
[168] Virch. Archiv **296**, 422, 1935.

primärchronische Polyarthritis. Allmählich zunehmende Schmerzen und Schwellungen in den Finger-, Sprung- und Kniegelenken. Der Patient, selbst Hochschullehrer, konsultierte die ersten Fachmänner in mehreren Universitätstädten Deutschlands. Alles, was man bei einer primär chronischen Polyarthritis anzuwenden pflegt, wurde bei ihm versucht, jedoch mit durchaus negativem Erfolg. Das Leiden verlief langsam, aber anscheinend unaufhaltsam progredient. Auch eine Radiumkur in Joachimstal blieb erfolglos.

Der Kranke, welcher nach vierjähriger erfolgloser Behandlung fürchtete, völlig invalid zu werden, erschien im Juli 1941 in meiner Ordination. Wegen der Kniegelenkentzündung konnte er sich nur mühsam mit Hilfe eines Krückstockes fortbewegen. Bei der Untersuchung fand sich eine relativ geringe Schwellung und Bewegungseinschränkung des linken Knie- und des rechten Sprunggelenkes sowie beider Handgelenke und der Fingergrundgelenke. Das Röntgenbild zeigte eine hochgradige Verschmälerung des linken Kniegelenkspaltes und eine leichte Entrundung der gelenkbildenden Flächen sowie zarte subkortikale Aufhellungen. Das Gutachten des Röntgenologen (Dr. S w a t s c h e k , Institut P a l u g y a y) lautete: Knorpelschwund, primärchronische Arthritis.

Das Röntgenbild der Lungen zeigte nur eine Verdickung der Pleura über den Oberlappen und Verkalkung im verbreiterten linken Hilus. Die Tuberkulinempfindlichkeit war mittelmäßig, Schwellendosis 0,01 mg. Temperatur und Blutsenkung normal. Der sonstige Befund o. B. Eine serologische und bakteriologische Analyse konnte wegen der Kriegsverhältnisse nicht vorgenommen werden.

Trotz der verhältnismäßig wenigen Anhaltspunkte mußte in diesem Falle an eine Tuberkulose gedacht werden, weil die antirheumatische Therapie versagt hatte und weil auch der Bruder des Kranken (s. Fall 14. S. 207) an einer multizentrischen Tuberkulose gelitten hatte. Es wurde deshalb eine Tuberkulinkur eingeleitet. Schon auf 0,08 mg erfolgte eine heftige Reaktion mit 38,7 Fieber. Die Tuberkulinbehandlung wurde nach vorübergehender Verringerung der Dosis vorsichtig weitergeführt und der Kranke nach Hause entlassen, mit der Weisung, die Tuberkulinkur in Etappen fortzusetzen.

Ein Jahr später stellte er sich wieder vor. Die Polyarthritis war unter der Tuberkulinbehandlung zur freudigen Überraschung des Patienten völlig abgeheilt. Retrospektiv mußte daher auch dieser Fall als t u b e r k u l ö s e P o l y a r t h r i t i s qualifiziert werden. Wenn wir es ebenso wie die früheren Untersucher unterlassen hätten, speziell auf Tuberkulose zu fahnden, wäre der Fall weiter als „primär chronische Polyarthritis" gegangen und hätte mit Invalidität geendet.

Es ergibt sich aus alledem, daß e i n e r h e b l i c h e r T e i l d e r s o g e n a n n t e n G e l e n k r h e u m a t i s m e n i n d e n F o r m e n k r e i s d e r m u l t i z e n t r i s c h e n T u b e r k u l o s e e i n z u r e i h e n ist.

4. Bemerkungen zur Ätiologie des akuten Gelenkrheumatismus.

Bei einer entsprechenden planmäßigen Untersuchung werden nicht nur chronische Arthritiden, sondern sehr oft auch akute Fälle von typischer Polyarthritis rheumatica als Tuberkulosen entlarvt (vgl. Beispiel 1 und 3 bis 8), und zwar so häufig, daß sich die Frage ergibt, ob man in Zukunft neben den durch bekannte Erreger

(Tuberkelbazillen oder Kokken) verursachten Arthritiden noch wie bisher einen durch ein unbekanntes „Rheumavirus" verursachten Gelenkrheumatismus im engeren Sinne wird aufrecht erhalten können. Die Abtrennung des letzteren als klinische Krankheitseinheit gründet sich vor allem auf folgende charakteristische Merkmale:

1. Die vorhergehende Angina,

2. die nachfolgende Herzerkrankung, welche histologisch durch die A s c h o f f schen Knötchen als etwas Besonderes gekennzeichnet ist,

3. die günstige Reaktion auf Salicyl,

4. die Häufigkeit einer sekundären Streptokokkenbeteiligung.

Bei näherer Untersuchung zeigt sich jedoch, daß diese vier Punkte nicht mehr als Argumente für eine grundsätzliche Unterscheidung von Tuberkulose und genuinem Rheumatismus in Betracht kommen.

1. Die Tonsillitis ist eine ungemein häufige Begleiterscheinung der multizentrischen Tuberkulose. In den Tonsillen sind sowohl bei Lungentuberkulose als auch bei Rheumatikern oft Tuberkelbazillen nachweisbar (P o p p e r ,   L e s e r   und   G e r z n e r [169] sowie C o r o n i n i und P o p p e r [170]). Es wird diesbezüglich auch auf das im Vorhergehenden angeführte Beispiel 8 verwiesen. Die Tuberkelbazillen sind in den Tonsillen keineswegs bloß zufällige Passanten, sondern es handelt sich um echte tuberkulöse Herde. Das ist daran zu erkennen, daß die Tonsillen dieser Kranken recht häufig auf sehr kleine Tuberkulindosen mit einer akuten Herdreaktion reagieren. Die von W. B e r g e r über die „Tuberkulinangina" gemachten Angaben werden durch zahlreiche eigene diesbezügliche Beobachtungen bestätigt.

2. Das Myokard verstorbener Rheumatiker ist nächst den Tonsillen der häufigste Fundort von Tuberkelbazillen, wie die systematischen bakteriologischen Untersuchungen von C o r o n i n i und P o p p e r gezeigt haben. Im Herzen sind sowohl von B e r g e r als von uns (s. Beispiel 4!) Tuberkulinherdreaktionen beobachtet worden. Es ist daher wahrscheinlicher, daß die rheumatischen Herzerkrankungen durch die im Myokard kulturell (C o r o n i n i) und mikroskopisch (M a s u g i [171]) nachweisbaren Tuberkelbazillen als daß sie durch ein Rheumavirus, das noch niemand gesehen hat, verursacht werden. Auch die A s c h o f f schen Knötchen können nicht mehr als Beweis der Anwesenheit eines besonderen Rheumavirus angeführt werden, seit M a s u g i [171] A s c h o f f sche Knötchen in Phthisikerherzen nachgewiesen hat und auch G. F r a n z [172] in zehn

---

[169] Virch. Arch. **297**, 368, 1936.

[170] Virch. Arch. **296**, 422, 1935.

[171] Virch. Arch. **299**, 426, 1937.

[172] Zeitschr. f. Rheumaforschg. **2**, 266, 1939.

Fällen von Lungentuberkulose im Herzen Granulome fand, „die nach ihrem morphologischen Verhalten von A s c h o f f schen Knötchen nicht, bzw. kaum zu unterscheiden waren". Außerdem wurden von M a s u g i perivaskuläre großzellige Granulome, die auch von F r a n z bestätigt werden konnten, als rheumatoide Übergangsformen zwischen A s c h o f f schen Knötchen und Tuberkeln beschrieben. Schließlich konnten A s c h o f f sche Knötchen experimentell durch tuberkulöse Reinfektion erzeugt werden (B i e - l i n g [173]).

3. Eine vorübergehend günstige Salicylwirkung ist auch bei solchen Arthritiden zu beobachten, deren tuberkulöse Natur serologisch, bakteriologisch und therapeutisch erwiesen ist (vgl. Beispiel 4 und 7).

4. Die sekundäre Ansiedlung von Streptokokken ist keineswegs nur für rheumatische Erkrankungen charakteristisch, sondern sie wird bei allen tuberkulösen Erkrankungen, z. B. auch bei tuberkulösen Empyemen und tuberkulösen Lungenherden, beobachtet. Die Bedeutung der Streptokokken für die Entstehung des Gelenkrheumatismus wird überschätzt. Es kann hier auf dieses Problem nicht näher eingegangen werden, sondern es wird diesbezüglich auf die experimentellen Studien von F i s c h e r und W e h r s i g [174] hingewiesen.

Zum Schlusse soll noch erwähnt werden, daß sehr viele Arthritiden auf Mittel günstig reagieren, welche als Tuberkulose-Heilmittel eingeführt worden sind. Die heilende Wirkung des Goldes bei Gelenkentzündungen ist schon lange bekannt, ebenso die Wirksamkeit von Ponndorfimpfungen, d. h. einer besonderen Modifikation der Tuberkulinbehandlung. Größere Beachtung verdient die Immunotherapie (vgl. Fall 2, 4, 6 und 7) und die Heilwirkung des Rubrophens, welches sich in großen Dosen (täglich zwei Ampullen intravenös und dreimal drei Tabletten) bei akuten und bei chronischen Arthritiden bewährt hat (L e u b n e r [175] und E r l s - b a c h e r [176]). Auch auf die ausgezeichneten Erfolge H e i l m e y e r s mit dem Thiosemicarbazon bei schweren, chronischen Polyarthritiden muß hingewiesen werden (Ars Medici 1948, 295).

IV. Zusammenfassung und Übersicht über die Tuberkulose der serösen Häute.

Alle serösen Häute: Pleura, Perikard, Peritoneum, Gelenkserosa können im Verlaufe einer multizentrischen Tuberkulose erkranken. Am häufigsten ist die einfache exsudative Entzündung, seltener die Knötchenbildung in der Serosa. Die tuberkulöse Sero-

---

[173] Medizin und Chemie (I. G. Farben) **2**, 76, 1934.
[174] Zeitschr. f. Experim. Med. **84**, 659, 1932.
[175] Münchn. Med. Wschr. 1940, 372.
[176] Wien. klin. Wschr. 1939, 273.

sitis zeigt nach einer initialen negativen Phase eine vermehrte Produktion von Komplement bindenden Tuberkulose-Antikörpern und eine hohe Überempfindlichkeit gegen Tuberkulin. Im Exsudat sind Tuberkelbazillen nachweisbar.

Die tuberkulöse Serositis der Gelenke (Polyarthritis exsudativa) verhält sich immunbiologisch ebenso wie die Tuberkulose der andern serösen Häute (Pleura, Perikard, Peritoneum). Viele sogenannte Rheumatismen werden bei systematischer Untersuchung als tuberkulöse Gelenkentzündungen entlarvt. Bei diesen Fällen können Tuberkelbazillen in den Gelenken, den Tonsillen, im Myokard und im Blute nachgewiesen werden. Die erkrankten Organe (Gelenke, Tonsillen, Herz) geben Tuberkulin-Herdreaktionen. Eine Heilung des tuberkulösen Gelenkrheumatismus kann nur durch eine antituberkulöse Therapie, d. h. die entsprechende Anwendung von Tuberkulin, Gold, Rubrophen oder Impfungen mit lebenden Tuberkelbazillen erreicht werden.

E. Die Darmtuberkulose.

Die Darmtuberkulose kommt in drei Formen vor:
1. Die primäre Darmtuberkulose,
2. die Schluckinfektion des Darmes bei der kavernösen Phthise,
3. die hämatogene Darmtuberkulose.

1. Die primäre Darmtuberkulose ist schon beim Kinde selten und beim Erwachsenen noch viel seltener. Sie verläuft klinisch symptomlos und kann daher erst bei der Sektion aufgedeckt werden. Charakteristisch ist die ausgedehnte Verkäsung der mesenterialen Lymphknoten. Bei der primären Darmtuberkulose entsteht im Darm nur ein einziges Geschwür. Bei der Sektion kann dieses Geschwür nicht immer nachgewiesen werden, weil es relativ rasch und, ohne Spuren zu hinterlassen, abheilt. Die Diagnose stützt sich dann allein auf die isolierte verkäsende Tuberkulose der mesenterialen Lymphknoten.

2. Die Darmtuberkulose bei der kavernösen Phthise. Einzelne tuberkulöse Geschwürchen in der Ileocoecalregion entstehen bei offenen Tuberkulosen ziemlich häufig. Sie bleiben klinisch symptomlos und heilen von selbst wieder ab. Schwere progrediente Veränderungen entstehen erst im Endstadium beim Zusammenbruch der Allergie. Sie sind prognostisch von übler Bedeutung und therapeutisch kaum zu beeinflussen.

Diese Schlucktuberkulose befällt nach eigenen Untersuchungen an 248 Fällen in 85 % das Colon oder das Colon + Ileum und nur in 15 % das Ileum allein. Bei diesen letzteren ist nur das unterste Ileum (knapp oberhalb der Bauhinschen Klappe) befallen. Die mesenterialen Lymphknoten sind bei dieser Form der Darmtuberkulose niemals verkäst.

3. Die hämatogene Darmtuberkulose tritt als selbständige Erkrankung auf. Zuweilen bestehen gleichzeitig andere

hämatogene Herde in den Lungen oder extrapulmonal. Eine Infektion des Darmes durch Verschlucken kommt bei dieser Form meist gar nicht in Betracht, da die Lungentuberkulose in der Regel eine geschlossene ist.

Die hämatogene Darmtuberkulose bevorzugt im Gegensatz zur Schlucktuberkulose das Ileum, das meist in ganzer Ausdehnung von ringförmigen Geschwüren besetzt ist. Nicht selten erstreckt sich der ulceröse Prozeß bis ins Jejunum. Bei dieser Form der Darmtuberkulose finden sich häufig auch in den mesenterialen Lymphknoten Verkäsungen.

Die klinischen Erscheinungen der Form 2 und 3 können gemeinsam besprochen werden. Die Symptome sind sehr mannigfaltig: Blähungen, Obstipation, Durchfälle, zeitweilig Koliken, Schmerzen und Druckempfindlichkeit, und zwar vorwiegend in der Ileocoecalgegend. Bei isolierter Darmtuberkulose führen diese letzteren Beschwerden nicht selten zur irrtümlichen Annahme einer Appendizitis und die wahre Natur des Leidens wird erst bei der Operation erkannt. Die klinischen Symptome gestatten keinen Rückschluß auf die Schwere der tatsächlichen Veränderungen. Nicht selten deckt erst die Sektion sehr ausgedehnte tuberkulöse Ulcerationen auf, obwohl bei Lebzeiten überhaupt keine Beschwerden von Seiten des Darmes bestanden hatten. Stenosenerscheinungen, welche eine Operation erfordern, sind selten und kommen nur bei der hämatogenen Form vor.

Der Stuhl enthält Blutspuren, im Harn ist infolge der vermehrten Fäulnisvorgänge eine Vermehrung des Indikans nachzuweisen. Die Röntgenuntersuchung zeigt Störungen der Peristaltik, Stenosen und Füllungsdefekte. Die Geschwüre als solche können nur selten dargestellt werden.

Die Therapie der Darmtuberkulose bei der kavernösen Phthise ist eine symptomatische. Bei Durchfällen wird eine kohlehydratreiche Diät gegeben. Medikamentös haben sich uns die Knoblauch- (= Allium sativum) Präparate am besten bewährt: Allisatin, Alloton, Alliocaps, sechsmal täglich eine Tablette. Auch krampflösende Mittel (Eupaverin, Papaverinum hydrochloricum in Einzeldosen von mindestens 0,06 g oder Eupaco) wirken beruhigend. Von Tierkohle, Bolus, Tannalbin, Wismut ist abzuraten. Bei schweren Diarrhöen ist tinctura opii nicht zu entbehren. Bei Obstipation dürfen nur Gleitmittel (Paraffinöl, Nujol, Purgiolax, Agarol u. dgl. oder abführende Mineralwässer in kleinen Dosen (Karlsbader Mühlbrunnen), jedoch keine schärferen Abführmittel verwendet werden, weil bei der Darmtuberkulose die Obstipation dazu neigt, plötzlich in das Gegenteil umzuschlagen.

Bei der isolierten hämatogenen Darmtuberkulose ist eine energischere Therapie möglich. An erster Stelle steht die Chemotherapie (s. S. 266). Stenosen werden operativ beseitigt, selbst größere Darmresektionen können riskiert werden. Auch Bestrahlungen entweder des ganzen Bauches oder der Ileocoecalregion allein mit Röntgenstrahlen (B a c m e i s t e r) oder Quarzlicht (U l r i c i) haben sich bewährt. Im übrigen ist eine roborierende Schontherapie (vgl. S. 124) angezeigt.

F. Tuberkulose und Diabetes.

Diabetiker erkranken häufig an Tuberkulose, und zwar meist in einer besonders bösartigen Form. Die Resistenz der Diabetiker gegen Tuberkulose ist offensichtlich herabgesetzt. Bei einem Teil dieser Fälle handelt es sich um Neuerkrankungen durch Superinfektion von außen, zumeist Krankheitsformen vom unizentrischen Typus, bei andern ist es eine alte multizentrische Tuberkulose, welche jahrelang rudimentär verlief und unter dem resistenzvermindernden Einfluß des Diabetes plötzlich progredient wird.

Die Diagnose.

Klinisch tritt in der Regel der Diabetes als erste Krankheit in Erscheinung, und die Tuberkulose kommt erst später als zweite Krankheit dazu. Es ist schon lange bekannt, daß die Tuberkulose des Diabetikers durch eine besondere Symptomearmut ausgezeichnet ist. Fieber und Rasselgeräusche können trotz ausgedehnter Zerfallserscheinungen lange Zeit hindurch fehlen. Das erste alarmierende Symptom ist in der Regel eine plötzliche V e r s c h l e c h t e r u n g d e r T o l e r a n z. Diabetiker, welche bei einer bestimmten Diät und Insulindosis eingestellt waren, beginnen wieder Zucker auszuscheiden. Dabei pflegt die Harnmenge anzusteigen. Die Kohlehydratzufuhr muß verringert, die Insulindosis erhöht werden. Bei jeder derartigen Toleranzstörung muß man an eine Tuberkulose denken.

Wegen der Symptomenarmut der Tuberkulose des Diabetikers soll der Arzt es sich zur Regel machen, bei jedem Diabetes die Lungen genau zu untersuchen. Bei der ersten Untersuchung ist eine Röntgenaufnahme unerläßlich. Später genügt die fortlaufende Kontrolle der Vitalkapazität (vgl. S. 67).

Die umgekehrte Reihenfolge, der Ausbruch eines Diabetes bei bereits bestehender Tuberkulose ist seltener und kündigt sich durch eine plötzliche Verschlechterung des Tuberkuloseverlaufes an. Der Arzt muß daher bei jeder scheinbar grundlosen Verschlechterung der Tuberkulose diese Möglichkeit in Betracht ziehen und nach einer diabetischen Stoffwechselstörung suchen.

Es ist nicht immer schon von Anfang an eine Zuckerausscheidung im Harn vorhanden. Die diabetische Stoffwechselstörung kann aber schon in einem sehr frühen Stadium durch eine Harnuntersuchung nach Zuckerfrühstück (Tee mit 50 g Traubenzucker) nachgewiesen werden. Der Diabetiker scheidet in den nächsten sechs Stunden

Zucker aus, der Gesunde aber reagiert auf alimentäre Belastung niemals mit Glykosurie. Eventuell kann diese einfache, überall durchführbare Untersuchung durch eine Untersuchung des Nüchternblutzuckers ergänzt werden.

Die Frühdiagnose ist bei der Tuberkulose des Diabetikers von entscheidender Bedeutung, da diese Kranken alle verloren sind, wenn die Therapie nicht schon sehr früh einsetzt. Die Prognose ist jedoch nicht so schlecht, wie allgemein angenommen wird, wenn beide Krankheiten von Anfang an richtig behandelt werden.

Bei fortschreitender Tuberkulose pflegt der Diabetes im Endstadium besser zu werden. Der Insulinbedarf sinkt allmählich bis auf Null und die Zuckerausscheidung hört auf. Es dauert dann nur mehr wenige Wochen oder Tage, bis der Tod eintritt. Diese präagonale Besserung des Stoffwechselleidens ist wahrscheinlich auf die Nebenniereninsufficienz der chronischen Phthise zurückzuführen. Mit dem Erlöschen der Nebennierenfunktion fällt der stärkste Antagonist des Inselapparates aus.

Die Therapie.

Die Therapie der Tuberkulose folgt den gleichen Richtlinien, welche auch sonst für die Tuberkulose gelten. Es ist ein besonders rasches Handeln geboten, weil man sonst wegen des schnellen Weiterschreitens der Krankheit mit allen therapeutischen Maßnahmen zu spät kommt. Außerdem ist aber noch folgendes zu berücksichtigen:

Bei der Tuberkulose des Diabetikers ist die Ursache des bösartigen Krankheitsverlaufes wohl bekannt. Es ist die durch die diabetische Stoffwechselstörung bedingte verminderte Tuberkuloseresistenz. Der Arzt hat es daher in diesem besonderen Falle in der Hand, die Ursache des bösartigen Krankheitsverlaufes zu beseitigen. Er braucht nur Sorge dafür zu tragen, daß der Stoffwechsel des Diabetikers wieder normal gemacht wird.

Die erste Voraussetzung für eine Normalisierung des diabetischen Stoffwechsels ist eine normale Ernährung und die zweite die Zufuhr von soviel Insulin, als zur normalen Verwertung der zugeführten Kohlehydrate erforderlich ist.

Die praktische Durchführung dieser Vorschriften gestaltet sich folgendermaßen: Der Kranke erhält vorerst täglich 120 g Kohlehydrate und außerdem soviel Eiweiß, Fett und kohlehydratarme Gemüse, als zur Sättigung erforderlich ist. Dazu wird soviel Insulin verabreicht, daß der Harn zuckerfrei bleibt. Harnzuckermengen unter 10 g können als unwesentlich vernachlässigt werden. Wenn der tägliche Insulinbedarf unter 80 Einheiten liegt, wird das Insulin in einer einzigen Portion morgens als Depotinsulin verabfolgt. Ist der Insulinbedarf größer als 80 E, dann ist es besser, gewöhnliches Insulin, verteilt auf drei Portionen, zu geben. Hypoglykämische

Störungen müssen bei tuberkulösen Diabetikern absolut vermieden werden; Sie schaden dem Kranken mehr als die Ausscheidung von einigen Gramm Zucker, die bei einer Kohlehydratzufuhr von 120 g mengenmäßig keine Rolle spielen.

Die verordnete Kohlehydratmenge muß genau eingehalten und gleichmäßig über den Tag verteilt werden, weil es nur so möglich ist, das Gleichgewicht zwischen Kohlehydrat- und Insulinzufuhr herzustellen.

Bei der ersten Einstellung gibt man die Kohlehydrate in Form von Brotäquivalenten (10 g Kohlehydrat = 20 g Weißbrot = 25 g Schwarzbrot). 120 g Kohlehydrate entsprechen zwölf solchen Brotäquivalenten (240 g Weißbrot oder 300 g Schwarzbrot). Sobald das Stoffwechselgleichgewicht erreicht ist, dürfen die Brotäquivalente durch andere Äquivalente mit gleichem Kohlehydratgehalt ersetzt werden. Es genügt, für die Berechnung folgende abgerundete Zahlen zu verwenden: 1 Weißbrotäquivalent zu 20 g = 15 g Mehl, Grieß, Haferflocken, Maismehl, Graupen, Reis, Erbsen- oder Bohnenmehl oder trockene Teigwaren = 60 g Kartoffel = 2 Eßlöffel fertige Kartoffelspeise (Knödl u. dgl.) = 1½ Eßlöffel gekochte Teigwaren = ¼ l Milch = 100 g grüne Erbsen, Karotten, Bohnen oder Obst. Es ist auf diese Weise möglich, die Kost bei stetig gleichbleibendem Kohlehydratgehalt (wobei einige Gramm auf oder ab praktisch keine Rolle spielen) abwechslungsreicher zu gestalten.

Die Toleranz pflegt bei dieser Diät anzusteigen, so daß Korrekturen notwendig werden. Beim gewöhnlichen Diabetiker pflegt man unter diesen Umständen die Insulinmenge allmählich abzubauen. Beim schwächlichen unterernährten tuberkulösen Diabetiker ist es besser, die Insulindosis vorerst unverändert zu lassen und lieber noch etwas mehr Kohlehydrate zuzulegen, bis eine Tagesmenge von 180 g Kohlehydraten (= 18 Weißbrotäquivalente) erreicht ist. Bei dieser hohen Kohlehydratquote können zwei bis vier Äquivalente in Form von Vollmilch (½ bis 1 Liter) abgezweigt werden. Zu Mittag werden die fälligen sechs Äquivalente als Kartoffeln (360 g) oder als Teigwaren gegeben. Es besteht auch kein Bedenken, ein bis zwei Äquivalente in Form von Grieß als Suppeneinlage oder von Mehl (für Einbrenn) abzuweigen.

Die Normalisierung des Stoffwechsels macht sich sehr bald dadurch bemerkbar, daß die Tuberkulose ihre Bösartigkeit verliert. Nun ist eine Heilung möglich, wenn die Zerstörungen noch nicht zu weit vorgeschritten sind. Zwei Beispiele sollen dies erläutern:

1. M. Leopold, geboren 1910. Schwerer Diabetes, seit 1926. Im Jahre 1927 zweimal im Coma, seit 1928 Insulin (150 bis 200 Einheiten täglich). Im Dezember 1929 bildete sich ein talergroßes Frühinfiltrat links infraklavikular, welches sich im Mai 1930 zu einer Kaverne umwandelte. Da die Tuberkulose sich nur durch eine Toleranzverschlechterung, nicht aber durch Fieber oder Husten bemerkbar machte, verabsäumte der behandelnde Arzt die Einleitung der (in einem solchen Falle dringend indizierten!!) Pneumothoraxbehandlung, sondern konzentrierte seine Bemühungen auf eine Beseitigung des Harnzuckers. Trotz Verminderung der Kohlehydratzufuhr auf 10 g und Steigerung der Insulindosis auf 205 E täglich schied der Kranke immer wieder Zucker und Azeton in beträchtlichen Mengen aus. Dazwischen kam es wiederholt, besonders nachts, zu schweren hypogly-

kämischen Anfällen. Die Tuberkulose nahm infolge dieser schweren Stoffwechselstörung einen katastrophalen Verlauf. Anfangs Dezember kam es zu einer massiven Aussaat in die rechte Lunge und nun stieg auch das Fieber auf 39,3 an.
Jetzt erst, nach einjähriger Dauer der Tuberkulose, wurde ein Pneumothorax
links angelegt. Das Fieber blieb aber weiter hoch und der Kranke wurde in
einem hoffnungslosen Zustand am 10. Dezember 1930 auf meine Abteilung an
der I. Medizinischen Klinik in Wien verlegt.

Das Röntgenbild zeigte links in Klavikulahöhe eine unregelmäßig begrenzte,
kirschgroße Aufhellung, welche von wolkigen Schatten umgeben war, und einen
mäßigen Kollaps der linken Lunge nach Pneumothorax. Auch rechts ausgedehnte
wolkig-konflurierende Schatten in den mittleren und infraklavikulären Partien.
Temperatur febril, Blutsenkung sehr beschleunigt, im Sputum Tuberkelbazillen
und elastische Fasern, Abmagerung, Appetitlosigkeit. Da ein ausgiebiger Kollaps
der linken Lunge durch flächenhafte Verwachsungen verhindert wurde, schien das
Schicksal dieses schweren Diabetikers besiegelt.

Nun wurde auf eine Kost mit normalem Kohlehydratgehalt (anfangs 145 g,
später 175 g) umgeschaltet. Wegen der Appetitlosigkeit mußten die Kohlehydrate
in Form von Milchgrieß, Reis, Mehlspeisen u. dgl. verabreicht werden. Der Kranke
erhielt lauter Speisen, welche ihm im Laufe seiner mehrjährigen Spitalserfahrung
als streng verboten bekannt waren, und war daher anfangs ganz entsetzt über
diese merkwürdige Behandlung. Es ging ihm aber von Tag zu Tag besser. Obwohl
der Pneumothorax schon nach einem halben Jahr wegen zunehmender Verwachsungen aufgelassen werden mußte, gelangte dieser Fall zur Heilung. Im
Verlaufe von drei Monaten wurden Temperaturen und Blutsenkung normal, das
Sputum hörte auf, der Appetit stellte sich wieder ein und es kam zu einer
Gewichtszunahme von 10 kg. Das Röntgenbild zeigte eine narbige Schrumpfung
auf beiden Seiten. Der Kranke wurde am 8. Mai 1931 wesentlich gebessert in der
Wiener Gesellschaft der Ärzte vorgestellt.[177] Er ist bezüglich der Tuberkulose
gesund geblieben. Ich sah ihn das letztemal sieben Jahre nach Ausbruch der
Tuberkulose im Jahre 1937. Er war beschwerdefrei und arbeitsfähig.

Der Insulinbedarf war nach der Umschaltung von 45 auf 145 g Kohlehydrat
vorübergehend von 205 auf 240 E gestiegen. Nach zwei Monaten war der Insulinbedarf trotz Steigerung der Kohlehydratmenge auf 175 g wieder bis 192 E zurückgegangen. Als der Kranke sein Normalgewicht wieder erreicht hatte, konnte die
Fettmenge bei gleichbleibender Kohlehydratmenge von 150 g täglich allmählich
bis auf 80 g täglich vermindert werden und damit sank auch der Insulinbedarf
auf 102 E! Die Toleranz war nun viel besser als vor dem Ausbruch der Tuberkulose, denn damals hatte der Kranke bei einer kohlehydratarmen fettreichen
Diät stets mehr als 140 E Insulin gebraucht.

**Zusammenfassung: Schwerer juveniler Diabetes. Bei kohle-
hydratarmer Diabetikerdiät und 200 E Insulin täglich entsteht
eine beiderseitige käsig-kavernöse Phthise. Trotz Versagens der
Kollapstherapie kommt die Tuberkulose nach Umschaltung auf
eine normale Ernährung zum Stillstand und heilt aus. Gleichzeitig
beträchtliche Besserung der Toleranz. Kein Recidiv in sieben-
jähriger Beobachtungszeit.**

**Epikrise: Die Tuberkulose zeigte hier einen wesentlich
günstigeren Verlauf als bei Nichtdiabetikern, denn Jugendliche,**

---

[177] Über diesen und den folgenden Fall wurde ausführlich in der Wien. klin.
Wschr. 1931, Nr. 39 und 1939, Nr. 7 berichtet.

welche an einer so schweren Tuberkulose erkranken, gehen sonst immer rasch zugrunde, wenn die Kollapstherapie versagt. Dieser paradox günstige Verlauf ist darauf zurückzuführen, daß die Bösartigkeit der Tuberkulose in diesem Falle nicht auf einer angeborenen Resistenzlosigkeit, sondern auf einer durch eine bestimmte Ursache, nämlich die diabetische Stoffwechselstörung, bedingten Resistenzverminderung beruhte. Mit der Beseitigung dieser Ursache, d. h. nach dem Ausgleich der Stoffwechselstörung wurde die Tuberkuloseresistenz wieder normal und infolgedessen kam die Krankheit zum Stillstand.

2. V. Josef, geboren 1909. Seit 1927 Diabetes, Insulinbedarf 88 E. Im Mai 1930 entstand bei kohlehydratarmer Diabetikerdiät eine progrediente kavernöse Tuberkulose links mit Übergreifen auf die rechte Seite. Patient wurde am 10. März 1931 auf meine Abteilung verlegt.

Sputum stark bazillenhaltig, subfebril, abgemagert, Blutsenkung sehr beschleunigt. Röntgenbefund: Wolkige Verschattung links im Spitzenfeld, lateral und basal. Olivengroße, unregelmäßig begrenzte Aufhellung im linken Spitzenfeld, zwei kavernenverdächtige Aufhellungen lateral. Auf der rechten Seite am oberen Pol des Hilus kirschgroßer, nicht ganz scharf begrenzter Schatten. Eine Pneumothoraxbehandlung führte wegen breiter Verwachsungen zu keinem befriedigenden Erfolg.

Patient erhielt nun eine normale Mastdiät mit 187 g Kohlehydrat, 150 g Fleisch, 50 g Schinken, drei Eiern und 30 g Käse täglich. Bei 144 E Insulin wurde Patient zuckerfrei und die Tuberkulose heilte aus. Nach Erreichung des Normalgewichtes (nach 11 kg Gewichtszunahme) wurde die Fettzufuhr auf 60 g vermindert und der Kranke blieb nun sechs Jahre lang bis Oktober 1937 beschwerdefrei und arbeitsfähig in seinem Beruf als Metalldreher. 1934 konnte er bezüglich der Tuberkulose als geheilt vorgestellt werden.[178]

Im Oktober 1937 beanstandete der Kassenarzt den hohen Insulinverbrauch (120 E) und setzte den Kranken auf eine kohlehydratarme Diabetikerkost. Trotzdem blieb der Insulinbedarf unverändert bei 120 E. Nun bildeten sich binnen vier Wochen wieder zwei Kavernen in der rechten Lunge und der Kranke verlor in diesem Monat 10 kg an Gewicht. Ganz verzweifelt suchte er nach diesem verheerenden diätetischen Experiment wieder Hilfe in meiner Abteilung. Der Zustand war nun wesentlicher schlechter als sechs Jahre zuvor, Sputum 30, Senkung sehr beschleunigt, Blutzucker 385 mg %. Eine Kollapstherapie war nicht möglich.

Der Kranke wurde neuerlich auf eine kohlehydratreiche (200 g) Diät gesetzt und erholte sich im nächsten Halbjahr (15 kg Gewichtszunahme). Die Kavernisierung war aber schon zu weit fortgeschritten und Patient war nicht mehr zu retten. Er ist eineinhalb Jahre später seiner Krankheit erlegen.

Zusammenfassung: Schwerer Diabetes. Bei kohlehydratarmer Diabetikerdiät entsteht eine käsig-kavernöse Tuberkulose. Versagen der Kollapstherapie wegen Verwachsungen. Trotzdem wesentliche, sechs Jahre anhaltende Besserung nach Umschaltung auf eine kohlehydratreiche Kost. Dann neuerlich kohlehydratarme Diabetikerdiät, welche prompt eine verheerende Reaktivierung der Tuberkulose auslöst. Neuerliche Erholung bei Rückkehr zu einer kohlehydrat-

---

[178] Wien. klin. Wschr. 1934, 541.

reichen Normalkost. Eine Ausheilung kann jedoch nicht mehr erreicht werden.

Epikrise: Der Fall zeigt in vier Phasen die Abhängigkeit der Tuberkuloseresistenz und damit auch die Abhängigkeit der Tuberkuloseaktivität von der Ernährung.

Die Erfahrung, daß die Tuberkulose des Diabetikers durch Regulierung des Stoffwechsels entscheidend beeinflußt werden kann, hat sich in vielen Fällen bestätigt. Die Tuberkulose gibt ceteris paribus beim Diabetiker eine bessere Prognose als beim Nichtdiabetiker, wenn sie von Anfang an nach den im Vorhergehenden dargelegten einfachen Richtlinien behandelt wird.

Aber auch der Diabetes wird bei einer bezüglich des Kohlehydratgehaltes stetigen kontrollierten Normalkost besser. Diese Regel gilt auch für den nichttuberkulösen Diabetiker. Die Toleranz steigt bei einer zielbewußt durchgeführten normalen Ernährung mit konstantem Kohlehydratgehalt (je nach dem Alter und der Arbeitsbelastung 120 bis 240 g Kohlehydrate). Der Insulinbedarf sinkt bei Vermeidung einer übergroßen Fettzufuhr (Stolte[179], Brentano[180], Adlersberg und Porges[181]).

Eine ausführlichere Darstellung des Problems Diabetes bei Tuberkulose ist in meinem Beitrag im Handbuch über den Diabetes enthalten (herausgegeben von R. Boller), welches im nächsten Jahr im Verlag Urban & Schwarzenberg, Wien, erscheinen wird.

G. Tuberkulose und Schwangerschaft.

Die ärztliche Zustimmung zu Heirat und Schwangerschaft muß bei allen aktiven manifesten Tuberkulosen versagt werden. Handelt es sich nur um eine rudimentäre Tuberkulose, kann die Zustimmung schon nach einer kurzen Behandlung erteilt werden und ein jahrlang hingezogenes Heiratsverbot wäre fehl am Platze (vgl. S. 207!). Bei progredienten offenen Tuberkulosen dagegen ist größte Vorsicht geboten. Die ärztliche Zustimmung kann hier nur dann erteilt werden, wenn es gelungen ist, die Krankheit zuverlässig zur Heilung zu bringen. Das kann bei den unizentrischen Formen durch eine früh genug eingeleitete Kollapstherapie erreicht werden. Ob wirklich eine stabile Heilung eingetreten ist, kann frühestens ein Jahr nach Abschluß der Kollapsbehandlung beurteilt werden. Viel schwerer ist die Frage der endgültigen Heilung bei den multizentrischen apikokaudal progredienten Formen zu entscheiden. Hier bestehen daher auch dann noch weitere Bedenken

---

[179] Neue dtsch. Klinik 11, 169, 1933.

[180] Dtsch. med. Wschr. 1936, 1409.

[181] Wiener Arch. f. innere med. 17, 1, 1929. Die Behandlung der Zuckerkrankheit mit fettarmer Kost. Wien 1929, Urban und Schwarzenberg.

gegen eine Schwangerschaft, wenn es gelungen ist, die Krankheit zum Stillstand zu bringen. Die multizentrischen Formen neigen mehr zu Recidiven und jede Schwangerschaft würde die Gefahr eines Wiederaufflammens der Tuberkulose mit sich bringen.

Die Indikation zur Unterbrechung einer bereits bestehenden Schwangerschaft ist bei allen progredienten Tuberkulosen gegeben[182], nicht aber bei einer durch die Kollapstherapie beherrschten unizentrischen Tuberkulose, z. B. nicht bei einseitiger kavernöser Tuberkulose mit gutsitzendem Pneumothorax, und nicht bei den rudimentären Tuberkulosen.

Bei jeder Tuberkulosebehandlung in der Schwangerschaft ist darauf zu achten, daß die Gefahr einer Verschlimmerung der Tuberkulose weniger während der Dauer der Schwangerschaft besteht als unmittelbar nachher. Während der Geburt rückt das Zwerchfell beträchtlich tiefer; dadurch wird die Brusthöhle vergrößert und die Lungenventilation verstärkt. Infolgedessen kommt es in diesem kritischen Zeitpunkt leicht zu einer Aspirationsaussaat. Aus diesem Grunde muß bei Pneumothoraxfällen spätestens einen Tag nach der Entbindung genügend Luft nachgefüllt werden. Wird diese Vorsichtsmaßnahme eingehalten, dann pflegt auch die gefährliche postpuerperale Periode ohne Schaden vorüberzugehen. Ich sah unter Pneumothoraxbehandlung wiederholt einen störungsfreien Verlauf von Schwangerschaft, Wochenbett und Stillperiode trotz des Bestehens einer kavernösen Tuberkulose der Mutter.

Das Stillen ist bei gutem Zustand der Mutter zu empfehlen, wenn die Tuberkulose nicht mehr offen ist. Bei offener Tuberkulose der Mutter muß der Säugling von der Mutter sogleich getrennt werden. In solchen Fällen ist eine BCG-Schutzimpfung dringend angezeigt (vgl. S. 295!). Nach Impfung und einer Isolierungsfrist von sechs Wochen kann der Säugling wieder in die Pflege seiner Mutter zurückgebracht werden, wenn die Mutter kräftig genug ist, um das Kind selbst zu betreuen.

Bezüglich der Schwangerschaftsunterbrechung aus eugenischen Gründen wird auf Seite 22 und 295 verwiesen.

H. Übersicht über die Therapie.
I. Die kausale Therapie.

Eine kausale Therapie und damit eine Heilung der Krankheit ist bei der Tuberkulose nur innerhalb einer beschränkten Zeit möglich. Wenn diese Zeit nicht entsprechend ausgenützt wird, dann kann dieses Versäumnis später nicht mehr nachgeholt werden und

---

[182] Die Unterbrechung sollte innerhalb der ersten drei Monate der Schwangerschaft, ausnahmsweise im vierten Monat, nicht mehr jedoch ab fünftem Monat durchgeführt werden!

der Kranke ist unrettbar verloren. Die Länge der für die kausale Therapie zur Verfügung stehenden Zeit richtet sich nach der Bösartigkeit der Krankheit. Bei rasch progredienten Krankheitsformen beträgt sie nur wenige Monate, u. U. sogar nur wenige Wochen. Die erste Voraussetzung für den Erfolg der kausalen Therapie ist daher die Frühdiagnose.

Es gibt keine einheitliche kausale Therapie „der Tuberkulose", sondern die therapeutischen Maßnahmen, die ergriffen werden müssen, sind je nach der vorliegenden Krankheitsform ganz verschieden. Die Qualitätsdiagnose ist daher die zweite Voraussetzung für den Erfolg. Die kausale Therapie muß der Krankheitsform angepaßt, sie muß eine Qualitätstherapie sein! Besonders wichtig ist die Unterscheidung der beiden Hauptgruppen, des unizentrischen und des multizentrischen Krankheitstypus, denn die unizentrische Tuberkulose erfordert eine Kollapsbehandlung, bei der multizentrischen Tuberkulose ist dagegen die Stillegung eines Teilabschnittes der Lungen ohne Einfluß auf den Gesamtverlauf und ein therapeutischer Erfolg kann nur durch eine Steigerung der Resistenz erreicht werden. Bei Mischformen müssen beide therapeutischen Prinzipien angewendet werden.

Da alle Einzelheiten der kausalen Therapie durch die Art und die Phase der betreffenden Tuberkuloseform bestimmt werden, wurden dieselben in den betreffenden Kapiteln gesondert für jede Krankheitsform besprochen. Hier soll nur eine allgemeine Übersicht gegeben werden. Lediglich die Chemotherapie wird an dieser Stelle ausführlicher behandelt. Zur kausalen Behandlung der Tuberkulose stehen vier verschiedene Methoden zur Verfügung:

1. Die Kollapstherapie,
2. die resistenzsteigernde Therapie,
3. die Chemotherapie,
4. die desensibilisierende Therapie.

1. Die Kollapstherapie

bezweckt die Ausschaltung eines exsudativ entzündeten Teilabschnittes der Lungen aus der Atmung. Durch diese Ausschaltung wird nicht nur der Krankheitsherd ruhig gestellt und dadurch eine Verstreuung von Bazillen mit den Atembewegungen verhindert, sondern es wird auch — und das ist sicher noch wichtiger! — die Sauerstoffzufuhr zum Krankheitsherd gedrosselt und dadurch die Vermehrung der Tuberkelbazillen in dem stillgelegten Krankheitsherd gehemmt (vgl. S. 90).

Nur die konsequente Durchführung des Prinzips der Ruhigstellung und Sauerstoffdrosselung bis zur vollständigen Immobilisierung des kranken Teilabschnittes der Lungen verbürgt den Erfolg. Die Funktion der gesunden Lungenabschnitte muß dabei möglichst ungemindert erhalten bleiben. Die extrapleuralen chirurgischen Methoden entsprechen diesen beiden Forderungen: selektiver Kollaps und Schonung der gesunden Lungenteile besser als der Pneumothorax, sie haben daher auch bessere Dauererfolge zu verzeichnen als der letztere.

Die Grenzen der Leistungsfähigkeit der Kollapstherapie liegen bei etwa 50 %, d. h. mindestens 50 % funktionsfähigen Lungenparenchyms müssen noch erhalten sein, wenn die Kollapstherapie Erfolg haben soll.

2. Die resistenzsteigernde Therapie.

Ihre Wirksamkeit ist nicht nur von den angewendeten Methoden, sondern weitgehend auch von der Reaktionsfähigkeit des Kranken abhängig. Die Reaktionsfähigkeit und damit auch die Wirksamkeit aller auf eine Resistenzsteigerung zielenden Behandlungsmethoden erlischt in fortgeschrittenen Stadien der Krankheit. Es ist daher auch bei dieser Therapieform ein frühzeitiger Beginn notwendig, um den Erfolg zu sichern. Zur Erzielung einer Resistenzsteigerung stehen folgende vier Methoden zur Verfügung:

a) **Allgemeine Steigerung der Widerstandsfähigkeit** durch Besserung der Lebensbedingungen: Entlastung von Anstrengungen aller Art, Versetzung in ein gesundes Klima (Waldluft), Schaffung hygienisch einwandfreier Wohnverhältnisse.

b) **Resistenzsteigerung von seiten des Stoffwechsels.** Ein eindrucksvolles Beispiel dieser Art ist die beträchtliche Resistenzsteigerung, welche beim Diabetiker eintritt, wenn der Kohlehydratstoffwechsel wieder in Ordnung gebracht wird (vgl. S. 351). Hier handelt es sich allerdings nur um die Rückführung einer infolge der Stoffwechselkrankheit abgesunkenen Resistenz zu ihrer vor Ausbruch des Diabetes bestandenen ursprünglichen Höhe. Ein analoger resistenzsteigernder Stoffwechselvorgang ist der Ausgleich eines Zustandes von Unterernährung durch eine Mastkur. Die technische Durchführung derselben wurde auf S. 178 unter dem Schlagworte „roborierende Schontherapie" besprochen.

Wesentlich schwerer als die Wiederherstellung einer durch Stoffwechselstörungen geminderten Resistenz ist die Steigerung der Resistenz des Stoffwechselgesunden. Es ist fraglich, ob dieselbe durch eine Mastkur, speziell durch eine Zufuhr großer Fettmengen in günstigem Sinne beeinflußt werden kann. Beim Stoffwechselgesunden kann eine Resistenzsteigerung eher von einer besonders reichlichen Zufuhr von Vitamin B und C erwartet werden (vgl. S. 126).

c) Eine dritte Methode zur Resistenzsteigerung ist die **Reiztherapie.** Die Reize, welche bei dieser Therapie angewendet werden, sind das Tuberkulin, Gold, Kupfer und Strahlen (Sonne, künstliche Höhensonne, Röntgen- und Radiumstrahlen). Auch das

Reizklima, welches eine Summe verschiedenartiger Reize darstellt, gehört hierher.

Bezüglich des **Wirkungsmechanismus der Tuberkulin- und Goldtherapie** liegt zwar eine ganze Reihe mehr oder weniger komplizierter anderer Erklärungsversuche vor. Da es sich jedoch um unbewiesene Spekulationen handelt, soll hier darauf gar nicht eingegangen werden. Sichergestellt ist nur, daß diese Stoffe eine **Reizwirkung** auf tuberkulöse Herde ausüben, welche vorübergehend zu einer Verstärkung der Entzündung, dann aber zu einer Verstärkung der Vernarbungstendenz führt.

Diese Veränderungen sind am eingehendsten nach **Tuberkulininjektionen** studiert worden. Histologisch findet man ein bis zwei Tage nach einer genügend starken Tuberkulininjektion eine perifokale, nach außen an Intensität abnehmende Entzündungszone um alle tuberkulösen Herde. Das auffallendste Merkmal dieser Entzündung ist die Hyperämie.

Ich hatte im Jahre 1920 Gelegenheit, zwei Fälle, welche infolge einer zu hohen Tuberkulindosis [183] akut zugrunde gegangen waren, histologisch zu untersuchen. Der erste Fall war 48 Stunden, der zweite 20 Stunden nach der verhängnisvollen Injektion und nach einem rapiden Anstiege der Temperatur auf 40 Grad gestorben. In beiden Fällen fand sich eine akute pneumonische Reaktion um die tuberkulösen Herde („Herdreaktion"). Beide Fälle sind von R. S t r e l i [184] ausführlich beschrieben worden. S t r e l i unterschied vier perifokale Entzündungs„Mäntel", und zwar von innen nach außen im ersten Mantel Prästasen, Lymphocyten und Leukocyten, im zweiten Mantel eine lympho-leukocytäre Pneumonie, im dritten Mantel einen Desquamativkatarrh und im vierten Mantel Ödem, in allen vier Zonen Blutaustritte. Ähnliche Befunde wurden im Jahre 1891 bei der histologischen Untersuchung von Tuberkulinfällen von H. C h i a r i [185] erhoben.

Wenn diese pneumonische perifokale Reaktion, welche bei der physikalischen Untersuchung an einer Vermehrung der Rasselgeräusche, röntgenologisch an weichen perifokalen Schattenzonen zu erkennen ist, überwunden wird, tritt eine stärkere Bindegewebsneubildung ein.

Bei der gegenwärtigen Technik der Tuberkulinbehandlung werden gröbere, klinisch nachweisbare Herdreaktionen vermieden, es ist aber nicht daran zu zweifeln, daß auch die kleineren Tuberkulindosen die gleiche Entzündung erregende Wirkung ausüben, wenn die Entzündung auch entsprechend der niedrigeren Dosis weniger heftig ist und unter der Schwelle der klinischen Wahrnehmbarkeit bleibt. Auch diese leichten perifokalen entzündlichen Reaktionen werden von einer vermehrten Bindegewebsneubildung gefolgt, welche schon zu Lebzeiten des Patienten an der narbigen Schrumpfung zu erkennen ist. Es können daher mit der modernen Technik der Tuberkulinbehandlung bei einer entsprechenden

---

[183] Der Arzt hatte wahrscheinlich 0,1 g anstatt 0,1 mg Tuberkulin verabfolgt.
[184] Doktordissertation, Wien 1944.
[185] Zentralbl. f. Allg. Path. und Path. Anat. Bd. 3.

Auswahl der Fälle gute therapeutische Wirkungen erzielt werden (vgl. S. 10, 63, 129, 142, 150).

Auch die anderen Formen der Reiztherapie beruhen auf dem gleichen Prinzip: Anregung der Vernarbung durch eine vorübergehende mäßige Steigerung der Entzündung. Die Reiztherapie ist bei allen Krankheitsformen, bzw. in allen Krankheitsphasen, in welchen bereits eine heftige exsudative Entzündung besteht, kontraindiziert, weil bei solchen Fällen eine weitere Steigerung der Entzündung zur Einschmelzung und damit zu einer wesentlichen Verschlechterung führen würde.

d) Die vierte Methode, die immunisierende Therapie, stellt das stärkste Mittel zur Steigerung der Tuberkuloseresistenz dar. Sie hat sich in erster Linie bei den Fällen, welche an einer abnorm niedrigen Tuberkuloseresistenz kranken, also bei den Tuberkulosen vom multizentrischen Typus bewährt (vgl. S. 153).

3. Die Chemotherapie.

Im Gegensatz zur Reiztherapie greift die Chemotherapie nicht am menschlichen Organismus, sondern an den Tuberkelbazillen an. Schon vor 40 Jahren glaubte man, im Kupfer ein Chemotherapeuticum gefunden zu haben; später wurde das Gold als Chemotherapeuticum eingeführt. Es stellte sich aber schließlich heraus, daß keines von beiden die Bazillen chemisch schädigt, sondern daß beide, Kupfer und Gold, nur Reizmittel sind, welche indirekt durch Leistungssteigerung wirken.

In jüngster Zeit ist jedoch der Gedanke der Chemotherapie von neuem aufgegriffen worden. Die großen Erfolge, welche mit den Sulfonamiden und dem Penicillin bei so vielen andern Krankheiten erzielt worden sind, waren der Anlaß, nach ähnlichen Substanzen zu suchen, welche auch auf Tuberkelbazillen hemmend einwirken würden. Tatsächlich gelang es, eine Reihe solcher Substanzen zu finden. Unter diesen sind zwei Gruppen zu unterscheiden:

a) Die Chemotherapeutica im engeren Sinne,

b) die Antibiotica, d. h. bakteriologisch wirkende Stoffwechselprodukte von Bakterien und Pilzen.

a) Die Chemotherapeutica im engeren Sinne.

α) **Thiosemicarbazone** $CH_3 . CO . NH\langle\quad\rangle CH = N - NHCSNH_2$,

von Domagk und den Chemikern der Bayer-Werke 1946 hergestellt, wirksam in Dosen von 0,05 g zwei- bis fünfmal täglich oral. Die Versuche mit diesem Mittel sind zwar noch nicht abgeschlossen, die therapeutischen Erfolge, welche an deutschen Kliniken damit erzielt werden konnten, aber doch so eindrucksvoll, daß dem Thiosemicarbazon in der Chemotherapie der Tuberkulose in Zukunft zweifellos eine bedeutende Rolle zufallen wird. Der Wirkungsmechanismus dieses Mittels ist im einzelnen noch nicht aufgeklärt. Auffallend ist die besonders rasche günstige Beeinflussung der Blutsenkung. Heilmeyer fand gleichzeitig charakteristische Veränderungen von Plasmakupfer und Plasmaeisen. Eine zusammenfassende Darstellung der experimentellen Grundlagen hat Domagk [186a] gegeben.

Nach den vorliegenden Berichten ist das Thiosemicarbazon in erster Linie bei frischen Prozessen indiziert: bei akuten hämatogenen Streuungen und exsudativen Schüben, auch bei Kehlkopf-, Blasen-, Darm-, Augen- und frischen Hauttuberkulosen. Dagegen hat es versagt bei Miliartuberkulose, bei massiven Verkäsungen, großen Kavernen und chronisch indurierenden Prozessen.

Heilmeyer [186b] berichtete über eindrucksvolle Erfolge bei „sehr schweren exsudativ-kavernösen" Lungentuberkulosen und bei schweren primär chronischen Polyarthritiden. Bei den letzteren wurde die Frage, ob vielleicht eine tuberkulöse Erkrankung der Gelenkserosa dahinter stecke, nicht erörtert. Kuhlmann und Knorr (Med. Mon.-Schrift, 1948, 297) konnten von 125 fast durchwegs schweren Fällen (die meisten waren unheilbare Asylierungsfälle!) in 80 Fällen wesentliche Besserungen mit nur 0,125 bis 0,25 g Thiosemicarbazon täglich schon nach 20wöchiger Behandlungsdauer erzielen. Der Zusatz von Eleudron scheint bei diesen Versuchen ohne Bedeutung gewesen zu sein. Über schöne Erfolge bei kindlicher Knochen-, Gelenk-, Darm- und Hauttuberkulose haben Aue und Saame [186c] berichtet. Allerdings ist bei Kindern besondere Vorsicht geboten, da nach großen Dosen schwere Schädigungen beobachtet worden sind. Man ist daher von den anfangs versuchten großen Dosen (dreimal 0,25 g) wegen der unangenehmen Nebenerscheinungen wieder abgekommen. Die wichtigsten dieser Störungen waren Leber- und Magenstörungen, Blutschädigungen (als Initialsymptom Schwinden der Eosinophilen!) und bei Kindern Encephalopathien. Heilmeyer hat auch auf die Gefahr einer Sensibilisierung gegen Pyramidon hingewiesen. Als Gegenmittel haben sich Traubenzuckerinfusionen bewährt. Ich verwende außerdem Lactoflavin (5 bis 10 mg) und Nikotinsäureamid (100 mg), weil diese Mittel sich mir bei Leberschädigungen seit Jahren bewährt haben.

β) **Promin,** Diamino-diphenylsulfon-diglukose-Natriumsulfonat. Es wirkt nur intravenös in Dosen von 5 g täglich. Nach vierzehntägiger Kur soll eine Pause von einer Woche eingeschaltet werden. Das Mittel hat sich nicht nur bei der Tuberkulose, sondern auch bei der Lepra bewährt (W. H. Feldman, H. C. Hinshaw und Pfütze [187].

[186a] Beitr. Klin. Tbk. **101**, 365, 1948.
[186b] Ars Medici 1948, 295, Dtsch. med Wschr. 1949, 161.
[186c] Dtsch. med. Wschr. 1949, 215.
[187] Americ. Rev. Tb. **47**, 26, 1943.

γ) **Promizole** (Parke und Davis), 4,2-Diaminophenyl-5-thiazol-sulfon. Dosis anfangs 1 bis 5 g täglich oral, später Erhaltungs-dosis von 1 g. Bei Miliartuberkulose wurden beachtliche Erfolge erzielt. Bemerkenswert ein von Lincoln behandeltes Kind, welches zwar die akute Miliartuberkulose überlebte (Beobachtungs-zeit 30 Monate), bei dem sich jedoch eine Wirbeltuberkulose ent-wickelte. Ähnliches haben wir auch bei der Immunotherapie der Miliartuberkulose gesehen (vgl. S. 283). Noch besser als das Pro-mizol allein hat sich die Kombination mit Streptomycin bewährt (Feldman und Hinshaw[188], E. M. Lincoln et al.[189].

Unerwünschte Nebenwirkungen des Promizole sind Erbrechen, Anämie, Leuko-penie, Methämoglobinämie, stärkere Entwicklung der sekundären Geschlechts-merkmale (Haarkleid, Mamma), leichte Vergrößerung der Schilddrüse.

δ) Die **Para-amino-Salicylsäure** („Pas"-Cilag), im Jahre 1946 von J. Lehmann hergestellt. Dosis 10 bis 25 g täglich per os oder in 5- bis 10%iger Lösung. Bei Empyemen kann es auch intrapleural verabfolgt werden. Keine üblen Nebenwirkungen. Vallentin[190], Dempsey und Logg[191], Erdei und Snell[192] und andere haben über gute Erfolge sowohl bei produktiven als auch bei exsudativen Lungentuberkulosen und bei Pleuritis und Empyem berichtet. Bei Miliartuberkulosen dagegen hat Pas versagt. Auch unsere Erfahrungen mit diesem Mittel sind gut. In jüngster Zeit haben J. und M. Paraf und J. Desbordes (Echos de la medi-cine 1948, Nr. 23) mit sehr großen Dosen (26 g per os oder 30 g in 1%iger Lösung intravenös als Dauertropfinfusion) besonders eindrucksvolle Erfolge bei schweren Fällen erzielt. Bemerkenswert, daß auch bei diesen großen Dosen keine gefährlichen Nebenwir-kungen aufgetreten sind. Dadurch unterscheidet sich Pas vorteil-haft von den meisten andern Chemotherapeuticis. Analog wirkt das Natriumsalz der Pas, das „Aminacyl".

ε) Das **Diamino-diphenylsulfon-Natriumacetat** („Sulfon"-Cilag), von Acklin 1944 unter Ausschaltung des Glukosekom-plexes aus dem Promin entwickelt. Dosis bei Erwachsenen 1,5 g = = 3 Ampullen täglich, intravenös monatelang, ohne üble Neben-wirkungen. Nach Fanconi[193] ist die Kombination mit Strepto-mycin zu empfehlen.

b) Antibiotica.

Unsere Kenntnis über die hemmende Wirkung von Bakterien und Pilzen auf das Wachstum von Tuberkelbazillen geht bis auf die Beobachtungen von Cantani (1885) und von Babes (1885)

---

[188] Amerc. Rev. Tb. 50, 418, 1944.
[189] J. Americ. Med. Ass. 1948, 136, 9 und Bull. Johns Hopkins 1948, 82.
[190] Svenska Läkartidningen 1946.
[191] Lancet 1947, 871.
[192] Lancet, 1948, 791.
[193] Schweiz. med. Wschr. 1948, Nr. 6.

zurück. Die hemmende Wirkung einiger Arten von Aspergillus wurde zuerst von V a u d r e m e r [194] beschrieben. In der Folgezeit wurden zahlreiche Extrakte und Filtrate aus Pilz- und Bakterienkulturen hergestellt, welche hemmend auf das Wachstum von Tuberkelbazillen wirkten: Aspergillinsäure, Fumigacin (aus Aspergillus fumigatus), Mycocidin, Subtilin, Actinomycin, Streptothricin, Streptomycin usw. Eine Übersicht über diese Forschungen hat kürzlich S. A. W a k s m a n [195] gegeben, der selbst an der Entdeckung des Streptomycins beteiligt war. Am besten hat sich von allen diesen Substanzen das S t r e p t o m y c i n bewährt, ein Sekretionsprodukt von Streptomyces griseus, welches im September 1943 von A. S c h a t z, E. B u g i e und S. A. W a k s m a n [196] isoliert worden ist.

D o s i e r u n g : Das Streptomycin wird am besten intramuskulär gegeben; oral ist es weniger wirksam; intralumbal sind nur kleine Dosen (unter 50 mg) zulässig. Anfangs wurden für die intramuskuläre Behandlung hohe Dosen bis zu 8 g täglich versucht. Heute ist man wegen der toxischen Nebenwirkungen bemüht, mit möglichst kleinen Dosen (1 bis 2 g täglich) auszukommen, welche in sechs kleinen Portionen über den Tag verteilt gegeben werden (F e l d m a n n und H i n s h a w [197]). Hierzulande sind der Not gehorchend auch noch kleinere Dosen (0,3 g täglich) mit recht befriedigendem Erfolg gegeben worden. Die Behandlung muß monatelang, bei Meningitis mindestens durch sechs Monate fortgesetzt werden. Die intralumbale Therapie wird von vielen Autoren wegen der starken Reizwirkung abgelehnt.

N e b e n w i r k u n g e n : Schmerzen und Infiltrate an den Injektionsstellen (daher Zusatz eines Anästheticums zu empfehlen, Novocain u. dgl.), Erbrechen, Exantheme, Leukopenie bis zur Agranulocytose. Am häufigsten und wichtigsten sind die Schädigungen des VIII. Hirnnerven, in erster Linie des Vestibularis (Schwindel!), aber auch des Acusticus (Schwerhörigkeit bis Ertaubung). Wegen dieser Schädigungen ist man bestrebt, mit möglichst kleinen Dosen auszukommen. F e l d m a n und H i n s h a w sahen bei 2 g täglich fast stets, bei 1 g dagegen nur mehr in 30 % Vestibularis-Störungen. Das D i h y d r o s t r e p t o m y c i n, welches ebenso wirksam wie das Streptomycin, aber weniger giftig ist, führt kaum zu Vestibularisschädigungen (Lancet **256**, 6543:155, 1949, Herausgeberartikel). Die Versuche mit diesem neuen Präparat sind noch nicht abgeschlossen.

Die Kontakt-Dermatitis des Pflegepersonals wird durch den Gebrauch von Handschuhen verhütet.

I n d i k a t i o n e n : Da das Streptomycin auf dem Blutwege an die Tuberkelbazillen herangebracht werden muß, ist es nur bei den Fällen wirksam, bei welchen die tuberkulösen Herde noch ausreichend durchblutet sind, nicht dagegen bei massiven Verkäsungsherden, die zum größten Teil aus der Blutzirkulation ausgeschaltet

[194] Comptes rend. Soc. Biol. **74**, 278 und 752, 1913.
[195] Med. Nachr. aus den Ver. Staaten 1948, Nr. 45 und 46.
[196] Proc. Soc. Exp. Biol. and Med. **55**, 66 und 57, 88 und 244, 1944.
[197] Americ. Rev. Tb. **56**, 346, 1947.

sind. Streptomycin ist demnach in erster Linie für die multizentrischen Tuberkuloseformen, ferner bei Streuungen feinen Kornes, bei Kehlkopftuberkulose und Serosatuberkulose, nicht dagegen bei chronischen käsig-cirrhotischen oder käsig-kavernösen Tuberkulosen geeignet. Auch die akute exsudative Lungentuberkulose (natürlich nur v o r der Entstehung großer kompakter Verkäsungen!) soll nach dem Bericht amerikanischer Autoren gut reagieren, ebenso die Tuberkulose der Lymphknoten, Knochen, Gelenke, des Urogenitales und der Haut, zuweilen auch die Miliartb.

Allgemein werden bei der Streptomycintherapie die prompten imponierenden Anfangserfolge gerühmt, aber auf die Gefahr von Recidiven hingewiesen. Bei monatelanger Kur entwickeln sich zuweilen Streptomycin resistente Stämme, so daß diese Therapie vorzeitig abgebrochen werden muß.

Besonderes Aufsehen haben die Erfolge bei der M e n i n g i t i s tuberculosa, früher ein absolut tödliches Leiden!, hervorgerufen. Auch hier glänzende Anfangserfolge, aber geringere Dauererfolge; die Angaben der Autoren bewegen sich zwischen 2 und 30 %. Besonders zu fürchten ist der sekundäre Hydrocephalus; auch Erblindung und Ertaubung wurden als Spätfolgen beobachtet.

Zur Erzielung einer Dauerheilung sind beim Erwachsenen bis zu 300 g und darüber erforderlich. Im Jahre 1948 kostete diese Menge, nach Berichten aus der Schweiz, 4800 Schweizer Franken [198]. In Österreich verlangten private Händler 100 S pro Gramm. Schon aus diesem Grunde kann die Streptomycintherapie derzeit nur bei einem sehr kleinen Bruchteil der 10 Millionen Tuberkulöser in den verarmten Ländern Europas in Betracht kommen. Die Chemotherapie wird erst dann auf eine breite Basis gestellt werden können und a l l e n , die ihrer bedürfen, zugänglich gemacht werden können, wenn die Kosten wesentlich sinken. Es ist zu hoffen, daß die synthetischen Chemotherapeutica mit der Zeit hier eine Erleichterung bringen werden.

c) Die Kombination der Chemotherapeutica und Antibiotica.

Die große Gefährlichkeit des hochwirksamen Streptomycins bei länger dauerndem Gebrauch hoher Dosen hat zu Bemühungen geführt, durch den gleichzeitigen Einsatz guter Chemotherapeutica mit niedrigeren Dosen Streptomycin auszukommen. Diese Versuche sind erst vor kurzem begonnen worden, so daß ein abschließendes Urteil darüber noch nicht möglich ist. Nach Dr. R u b i n , Davos [199], kann man mit 8 bis 15 mg Streptomycin pro kg (also mit 0,5 bis 0,9 g bei 60 kg schweren Patienten) pro Tag auskommen, wenn gleichzeitig Sulfon gegeben wird. Ähnlich günstige Erfahrungen hat L i n c o l n (l. c.) bei der Kombination von Promizol und Streptomycin und C a r s t e n s e n und S ö d e r h j e l m [200] mit Pas

---

[198] Ars Medici 1948, Nr. 5, S. 273.
[199] Mitteilung der Cilag.
[200] Nordisk Medicin 1, Nr. 45, 1948.

und Streptomycin gemacht und Gleiches wird wohl auch für die Kombination von Thiosemicarbazon mit Streptomycin gelten. Schon jetzt scheint es, daß die Zukunft der Kombinationstherapie gehören wird.

d) Die Rolle der Chemotherapie im Rahmen der Gesamttherapie.

Die Chemotherapie richtet sich im Gegensatz zu allen übrigen therapeutischen Methoden nur gegen die Bazillen. Sie vermag die Bazillen nur dort, wo der Blut- und Säftestrom hingelangt, zu schädigen, sie steigert aber keineswegs die Abwehrkräfte des Patienten, im Gegenteil, sie kann bei Anwendung großer Dosen sogar ernstliche Schädigungen im Organismus des Kranken hervorrufen. Die Chemotherapeutica dürfen daher nicht jahrelang, sondern nur durch eine beschränkte Zeit, meist nur einige Monate lang, verabfolgt werden.

Demgemäß vermögen die Chemotherapeutica die Krankheit nur vorübergehend zu unterdrücken, aber nicht dauernd zu heilen. Die Chemotherapie ist daher in erster Linie am Krankheitsbeginn und sodann bei einzelnen Schüben angezeigt, ferner zur Vorbereitung und als Schutz vor und nach operativen Eingriffen, um Streuungen hintanzuhalten.

Das endgültige Schicksal des Kranken wird bei der Tuberkulose erst im Verlaufe von vielen Jahren entschieden. Der Arzt darf nicht in den Fehler verfallen, geblendet durch die glänzenden Anfangserfolge, eine dauernde Heilung dort anzunehmen, wo nur eine akute Phase der Krankheit unterdrückt werden konnte. Es besteht sonst die Gefahr, daß die Krankheit später unmerklich in chronisches Siechtum übergeht, welches durch Chemotherapeutica nicht mehr beeinflußt werden kann. Die definitive Heilung kann nicht durch eine vorübergehende chemische Schädigung der Bazillen allein, sondern nur durch eine d a u e r n d e Hebung der Abwehrfähigkeit des Kranken gesichert werden. Dieses Ziel kann bei den unizentrischen Krankheitsformen durch eine konsequent durchgeführte Kollapstherapie, bei den multizentrischen Formen durch die jahrelang fortgesetzte Immunotherapie erreicht werden.

4. Die desensibilisierende Therapie

ist nur bei jenen Fällen angezeigt, welche sich durch eine allzu starke allergische Überempfindlichkeit (Hyperergie) auszeichnen. Auch bei der desensibilisierenden Therapie wird das Tuberkulin verwendet, jedoch nicht in mehrtägigen Intervallen, sondern in Form täglicher, stetig ansteigender Injektionen, bis die Überempfindlichkeit überwunden ist und hohe Dosen reaktionslos vertragen werden. Diese Behandlungsform hat sich in erster Linie bei der stark hyperergischen Tuberkulose der serösen Häute bewährt (vgl. S. 225, 238, 241). Zuweilen zeigt auch die rudimentäre Form der multi-

zentrischen Tuberkulose bei minimalen objektiven Veränderungen
eine enorm hohe Überempfindlichkeit; dann kann auch hier durch
eine desensibilisierende Therapie Abhilfe geschaffen werden (vgl.
S. 143).

II. Die symptomatische Therapie.

Der Arzt muß scharf zwischen kausaler und symptomatischer
Therapie unterscheiden und sich stets darüber im klaren sein,
welche seiner therapeutischen Maßnahmen die Krankheit selbst zu
beeinflussen vermögen und welche lediglich einzelne Krankheitssymptome unterdrücken. Dem Patienten dagegen darf diese Unterscheidung nicht zu Bewußtsein kommen, vor allem dann nicht, wenn
alle Möglichkeiten der kausalen Therapie erschöpft sind. Auch wenn
die Krankheit unheilbar geworden ist, darf der Arzt bei dem
Kranken das Gefühl der Hilflosigkeit und Verzweiflung nicht aufkommen lassen, sondern muß durch eine wohldurchdachte symptomatische Therapie dafür sorgen, daß ihm eine Erleichterung seiner
mannigfachen Beschwerden verschafft wird. Eine sachgemäße
symptomatische Behandlung gibt auch dem unheilbaren Kranken
in jeder Phase der Krankheit Beruhigung und Sicherheit. Es darf
allerdings des Guten auch nicht zuviel geschehen, weil sonst eine
schädliche Überlastung mit Medikamenten eintritt. Wenn der Arzt
im Laufe der Zeit immer neue Mittel verschreibt, bald für das
Fieber, bald für den Husten oder für Schmerzen, Nachtschweiß,
Atembeschwerden, Schlaflosigkeit usw., häufen sich immer mehr
Medikamente an. Es wirkt wie eine Ironie, wenn man auf dem
Nachtkästchen eines solchen Patienten dann auch noch „appetit-
anregende" oder „stärkende" Mixturen findet!
Eine Überlastung des Magens muß unbedingt vermieden werden.
Das kann entweder dadurch erreicht werden, daß verschiedene Mittel,
z. B. Hustenmittel und Fiebermittel zusammengemischt werden, oder
dadurch, daß man sich auf eine Therapie der jeweils am dringend-
sten einer Behandlung bedürftigen Beschwerden beschränkt.
Wir kommen nun zur Besprechung der einzelnen Symptome:

1. Das Fieber.

Bei der Behandlung des Fiebers müssen zwei Dinge berücksichtigt werden: einerseits die Temperatur, anderseits die Neigung
zum Schwitzen. Da die Kranken auf größere Dosen von Fieber-
mitteln stärker zu schwitzen pflegen, ist es besser, diese Mittel nur
in kleineren Dosen auf den Tag verteilt zu geben. Welches der
Fiebermittel (Pyramidon, Lactophenin, Diplosal, Phenazetin,
Aspirin etc.) gegeben wird, ist von untergeordneter Bedeutung.
Pyramidon geben wir stündlich oder zweistündlich in Dosen von

je 0,05 g. (Rp Pyramidon 1 aqu. 90, sirup. aurantii ad 100 tee-
löffelweise.) Meist genügt es, das Fiebermittel nur in den Nach-
mittagsstunden von zwei bis sieben Uhr zu verabfolgen.

Manche Kranken reagieren auch auf die kleinen Dosen mit so
starkem Schwitzen, daß man auf die medikamentöse Fieberbehand-
lung besser ganz verzichtet. In solchen Fällen wird die Temperatur
durch T e i l w a s c h u n g e n gedrückt.

Der völlig entkleidete Patient wird zugedeckt und dann jedes Glied einzeln
entblößt und mit einem in kühles Wasser getauchten Lappen abgerieben und
getrocknet. Zuletzt wird der Rücken und die Vorderseite des Rumpfes abgewaschen.

Diese Prozedur, welche auch bei sehr schwachen Patienten
durchgeführt werden kann, wirkt nicht nur allgemein erfrischend,
sondern auch wohltätig auf die Haut. Eine Abreibung mit Franz-
branntwein kann unmittelbar angeschlossen werden. Feuchte
Packungen werden von fiebernden Tuberkulösen weniger gut vertragen, am ehesten Kreuzwickel.

Gegen die Schweißneigung ist Tct. salviae oder Salvysat (dreimal täglich 20 Tropfen) zu versuchen. Auch subkutane Injektionen
von oleum camphoratum forte (2 ccm), Fichtennadelbäder, Schlaf-
mittel, (Luminal, Veronal etc.) und Codein hemmen die Nachtschweiße. Agaricin ist entbehrlich.

2. Der Husten.

Bei allen Zerfallsprozessen ist der Husten für den Abtransport
des flüssigen Kaverneninhaltes notwendig. Er kann und darf daher
nur zeitweilig unterdrückt werden. Wenn einzelne große, mit tuberkulösem Eiter gefüllte Kavernen die Ursache dieses Entleerungs-
hustens sind, genügt es, den Patienten in eine Lage zu bringen,
welche ein Überfließen des Kaverneninhaltes in den ableitenden
Bronchus verhindert (Seitenlage auf der kranken Seite). Noch wirksamer ist diese Maßnahme, wenn der Patient unmittelbar vorher
in die entgegengesetzte Lage gebracht wird, so daß er den Kavernen-
inhalt abhustet. Er hat dann längere Zeit Hustenruhe.

Medikamentös werden Codeinum phosphoricum oder hydrochloricum (0,02 bis 0,05) und Dionin (0,03) oder die stärkeren,
dem Rauschgiftgesetz unterliegenden Mittel: Dicodid (0,01), Ace-
dicon (0,005), Eukodal (0,005), Heroinum hydrochloricum (0,0025)
gegeben. Es besteht kein Bedenken, Schwerkranken auch diese
letzteren Mittel monatelang weiter zu verschreiben.

Eine zweite Form von Husten ist der bronchitische oder laryn-
gitische Reizhusten. Der Reiz ist um so stärker, je zäher das Sekret
ist und je fester es auf der Schleimhaut haftet. Der Reizhusten
erfordert Mittel, welche zur Lockerung und Verflüssigung des
Sekretes beitragen. In erster Linie muß für eine genügende Feuch-
tigkeit der Zimmerluft Sorge getragen werden (auf die Heizkörper

Wasserschalen!). Eine besonders intensive Wirkung wird durch das feuchte Zelt, d. h. einen aus nassen Leintüchern gebildeten Baldachin erzielt. Die Lockerung und Verflüssigung angetrockneten Sekretes wird auch durch Warminhalationen mit Salzlösungen oder Kaltinhalationen mit Mentholturiopinöl gefördert. Bei Rachenkatarrhen lindert das Trinken von Gleichenberger Emmaquelle oder Emser Wasser mit heißer Milch zu gleichen Teilen den Hustenreiz.

Die Zahl der Medikamente, welche als Expektorantien empfohlen werden, ist groß, die Wirkung derselben aber nur bescheiden. Da sie den Magen belasten und den Appetit beeinträchtigen, dürfen sie nicht dauernd gegeben werden. Die wichtigsten sind folgende: Infusum Ipecacuanhae 0,5/150, Decoctum rad. primulae 3/150, Decoctum rad. senegae 5/150, Mixtura solvens (= Ammonicum chloratum 5/200).

Man pflegt diesen Medikamenten, welche eßlöffelweise gegeben werden, noch Sirup. Liquiritiae (20) und andere, sonst benötigte Mittel, z. B. Pyramidon und Codein in solchen Mengen beizumischen, daß die gewünschte Einzeldosis auf einen Eßlöffel (= 15 ccm) entfällt. Auch ein Zusatz von liquor Ammonii anisati (etwa 5 ccm auf 200 ccm Gesamtflüssigkeit) ist beliebt. Da er in den Infusen zu Niederschlägen führt, gibt man das Ammonium anisatum besser gesondert in Tropfenform: Rp liqu. Amm. anis. 5, sirup. Althaeae ad 20, davon 10 bis 20 Tropfen pro dosi. Auch Ipecacuanha und Primel können in Form von Tropfen oder Tabletten gegeben werden, z. B. Ipecysat, Ipecopan (ähnlich wie das pulvis Ipecacuanh. opiatus), Syngulin, Primustabil, Tussipect usw. Die Zahl der Spezialitäten gegen Husten ist so groß, daß hier nur einige Beispiele angeführt werden können. Jeden Monat werden „neue“ Mischungen auf den Markt gebracht. Sie enthalten jedoch immer wieder die alten, als Expectorantien längst bekannten Bestandteile.

Weitere bewährte Hustenmittel sind das Jodkalium (5/150 eßlöffelweise) und das Expit dank seines Gehaltes an Adhägon, schließlich die Keuchhustenmittel: Droserin, Drosithym, Pertussin, Thymipin (= Pilka Golaz), Tussamag und das extractum thymi fluidum. Diese letzteren können auch in Mengen von 5 bis 10 ccm einem Ipecacuanhainfus beigemischt werden.

Bei asthmoiden Beschwerden ist das Ephetonin, z. B. als Ephetoninhustensaft von Nutzen, bei der eitrigen Bronchitis sind Präparate, welche Terpentin oder ätherische Öle enthalten (Olobintin, Febridesin, Myrtol, Transpulmin) angezeigt.

Eine weite Verbreitung haben die Guajakol haltigen Präparate (Sirup. sulfoguajakolici, Sirolin, Siran, Kresival usw.) und die Kieselsäure haltigen Mittel (Silorgan, Silicin usw.). Ihr Nutzen ist aber nicht bewiesen.

Als letzte Gruppe der Expectorantien seien die hustenlösenden Tees und Abkochungen angeführt, z. B.

Rp species pectorales 100
   fol. malvae   50
   herb. thymi   50
   fol. Myrtill.   10

davon einen Teelöffel auf eine Tasse Tee.

Rp Herb. Equiseti
   herb. Polygalae amarae
   herb. Polygoni avicularis
   herb. Thymi ana 25

davon einen Eßlöffel mit einer Tasse Wasser auf die Hälfte einkochen!

3. Die Hämoptoe.

Es gibt wenige Ereignisse im Verlaufe einer Tuberkulose, welche den Kranken sosehr in Schrecken versetzen, wie eine schwere Hämoptoe. Die beste Therapie der Hämoptoe ist die Immobilisierung der Lunge durch eine Kollapsoperation, weil dadurch die Durchblutung parallel mit der Ventilation beträchtlich vermindert wird. Da eine Kollapsoperation aber meist undurchführbar ist, muß man sich in der Regel mit einer Therapie begnügen, welche lediglich die natürlichen Heilungsvorgänge fördert.

Die Ursache der Lungenblutung des Phthisikers ist bekanntlich die Zerreißung eines Lungenarterienastes. Wenn der betroffene Ast nur klein ist, kommt die Blutung nach einiger Zeit spontan zum Stillstand. Der Blutdruck sinkt nach dem großen Blutverlust ab und das Blut wird eingedickt; die Arterie wird unter diesen Umständen durch Kontraktion und später durch Thrombosierung verschlossen. Die Eindickung des Blutes, gleichzeitig allerdings auch der nach jedem großen Blutverlust sich einstellende quälende Durst wird durch die Einnahme von Kochsalz verstärkt. Mindestens zwölf Stunden lang soll die Aufnahme großer Flüssigkeitsmengen hintangehalten werden, damit genügend Zeit für die Thrombosierung gewonnen wird.

Als nützlich haben sich auch folgende Maßnahmen bewährt: Die mit Hilfe eines Pneuapparates vorgenommene subkutane Injektion von 300 bis 400 ccm Sauerstoff, das stundenlange Stauen aller vier Extremitäten oder eine zehn Minuten lang aufrechterhaltene Blutleere einer Extremität durch Abbinden derselben. Auf die hypothetischen Erklärungen dieser praktisch erprobten Methoden soll nicht eingegangen werden.

Abgesehen von diesen Maßnahmen ist eine Beruhigung des Kranken notwendig, die jedoch nicht soweit gehen darf, daß der Hustenreflex aufgehoben wird, weil sonst eine tödliche Aspirationspneumonie entstehen würde. Morphium ist daher kontraindiziert. In der Regel genügt 0,05 Pyramidon plus 0,05 Luminal in Abständen von zwei Stunden. Bei sehr schweren Fällen außerdem auch Codein oder Dicodid.

Eine weitere Gruppe von Mitteln, die sehr viel angewendet werden, sind die gerinnungsfördernden Mittel: Calcium gluconicum (das Calcium chloratum wird wegen seiner üblen Folgen bei paravenöser Injektion kaum mehr verwendet), Clauden, Coagulen, Sangostop, Manetol. Der tatsächliche Wert dieser beliebten

Mittel ist höchst fraglich, da die Hämoptoen des Phtisikers nicht auf einem Mangel an Calcium oder einer anderen gerinnungsfördernden Substanz, sondern auf Zerreißung einer Arterie beruhen und es nicht bewiesen ist, daß die Gerinnung eines Blutes mit normalem Calciumgehalt durch einen Überschuß an Calcium oder andern gerinnungsfördernden Stoffen beschleunigt wird. Calcium lacticum per os ist wertlos, da es nicht einmal den Blutcalciumspiegel beeinflußt.

Wenn die blutende Arterie groß ist, recidiviert die Blutung, sobald der Kranke sich soweit erholt hat, daß der Blutdruck wieder anzusteigen beginnt. In diesen verzweifelten Fällen muß schließlich auch das sonst streng kontraindizierte Morphium und Eukodal in ausreichenden Dosen gegeben werden.

4. Schwäche und Abmagerung.

Da die Hebung der Kräfte die erste Voraussetzung für jede Besserung ist und da der Kranke selbst durch die Abnahme der Kräfte und des Körpergewichtes in höchstem Grade beunruhigt wird und wieder neue Hoffnung schöpft, sobald auf diesem Gebiete kleine Besserungen zu verzeichnen sind, kann eine roborierende Therapie bei keinem Falle, auch nicht bei den unheilbaren Fällen entbehrt werden. Die Grundlage der roborierenden Therapie ist die roborierende Schontherapie, welche bereits ausführlich besprochen worden ist (vgl. S. 124). Außer den dort erwähnten Mitteln Insulin, Phosphorlebertran und B-Vitaminkomplex kommen noch folgende Roborantia in Betracht: Traubenzucker oder Dextropur, Arsen, (Optarson, Solarson, Fowlersche Lösung), Ceferro, Campolon und die Excitantien: Coffein (am besten in Form einer Tasse guten Bohnenkaffees zum Frühstück), Cardiazol, Strychninum nitricum (dreimal täglich je 3 mg), Cortiron und Kola. Von der pharmazeutischen Industrie werden zusammengesetzte Roborantia auf den Markt gebracht. Hierher gehört das Tonicum Roche, das Optonicum Merck, das Phosvitanon Homburg und der Condurangowein, Mittel, welche von den Patienten gern genommen werden.

Bei Hypacidität sind Salzsäure und Pepsin (Acidolpepsin oder Enzynorm), bei Obstipation ist eine Karlsbaderkur angezeigt.

5. Kurzatmigkeit und Beklemmungsgefühl

stellen sich bei der Ansammlung größerer Exsudatmengen im Pleuraraum oder im Herzbeutel sowie bei einer zu starken Füllung eines Pneumothorax, besonders beim Ventilpneumothorax ein. Die Therapie dieser Komplikationen ist bereits in den betreffenden Kapiteln besprochen worden. Die Lungenveränderungen selbst führen erst relativ spät zur Dyspnoe. Selbst bei sehr ausgedehnten Zerstörungen besteht lediglich eine Cyanose, jedoch in Körperruhe keine störende Kurzatmigkeit. Eine Ausnahme machen diesbezüglich nur die Fälle, bei welchen der Phrenicus ausgeschaltet worden ist. Hier stellt sich eine quälende Dauerdyspnoe schon nach der Zerstörung des Lungenparenchyms in den Obergeschossen ein. Sonst werden die Kranken erst in ultimis kurzatmig, wenn auch die letzten Reste funktionsfähigen Lungengewebes (in der Regel handelt es sich um die Unterlappen) in der Form einer gelatinösen Pneumonie von der Krankheit ergriffen werden oder wenn sich infolge Nebenniereninsuffizienz ein Kollapszustand entwickelt. Sauerstoff-atmung bringt eine Zeit lang dem Kranken Erleichterung, wenn man dafür Sorge trägt, daß der Sauerstoff stundenlang ununterbrochen zugeleitet wird. Man läßt den Sauerstoff zuerst zwecks Anfeuchtung durch eine mit Wasser gefüllte Flasche durchtreten und leitet ihn durch einen dünnen weichen, mit Paraffinöl eingefetteten Gummischlauch durch die Nase in den Pharynx, wo er sich der Atemluft beimischt (s. Abb. 43). Herzmittel und Excitantien sind in dieser Phase der Krankheit ohne Nutzen, sondern man ist gezwungen, ausreichende, d. h. allmälich steigende Dosen von Morphiumpräparaten zu geben. Besonders bewährt hat sich uns das Eukodal in 2%iger

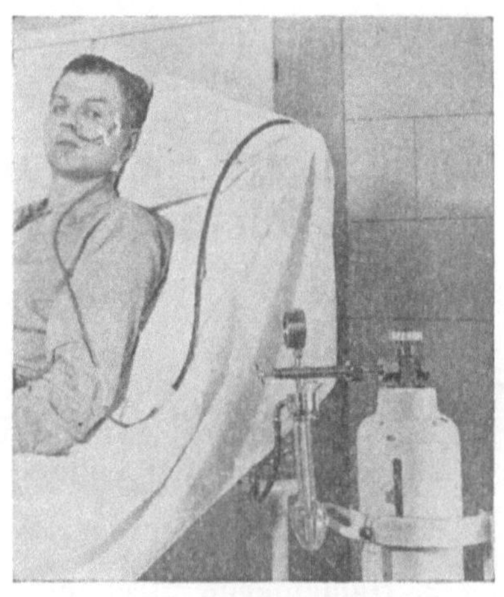

Abb. 43.

Lösung: Rp Eukodal 1,— aq. laurocerasi 5,—, aq. fontis ad 50,—. davon vorerst fünf Tropfen, später bis zu 20 Tropfen pro dosi mehrmals täglich, im Bedarfsfall auch 0,02 g Eukodal oder Pantopon als Injektion. Das Beklemmungs- und Angstgefühl schwindet unter dieser Therapie und der Tod verliert seinen Schrecken.

III. Zusammenfassung der Therapie.

I. Die kausale Therapie.

1. Die Kollapstherapie
   a) Pneumothorax
   b) Extrapleurale Kollapsmethoden

2. Die Resistenz steigernde Therapie
   a) allgemein
   b) Stoffwechsel
   c) Reiztherapie (Tuberkulin, Gold, Strahlen)
   d) Immunisierende Therapie (Verimpfung lebender Bazillen)

3. Die Chemotherapie
4. Die desensibilisierende Therapie

II. Die symptomatische Therapie.
1. Fieber und Schweiß
2. Husten
3. Hämoptoe
4. Schwäche und Abmagerung
5. Kurzatmigkeit und Beklemmung.

J. Die neue Einteilung der Tuberkulose und Vergleich mit der älteren Nomenklatur.

A. Frühformen.

I. Der Primärkomplex

II. Die subprimären, d. h. die unmittelbar aus dem Primärkomplex sich entwickelnden Tuberkulosen.

1. Bronchialdrüsentuberkulose (tumoröse Form)

2. Hämatogene Streuungstuberkulose
   a) in der Lunge
   b) extrapulmonal
   c) allgemeine Miliartuberkulose

3. Ausbreitung per continuitatem in der Lunge (exsudative subprimäre Tuberkulose).

B. Spätformen.

I. Die unizentrisch beginnende Tuberkulose

Grundelement: ein kompakter pneumonischer Entzündungsherd, welcher meist in Verkäsung übergeht, die von Zerfall gefolgt wird.

1. Beginn
   a) Frühinfiltrat
   b) Lappenrandinfiltrat
   c) Lappeninfiltrat (käsige Pneumonie)

2. Zerfall
   a) Kaverne aus Frühinfiltrat
   b) Kaverne aus Lappenrandinfiltrat
   c) Kaverne aus Lappeninfiltrat

3. Streuung
   a) Streuung auf der gleichen Seite
   b) Streuung auf der entgegengesetzten Seite
   c) Streuung und Zerfall auf der gleichen Seite
   d) Streuung und Zerfall auf beiden Seiten
   e) Endstadium: bilaterale käsig-kavernöse Phthise

4. Sekundäre narbige Umwandlung
   a) schrumpfendes Infiltrat
   b) stationäre Kaverne
   c) kavernös-cirrhotische Lappentuberkulose
   d) kavernös-cirrhotische Tuberkulose mehrerer Lappen

5. Kavernös-cirrhotische Tuberkulose mit frischer exsudativer Herdbildung.

II. Die multizentrisch beginnenden Formen.

Grundelement: Der Epitheloid-Riesenzell-Tuberkel.

1. Die rudimentäre Form
   a) aktiv
   b) inaktiv

2. Die apikokaudal progrediente Form ohne Zerfall
   a) Spitze
   b) Obergeschoß
   c) das obere Drittel der Lungenfelder überschreitend

3. Die apikokaudal progrediente Form mit Zerfall
   a) Spitze
   b) Obergeschoß
   c) das obere Drittel der Lungenfelder überschreitend

4. Die apikokaudal progrediente Tuberkulose mit sekundärer narbiger Umwandlung
   a) Spitze
   b) Obergeschoß
   c) das obere Drittel der Lungenfelder überschreitend

5. Die maligne multizentrisch-exsudative Form (käsige Lobulärpneumonie).

6. Die Miliartuberkulose
   a) akut
   b) subakut
   c) chronisch

III. **M i s c h f o r m e n .**

   1. Multizentrischer Beginn, exsudative Exacerbation eines Einzelherdes

   2. Die verkäsende Bronchitis

   3. Unizentrischer Beginn, hämatogene multiple Streuungen.

C. Tuberkulose der serösen Häute.

  I. **D i e   P l e u r i t i s**

    1. als selbständige Erkrankung (Pleuritis exsudativa simplex)

    2. als Begleiterscheinung einer Lungentuberkulose

    3. als Komplikation eines Pneumothorax

  II. **D i e   P e r i k a r d i t i s**

  III. **D i e   P e r i t o n i t i s**

  IV. **D i e   T u b e r k u l o s e   d e r   G e l e n k s e r o s a** (Synoviitis tuberculosa exsudativa)

  V. **D i e   P o l y s e r o s i t i s   t u b e r c u l o s a .**

V e r g l e i c h   d e r   n e u e n   E i n t e i l u n g   m i t   d e r   ä l t e r e n   N o m e n c l a t u r . Die unizentrische Tuberkulose entspricht der „exsudativen" Tuberkulose der Autoren, die **m u l t i z e n t r i s c h e** Tuberkulose entspricht im allgemeinen der „produktiven" und „produktiv-exsudativen" Form **U l r i c i s .** Auszunehmen ist nur die Gruppe II/5, welche von den Autoren zur „exsudativen" Tuberkulose gerechnet wird.

W. **N e u m a n n s** „miliaris discreta" entspricht unserer Form II/1, die „fibrosa densa" Form II/2+3, die „Phthisis fibroulcerosa" II/3c.

Die „produktiv-cirrhotische" Tuberkulose **U l r i c i s** ist in der neuen Einteilung unter II/4 vertreten.

Der Sputumbefund wurde nicht mehr wie bei **U l r i c i** zu einem Einteilungsprinzip gemacht, da er weitgehend von der Art und Intensität der Untersuchung abhängt und es sogar Kavernen ohne Bazillenbefund im Sputum gibt. Bei einer Verwendung der neuen Einteilung in der Fürsorge wäre daher stets gesondert anzugeben, ob der Fall als „offen" oder als „geschlossen" anzusehen ist.

Die Lungentuberkulose des Erwachsenen betrifft meist nur die Gruppe B. Hier ist die Unterscheidung der Hauptgruppen I, II und III wegen der Beurteilung des Falles und wegen der Aufstellung eines Therapieplanes am wichtigsten. Bei fortgeschrittenen Fällen sind alle betreffenden Ziffern anzuführen, z. B. B. I. 3. d), C. I. 3. bei einer bilateralen kavernösen Phthise mit einem Pneuexsudat. Wenn auch frühere Stadien des Falles bekannt sind (Entstehung aus Frühinfiltrat) ist auch die betreffende Ziffer B. I. 2. a) hinzufügen, so daß die Gesamtklassifikation lautet: B. I. 2. a). 3. d), C. I. 3.

Vierter Teil

Die Bekämpfung der Tuberkulose als Seuche.

A. Der Grad der Durchseuchung.

Der Grad der Durchseuchung kann nach drei Kriterien beurteilt werden: 1. Nach der Tuberkulinempfindlichkeit, 2. nach der pathologisch-anatomischen Statistik und 3. nach der Häufigkeit der Frühformen (Primärkomplex und unmittelbare Folgezustände) in den verschiedenen Altersstufen.

Die Tuberkulinempfindlichkeit. Seit den bekannten Untersuchungen von Hamburger und Monti, welche im Jahre 1909 bei Kindern die kutane Tuberkulinempfindlichkeit untersuchten und 94 %[1] im Alter von 14 Jahren positiv fanden, ist die Tuberkulinempfindlichkeit an vielen Stellen, und zwar meist bei Kindern, geprüft worden. Gottstein[2] hat eine Übersicht über 20 solche Untersuchungsreihen gegeben. Die Zahlen der 15- bis 16jährigen liegen bei den meisten Autoren niedriger als bei Hamburger, und zwar in Europa und Amerika durchschnittlich bei 60 %. Man hat daraus geschlossen, daß die Durchseuchung der Kinder in den letzten 30 Jahren in den Kulturländern zurückgegangen ist. Die Tuberkulinempfindlichkeit der Erwachsenen wurde allerdings auch bei den Untersuchungen in jüngster Zeit über 90 % befunden, z. B. bei Studenten in Königsberg 98 % (Selter[3]), bei österreichischen Soldaten 91 % (Gyenas und Weißmann[3]), bei Stockholmer Soldaten 95 % (Arborelius[4]). In schwach besiedelten Landbezirken, z. B. Norwegen, Schweden, Tirol, ist der Grad der Durchseuchung geringer als in den Städten. In Tirol fand z. B. mein Vater[5] bei neu eintreten-

---

[1] Münchner med. Wschr. 1909. Nr. 9; alle Prozentzahlen in diesem Kapitel wurden auf ganze Zahlen gekürzt.

[2] Allgemeine Epidemiologie der Tuberkulose, Berlin 1931.

[3] Zitiert nach Gottstein.

[4] Acta societatis medic. Suecanae, 56, 1930.

[5] Beitr. Klin. Tbk. 47, 54, 1921.

den Klosterschwestern nur 84 % tuberkulinpositiv, in Schweden
fand Arborelius bei Soldaten aus den Landbezirken nur 66%
positiv, noch niedriger sind die Zahlen aus Norwegen. Sehr niedrig
sind auch die Zahlen von Viethen bei der deutschen Landbevöl-
kerung: in einem Ort 31 %, in dem andern sogar nur 17 %!

Viele der vorliegenden Statistiken beruhen auf der einmaligen
Prüfung der Pirquet-Probe und geben zu niedrige Werte, da die
volle Zahl der Tuberkulinpositiven nur durch die wiederholte
intrakutane Prüfung mit Dosen bis zu 1 mg Alttuberkulin ermittelt
werden kann. Außerdem ist zu berücksichtigen, daß die Tuberkulinprobe nach einer tuberkulösen Infektion nicht das Leben hindurch positiv bleibt, wie man früher geglaubt hat, sondern daß
sie nach dem Ausheilen des Primärkomplexes wieder erlöschen
kann. Daß dies in einem beträchtlichen Prozentsatz der Fall ist,
hat Ljung[6] durch Nachuntersuchungen norwegischer Schulkinder
bewiesen. Über ein Erlöschen der Tuberkulinreaktion bei Schwe-
sternschülerinnen haben auch Würtzen und Sjorslev[7] berichtet. Aus alledem ergibt sich, daß die Zahl der tatsächlich mit
Tuberkulose Infizierten höher ist als die Zahl der Tuberkulinpositiven.

Die pathologisch-anatomische Statistik lehrt,
daß 100% der Erwachsenen Spuren einer tuberkulösen Infektion erkennen lassen. Diese Statistik beschränkt sich allerdings fast nur auf
die städtische Bevölkerung, da Todesfälle auf dem Lande nur selten
zur Sektion gelangen.

Die Frühformen der Tuberkulose werden bei den
Bewohnern wenig durchseuchter Länder in allen Altersstufen, in
Europa dagegen fast nur bei Kindern beobachtet. Die beiden Weltkriege gaben diesbezüglich reichlich Gelegenheit zur Beobachtung.
Frühformen waren bei den deutschen Soldaten des zweiten Weltkrieges nach eigenen Beobachtungen seltener als bei den Bewohnern dünn besiedelter Landbezirke, z. B. bei Kroaten und bei
außereuropäischen Völkern. Schon im ersten Weltkrieg ist von
verschiedenen Autoren übereinstimmend über die Häufigkeit bösartiger primärer Tuberkulosen bei den Negern berichtet worden.
Diese Beobachtungen bestätigen die geringe Durchseuchung der
Neger, welche bei der Tuberkulinprüfung von Negern in ihrer
Heimat festgestellt worden ist, z. B. von Morton C. Kahn[8],
der unter den Buschnegern nur 2 % tuberkulinpositiv fand.

In jüngster Zeit hat Stämmler (D. med. Wschr. 1949, Nr. 2)
bei an Unterernährung und Seuchen gestorbenen, aus ländlichen
Bezirken stammenden deutschen Jugendlichen im Alter von
16 bis 20 Jahren in 60 % frische verkäste Primärkomplexe fest-

---

[6] Zeitschr. Tbk. **89**, 76, 1942 und Beitr. Klin. Tbk. **97**, 196, 1942.

[7] Acta tbc scandin. **10**, 310, 1936.

[8] Americ. Journ. Hyg. **24**, 456, 1936.

gestellt. Nach dieser Beobachtung ist die Durchseuchung dieser Altersklassen relativ spät erfolgt.

Zusammenfassend ist über den Grad der Durchseuchung auf Grund aller drei Untersuchungsmethoden folgendes auszusagen: Die Durchseuchung der europäischen Bevölkerung mit Tuberkulose, welche früher schon im 15. Lebensjahr fast abgeschlossen war, hat sich im Verlaufe der letzten Jahrzehnte in eine etwas höhere Altersstufe verschoben. Die Erwachsenen sind in den Städten auch heute noch fast zu 100 % mit Tuberkulose infiziert. In den ländlichen Bezirken ist der Grad der Durchseuchung geringer, dürfte aber nur in wenigen, besonders schwach besiedelten Gebieten unter 60 % liegen.

B. Die Morbidität.

Es liegen nur wenig Zahlen vor, welche einen Rückschluß auf die Morbidität der Gesamtbevölkerung gestatten. Als Grundlage für eine Beurteilung kommen in erster Linie die Zahlen der großen Krankenkassen in Betracht. Die Berliner Ortskrankenkasse z. B. zählte im Jahre 1929 bei einer Mitgliederzahl von rund einer halben Million (496.800) rund 11.000 (genau 11.089) Erkrankungsfälle von Tuberkulose[9]. Das sind 2,2 %. Die Zahlen anderer Krankenkassen, z. B. der Wiener Gebietskrankenkasse, liegen etwas unter 2 %. Außerdem sind jene Fälle aktiver Tuberkulose zu berücksichtigen, welche von ihrer Krankheit gar nichts wissen. Kattentidt[9] konnte unter den Studenten in München durch Röntgenreihenuntersuchungen 0,8 % solcher Fälle aufdecken. Zur gleichen Prozentzahl gelangte Kayser-Petersen bei Reihenuntersuchungen in Jena. Für die städtische Bevölkerung Deutschlands ist demnach die Zahl der Tuberkulosekranken auf etwa 3 % zu schätzen. Unter der Voraussetzung, daß die Gesundheitsverhältnisse in den Landbezirken ein wenig besser sind als in den Städten, ergibt sich für Deutschland eine Durchschnittsziffer von etwa 2 %.

In den Krankenhäusern betrug die Zahl der Tuberkulosefälle nach einer von Gottstein veröffentlichten Statistik nur etwa ein Achtel aller Krankheiten. Wirtschaftlich aber steht die Einbuße, welche durch die Tuberkulose verursacht wird, wegen der langen Krankheitsdauer an erster Stelle. Nach der schon erwähnten Statistik der Ortskrankenkasse Berlin betrug die Zahl der durch die Tuberkulose allein verursachten Krankheitstage mehr als das Doppelte der durch alle übrigen Krankheiten zusammen verursachten Krankheitstage.

Über die Morbidität von ganz Europa kann keine genaue Zahlenangabe gemacht werden, weil nicht in allen Ländern ausreichende

---

[9] Zeitschr. Tbk. **62**, 245, 1931 und **66**, 24, 1932.

Krankenstatistiken aufgestellt wurden. Genaue Zahlenangaben liegen nur bezüglich der Mortalität vor, aber auch diese Zahlen lassen Rückschlüsse auf die Höhe der Morbidität zu. Da die Mortalität in den meisten Ländern seit Jahrzehnten etwas höher als in Deutschland war, ist auch die Zahl der Tuberkulosekranken etwas höher einzuschätzen, also jedenfalls höher als 2 %, vielleicht 3 %. Das würde für die Gesamtbevölkerung von Europa, die rund 500 Millionen beträgt, etwa 15 Millionen Tuberkulöse ergeben. Einem im Jahre 1942 veröffentlichten Berichte von H a g e n [10] ist zu entnehmen, daß die Zahl der Tuberkulosekranken bei Schirmbilduntersuchungen von polnischen Arbeitern mit 3,3 %, bei der Untersuchung von „Volksdeutschen" in Warschau sogar mit 5,8 % festgestellt wurde.

Der K r a n k h e i t s b e g i n n, d. h. der Beginn der klinisch manifesten Krankheit, fällt in der überwiegenden Mehrzahl der Fälle in das dritte Lebensjahrzehnt und nicht in das Pubertätsalter, wie vielfach angenommen wird. K a t t e n t i d t [11] fand das Maximum an Erkrankungen bei Studenten zwischen dem 21. bis 23. Lebensjahr, M ü c k e [12] bei Krankenschwestern im 24. Lebensjahr. Bei eigenen Untersuchungen, [13] die nicht auf eine bestimmte Berufsgruppe beschränkt waren, fand ich in Wien den Krankheitsbeginn am häufigsten zwischen dem 19. bis 23. Lebensjahr.

Die H ä u f i g k e i t d e r v e r s c h i e d e n e n K r a n k h e i t s f o r m e n kann einerseits nach der klinischen Erfahrung, anderseits nach den Mortalitätsstatistiken (vgl. nächsten Abschnitt!) beurteilt werden. Die Primärtuberkulose verläuft in Europa zumeist ohne klinisch merkliche Störungen, die klinisch manifesten Frühtuberkulosen, welche in Europa fast stets in das Kleinkindalter fallen, machen kaum 10 % aller Tuberkuloseerkrankungen aus, auf die Spätformen entfallen demnach mehr als 90 % und von diesen 90 % etwa die Hälfte auf die multizentrisch beginnende Form.

C. Die Mortalität.

Die Sterblichkeit betrug in Europa unmittelbar vor dem zweiten Weltkrieg 0,1 bis 0,2 %, d. h. 10 bis 20 auf je 10.000 lebende Einwohner. In den hygienisch am meisten fortgeschrittenen Staaten lag die Mortalität 1938 sogar schon unter 0,1 %, in Deutschland z. B. bei 0,063 %, in den meisten andern Ländern aber über 0,1 %, (in Paris im Jahre 1937 z. B. 0,17 %), in einigen sogar über 0,2 %. Auch in Wien hat die Sterblichkeit noch im Jahre 1930 nach

[10] Beitr. Klin. Tbk. **97**, 380, 1942.
[11] l. c.
[12] Beitr. Klin. Tbk. **64**, 155, 1926.
[13] K u t s c h e r a und M a k i t r a, Beitr. Klin. Tbk. **83**, 405, 1933.

Götzl[14] 24 auf 10.000 (gegen nur 6,5 in Amsterdam!) betragen. Sie ist allerdings auch hier in den folgenden zehn Jahren auf die Hälfte gefallen. Die unter 0,1 % liegenden Zahlen der reichen Länder des Nordwestens werden durch die über 0,1 % liegenden Zahlen der übrigen dicht bevölkerten Länder mehr als aufgewogen, so daß sich eine Durchschnittszahl von mindestens 0,1 % Mortalität, also mindestens eine halbe Million Tuberkulosetodesfälle jährlich für ganz Europa ergibt, und zwar für die gesundheitlich günstigste Zeit von 1930 bis 1940. Auf die Entwicklung der Tuberkulose nach dem zweiten Weltkrieg kommen wir später noch zurück. Vorläufig müssen wir uns auf eine Besprechung der Verhältnisse vor dem Kriege beschränken, da die Nachkriegszahlen, die sicherlich viel ungünstiger sein werden, noch nicht vorliegen.

Eine Mortalitätsziffer von 0,1 % erscheint auf den ersten Blick nicht sehr hoch. Bei näherer Betrachtung zeigt sich aber, daß die Mehrzahl der Tuberkulosetodesfälle das Alter zwischen 15 bis 55 Jahren betrifft und daß die Sterbekurve zwischen dem 20. bis 30. Lebensjahr so hoch ansteigt, daß hier jeder dritte Todesfall auf die Tuberkulose entfällt. Nach einer Statistik Freudenbergs[15] sind von 1000 gleichzeitig geborenen männlichen Personen 116 (= 11,6 %) im Laufe ihres Lebens an Tuberkulose gestorben. Von diesen 116 Todesfällen entfielen zwölf auf das Kleinkindalter bis zu fünf Jahren, nur vier auf das 5. bis 15. Lebensjahr, dagegen 75, also die überwiegende Mehrzahl aller Todesfälle auf das 15. bis 55. Lebensjahr und nur 25 auf ein Alter über 55 Jahren (vgl. hiezu auch S. 46).

Eine Übersicht über die Tuberkulosesterblichkeit in Europa im Jahre 1933 gibt folgende den Berichten der Hygienesektion des Völkerbundes entnommene Statistik:

Tuberkulosetodesfälle auf 10.000 Einwohner.

Deutschland	7,3	Irland (Freistaat)	11,7
England	8,2	Nordirland	11,5
Österreich	12,0	Island	15,4
Belgien	8,0	Italien	9,9
Dänemark	5,8	Litauen	10,0
Schottland	8,0	Norwegen	12,0
Spanien	11,7	Niederlande	6,0
Estland	17,1	Portugal	17,6
Finnland	20,1	Saargebiet	9,3
Frankreich	13,1	Schweden	10,4
Griechenland	15,3	Schweiz	10,6
Ungarn	17,0	Tschechoslowakei	14,4

[14] Wien. klin. Wschr. 1933, 257.
[15] Zitiert nach Gottstein.

Die Tuberkulosesterblichkeit hat sich im Laufe des letzten Jahrhunderts stark geändert. In allen Ländern Europas ist die Tuberkulosemortalität beträchtlich zurückgegangen, in Hamburg z. B. 1830 bis 1930 von 76 auf 7 (pro 10.000), in Wien 1880 bis 1900 von 68 auf 38, in Budapest von 80 auf 34, in Petersburg von 63 auf 31, in London von 22 auf 17, in Stockholm von 37 auf 24 (Gottstein). Diese rückläufige Bewegung hat auch nach 1900 angehalten und wurde nur durch die beiden Weltkriege unterbrochen. Ursprünglich glaubte man, diese Abnahme als Erfolg der Tuberkulosebekämpfung erklären zu können. Neben den hygienischen Maßnahmen müssen aber in ganz Europa auch andere Ursachen wirksam gewesen sein, denn ältere Statistiken lehren, daß die rückläufige Bewegung der Tuberkulosemortalität schon lange vor dem Beginn der planmäßigen Tuberkulosebekämpfung eingesetzt hat; in Hamburg z. B. hat die Mortalität schon 1830 bis 1880 von 76 auf 31 abgenommen. Eine Abnahme der Infektionen kann als Ursache des Rückganges der Mortalität nicht in Betracht kommen, da die Tuberkulosedurchseuchung in den Großstädten während dieses Zeitraumes unverändert nahe an 100 % blieb. Aber von 10.000 mit Tuberkulose infizierten Europäern sind im Jahre 1900 viel weniger der Krankheit erlegen als im Jahre 1800. Das kann nur darauf zurückzuführen sein, daß die durchschnittliche Tuberkuloseresistenz des Europäers im Lauf des letzten Jahrhunderts beträchtlich zugenommen hat. Die Ursache dieser Resistenzsteigerung ist in der natürlichen Auslese zu sehen, welche bei der völligen Durchseuchung Europas eingetreten ist. Im Lauf der Zeit sind die resistenzlosen Sippen ausgestorben, weil die besonders anfälligen Personen noch vor Erreichung des fortpflanzungsfähigen Alters weggestorben sind. Nur die widerstandsfähigeren Familien blieben inmitten der allgemeinen Durchseuchung erhalten und haben ihre hohe Tuberkuloseresistenz auf ihre Nachkommen vererbt.

In andern Ländern, in welchen der Durchseuchungsvorgang erst an seinem Beginn steht, z. B. in Indien, ist im Gegensatz zu Europa keine Abnahme, sondern sogar eine Zunahme der Tuberkulosemortalität zu verzeichnen und die Krankheit verläuft dort viel bösartiger als bei uns. Dort wird der Ausleseprozeß durch Wegsterben der minder Resistenten voraussichtlich erst viel später zur Geltung kommen.

D. Die Einflüsse der Umwelt auf den Tuberkuloseverlauf.

Bevor wir auf die hygienischen Maßnahmen zur Bekämpfung der Tuberkulose näher eingehen, soll eine Übersicht über die Umwelteinflüsse gegeben werden, welche die Entstehung und Progredienz der Tuberkulose fördern, d. h., welche die Tuberkulosegefahr erhöhen. Die wichtigsten dieser Einflüsse sind folgende:

1. Die Ernährung.

In Hungerzeiten steigt die Tuberkulose stets beträchtlich an. Ein Großexperiment dieser Art war die Hungerblockade Deutschlands 1915 bis 1918, welche zu einem Anstieg der Tuberkulosesterblichkeit von 14 auf 23 pro 10.000 (absolut von 84.000 auf 138.000 Tuberkulosetodesfälle jährlich pro 60 Millionen Einwohner) geführt hat. Von der europäischen Hungersnot nach dem zweiten Weltkrieg ist die gleiche Wirkung, nur in einem noch größeren Maßstabe zu erwarten.

Zahlen darüber hat D o m a g k im Jahre 1948 veröffentlicht (Beitr. Klin. Tbk. 101). Die Tuberkulosemortalität stieg von 1937 bis 1947 in Berlin von 7,7 auf 25,5, in Hessen von 6 auf 30, beide Zahlen berechnet auf 10.000 Lebende.

2. Der Lebensstandard.

In Wien und auch in verschiedenen andern Großstädten wurde die Beobachtung gemacht, daß der Tuberkulose in den von der ärmeren Bevölkerung bewohnten Stadtbezirken auch in Zeiten, in welchen von einer allgemeinen Unterernährung nicht die Rede war, viel mehr Menschen zum Opfer gefallen sind als in den Wohnbezirken der wohlhabenden Bürger. Dabei sind zweifellos die Wohnverhältnisse von ausschlaggebender Bedeutung. Sehr instruktiv ist diesbezüglich auch eine von G o t t s t e i n mitgeteilte Statistik aus Charlottenburg, welche hier auszugsweise angeführt wird:

Tabelle.

Einkommen in Mark	Tuberkulosesterblichkeit auf 10.000 Lebende
unter 900	16,3
900 bis 3000	9,2
3000 bis 6500	4,5
über 6500	3,3

3. Milieuwechsel.

Auch die H e r a u s n a h m e a u s d e m g e w o h n t e n M i l i e u allein ohne Verschlechterung der Ernährung genügt zuweilen zur Entfesselung einer latenten Tuberkulose. Hierher gehört die Soldatentuberkulose, welche trotz kräftiger Ernährung, viel Aufenthalt in frischer Luft und geringer Infektionsgelegenheit inmitten gesunder Kameraden relativ große Opfer in den vergangenen beiden Kriegen gefordert hat. Auch die Tuberkulose der zwangsweise Umgesiedelten (besonders in den Lagern!) und der Gefangenen gehört hierher, wenn bei dieser letzten Gruppe auch noch andere schädigende Einflüsse (Mängel der Wohnung und der Ernährung) mit zu berücksichtigen sind.

Wie verheerend sich ein einfacher Milieuwechsel troß bester hygienischer Bedingungen auswirken kann, das lehrt auch die in der Veterinärmedizin allbekannte Erfahrung, daß Rinderrassen die Verpflanzung in ein fremdes Klima nicht vertragen. Als Beispiel sei eine einschlägige Beobachtung von Dr. J. G o l d b e r g e r angeführt:

Ein Großindustrieller richtete sich in Oberösterreich ein Mustergut ein. Da er für dieses Gut nur das Allerbeste haben wollte, stellte er troß Abratens des Tierarztes prächtige gefleckte Rinder vom Montafoner Schlag ein, welche aus Tirol antransportiert werden mußten. Alle diese Tiere gingen troß Unterbringung in neuen mustergültig eingerichteten Ställen binnen zwei Jahren an Tuberkulose ein oder mußten notgeschlachtet werden. Sie haben die Verpflanzung aus ihrer gebirgigen Heimat in das viel wärmere Hügelland von Oberösterreich nicht vertragen.

4. Beruf.

Ein weiterer Tuberkulose fördernder Faktor, der sich bei manchen Berufen, z. B. beim Kellnerberuf, durch eine besonders hohe Tuberkulosesterblichkeit bemerkbar macht, ist die Belastung mit einer ungesunden Arbeit.

5. Einfluß der Exposition.

Die weitaus stärkste und für die Verbreitung der Tuberkulose entscheidende Wirkung geht von jedem einzelnen Fall von o f f e n e r   T u b e r k u l o s e   aus. In der nächsten Umgebung offen Tuberkulöser ist die Zahl der Erkrankungen und Todesfälle an Tuberkulose um ein Vielfaches höher als sonst, und zwar besonders hoch bei Säuglingen und bei Jugendlichen im Alter von 15 bis 30 Jahren.

K a y s e r - P e t e r s e n [16] fand in der Umgebung offen Tuberkulöser in Jena eine Säuglingssterblichkeit von 5,8 % (580 auf 10.000!). Über eine dreißigfache Erhöhung der Säuglingssterblichkeit in der Umgebung Tuberkulöser hat auch B r ä u n i n g [17] berichtet. Auch Erwachsene erkranken neben offen Tuberkulösen viel häufiger als sonst. Besonders gefährdet sind Ehegatten. C o r n e l i u s [18] fand in Jena bei den Gatten Tuberkulöser 9,9 % aktiver Tuberkulosen, das ist elfmal mehr als der sonstige Durchschnitt, welcher nur 0,9 % betrug. Über ähnliche Zahlen haben W e i n b e r g [19], S t ä b e l i n [20] und B r ä u n i n g [21] berichtet. Einem Sammelbericht von 162 Fürsorgestellen ist zu ent-

---

[16] Zschr. Tbk. **59**, 157, 1930.
[17] Zschr. Tbk. **53**, 1929.
[18] Zschr. Tbk. **77**, 286, 1937.
[19] Beitr. Klin. Tbk. **5**, 365, 1906.
[20] Dtsch. med. Wschr. 1907, 1732.
[21] Beitr. Klin. Tbk. **55**, 127, 1923.

nehmen, daß tuberkulöse Erkrankungen in der Umgebung offener Tuberkulosen fünf- bis sechsmal so häufig beobachtet wurden als sonst (P e r e t t i [22]).

Einen besonders verheerenden Verlauf nimmt die Tuberkulose, wenn mehrere die Tuberkulose fördernde Einflüsse gleichzeitig wirksam werden, z. B. fremdes, ungewohntes Milieu plus Umgebung offen Tuberkulöser. Hierher gehört z. B. die Klostertuberkulose.

Schon 1889 berichtete C o r n e t, daß die Tuberkulosetodesfälle in den katholischen Klöstern Deutschlands zwei Drittel bis drei Viertel aller Todesfälle betrugen. Im Jahre 1923 stellt der Tiroler Landessanitätsrat fest, daß von 2057 Tiroler Klosterschwestern in einem Zeitraum von 28 Jahren 41 % an Tuberkulose gestorben waren. In Münchener Klöstern fand G o t t s t e i n, daß 56 % aller Todesfälle auf die Tuberkulose entfielen. Die außergewöhnlich hohe Sterblichkeit der Nonnen wurde auch durch die Untersuchungen meines Vaters [23] in den Jahren 1912 bis 1920 bestätigt. In fünf Tiroler Klöstern erkrankte jede dritte Schwester an Tuberkulose und jede fünfte starb binnen zehn Jahren an Tuberkulose. Diese Schwestern stammten zum größten Teil aus Tiroler Bauernfamilien, waren daher an den Aufenthalt in frischer Luft gewöhnt. Sie haben die Verpflanzung in das Kloster umso weniger vertragen, als sie dort mit offen tuberkulösen Mitschwestern in Berührung kamen.

Eine Summation Tuberkulose fördernder Einflüsse ist in Europa während und nach dem zweiten Weltkrieg eingetreten:

1. Allgemeine Unterernährung in Deutschland, Österreich, Ungarn, Italien, Jugoslawien, Rumänien und Griechenland.

2. Verschlechterung des Lebensstandards, besonders der Wohnverhältnisse.

3. Umsiedlung von vielen Millionen Menschen aus ihrer Heimat und Unterbringung derselben unter äußerst ungünstigen hygienischen Verhältnissen.

Es muß daher mit einem starken Ansteigen der Tuberkulose in den Jahren 1944 bis 1950 gerechnet werden.

E. Maßnahmen zur Eindämmung der Tuberkulose als Seuche.

Drei Maßnahmen kommen bei der epidemiologischen Bekämpfung der Tuberkulose in Betracht:

1. Die Einschränkung der Infektionen -– 2. Die Hebung der durchschnittlichen Tuberkuloseresistenz — 3. Die Bekämpfung der Krankheit selbst.

1. Die Einschränkung der Infektionen.

Die Tuberkulose muß erlöschen, wenn Neuinfektionen völlig hintangehalten werden. Die Erfahrungen bei der Bekämpfung der Rindertuberkulose haben gelehrt, daß Neuinfektionen mit Tuber-

---

[22] Zschr. Tbk. **62**, 166, 1931.
[23] Beitr. Klin. Tbk. **47**, 54, 1921.

kulose nur durch ganz radikale Maßnahmen in einem zur Unter-
drückung der Seuche ausreichenden Maße verhindert werden
können. In Europa ist man troß aller Bemühungen in der Bekämpfung der Rindertuberkulose in den leßten 50 Jahren nicht
einen Schritt weitergekommen, weil man bei der Ausschaltung der
tuberkulösen Rinder zu wenig radikal vorgegangen ist. In den
USA ist dagegen die Rindertuberkulose ausgerottet worden, weil
alle tuberkulinpositiven Rinder der Schlachtung zugeführt worden
sind.

Beim Menschen kann von einer absoluten Verhinderung der
Infektion nicht die Rede sein, da eine völlige Ausschaltung der
Infektionsträger nicht möglich ist. Man muß daher die Infektion
des Menschen mit Tuberkulose als unvermeidbares Schicksal hin-
nehmen, ein Schicksal, welchem in den europäischen Städten die
ganze Bevölkerung früher oder später verfallen ist. Troßdem ist
ein völliger Defaitismus bezüglich der Infektionsverhinderung
keineswegs gerechtfertigt. Es ist nur notwendig, die Ziele etwas
enger zu stecken. Der Weg, der beschritten werden muß, ist durch
folgende drei Beobachtungen, die wir im Vorhergehenden kennen
gelernt haben, gekennzeichnet:

1. Der offen tuberkulöse Kranke ist die weitaus wichtigste
Quelle tuberkulöser Infektionen. In der unmittelbaren Umgebung
einer jeden offenen Tuberkulose häufen sich die Neuerkrankungen.

2. Kleinkinder, besonders Säuglinge, sind schon durch minimale
Bazillenmengen schwer gefährdet.

3. Erwachsene sind im allgemeinen nur durch massive Superinfektionen mit großen Bazillenmengen gefährdet, und zwar besonders im Alter zwischen 15 bis 30 Jahren.

Demgemäß ergibt sich folgendes Programm zur Einschränkung
der Tuberkuloseinfektionen des Menschen:

1. Jeder offen Tuberkulöse muß an der Verstreuung seiner
Tuberkelbazillen gehindert werden.

2. In der unmittelbaren Umgebung einer jeden offenen Tuberkulose ist planmäßig nach Tuberkelbazillen zu fahnden und dieselben sind mit allen Mitteln zu vernichten.

3. Kinder, besonders Säuglinge, müssen auch vor der Infektion
mit kleinsten Bazillenmengen bewahrt werden.

4. Erwachsene, vor allem Angehörige der Altersklassen von
15 bis 30 Jahren, sind vor massiven Infektionen zu schüßen.

Dieses eingeschränkte Programm der Infektionsverhütung kann
mit folgenden Mitteln durchgeführt werden:

a) Die erste Vorausseßung für die Durchführung der so überaus
wichtigen Schußmaßnahmen in der Umgebung eines jeden offen
Tuberkulösen ist die Aufdeckung aller Fälle von
offener Tuberkulose. Da die ärztliche Diagnostik allein
dazu nicht imstande ist (vgl. S. 75), muß sie durch Röntgenreihenuntersuchungen ergänzt werden. Aus praktischen Gründen

müssen die letzteren auf Personenkreise beschränkt werden, welche entweder selbst in erhöhtem Maße gefährdet sind (alle Personen aus der nächsten Umgebung offen Tuberkulöser) oder welche im Falle einer Erkrankung andere, speziell Kinder, besonders gefährden: Ammen und Hebammen, Säuglingsschwestern, Kindergärtnerinnen, Lehrpersonen, Fürsorgerinnen, Kinderärzte, Zahnärzte und Friseure.

b) Die Meldung aller offenen Tuberkulosen an das Gesundheitsamt, bzw. an die zuständige Tuberkulose-Fürsorgestelle, ist wegen der Durchführung der gebotenen Schutzmaßnahmen unbedingt erforderlich. Da die Kranken sich vor der amtlichen Registrierung fürchten und es sogar vorgekommen ist, daß Kranke ganz auf ärztliche Hilfe verzichtet haben, nur um der Meldung zu entgehen, ist es notwendig, daß die sanitären Maßnahmen vom Gesundheitsamt in Zusammenarbeit mit dem behandelnden Arzte rücksichtsvoll durchgeführt werden, damit die Kranken und deren Familien beruhigt werden und Vertrauen fassen.

Es ist merkwürdig und bedauerlich, daß bei der Rindertuberkulose, abgesehen von den Betrieben, welche sich ausdrücklich mit der Lieferung von Kindermilch befassen, keine Meldepflicht besteht.

c) Die Verhinderung der Verstreuung von Tuberkelbazillen durch den Kranken kann durch eine entsprechende Belehrung und Erziehung erreicht werden. Der Kranke ist anzuhalten, sich beim Husten stets ein Taschentuch oder die linke Hand vorzuhalten und sein Sputum nur in sein eigenes, mit einem dicht schließenden Deckel versehenes Spuckglas (nie ins Taschentuch oder in einen öffentlichen Spucknapf!) zu entlehren. Er muß darüber belehrt werden, daß er durch freies Ausspucken in geschlossenen Räumen, auf Treppen und Korridoren seine Mitmenschen, besonders kleine Kinder, in höchstem Maße gefährdet. Im Krankenzimmer genügt ein offener Spucknapf, dessen Boden mit Wasser bedeckt sein muß.

d) Die Vernichtung der Tuberkelbazillen in der Umgebung des Kranken. Alle vom Kranken behusteten Gegenstände: Taschentücher, Bettdecke, Kissenbezüge, Zeitungen und Bücher sind zu desinfizieren, bzw. zu vernichten. Bei der Reinigung und Desinfektion der Spuckgläser ist besondere Sorgfalt auf die Außenseite derselben zu verwenden. Zur Desinfektion geeignet sind zwei- bis fünfprozentige Lösungen von Bazillol, Sagrotan oder Chloramin. Am sichersten wirkt das Auskochen (z. B. der Wäsche in Sodalösung). Aus dem Krankenzimmer sind alle Staubfänger zu entfernen, der Fußboden ist täglich feucht aufzuwischen. Wenn Staubsauger benützt werden, ist bei der Entleerung des Staubbeutels besondere Vorsicht geboten (Maske!). Eine besonders gründliche Säuberung des Zimmers und Desinfektion des Bettes ist nach dem Ausziehen eines Kranken erforderlich. Infektionen des nachfolgenden Bewohners sind überall dort leicht möglich, wo diese Vorschriften außer acht gelassen werden, z. B. in Hotelzimmern und nach den vorliegenden Berichten auch in Klöstern.

e) **K i n d e r , b e s o n d e r s S ä u g l i n g e , m ü s s e n m ö g - l i c h s t a b s o l u t v o r I n f e k t i o n e n g e s c h ü t z t w e r d e n .** Es ist daher ein dringendes Gebot, dieselben aus der Umgebung offen Tuberkulöser zu entfernen und selbst von ihrer Mutter zu trennen, wenn dieselbe an einer offenen Tuberkulose leidet. Von diesem Gebot sollte nur in den seltensten Ausnahmefällen abgegangen werden! Die Mutter muß dann doppelte Vorsicht üben, sich die Hände desinfizieren, bevor sie das Kind versorgt, und besonders strenge Hustendisziplin einhalten. Sie darf das Kind selbstverständlich nicht küssen.

Räume, in welchen Kinder sich aufhalten, sollen licht und frei von Teppichen und andern Staubfängern sein. Die letztere Vorschrift ist besonders dort wichtig, wo die Kinder auf dem Boden herumkriechen. Am besten ist ein Linoleumbelag, der täglich feucht aufgewischt wird.

Eine wichtige Quelle der Kindertuberkulose ist die **Tuberkulose des Rindes** besonders dort, wo den Kindern rohe Milch verabreicht wird (s. S. 6).

Da die große Verbreitung der Rindertuberkulose noch viel zu wenig bekannt ist, sollen hier zwei maßgebende Fachleute W i r t h und D i e r n h o f e r [24] zitiert werden: „Nach den Erfahrungen der Wiener Rinderklinik sind in bestimmten Abmelkwirtschaften, aber auch in Zuchtställen nahe an 100 % der Tiere infiziert, während anderseits auch viele Höfe noch immer frei von Tuberkulose befunden werden können. Dieses völlige Freisein von Tuberkulose ist in Großbeständen weit seltener als in kleinen." Die gleichen Autoren berichteten über eine große Reihenuntersuchung in Deutschland an 412.000 Rindern. Dabei erwiesen sich von den Großbeständen beinahe 99 % als infiziert, von den mittleren fast 88 %, von den kleineren über 75 % und von den Zwergbeständen nicht ganz 48 %.

Demnach ist die Wahrscheinlichkeit, Milch von gesunden Kühen zu erhalten, bei dem direkten Bezug der Milch aus einem Zwergbetrieb am größten. Wenn die Milch dagegen aus einer Zentrale bezogen wird, in welcher Milch von vielen Betrieben zusammengemischt wird, ist es so gut wie sicher, daß sie Tuberkelbazillen enthält. In diesem letzteren Falle können Kinder n u r durch Pasteurisieren (10 Minuten langes Erhitzen auf 85 ° C) oder Abkochen der Milch vor der Infektion mit bovinen Stämmen geschützt werden.

Eine Freigabe des Genusses roher Milch an Kinder könnte erst dann erfolgen, wenn eine Sanierung der Rinder durchgeführt worden ist. Nach dem Verfahren von B. B a n g [25], welches in Dänemark, Schweden und Norwegen, zum Teil auch in Ungarn und Niederösterreich durchgeführt wurde, kann die Rinder-

---

[24] Lehrbuch der innern Krankheiten der Haustiere, Stuttgart 1943, S. 725.
[25] Zitiert nach W i r t h und D i e r n h o f e r .

tuberkulose in sechs bis acht Jahren auf wenige Prozent herabgedrückt werden. Das Verfahren besteht in einer räumlichen Trennung der tuberkulinpositiven und der tuberkulinnegativen Tiere. Zur Aufzucht werden nur die letzteren herangezogen.

f) **Auch Jugendliche und Erwachsene in dem Alter zwischen 15 bis 30 Jahren sollten aus der Umgebung offener Tuberkulosen entfernt werden.** Das kann in zweierlei Weise geschehen, entweder durch den Abtransport des Kranken in eine Anstalt oder durch die Entfernung der gefährdeten Personen aus der Wohnung. Gegen die Verbringung in ein „Asyl für Unheilbare" sträuben sich alle Kranken, weil diese Anstalten als Sterbehäuser berüchtigt sind. Dem könnte nur durch die Schaffung großer Tuberkulosekrankenhäuser abgeholfen werden, welche heilbare und unheilbare Kranke aufnehmen und auch den Schwerstkranken (deren Entfernung aus ihren Privatwohnungen besonders dringlich geboten ist!) nicht nur eine erstklassige ärztliche und pflegliche Betreuung bieten, sondern auch die Hoffnung auf Besserung und Heimkehr lassen. Es wäre dann nicht notwendig, den jedem Arzt so unsympathischen Gedanken einer Zwangsasylierung unbelehrbarer Schwerkranker weiter zu verfolgen. Die Verbringung eines offen Tuberkulösen in eine Anstalt ist angezeigt, wenn der Kranke kein Zimmer für sich allein hat. Sie ist unumgänglich notwendig, wenn der Kranke auch über kein eigenes Bett verfügt.

g) **Die in der Umgebung des Kranken verbleibenden Personen müssen vor massigen Infektionen geschützt werden.** Sie sind über die Gefährlichkeit des Anhustens, die Reichweite der Hustentröpfchen (1 m), die Gefahr der Verstäubung angetrockneten Sekretes und die Vermeidung der Infektion zu belehren. Wenn die Leute die Grenzen der Gefahr kennen, vermögen sie sich zu schützen. Durch diese Belehrung wird auch der Entstehung von Überängstlichkeit vorgebeugt. Durch ruhiges Sprechen werden keine Tuberkelbazillen übertragen! Der Kranke ist in einem direkt vom Vorzimmer aus zugänglichen Raum unterzubringen, der nicht als Durchgang zu andern Räumen benützt wird.

Besondere Schutzmaßnahmen sind sowohl im Privathaus als auch in Anstalten beim Pflegepersonal geboten. Junge Schwestern unter 25 Jahren dürfen nicht zur Pflege offener Tuberkulosen zugelassen werden, denn sie erkranken dabei allzu häufig, nach einem Berichte H Kramers[26] „bei bestmöglichen hygienischen Verhältnissen" in 16 % (!). Auch tuberkulinnegative Schwestern sind auszuschließen, da ihre Erkrankungsziffer 20mal so hoch liegt als bei tuberkulinpositiven (Heimbeck[27]). Für die Pflege offen

---

[26] Zeitschr. Tbk. **71**, 165, 1934.
[27] Tubercle **18**, Nr. 3, 1936.

Tuberkulöser sind nur tuberkulinpositive Personen über 30 Jahren geeignet. Bei allen Arbeiten in der unmittelbaren Umgebung des Kranken, vor allem beim Umbetten muß die Pflegerin eine Schutzmaske vor Mund und Nase tragen. Dieselbe kann leicht aus einer alten Narkosemaske oder aus einer achtfach zusammengelegten und an den Rändern zusammengenähten Schichte Mull von den Schwestern selbst hergestellt werden. Die Masken sind notwendig, um die Schwestern vor den Hustentröpfchen der Schwerkranken und auch vor dem Bazillenstaub zu schützen, welcher bei Bewegung des Bettzeuges, der Pölster und des Taschentuches aus dem angetrockneten Sekret aufwirbelt. Besonders das Taschentuch, welches einen Tag lang behustet worden ist, ist eine reichliche Quelle solchen gefährlichen Staubes. Die aufgewirbelten Tuberkelbazillen halten sich stundenlang in der Schwebe, wie Versuche von N e u f e l d [28] und von B r . L a n g e [29] gezeigt haben. Wie gefährlich es ist, ohne Schutzmaske nahe an das Gesicht des Kranken heranzugehen, lehren folgende Beobachtungen B r a e u n i n g s [30]:

Eine Krankenschwester pflegte ihr Ohr ganz nahe an den Mund eines Phthisikers zu bringen, um ihn verstehen zu können, weil er wegen einer Kehlkopftuberkulose nur ganz leise sprechen konnte. Kurz darauf ist sie selbst schwindsüchtig geworden. Eine andere Schwester, welche einen an offener Tuberkulose leidenden Säugling am Arm herumzutragen pflegte, um das schreiende Kind zu beruhigen, wurde von dem gleichen Schicksal ereilt. Beide Schwestern hatten keine Schutzmaske getragen!

An der I. Medizinischen Universitätsklinik in Wien, wo Schutzmasken bei Arbeiten am Bett offen Tuberkulöser getragen werden mußten, ist in jahrelanger Beobachtung kein einziger Fall von Schwesterninfektion aufgetreten.

Jedermann ist es zu empfehlen, sich nach dem Händedruck eines Tuberkulösen sofort gründlich die Hände zu waschen, denn die Hand des Tuberkulösen, welche beim Husten vor den Mund gehalten wird, ist geradezu ein Sammelplatz der Bazillen. Personen, welche einen Schnupfen haben, dürfen das Krankenzimmer nicht betreten, weil die Infektionsgefahr bei Ausschaltung der Nasenatmung, wie Versuche von C o r n e t gelehrt haben, sehr beträchtlich zunimmt.

2. Die Hebung der Tuberkuloseresistenz.

Die spontane Besserung der durchschnittlichen Tuberkuloseresistenz, welche in allen von der Tuberkulose seit längerer Zeit durchseuchten Ländern infolge des Aussterbens der minder resisten-

---

[28] Zeitschr. Tbk. **48**, 1, 1927.

[29] Beitr. Klin. Tbk. **65**, 275, 1926.

[30] Beitr. Klin. Tbk. **81**, 257, 1932.

ten Familien eingetreten ist, hat, wie wir gesehen haben, zu einem sehr beträchtlichen Rückgang der Tuberkulose geführt. Der Gedanke liegt daher nahe, den spontanen Vorgang der allgemeinen Resistenzsteigerung planmäßig zu fördern, um die Tuberkulose noch weiter zurückzudrängen. Es kommen diesbezüglich folgende Maßnahmen in Betracht:

a) Eugenische Maßnahmen.

Der Menschheit könnte viel Leid erspart bleiben, wenn die resistenzlosen Individuen, welche der Tuberkulose zum Opfer fallen, gar nicht geboren würden. Theoretisch ist aus diesem Grunde die Forderung gerechtfertigt, Ehen Schwertuberkulöser zu verbieten und Ehen, bei welchen nur ein Partner schwer tuberkulös ist, möglichst einzuschränken. Unter „schweren" Tuberkulosen sind jedoch nur progrediente Fälle zu verstehen, nicht aber Fälle, welche dank ihrer guten Tuberkuloseresistenz ausheilen. Amtliche Ehebeschränkungen sind bei solchen Fällen, selbst wenn sie vorübergehend offen waren, aus eugenischen Gründen keineswegs gerechtfertigt (vgl. S. 19 bis 23!). Praktisch fällt die Zahl der Kinder, deren Geburt durch gesetzliche Ehebeschränkungen verhindert werden kann, kaum ins Gewicht, weil die Geburtenhäufigkeit bei progredienten Tuberkulosen an und für sich sehr gering ist und die Schwangerschaft bei progredienter Tuberkulose der Frau ohnedies unterbrochen wird.

b) Die prophylaktische Immunisierung nach Calmette.

Die Methode wurde schon in einem früheren Kapitel besprochen (s. S. 159). C a l m e t t e hat ursprünglich die o r a l e Verabfolgung des BCG empfohlen und glänzende Statistiken über die erzielten Erfolge veröffentlicht. Diese Statistiken konnten jedoch bei Nachprüfungen, auch bei der mathematischen Durchrechnung nicht bestätigt und als beweiskräftig anerkannt werden (B r . L a n g e [31], E p s t e i n [32], L e n z [33]). Die orale Impfmethode ist nun gänzlich aufgegeben worden, weil sie sich als zu wenig wirksam erwiesen hat. In Frankreich wird seit 1942 die kutane Methode bevorzugt: Verimpfung auf die skarifizierte Haut [34]. Andere Länder haben die intrakutane Methode

---

[31] Ergebn. Tbkforschg. **1**, 263, 1930.

[32] Jahrb. Kinderhlkde. **122**, 55, 1941.

[33] Zbl. Tbkforschg. **52**, 1, 1940.

[34] N e g r e et B r e t e y : Vaccination par le BCG par scarification cutanées, Paris, 1942 (Masson). W e i l l - H a l l é et L a g r o u a : La vaccination contre la tuberculose par BCG: méthode des scarifications cutanées, Paris 1942 (Doin).

gewählt. Auf diese Weise kann stets, eventuell nach wiederholter Impfung eine Tuberkulinallergie erzielt werden, welche die unumgänglich notwendige Voraussetzung der Entstehung einer allergischen Immunität ist.

T ü r k [35] hat die immunisierende Wirkung der BCG-Impfung auch am Menschen experimentell bestätigen können. Er impfte zwei idiotische Kinder an der Klinik H a m b u r g e r in Wien mit 0,01, bzw. mit 0,1 mg BCG subkutan. Die Tuberkulinreaktion wurde nach 2 Wochen in Spuren, nach 6 Wochen deutlich positiv. Beide Kinder wurden nach $3\frac{1}{2}$, bzw. nach $4\frac{1}{2}$ Monaten mit einem virulenten Stamm nachinfiziert und erwiesen sich gegen diese Superinfektion als vollkommen geschützt, während sich bei einem dritten, nicht vorbehandelten idiotischen Kind ein typischer Primärkomplex entwickelte.

Nach den bisher vorliegenden Daten (vgl. auch S. 159) steht fest, daß Schutzimpfungen mit BCG bei Gesunden

1. ungefährlich sind und

2. einen Schutz gegen die bösartigen Formen der Primärtuberkulose erzeugen, sobald eine Tuberkulinallergie erzielt worden ist,

3. daß dieser Schutz viele Jahre lang anhält, wenn der Impfling sechs Wochen nach der Schutzimpfung wieder in ein tuberkulöses Milieu zurückversetzt wird, wo er dauernd virulenten Nachinfektionen ausgesetzt bleibt, welche den Impfschutz verstärken und verlängern.

Nach dieser Erkenntnis ist es dringend geboten, in folgenden Fällen diese Schutzimpfung durchzuführen:

a) Bei allen Kindern, welche nicht dauernd aus ihrer tuberkulösen Umgebung entfernt werden können.

b) Bei allen tuberkulinnegativen Erwachsenen, die tuberkulösen Infektionen ausgesetzt sind, in erster Linie bei Krankenschwestern, Studenten und Ärzten.

Überall dort, wo diese Impfungen konsequent und bis zur Erreichung einer Tuberkulinallergie durchgeführt werden, ist eine fast völlige Ausrottung der bösartigen Primärtuberkulosen zu erwarten.

c) Eine Besserung der Ernährung

vermag nur dann die allgemeine Tuberkuloseresistenz zu heben, wenn die Resistenz infolge einer quantitativ oder qualitativ (Vitamingehalt, Eiweißgehalt, Fettgehalt!) unzulänglichen Ernährung abgesunken war. Dagegen kann der Grad der bei normaler Ernährung

---

[35] Med. Klin. 1942, 36.

bestehenden Tuberkuloseresistenz nicht etwa durch eine Überernährung noch weiter gesteigert werden.

d) Die Hebung des Lebensstandards,

insbesondere die Besserung der Wohnverhältnisse, drängt auch die Tuberkulose zurück. Die Siedlung in kleinen von Gärten umgebenen Häusern ist wesentlich günstiger als das Wohnen in vielstöckigen Mietskasernen. Zur Hebung des Lebensstandards gehört auch eine zweckmäßige Verteilung von Arbeit und Erholung, von Ruhe und Bewegung.

3. Die Bekämpfung der Krankheit selbst.

Die für die Eindämmung der Tuberkulose als Seuche wichtigsten Maßnahmen der Krankheitsbekämpfung sind folgende:

1. Es muß verhindert werden, daß geschlossene Tuberkulosen offen werden.

2. Offene Tuberkulosen müssen so rasch als möglich in geschlossene verwandelt werden.

Bisher ist in dieser Beziehung noch sehr wenig erreicht worden, und bisher hat die Therapie noch sehr wenig zur Eindämmung der Tuberkulose beigetragen, denn:

1. Geschlossene Tuberkulosen sind zumeist unbeachtet geblieben, und die Behandlung setzte in der Regel erst dann ein, wenn der Prozeß längst offen geworden war.

2. Die Dauerresultate bei der Behandlung der offenen Tuberkulosen sind trotz aller Fortschritte der Technik noch immer erschreckend schlecht. Der Pneumothorax vermag die Absterbeordnung langfristig überhaupt nicht zu ändern und die Gesamtmortalität beträgt nach den neuesten Statistiken über Patienten deutscher Heilstätten, also Kranke, welchen alle neuen Errungenschaften der chirurgischen Therapie zugute kommen, noch immer 84 bis 88 % (vgl. S. 117 bis 121).

Das muß und kann anders werden, wenn die Frühdiagnose zur Regel wird und wenn die Qualitätsdiagnose durch eine Qualitätstherapie ergänzt wird. Es war der Zweck dieses Buches, zu zeigen, in welcher Weise dies zu erreichen ist. Bei allen Krankheitsformen vom unizentrischen Typus verbürgt allein die konsequent durchgeführte, gezielte Kollapstherapie den dauernden Erfolg; bei den Krankheitsformen vom multizentrischen Typus kann eine endgültige Sanierung nur durch eine frühzeitig genug einsetzende resistenzsteigernde Therapie erreicht werden. Außerdem gewinnt die direkt gegen die Tuberkelbazillen gerichtete Chemotherapie immer mehr an Bedeutung.

4. Übersicht der Maßnahmen zur Eindämmung der Tuberkulose als Seuche.

I. Die Einschränkung der Infektionen.

1. Die Aufdeckung der offenen Tuberkulosen.
2. Die Meldung der offenen Tuberkulosen.
3. Die Verhinderung der Verstreuung von Tuberkelbazillen.
4. Die Vernichtung der Tuberkelbazillen in der Umgebung des Kranken.
5. Schutz der Kinder:
    a) gegen Infektion durch tuberkulöse Menschen,
    b) gegen Infektion mit bovinen Stämmen.
6. Schutz der Jugendlichen.
7. Schutz der Umgebung des Kranken, besonders des Pflegepersonals.

II. Die Hebung der durchschnittlichen Tuberkuloseresistenz.

1. Eugenische Maßnahmen.
2. Die prophylaktische Immunisierung nach Calmette.
3. Besserung der Ernährung.
4. Hebung des Lebensstandards.

III. Die Bekämpfung der Krankheit selbst durch:

1. die chemische, direkt gegen die Tuberkelbazillen gerichtete Therapie.
2. die resistenzsteigernde, am menschlichen Gesamtorganismus angreifende Therapie.
3. die chirurgische, auf den Krankheitsherd zielende Therapie.

Namenverzeichnis.

Sachverzeichnis.

Berichtigung.

S. 1, 10. Zeile von oben: Lies richtig 1930 statt 1939.